医学实验室ISO 15189认可指导丛书

总主编
周庭银 ｜ 胡继红

临床血液和体液检验标准化操作程序
（第2版）

Standard Operating Procedures
for Clinical Hematology and Body Fluid

主编
徐翀　杨大干　崔巍　李绵洋

主审
王华梁

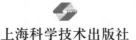

上海科学技术出版社

图书在版编目（CIP）数据

临床血液和体液检验标准化操作程序 / 徐翀等主编；
周庭银，胡继红总主编. -- 2版. -- 上海 ：上海科学技
术出版社，2024.3
（医学实验室ISO15189认可指导丛书）
ISBN 978-7-5478-6517-0

Ⅰ．①临… Ⅱ．①徐… ②周… ③胡… Ⅲ．①血液检
查－实验室诊断－技术操作规程②体液－医学检验－实验
室诊断－技术操作规程 Ⅳ．①R446.1-65

中国国家版本馆CIP数据核字(2024)第040742号

临床血液和体液检验标准化操作程序(第2版)
主编　徐翀　杨大干　崔巍　李绵洋
主审　王华梁

上海世纪出版(集团)有限公司
上海 科 学 技 术 出 版 社　出版、发行
(上海市闵行区号景路 159 弄 A 座 9F - 10F)
邮政编码 201101　　www.sstp.cn
山东韵杰文化科技有限公司印刷
开本 787×1092　1/16　印张 33.25
字数 650 千字
2020 年 1 月第 1 版
2024 年 3 月第 2 版　2024 年 3 月第 1 次印刷
ISBN 978 - 7 - 5478 - 6517 - 0/R・2952
定价：158.00 元

内容提要

　　"医学实验室 ISO 15189 认可指导丛书"以 CNAS‐CL02：2023《医学实验室质量和能力认可准则》、CNAS‐CL02‐A001：2023《医学实验室质量和能力认可准则的应用要求》为指导，由全国医学检验各专业领域专家共同编写，对开展 ISO 15189 医学实验室认可有重要的指导意义和实用价值。

　　本书共 2 篇 7 章。第一篇为临床血液和体液检验质量和能力要求，主要介绍了结构和管理要求、资源要求、检验过程管理和管理体系要求。第二篇则着重介绍了标准操作规程，包括仪器性能验证和人员比对标准操作规程、检验项目（如临床血液一般检验、骨髓检验、出凝血检验、尿液检验、粪便检验、穿刺液检验和分泌物检验）标准操作规程，以及检验分析仪操作规程。附录部分不仅收录了临床血液和体液检验常用的记录表格，方便读者直接引用，而且列举了典型不符合案例分析与整改要点，以及申请 ISO 15189 认可相关问题解答，有利于读者借鉴和参考，指导作用突出。

　　本书内容全面，编排格式规范，言简意赅，实用性强，适用于正在准备或计划准备申请医学实验室认可单位的管理和技术人员学习和借鉴，也可作为基层医院医学检验常规工作的管理规范和操作手册，还可作为我国医学实验室规范化管理和标准化操作的培训用书。

总主编简介

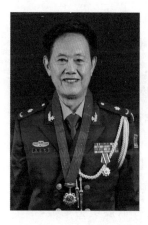

周庭银　海军军医大学第二附属医院(上海长征医院)实验诊断科主任技师。

从事临床微生物检验及科研工作40余年,在临床微生物鉴定方面积累了丰富的经验,尤其是对疑难菌、少见菌株鉴定的研究有独到之处。在国内首次发现卫星状链球菌、星座链球菌、霍氏格里蒙菌、拟态弧菌等多株新菌株。近年来,先后帮助国内多家医院鉴定40余株疑难菌株。首次研究发现,将瑞氏染色用于血培养阳性报警培养物中,可解决血培养瓶内有细菌生长,但革兰染色看不到细菌,转种任何平板无细菌生长的难题,可确保血培养一级报告的准确性。研制新型双向显色血培养瓶、多功能体液显色培养瓶、尿培养快速培养基、抗酸杆菌消化液,以及一种既适用于细菌培养又适用于结核分枝杆菌和抗酸杆菌培养的痰标本液化留置容器。主办国家医学继续教育"疑难菌株分离与鉴定"学习班25期(培训3 100余人);2013年发起成立上海疑难菌读片会,已成功举办16期。

获国家实用新型专利5项、发明专利1项。作为第一主编编写临床微生物学专著14部,《临床微生物学诊断与图解》获华东地区科技出版社优秀科技图书一等奖。总主编"医学实验室ISO 15189认可指导丛书"(第1版、第2版),参编著作3部,作为第一作者于核心期刊发表论文40余篇。

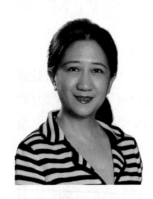

胡继红 国家卫生健康委员会临床检验中心微生物室主任技师。负责全国临床机构及疾病预防控制中心微生物室间质量评价等项目,推进临床微生物检验标准化、质量控制、实验室生物安全、专业技术培训等工作。研究方向:临床微生物检验质量控制及病原诊断和药敏方法学研究、病原微生物基因诊断标准化研究、细菌感染所致RNA氧化及作用机制研究。

现学术任职:中国医疗保健国际交流促进会临床微生物与感染分会副主任委员,中国医院协会临床微生物实验室管理专业委员会副主任委员,国家病原微生物实验室生物安全专家委员会委员,中华医学会检验分会临床微生物学组顾问,中华医学会微生物与免疫学分会临床微生物学组委员,国家认证认可监督管理委员会实验室技术委员会医学专业委员会委员,全国医用临床检验实验室和体外诊断系统标准化技术委员会(TC136)委员,中国医药生物技术协会理事、实验室生物安全专业委员会常委,北京市医学检验质量控制和改进中心专业委员会委员,《中国抗生素杂志》编委、《医学参考报·微生物与免疫学频道》编委等。

主持并完成3项临床检验行业标准;负责国家高技术研究发展计划(863计划)课题、国家"十二五"重大传染病防治专项分课题等研究项目。

主编简介

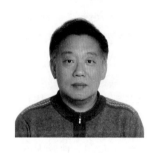

徐　翀　主任技师，上海市临床检验中心临床血液体液学研究室主任；上海交通大学医学院客座副教授，上海健康医学院兼职教授。现任中国医药质量管理协会医学检验质量管理专业委员会副主任委员，中国生物工程学会细胞分析专业委员会常务委员，中国老年保健医学研究会肿瘤防治分会血液肿瘤实验诊断专业委员会常务委员，中国免疫学会血液免疫分会临床流式细胞术学组常务委员，上海市科学技术委员会科技项目评审专家，上海市分子诊断技术评审专家。

　　研究方向：临床血液体液学、免疫学、白血病免疫学诊断和实验室管理工作。作为第一负责人主持上海市科学技术委员会创新计划资助课题 1 项、上海市自然科学基金资助课题 2 项。作为第一/通讯作者发表论文 20 余篇。

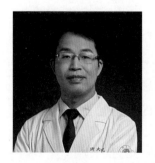

杨大干　主任技师，浙江大学医学院附属第一医院检验科副主任。现任中国合格评定国家认可委员会评审员，中国中西医结合学会检验医学分会信息智能化专业委员会副主任委员，浙江省医学会检验医学分会管理与智能学组副组长，浙江省生物医学工程学会检验分会委员，浙江省医学会中毒分会委员等。

　　研究方向：临床基础检验、实验室认可和认证、实验室数字化和智能化。主持科技创新 2030—"新一代人工智能"重大项目子课题 1 项、国家重点研发计划子课题 1 项、国家科技支撑计划子课题 3 项。主持浙江省科技厅公益项目 1 项、浙江省厅级科研项目 5 项。作为第一/通讯作者发表论文 30 余篇，SCI 收录 9 篇，主编/副主编/参编著作 10 部。获浙江省医药卫生科技奖三等奖 2 项。参与制定数字化医学实验室类地方标准 5 项、国家标准 1 项。

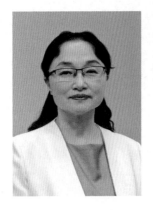

崔　巍　博士、研究员、博士研究生导师。中国医学科学院肿瘤医院(国家癌症中心)检验科主任,分子肿瘤学国家重点实验室临床PI(负责人),美国哈佛大学波士顿儿童医院博士后。现任中华医学会检验分会候任主任委员,《中华检验医学杂志》副总编辑,《检验医学》副总编辑,北京医师协会检验专科医师(技师)分会会长,国际实验室血液协会细胞分析和流式委员会(ISLH Cellular Analysis & Flow Cytometry Committee)委员,亚太临床生物化学与检验医学联合会(APFCB)教育委员会主席等。

研究方向:肿瘤生物标志物临床应用研究。负责承担国家自然科学基金项目、国家重点研发计划、中国医学科学院创新工程项目等各类课题 20 余项。在国内外期刊(包括 *GUT*、*J Hematology & Oncology*、*Clinical Infectious & Diseases* 等)发表论文 200 余篇。荣获中华医学奖、中华预防医学奖、北京市科技进步奖、华夏科技奖等。

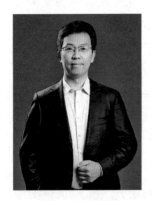

李绵洋　主任医师、硕士研究生导师、血液病学博士,中国人民解放军总医院第一医学中心检验科主任。主要专业方向:血液病实验诊断与临床血液学检验。学术任职:中华医学会检验医学分会常务委员兼副秘书长,北京医学会检验医学分会副主任委员,中国医师协会检验医师分会常务委员,北京医师协会检验专科医师(技师)分会副会长,中国合格评定国家认可委员会医学专业委员会委员,国家卫生健康委员会能力建设和继续教育检验医学专家委员会委员,《中华检验医学杂志》编委。

作为课题负责人承担国家自然科学基金面上项目、科技部重大仪器开发专项及主动健康老龄化应对专项、首都临床特色课题、北京市自然基金联合项目等多项科研项目。曾获省部级科技进步奖二等奖、三等奖,医疗成果二等奖等奖励。发表论文 70 余篇,主编/副主编专著和教材 9 部。

作者名单

主　编 _____

徐　翀　杨大干　崔　巍　李绵洋

主　审 _____

王华梁

副主编 _____

黄福达　广东省中山市人民医院
沈　薇　上海交通大学医学院附属仁济医院
杨　冀　同济大学附属东方医院
宋　颖　上海市临床检验中心
樊笑霞　海军军医大学第二附属医院（上海长征医院）
庄文芳　上海市杨浦区市东医院

编　委 _____

徐玉兵　上海金域医学检验所
朱　俊　上海市临床检验中心
金　红　浙江大学医学院附属邵逸夫医院
李　丽　海军军医大学第二附属医院（上海长征医院）
包叶江　浙江省肿瘤医院
钱丽丽　浙江中医药大学附属第一医院
饶应波　浙江大学医学院附属第四医院
吴　彬　浙江大学医学院附属第一人民医院良渚分院
何　菁　浙江省绍兴文理学院附属医院（市立医院）
赵　强　上海市临床检验中心
周　晔　海军军医大学第二附属医院（上海长征医院）
金　宁　同济大学附属东方医院

丛书前言

ISO 15189 是指导和引领医学实验室走向标准化、规范化的重要指南,是提升医院整体管理水平、服务质量及能力的重要途径,已成为全球范围内被广泛认可和采用的重要标准文件。特别是在 5G 时代,在国家智慧医疗建设高质量发展的新阶段,ISO 15189 认可将对医疗机构临床实验室的质量和能力提出更高的要求。国内越来越多医学实验室以申请 ISO 15189 实验室认可为契机,提升医学实验室规范化管理水平,提高检验结果准确性和有效性。

随着 ISO 15189:2022《医学实验室质量和能力的要求》实施在即,"医学实验室 ISO 15189 认可指导丛书"第 2 版(6 个分册)编写工作也在加快推进。为此,我们组织国内 100 余名医学检验专家,多次对 CNAS-CL02:2023《医学实验室质量和能力认可准则》进行学习和理解,并通过线上和线下会议进行研讨,规范本套丛书各分册撰写方案和项目要素等。本套丛书充分遵循 CNAS-CL02:2023 的原则和要求,并在临床实际操作层面给予读者提示和指引,旨在帮助医学实验室管理人员提高质量管理能力,为各医学实验室质量管理体系的建立提供参考,对拟申请 ISO 15189 认可的医学实验室具有一定的指导意义和实用价值,可作为医学实验室规范化管理和标准化操作的实用性工具书和参考书。

丛书编写过程中,得到了多方的大力支持和无私帮助,100 多位资深 ISO 15189 主任评审员、评审员和检验专家参与了丛书的编写,中国合格评定国家认可委员会领导给予了大力支持和关心,各分册主编和编者夜以继日地辛勤工作,在此谨向各位表示诚挚的谢意!此外,还要感谢海军军医大学第二附属医院(上海长征医院)张玲珍、上海健康医学院陈涵等,他们承担了本套丛书部分稿件整理、校对工作。

由于编者水平所限,丛书难免有欠缺和不足之处,欢迎专家和读者批评指正。

2023 年 11 月

本书前言

临床血液和体液学检验是检验医学最基础的分支,血液和体液学检验结果不仅可以帮助医生做出准确的诊断及评估疾病进展,还能为治疗方案的制定提供重要依据。为了确保检验结果真实、可靠及实验室间检验结果的一致性,医学实验室应建立完善的质量管理体系,并严格按照既定的程序文件和标准操作规程进行工作。

ISO 15189 是国际标准化组织(ISO)针对医学实验室质量管理制定的标准,它定义了一系列要求用于评估和认可医学实验室的技术能力和质量管理体系。本书旨在为临床血液和体液学实验室提供具体的基于 ISO 15189 质量和能力认可准则的程序文件和标准化操作规程,以帮助实验室尽快理解、实施并满足 ISO 15189 的要求。

本书由多位评审员和临床实验室专家依据等同采用 ISO 15189:2022 的新版文件 CNAS-CL02:2023 及其应用要求,融合血液和体液学专业的卫生和医药行业标准及各自坚实的专业知识和丰富的临床一线经验编写,力求保证每个程序文件和操作规程的科学性和可行性。衷心希望本书能够成为医学实验室从业人员的参考工具,为提升临床血液和体液学检验实验室的质量管理水平起到积极的推动作用。

本书在编写过程中得到了丛书总主编周庭银教授和上海市临床检验中心胡晓波教授的悉心指导,以及其他多方面的支持和帮助,上海市临床检验中心临床血液体液学研究室的缪颖波、诸佩超、林康佳、周维和韩姣姣等承担了本书部分校对工作。在此,向他们及所有关心、指导和帮助过本书编写的各位专家和同道表示衷心感谢!同时,也要感谢所有参与本书编写的专家和工作人员,他们的辛勤付出和奉献使得本书得以顺利完成。

衷心希望您在阅读本书的过程中能获得启发和思考,并能将其中的标准化操作程序应用于实际工作中,为医学实验室的发展和患者的健康贡献力量!

由于编者水平有限,书中难免会存在欠缺和不足之处,恳请专家和广大读者批评指正(邮箱:xuchong@sccl.org.cn)。

徐 翀

2023 年 11 月

目 录

附　录 ·· 453

第一篇

质量和能力要求

第一章
结构和管理要求

实验室活动管理程序

××医院检验科临检实验室作业指导书	文件编号：××-JYK-××-××-×××	
版次/修改：第　　版/第　　次修改	生效日期：	共　　页　第　　页
编写人：	审核人：	批准人：

1. 目的

规定临检实验室的活动范围，且实验室活动应满足 ISO 15189、国家法律法规和行业标准要求，确保临检专业的检验质量和能力。

2. 范围

适用于临检实验室的活动范围和服务质量标准。

3. 职责

3.1·实验室主任，依据要求，结合临检现状，规定实验室活动范围和执行标准。

3.2·组长执行、监督和评价实验室活动内容和标准。

3.3·员工执行实验室活动并遵守质量及服务标准。

4. 程序

4.1·通用要求。临检实验室的活动范围，包括以下几个方面。

4.1.1　样品采集。为患者和用户提供信息，指导检验申请，指导患者准备和采集要求，进行患者识别，采集符合检验项目要求的样品。

4.1.2　样品运送。符合样品质量控制和实验室生物安全要求下，将样品运送到检测部门。样品的接收、前处理和准备工作。

4.1.3　样品检验。检测范围包括血液检测、尿液检测、粪便检测、其他体液标本检测、出凝血功能检测、抗凝药物监测、血液病相关检测等。

4.1.4　结果解释。对血液和体液专业范围的检测项目进行必要的结果解释，为实验室用户和患者使用结果提供建议。

4.1.5　其他活动。提供报告查询服务、临检检测项目的急诊服务、报告危急值的结果等。

4.2·要求的符合性

4.2.1　在任何场所、任何设施、任何时候开展临检工作及相关服务时，均应满足 ISO 15189、用户、监管机构和认可机构的要求。

4.2.2　临检开展的项目应符合法律法规、行业标准和专家共识的要求，如《医疗机构临床实验室管理办法》（〔2006〕73 号）、WS/T 806—2022《临床血液与体液检验基本技术标准》及《人工智能辅助外周血细胞形态学检查的中国专家共识》等。

4.3·咨询活动：详见《咨询活动管理程序》。

5. 相关文件和记录

《临床咨询活动管理程序》。

参考文献

［1］中国合格评定国家认可委员会.医学实验室质量和能力认可准则：CNAS－CL02：2023［S/OL］.(2023－06－01)［2023－09－26］.https：//www.cnas.org.cn/rkgf/sysrk/jbzz/2023/06/911424.shtml.

［2］中国合格评定国家认可委员会.医学实验室质量和能力认可准则的应用要求：CNAS－CL02－A001：2023［S/OL］.(2023－08－01)［2023－09－26］.https：//www.cnas.org.cn/rkgf/sysrk/rkyyzz/2023/08/912141.shtml.

［3］国家卫生健康委员会.临床血液与体液检验基本技术标准：WS/T 806—2022［S/OL］.(2022－11－02)［2023－09－26］.http：//www.nhc.gov.cn/wjw/s9492/202211/a52a0547d22741ff956af0cf7a4ca66d.shtml.

（杨大干）

咨询活动管理程序

××医院检验科临检实验室作业指导书	文件编号：××-JYK-××-××-×××	
版次/修改：第　　版/第　　次修改	生效日期：	共　　页　第　　页
编写人：	审核人：	批准人：

1. 目的

临检实验室直接面对患者,提供适当的实验室建议和解释,建立与用户良好的沟通机制,可满足患者和用户的需求。

2. 范围

适用于临检实验室的咨询和沟通服务。

3. 职责

3.1·实验室主任负责任命咨询小组成员,指导、规范咨询和沟通相关工作。

3.2·咨询小组负责日常的咨询和解释工作。

3.3·员工为其他部门或患者等提供检验前、中、后及管理体系的相关内容进行沟通。

4. 程序

4.1·成立咨询小组

4.1.1 血液和体液专业是检验服务的窗口,也是检验科的代表,咨询小组成员应尽量涉及医学检验各专业领域的技术骨干。

4.1.2 由实验室主任任命咨询小组成员。成员应具有执业医师资质或丰富临床及检验知识的技术骨干。

4.2·咨询小组工作程序

4.2.1 咨询小组成员负责解答来自患者和临床医护人员提出的问题,主要包括以下几个方面。

4.2.1.1 为选择检验和使用服务提供建议:向用户提供检验项目的选择和使用、检验项目的临床意义、使用检验项目的临床指征、申请检验的频率等建议。说明检验项目的标本类型、标本的采集和标本运送及处理等要求;不合格标本的拒收标准、让步检验的要求;有可能出现的检验结果与临床表现不符合的情况原因等。

4.2.1.2 为临床病例的诊疗提供建议:如参加疑难病例讨论、临床查房、临床会诊等,可从实验室的角度对一些病例提出专业意见。

4.2.1.3 为检验结果解释提供专业判断:如检验项目的临床意义、检验方法的局限性和影响因素、检验结果的测量不确定度等。与其他检验项目的相关性及采取其他检查的进一步建议。

4.2.1.4 推动实验室服务的有效利用:应定期或不定期向实验室的用户进行检验项目的宣讲,包括新项目、重要检验项目指标和不常用的检验项目的标本采集、临床意义及应用效能评价等。

4.2.2 咨询小组对用户口头、电话提出的问题,应立即回答;如不能立即回答,应告知再次联系的方式,原则上3日内给予答复。对于书面、信函等方式提出的咨询,在咨询者要求时限内给予解答。咨询小组不能在规定的时间内解答咨询者提出的问题时,可集体讨论后给予解答。

4.2.3 咨询小组不定期地用网络、微信、钉钉等平台发送检验资讯,及时地将本学科最新的研究进展、新开展项目介绍给实验室服务对象,满足实验室服务对象的不同需求。检验信息内容至少包括:新项目的检测方法、检测原理、检测临床意义、检测的干扰因素、参考区间、报告时限、如何合理选用这些项目、定期复查时间、项目的标本类型、留取时注意事项等。

4.2.4 咨询小组成员参加科内或外派培训。外派培训可以参加临床轮转、参与临床查房和会诊等,进一步积累临床经验,同时对临床病例的诊断及疗效发表实验室的相关意见。

4.2.5 接受被动咨询时,实行首问负责制。任何成员不得拒绝用户所提出业务范围内的问题。

4.2.6 可在门诊开设咨询窗口,对咨询小组成员进行轮流排班,主动提供咨询服务。

4.3 · 沟通活动

4.3.1 沟通的方法和途径:利用网站、公众号、小程序、宣传栏为患者和用户提供实验室的服务信息、标本采集手册、采集前活动指导和样品拒收标准等。

4.3.2 与临床医生的沟通:包括① 开展新项目、新技术前,联合临床进行检验项目的诊断性能评价和成本效益分析,合理设置检验项目组合;② 建立或验证适合本院的检验项目参考区间,并获得临床的认可;③ 广泛征询临床意见和建议,设立适合的危急值报告制度;④ 与临床医生讨论检验项目的检验周期和报告时间,以满足临床需要;⑤ 介绍检验项目的临床意义、诊断效能评价等检验医学信息,帮助临床医生正确选择检验项目或项目组合。

4.3.3 与临床护士的沟通:制定详细的标本采集手册,并让临床医护人员掌握,以获得合格的检测。同时应加强对标本的质量评估和考核,定期向医院管理层和临床各科室反馈,不断提高送检合格率。指导患者做好采样前准备;指导护士进行采集,对采集时机和要求进行沟通。

4.3.4 与运送人员的沟通:主要是运送的质量和效率。

4.3.5 与医院职能部门的沟通:包括医务、教学、科研、设备、院感和后勤管理等,与各部门的良好沟通和合理调配资源有助于顺利开展检验工作。

4.4 · 定期对咨询、沟通情况进行总结分析,提出解决方案,针对共性问题开展培训。

5. 相关文件和记录

《实验室活动管理程序》和《临床咨询记录表》。

参考文献

[1] 中国合格评定国家认可委员会.医学实验室质量和能力认可准则:CNAS-CL02:2023[S/OL].(2023-06-01)[2023-09-26].https://www.cnas.org.cn/rkgf/sysrk/jbzz/2023/06/911424.shtml.

[2] 中国合格评定国家认可委员会.医学实验室质量和能力认可准则的应用要求:CNAS-CL02-A001:2023[S/OL].(2023-08-01)[2023-09-26].https://www.cnas.org.cn/rkgf/sysrk/rkyyzz/2023/08/912141.shtml.

(杨大干)

岗位职责管理程序

××医院检验科临检实验室作业指导书		文件编号：××-JYK-××-××-×××	
版次/修改：第　版/第　次修改		生效日期：	共　页　第　页
编写人：	审核人：		批准人：

1. 目的

合理设置临检实验室的工作岗位，确保所有人员有明确的工作岗位职责，保证日常工作的顺利进行。

2. 范围

适用于临检实验室的所有工作人员。

3. 职责

3.1·组长制定临检实验室各个工作岗位的职责并监督管理。

3.2·工作人员按要求完成各自岗位的职责。

3.3·质量监督员负责监督工作人员是否按岗位职责要求进行日常工作。

4. 程序

4.1·岗位设置

4.1.1　管理人员由技术主管、组长、质量监督员等构成。管理人员与相关工作人员应做好各自岗位职责，互相配合。

4.1.2　技术主管：协助实验室主任，对临床血液和体液专业的运作和发展进行技术规划和指导，并提供相应的资源。保证该专业组符合认可准则、应用要求、法律法规等各项技术要求运作。

4.1.3　组长：负责管理血液和体液检验所有员工，保质保量地完成每天的工作任务；收集和回顾质量评价资料；在临床血液和体液检验领域，在实验室主任与医院其他部门间起桥梁沟通作用；能够圆满地完成科内指定的任务。

4.1.4　质量监督员：在技术负责人和组长的指导下，完成仪器维护、质量控制、样品准备、仪器操作、结果审核等质量监督和检查工作。

4.1.5　工作人员：包括技术人员、轮转技术人员、样品采集及运送人员。各岗位工作人员认真履行岗位职责并按照 SOP 进行操作，完成相应记录表格的填写，完成组长指派的工作任务。

4.1.6　实习或进修人员：在工作人员的指导下，从事检验辅助工作，完成实习或进修任务。

4.2·岗位人员安排

4.2.1　根据仪器配置、检验项目、样品量等因素设置岗位和人数。工作人员的岗位依据排班表执行。

4.2.2　在实习或进修人员数量少且样品量显著增加的情况下，可适当增加各个岗位的人员。

4.2.3　需特殊排班或需要连续休息的员工应提前说明，给予优先考虑。如不能满足安排的，应服从科室安排。

4.3·岗位职责

4.3.1　抽血岗：① 职责：各类血液样品采集和记录，电脑及打印机维护，抽血区域消毒，采血用品及耗材管理;② 记录文件:《岗位工作日志》和《样品交接记录》等。

4.3.2   血液检测岗

4.3.2.1   职责:血液样品接收、检测和储存;仪器的开机、运行、关机;血液分析仪的质量控制和日常维护,血液分析流水线、全自动推片染色仪及细胞识别仪的日常使用和维护;血液检测试剂和耗材管理,不同运次试剂验证;PT 样品的检测和结果报告;不合格样品记录;室内温度、湿度巡检和记录,样品和试剂冰箱温度巡检和记录;紧急喷淋、洗眼器等维护和记录。

4.3.2.2   记录文件:《血液检测岗工作日志》《洗眼器、喷淋维护记录表》《仪器维护、保养记录表》等。

4.3.3   结果审核岗

4.3.3.1   职责:血常规检验报告审核和复检;ABO、RhD 血型鉴定和结果报告;血液疟原虫、微丝蚴检查;外周血细胞形态检查和报告;红细胞沉降率、CRP 等项目检测和报告;显微镜、离心机等日常维护。

4.3.3.2   记录文件:《结果审核岗工作日志》和《疟原虫登记表》等。

4.3.4   凝血检测岗

4.3.4.1   职责:凝血样品接收、检测、复查、审核和保存;血凝分析仪的开机、运行、关机;血凝仪的质量控制和日常维护;凝血试剂的库存管理及验证;PT 样品的检测和结果报告;不合格样品记录。

4.3.4.2   记录文件:《凝血检测岗工作日志》等。

4.3.5   体液样品接收岗

4.3.5.1   职责:体液检验样品接收、登记、送检。室内环境清洁,医疗垃圾的清理及交接。

4.3.5.2   记录文件:《门诊检验室环境清洁记录》和《医疗垃圾交接记录》等。

4.3.6   粪便及体液检验岗

4.3.6.1   职责:体液样品处理、检验、结果审核与报告;各项目的质控程序执行、处理和记录;体液岗所用试剂、质控品的库存管理;显微镜的日常使用和维护保养;PT 样品的检测和结果处理;工作区域环境温度、湿度、冰箱、水浴箱等检查记录。

4.3.6.2   记录文件:《粪便岗位工作日志》和《体液岗位工作日志》等。

4.3.7   尿液检测和审核岗

4.3.7.1   职责:尿常规所有样品处理上机、结果审核与报告;仪器的室内质控运行、处理和记录;尿常规岗试剂、质控品及其他用品的库存量及有效期管理;仪器和显微镜的日常使用和维护保养;PT 样品的检测和结果处理。

4.3.7.2   记录表格:《尿液样品处理岗工作日志》《尿常规审核岗工作日志》《仪器维护保养记录表》《离心机维护记录表》等。

5. 相关文件和记录

详见《××岗位工作日志》。

参考文献

[1] 中国合格评定国家认可委员会.医学实验室质量和能力认可准则:CNAS-CL02:2023[S/OL].(2023-06-01)[2023-09-26].https://www.cnas.org.cn/rkgf/sysrk/jbzz/2023/06/911424.shtml.

（杨大干）

质量管理程序

××医院检验科临检实验室作业指导书	文件编号：××-JYK-××-××-×××	
版次/修改：第　版/第　次修改	生效日期：	共　页　第　页
编写人：	审核人：	批准人：

1. 目的

配备质量管理所需的权限和资源的人员，负责临床血液和体液专业的质量管理工作。

2. 范围

适用于临检实验室的质量管理。

3. 职责

3.1·实验室主任配置临床血液和体液专业的质量管理人员，包括组长、监督员等。

3.2·组长负责临检实验室管理体系的运行和改进，可将质量管理工作分派给组员。

3.3·监督员负责管理体系的监督，识别和应对风险和改进机遇。

3.4·所有员工遵循管理体系要求来执行实验室管理活动。

4. 程序

4.1·依据 ISO 15189、认可规则、应用要求、认可指南，适用的法律、法规、标准，参照血液和体液相关的教材、专著、指南、专家共识等建立临检实验室的管理、仪器、项目等标准操作规程。

4.2·建立并更新临检实验室文件化的管理体系，培训、指导和监督组员使用管理体系文件，有效运行管理体系。

4.3·通过质量指标监测、用户或员工投诉、不良事件报告、内部审核、外部检查、风险管理、管理评审等识别管理体系或实验室活动的不符合或偏离。

4.4·采取培训考核、降低风险、改进流程或技术等措施，必要时作为改进机遇启动专项的持续改进活动，以预防或最大程度减少本程序 4.3 的不符合或偏离。

4.5·不定期向实验室管理层口头汇报、会议报告、书面材料、信息系统等沟通和报告临检实验室的管理体系运行情况和改进需求。

4.6·全体组员有责任并确保实验室活动的有效性，满足管理体系的要求。

4.7·可将临检实验室的日常管理、体系文件、培训考核、仪器管理、结果比对、室内质控、室间质评、耗材管理、质量指标、安全管理、院感控制、外部检查、科学研究等分派给不同的组员负责。应依据工作情况和员工个人能力来定期调整和更新组员的分工。

5. 相关文件和记录

详见《实验室活动管理程序》。

参考文献

[1] 中国合格评定国家认可委员会.医学实验室质量和能力认可准则：CNAS-CL02：2023[S/OL].(2023-06-01)[2023-09-26].https://www.cnas.org.cn/rkgf/sysrk/jbzz/2023/06/911424.shtml.

（杨大干）

质量目标管理程序

××医院检验科临检实验室作业指导书	文件编号：××-JYK-××-××-×××	
版次/修改：第　版/第　次修改	生效日期：	共　页　第　页
编写人：	审核人：	批准人：

1. 目的

依据医院、科室的质量目标，制定临检实验室层次和特色的质量目标，实现预期的质量方针。

2. 范围

适用于临床血液和体液专业的质量目标管理。

3. 职责

3.1·实验室主任设定科室的质量目标。

3.2·组长负责实施临检实验室的质量目标适宜性评估，持续改进质量目标。

3.3·组员参与实施和记录质量指标，分析原因，采取改进措施。

4. 程序

4.1·制定临检实验室明确的、具体的、量化的、动态可持续改进的质量目标，可分为"创新型"目标和"问题解决型"目标。

4.2·定期评审质量目标的适宜性，持续改进其质量和能力。

4.3·对于每个质量指标而言，需建立监测目标及基于实验室质量计划目标的性能改进的基准。建立指标的性能目标的步骤如下。

4.3.1　建立基线数据。识别当前的性能状况：是否需要进行质量改进，是否已触发采取行动的阈值。基于实验室或组织的整体目标建立合适的目标。

4.3.2　考虑设定目标，对改进患者安全、临床效率、服务质量或降低成本的重要程度。

4.3.3　目标的可行性。实验室应有资源、有能力通过改变过程能达到既定目标，实验室通过改进可以提升指标的定量值。

4.3.4　研究行业标准或已公布的数据。

4.4·临检实验室的质量目标：标本量不正确率＜0.1％、抗凝标本凝集率＜0.3％、室内质控项目开展率100％、室内质控项目变异系数合格率＞99％、室间质评项目覆盖率100％、实验室间比对率(无室间质评计划项目)100％、实验室内周转时间中位数＜1 h(阈外值比例＜5％)、危急值通报率100％、危急值通报及时率＞90％、患者满意度＞90％、实验室投诉数＜1件/月、员工培训次数＞12次/年。

5. 相关文件和记录

详见《质量指标管理程序》。

参考文献

[1] 中国合格评定国家认可委员会.医学实验室质量和能力认可准则：CNAS-CL02：2023[S/OL].(2023-06-01)[2023-09-26].https://www.cnas.org.cn/rkgf/sysrk/jbzz/2023/06/911424.shtml.

（杨大干）

质量指标管理程序

××医院检验科临检实验室作业指导书	文件编号：××-JYK-××-××-×××	
版次/修改：第　　版/第　　次修改	生效日期：	共　　页　第　　页
编写人：	审核人：	批准人：

1. 目的

通过质量指标的全面监控，预防医疗错误的发生，持续改进质量控制目标。

2. 范围

适用于临床血液和体液专业的质量指标的监测。

3. 职责

3.1·实验室主任设定科室的质量目标。

3.2·组长负责实施临检实验室的质量指标的监测，分析报告监测数据，并采取质量改进措施。组员参与监测、记录、跟踪、改进工作。

4. 程序

4.1·质量指标。依据科室的质量目标，选择和建立临检实验室的质量指标，可包括以下几个方面。

4.1.1　检验前过程指标，如标本类型错误率、标本容器错误率、标本采集量错误率、抗凝标本凝集率、检验前周转时间中位数。

4.1.2　检验过程指标，如室内质控项目开展率、室内质控项目变异系数不合格率、室间质评项目参加率、室间质评项目不合格率、实验室间比对率、实验室内周转时间中位数。

4.1.3　检验后过程指标，如检验报告不正确率、危急值通报及时率。

4.1.4　对患者医疗贡献的指标，如患者满意度、临床满意度、实验室投诉数。

4.2·选择特定的指标：选择一个质量指标时，实验室需要考虑监测特定领域的理由，选择的质量指标能代表效率和效益的高风险、高频度、高价值的过程。

4.3·实验室质量指标的建立

4.3.1　质量指标的定义。一个好的可操作的定义应清楚地表达指标的概念或想法。每个质量指标包括指标名称、监测目的、范围、授权、指标领域等方面。

4.3.2　数据收集的记录过程。建立可操作的质量指标定义、被监测活动的范围，负责数据收集的人员、测量的频率、数据的来源、数据的类型、抽样计划、核实监测方案、参考文献、目标值和阈值、预试验、数据处理及报告等。

4.4·实验室质量指标的执行

4.4.1　预试验：可以确定质量指标是否客观、独特且可完成实验室的基本要求。还应考虑数据表达的方式，采用图表来形象地展示信息。

4.4.2　收集指标数据：涉及数据收集的人员应该熟悉并严格遵守数据收集程序。员工应全员参与，人人知晓熟悉并严格执行质量指标监测计划。

4.5·质量指标数据的分析与表达

4.5.1　数据分析方法：利用图形方式显示数字结果，用文字描述结果并解释如何应用这些数据。实验室差错检查表和帕雷托图可以准确地指出过程性能中最有问题的一个或两个独立变量。质控图展示过程是如何随时间变化的，将当前的数据与图中的质控上限、均值和下限进行比较，能展示当前所处的水平。

4.5.2　指标数据的表达：应以最清楚的展示数据的形式表现出来，如用表格来描述，用直方图、散点图等来展示。

4.5.3　指标数据的解释：包括特殊原因变异和一般原因变异。特殊原因变异是不可预料的，包括人员差错、仪器功能异常和电压波动，其在质控图上的表现有异常值、偏移、趋势和锯齿波。一般原因变异是系统的差错，如仪器性能不足、设计不合理或缺乏清楚定义的标准操作规程、未达到标准的试剂、培训不充分等。一般原因变异的出现表明需要基本的过程改进，而特殊原因变异的出现则表明需要过程控制。

4.5.4　质量指标数据应逐月进行比较，或通过室间质评的质量指标进行比较，或与文献资料中进行比较。

4.6·质量指标数据的应用

4.6.1　根据质量指标的监测结果，采取质量改进行动，可先采取一些小的改进或措施，就可能取得显著的改进效果，不一定要等到采取重大的改进或改变才能采取行动措施。

4.6.2　采取的行动可包括：① 决定持续监测或停止监测该质量指标；② 识别持续改进的因素；③ 采取补救行动；④ 执行根本原因分析；⑤ 采取纠正行动；⑥ 开发质量改进策略；⑦ 修改目标值或行动阈值。

4.6.3　定期回顾行业或区域内的质量指标分析报告，与对标医院的数据进行比对，必要时调整质量目标。

5. 相关文件和记录

《质量目标管理程序》和《专业组质量指标监测数据表》。

参考文献

[1] 中国合格评定国家认可委员会.医学实验室质量和能力认可准则：CNAS - CL02：2023[S/OL].(2023 - 06 - 01)[2023 - 09 - 26].https://www.cnas.org.cn/rkgf/sysrk/jbzz/2023/06/911424.shtml.

[2] 中国合格评定国家认可委员会.医学实验室质量和能力认可准则的应用要求：CNAS - CL02 - A001：2023[S/OL].(2023 - 08 - 01)[2023 - 09 - 26].https://www.cnas.org.cn/rkgf/sysrk/rkyyzz/2023/08/912141.shtml.

（杨大干）

第二章
资　源　要　求

人员能力要求程序

××医院检验科临检实验室作业指导书		文件编号：××-JYK-××-××-×××	
版次/修改：第 版/第 次修改		生效日期：	共 页 第 页
编写人：	审核人：		批准人：

1. 目的

根据实验室实际情况，配置足够数量有能力的人员，满足临床血液和体液专业的用户需求和要求，同时满足认可准则及行业相关标准要求。

2. 范围

适用临检实验室的人员能力要求。

3. 职责

3.1·实验室主任制定临检实验室的人员能力要求，负责岗位设置和人员调配。

3.2·组长负责员工的能力评估。文档管理员记录人员的能力要求、能力监控结果。

4. 程序

4.1·人员配置和能力要求

4.1.1　根据实验室定位、仪器配置、检验项目、信息化程度、患者要求、样品量等因素设置组织架构、人才梯队和岗位人数。

4.1.2　实验室内部人员由技术负责人、组长、质量监督员、技术人员、轮转技术人员、样品采集和运送人员构成，外部人员可包括实习生、规培生、进修生、辅助工人等。

4.1.3　血细胞分析复检样品 100 份/日以下，至少配备 2 人；复检样品 100～200 份/日时，至少配备 3～4 人；若采用全自动推片染色仪、数字血细胞形态仪、自动审核时，可适当减少人员配置。

4.1.4　体液学样品量 1～200 份/日时至少配备 2 人；200～500 份/日时至少配备 3～4人；若采用有形成分分析仪、自动审核时，可适当减少人员配置。

4.1.5　检验人员应有医学检验相关教育经历并通过医学技术专业资格考试，有颜色视觉障碍的人员不应从事涉及辨色的临床血液和体液的形态学检查。

4.2·技术主管

4.2.1　工作概述：作为临床血液和体液专业技术主管，负责检测项目按各项技术要求运作。协助检验实验室主任对专业的运作和发展进行技术规划和指导，并提供相应的资源。请示上报：组长/主任。

4.2.2　岗位职责与工作任务描述

4.2.2.1　负责保证并确认血液和体液检测所开展的项目、检测设备设施、人员，以及技术能力满足临床要求，并符合认可准则及相关标准要求。

4.2.2.2　协助实验室主任安排血液和体液检测相关的学术交流和科技合作，了解专业相关检测技术的发展动态。协助实验室主任筹划血液和体液检测的专业技术发展、技术改进规划，组织和审查质量控制活动，为外部服务提供技术性建议并对其评价，确保符合各项技术规范要求。

4.2.2.3 规划血液和体液检测相关的科研方向,帮助研究人员获取科研所需的资源,并提供技术指导。严格遵守医院和科室的安全手册,积极参加安全培训和考核,做好工作区域的卫生工作。根据教学大纲和(或)培训目标,指导和监督医学生进行规范的临床技能操作。

4.2.2.4 严格遵守检验科各类文件的管理和保密制度,并在工作中严格执行。按照科室规定,主动参加继续教育,承担课堂教学任务和学生带教工作。积极申报各类科研基金,撰写研究论文。

4.2.2.5 明确医院的使命和服务理念和医院宗旨,热情对待所有来访者。参与科室的持续改进项目,主动承担角色任务。严格遵守劳动纪律,服从工作安排。

4.2.3 任职条件与工作要求

4.2.3.1 学历职称:本科及以上学历,副高及以上技术职称。

4.2.3.2 知识技能:了解临床血液和体液各项技术要求,及时了解学科发展动态。

4.2.3.3 职业形象:具有良好的职业形象意识,外表、着装符合职业要求。

4.2.3.4 工作经验:临床检验专业5年以上工作经验。

4.2.3.5 从业资格:检验及相关专业。

4.2.3.6 特殊岗位从业资格:无。

4.3·组长

4.3.1 工作概述:负责管理专业组所有员工,保质保量地完成每天的工作任务;收集和回顾质量评价资料;在实验室主任与医院其他部门间起桥梁沟通作用;能够圆满地完成科内指定的任务。请示上报副主任/主任。

4.3.2 岗位职责与工作任务描述

4.3.2.1 做好日常工作安排,合理分工,使工作处于有序、有效状态,工作环境保持干净、整洁。按照各项技术要求,做好仪器预防性维护、校准工作,确保仪器正常运转。

4.3.2.2 负责申请或订购,以及合理经济使用耗材和试剂。对样品进行全程管理,确保所有的样品及时、正确地被处理,避免样品的遗失和漏检。

4.3.2.3 管理部门员工,关心本部门员工的职业发展,负责部门内技术人员的继续教育,组织相关内部培训。以友好的态度处理来自客户的咨询及一般性的医疗纠纷。积极听取组内工作人员及客户的意见和建议,并酌情进行处理。必要时向实验室主任及医院反馈。

4.3.2.4 根据教学大纲和(或)培训目标,指导和监督医学生进行规范的临床技能操作。对安全负责,确保所有组内的工作人员遵照科室和专业组的安全准则执行。严格遵守检验科各类文件的管理和保密制度,并在工作中严格执行。

4.3.2.5 按照科室规定,主动参加继续教育,承担课堂教学任务和学生带教工作。积极申报各类科研基金,撰写研究论文。参与科室的持续改进项目,主动承担角色任务。

4.3.2.6 明确医院的使命、服务理念和医院宗旨,热情对待所有来访者。严格遵守劳动纪律,服从工作安排。

4.3.3 任职条件与工作要求

4.3.3.1 学历职称:本科及以上学历,主管及以上技术职称。

4.3.3.2 知识技能:具有一定管理能力,熟悉临床检验相关专业知识,熟练使用临检所有仪器设备,熟练形态学专业技能。

4.3.3.3　职业形象：具有良好的职业形象意识，外表、着装符合职业要求。

4.3.3.4　工作经验：临床检验专业 5 年以上工作经验，临床血液和体液检验相关专业 3 年以上工作经验。

4.3.3.5　从业资格：检验及相关专业。

4.3.3.6　特殊岗位从业资格：无。

4.4·质量监督员兼内审员

4.4.1　工作概述：完成临检日常工作基础上，作为组内质量监督员认真完成质量指标、工作日志审核、不符合情况的发现和纠正等质量监督工作。请示上报：组长/主任。

4.4.2　岗位职责与工作任务描述

4.4.2.1　及时学习和掌握职责范围相关的法律法规、技术标准。对日常工作中各个环节进行监督，有计划地防止和减少不符合情况的出现。

4.4.2.2　参与科室内审，完成各项年度评价和评审工作。监督内审、管理评审及日常质量监督中发现的不符合情况，是否及时采取处理措施，措施是否有效。

4.4.2.3　负责部门的质量指标和持续改进项目，持续改进检验质量。严格遵守医院和科室的安全手册，积极参加安全培训和考核，做好工作区域的卫生工作。

4.4.2.4　根据教学大纲和（或）培训目标，指导和监督医学生进行规范的临床技能操作。协助技术负责人完成国家/省临检中心的室间质评。协助主管订购试剂和质控品。负责检验项目仪器的校准、室内质控、性能验证和维护保养等工作。

4.4.2.5　按照各项技术要求，完成临检日常工作和体检、夜班工作。合理经济使用试剂和耗材。积极撰写中英文研究论文。严格遵守检验科各类文件的管理和保密制度，并在工作中严格执行。

4.4.2.6　严格按照医院和科室的规定，做好院感控制工作。按照科室规定，主动参加继续教育，承担教学任务。明确医院的使命、服务理念和医院宗旨，并为之努力。严格遵守劳动纪律，服从工作安排。

4.4.3　任职条件与工作要求

4.4.3.1　学历职称：本科及以上学历，主管及以上职称。

4.4.3.2　知识技能：熟悉临检相关专业知识，熟练使用组内的所有仪器设备，及时学习各项法律法规和技术标准，有一定的文字处理能力。

4.4.3.3　职业形象：上班时佩戴工作牌，服装穿着整齐清洁。着装及发型等符合职业要求。

4.4.3.4　工作经验：临床检验专业 5 年以上工作经验。

4.4.3.5　从业资格：检验及相关专业。

4.4.3.6　特殊岗位从业资格：无。

4.5·技术人员

4.5.1　工作概述：在临检主管的指导下，完成仪器维护、质量控制、样品准备、仪器操作及结果审核等临检实验室的各项工作。请示上报：组长。

4.5.2　岗位职责与工作任务描述

4.5.2.1　按照各项技术要求，完成临检日常工作和体检工作，维护和保养各种仪器，合理经济使用试剂和耗材。严格遵守医院和科室的安全手册，积极参加安全培训和考核，做好工作区域的卫生工作。

4.5.2.2 根据教学大纲和(或)培训目标,指导和监督医学生进行规范的临床技能操作。保持工作区域干净、整洁,各类物品、资料存放整齐有序。严格遵守检验科各类文件的管理和保密制度,并在工作中严格执行。

4.5.2.3 按照科室规定,主动参加继续教育,完成实习带教。明确医院的使命和服务理念和医院宗旨,热情对待所有来访者。参与科室的持续改进项目,主动承担角色任务。严格遵守劳动纪律,服从工作安排。

4.5.3 任职条件与工作要求

4.5.3.1 学历职称:大专及以上学历,主管及以上技术职称。

4.5.3.2 知识技能:熟悉临床检验相关专业知识,熟练使用临检实验室的所有仪器设备。

4.5.3.3 职业形象:具有良好的职业形象意识,外表、着装符合职业要求。

4.5.3.4 工作经验:临床检验专业 5 年以上工作经验。

4.5.3.5 从业资格:检验及相关专业。

4.5.3.6 特殊岗位从业资格:无。

4.6·轮转技术人员

4.6.1 工作概述:在各专业组主管技师的指导下,完成样品准备、仪器维护、操作及结果审核等检验科各部门的各项工作。请示上报:组长。

4.6.2 岗位职责与工作任务描述

4.6.2.1 正确而熟练地使用检验科的所有常用仪器设备,工作过程有组织,有效率。按照作业指导书,完成部门指派的工作,合理经济地使用试剂和其他消耗品。严格遵守医院和科室的安全手册,积极参加安全培训和考核,做好工作区域的卫生工作。

4.6.2.2 保持工作区域干净、整洁,各类物品、资料存放整齐有序。不受任何干扰,独立对临床送检验样品按照各项技术标准,秉公做出正确的操作、检测和判断。严格遵守检验科各类文件的管理和保密制度,理解文件内容并在工作中严格执行。

4.6.2.3 按照科室规定,主动参加继续教育。明确医院的使命和服务理念和医院宗旨,热情对待所有来访者。参与科室的持续改进项目,主动承担角色任务。严格遵守劳动纪律,服从工作安排。

4.6.3 任职条件与工作要求

4.6.3.1 学历职称:大专及以上学历。

4.6.3.2 知识技能:熟悉医学检验相关专业知识,熟练检验科的常用仪器设备。

4.6.3.3 职业形象:具有良好的职业形象意识,外表、着装符合职业要求。

4.6.3.4 工作经验:完成上岗前培训和考核。

4.6.3.5 从业资格:检验及相关专业。

4.6.3.6 特殊岗位从业资格:无。

4.7·样品采集人员

4.7.1 工作概述:在主管的领导下,负责处理各种样品的采集。请示上报:组长。

4.7.2 岗位职责与工作任务描述

4.7.2.1 按照院感控制和操作规程要求,完成日常样品采集和体检工作,有效而经济地使用消耗品。样品采集前,做好患者身份核对。对待患者热情而耐心,严禁与患者发生争执。

4.7.2.2 严格遵守医院和科室的安全手册,积极参加安全培训和考核,做好工作区域的卫生工作。遵守检验科各类文件的管理和保密制度,并在工作中严格执行。

4.7.2.3 按照科室规定,主动参加继续教育,承担教学任务。根据教学大纲和(或)培训目标,指导和监督医学生进行规范的临床技能操作。明确医院的使命和服务理念和医院宗旨,热情对待所有来访者。

4.7.2.4 参与科室的持续改进项目,积极完成指派的临时任务,主动承担角色任务。严格遵守劳动纪律,服从工作安排。

4.7.3 任职条件与工作要求

4.7.3.1 学历职称:大专及以上学历,初级及以上技术职称。

4.7.3.2 知识技能:熟悉样品采集操作规程,熟悉样品采集和院感控制要求。

4.7.3.3 职业形象:具有良好的职业形象意识,外表、着装符合职业要求。

4.7.3.4 工作经验:临床检验专业 1 年以上工作经验。

4.7.3.5 从业资格:检验及相关专业。

4.7.3.6 特殊岗位从业资格:无。

4.8·能力评估

4.8.1 能力评估的时间和频率

4.8.1.1 新轮转的工作人员(包括未满半年的新职工)入科培训后,开始做样品检测前,应完成岗位的理论和技能考核。考核合格后,由实验室主任授权。实习生、进修人员在出科前进行考核,内容包括日常表现、基础理论及技能考核。

4.8.1.2 工作第一年的新进员工,尤其是从事血液和体液学检验的人员,在最初 6 个月内应至少进行 2 次能力评估,考核形式为基础理论与技能考核。

4.8.1.3 血液和体液检验人员应每年进行一次能力评估。

4.8.1.4 当职责变更或离岗 6 个月后再上岗时,或政策、程序、技术有变更时,应对员工进行培训和考核。没有通过考核的人员,应进行再培训和再考核,合格后才可以继续上岗。

4.8.2 能力评估的方法:可通过以下几种方法之一或其组合进行员工能力评估:① 直接观察进行临床样品检测的表现,包括患者标识和准备,样品采集、操作、处理和检验;② 监测检测结果的记录和报告;③ 审查中间测试结果或工作记录、室内质量控制记录、室间质评结果、维护保养记录;④ 直接观察仪器维护和功能检查的执行;⑤ 通过测试已分析过的样品、内部盲样或外部质评样品来评价测试表现;⑥ 解决问题能力的评估。

4.8.3 由文档管理员负责能力评估记录保存。

5. 相关文件和记录

《岗位职责书》和《人员能力评估表》。

参考文献

[1] 中国合格评定国家认可委员会.医学实验室质量和能力认可准则:CNAS - CL02:2023[S/OL].(2023 - 06 - 01)[2023 - 09 - 26].https://www.cnas.org.cn/rkgf/sysrk/jbzz/2023/06/911424.shtml.

(杨大干)

人员授权管理程序

××医院检验科临检实验室作业指导书	文件编号：××-JYK-××-××-×××	
版次/修改：第　　版/第　　次修改	生效日期：	共　　页　第　　页
编写人：	审核人：	批准人：

1. 目的

通过培训和能力评估考核的人员，给予实验室活动的适当授权，以满足临床工作的需求。

2. 范围

临检实验室涉及实验室活动的内部和外部人员的授权。

3. 职责

3.1·实验室主任对实验室人员给予实验室活动的动态授权。

3.2·组长负责实施员工的技术培训及考核。员工参加技术培训和能力评估。

3.3·文档管理员对培训、考核、授权等资料进行归档管理。

4. 程序

4.1·岗位授权

4.1.1　根据能力评估考核情况，给实验室员工的实验室活动（岗位）和仪器操作等进行授权。

4.1.2　根据实验室活动，依据人员类别及技术职称等情况，通过实验室培训和考核通过的员工，实验室主任授权特定的实验室活动（表1）。

表1　实验室不同人员授权表

人员类别	样品采集	样品运输	患者样品处理	不合格样品处理	检验方法（开发、修订、确认和验证）	样品检测	样品存储	结果报告	结果解释与建议	信息系统操作
样品运送工人		√								
前处理工人			√	√		√				
实验室一年内新进员工	▲指导下√		√	√	★授权后√	▲指导下√	√			▲指导下√
初级技师	√		√	√	★授权后√	√	√	★授权后√		√
主管技师	√		√	√	★授权后√	√		★授权后√	√	√
副主任技师	√		√	√	★授权后√	√		★授权后√	√	√
主任技师					★授权后√	√		★授权后√	√	√

（续表）

人员 类别	样品 采集	样品 运输	患者 样品 处理	不合格 样品 处理	检验方法 （开发、修 订、确认 和验证）	样品 检测	样品 存储	结果 报告	结果 解释与 建议	信息 系统 操作
检验科实 习生	▲指导 下√		▲指导 下√	▲指导 下√	★授权 后√	▲指导 下√	▲指导 下√			▲指导 下√
检验科进 修生、规培 生	★授权 后√		★授权 后√	★授权 后√	★授权 后√	★授权 后√	★授权 后√			★授权 后√

注：▲，指在带教老师的指导下；★，指通过科室考核授权

4.1.3 临检实验室员工经过岗位培训并考核合格后，可授权员工从事该岗位工作。临检实验室的仪器设备，经培训并考核合后，可授权员工进行操作。

4.1.4 考核不合格者，不得授权其独立从事检验工作，应进行再培训和再考核，考核通过后再授权。

4.1.5 依据工作年限、年度考核等表现，动态调整授权情况。

4.2 · 文档管理员保存岗位授权的相关记录。

5. 相关文件和记录

《授权表》。

参考文献

[1] 中国合格评定国家认可委员会.医学实验室质量和能力认可准则：CNAS - CL02；2023［S/OL］.(2023 - 06 - 01)［2023 - 09 - 26］.https://www.cnas.org.cn/rkgf/sysrk/jbzz/2023/06/911424.shtml.

[2] 中国合格评定国家认可委员会.医学实验室质量和能力认可准则的应用要求：CNAS - CL02 - A001；2023［S/OL］.(2023 - 08 - 01)［2023 - 09 - 26］.https://www.cnas.org.cn/rkgf/sysrk/rkyyzz/2023/08/912141.shtml.

（杨大干）

继续教育和专业发展程序

××医院检验科临检实验室作业指导书	文件编号：××-JYK-××-××-×××	
版次/修改：第　版/第　次修改	生效日期：	共　页　第　页
编写人：	审核人：	批准人：

1. 目的

制定临检人员的继续教育计划和专业发展路径,使员工具有扎实的专业知识和操作技能。

2. 范围

适用于临床血液和体液专业的工作人员、新员工、实习、进修人员等。

3. 职责

3.1·实验室主任制定人员的继续教育计划,规划员工的专业和职业发展。

3.2·组长负责实施员工的继续教育和专业发展任务。

3.3·监督员定期评估教育计划和专业发展活动的适宜性并持续改进。

3.4·员工积极参加各类专业继续教育活动,落实和实现个人职业发展规划。

3.5·文档管理员对继续教育、专业发展等进行记录、资料归档管理。

4. 程序

4.1·继续教育目标：养成严谨、科学、好学的工作作风,树立患者与服务对象至上的服务理念。掌握临床血液和体液专业的基本理论、基本技能和基本操作。

4.2·继续教育内容

4.2.1　基本理论

4.2.1.1　临检项目涉及的生理学、病理学、生物化学、免疫学、微生物学、医学统计学的基础理论。

4.2.1.2　临床标本采集、血液一般检验、出凝血检验、尿液检验、粪便检验、体液(脑脊液、浆膜腔积液、关节腔积液、前列腺液、阴道分泌物、精液)检验等专业领域理论知识。

4.2.2　基本技能

4.2.2.1　血液分析仪、凝血分析仪、尿液干化学和有形成分分析仪、粪便分析仪等的检测原理、技术参数、使用、维护、校准、性能评价、显微镜复检规则、质量保证及临床应用。

4.2.2.2　执行 WS/T 805—2022《临床血液与体液检验基本技术标准》要求的质量管理。

4.2.2.3　临检项目检验结果的临床解释和分析。

4.2.3　基本操作：① 血液、尿液、体液等标本的采集、运送、接收、处理、检测、报告、保存及质量控制等技术；② 实验室信息系统的操作和简单维护。

4.3·继续教育实施

4.3.1　每年年初制定继续教育计划。针对不同岗位、不同职称的人员分别进行不同的专业知识要求、实践操作培训、质量控制及管理知识的培训。

4.3.2　员工应参与组内的教育培训和考核,应完成指定工作的仪器/方法进行的初次培训和考核。新进员工,包括未满半年的新职工,应完成临检实验室所有的培训项目。

4.3.3 鼓励和要求员工,积极参加各类学术或继续教育活动,承担教学任务。申请国外知名机构进行脱产进修学习或学术交流。

4.3.4 临检实验室主要培训内容及方式包括但不限于表 1 所列内容。

表 1 人员继续教育内容及形式

继续教育内容	培 训 方 式
岗位职责	授课(组长拟定计划)、自学(SOP 文件)
仪器原理	授课、SOP 文件
标本检测	授课、SOP 文件、实践
质量控制和失控处理	授课、SOP 文件、实践
仪器维护和保养	授课、SOP 文件、实践
标本采集、接收与处理	授课、SOP 文件
结果解释	授课、SOP 文件
尿液有形成分识别	授课、SOP 文件、实践
粪便细胞和寄生虫识别	授课、SOP 文件、实践
血细胞形态学	授课、SOP 文件、实践
检测系统的校准与性能评价	授课、SOP 文件
外出专业技术学习、进修培训	参加并组内传达交流
专业学习班或继续教育	参加并组内传达交流
组内业务学习活动	主讲或参与听课
专业中/英文献分享	主讲或点评或参与听课

4.4·专业发展规划

4.4.1 组内提供支持,员工满足条件后可在职申请同等学力申请硕士学位、同等学力申请博士学位。员工可在职就读本科/硕士/博士学历。

4.4.2 员工满足条件后可晋升为技师、主管技师、副主任技师、主任技师。如果是大学附属医院,员工满足条件后可以兼评副教授、教授。

4.4.3 员工可参加专业技术岗位等级晋升,可参加各类学术组织的兼职,如组员、委员、常委、副主任委员、主任委员等。

4.4.4 员工的职务晋升途径,包括技术人员、带教老师、监督员/内审员、专业组长、科室秘书、主任助理、副主任、主任、院领导。

4.4.5 员工积极从事教学和科研活动,积累学术业绩,成为临检领域专家。

4.5·继续教育和专业发展活动的评估

4.5.1 根据不同的对象设置差异化的继续教育和专业发展计划。

4.5.2 调查每个教育项目的内容是否实用、新颖,授课老师的讲课水平、表达能力,讲课PPT 及资料的满意度,您的收获及改进意见。每年进行评估总结。

4.5.3 参加外出学习、培训、进修人员,培训结束后,应提交学习内容和预期工作计划,必要时组内会议传达。

4.5.4 定期总结组内员工的继续教育实施计划,针对存在问题及时调整和改进继续教育方案。定期分析员工的学历/学位提升计划(针对存在问题提供改进方案)和职称和人才提升计划(针对存在问题提供资源和改进方案)。

5. 相关文件和记录

《人员能力要求程序》《人员授权管理程序》《继续教育记录表》《培训效果评价表》《科研学术成果记录表》。

参考文献

[1] 中国合格评定国家认可委员会.医学实验室质量和能力认可准则：CNAS-CL02：2023[S/OL].(2023-06-01)[2023-09-26].https://www.cnas.org.cn/rkgf/sysrk/jbzz/2023/06/911424.shtml.

[2] 中国合格评定国家认可委员会.医学实验室质量和能力认可准则的应用要求：CNAS-CL02-A001：2023[S/OL].(2023-08-01)[2023-09-26].https://www.cnas.org.cn/rkgf/sysrk/rkyyzz/2023/08/912141.shtml.

(杨大干)

实验室环境和设施控制程序

××医院检验科临检实验室作业指导书	文件编号：××-JYK-××-××-×××
版次/修改：第　　版/第　　次修改	生效日期：　　　　　　共　　页　第　　页
编写人：	审核人：　　　　　　批准人：

1. 目的

确保临检实验室的设施和环境条件满足临床血液和体液检验工作要求，不影响工作质量、人员安全和对患者的医护服务。

2. 范围

适用于临检实验室（门诊、住院和急诊）所涉及区域，包括实验室内部检验区域、走廊、清洁区和患者候诊区域等。

3. 职责

3.1·实验室主任负责对临检实验室场所设施设计，申请提供相应的设施及空间条件。

3.2·组长负责管理临检实验室场所环境和设施的正常运行、维护和记录。

3.3·安全管理员负责临检实验室的水、电、化学品、生物安全和消防安全应急设施的管理、检查和监控。

3.4·员工经授权操作人员负责维持设施和环境条件的安全工作状态，负责每日岗位检查运行状态。

4. 程序

4.1·设施条件：临检实验室设施和空间主要指患者原始样品采集、仪器设备、供应品贮存、消耗品贮存、分析后样品储存、安全应急设施及检验要求设施等。

4.1.1　空间：临检体液室应有足够的空间场地，包括门、急诊抽血窗口（为保护患者隐私，各采血窗口可适当物理隔离），体液窗口（大小便窗口尽量离卫生间距离较近，方便样品送检和生物安全），检测区域，员工更衣室，员工休息室，贮存室等均应有足够的面积并做好清洁区和污染区划分，满足实验室管理人员、工作人员及所服务客户的需要，不影响检测与服务质量。有门禁控制系统，且员工通道、物流通道、标本运送通道和医疗废物运送通道互不影响。

4.1.2　环境：检测区域均应监测和控制室内温度和湿度，通道不能阻塞，天花板、墙面、地面均应干净整洁，桌椅、抽屉均应清洁整齐，通风状况良好。

4.1.3　通讯：实验室备有电话，方便员工进行内部交流及与外部联系。电话和计算机应在工作场所，方便工作人员使用，端口应清晰，便于查找；建立钉钉或微信的临检实验室沟通和工作群，传达管理事宜、会议安排、医院内外相关信息等，方便员工了解相关动态信息；科室内部有交接班制度，方便员工将相关交接事宜，如待检测的样品、待进行的检测、用户的反馈等明确地转交给其他员工。

4.1.4　电力：配备有足够的应急电源，插座数量足够。实验室的关键设备、试剂冷库、标本冷库等均与 UPS 连接，一旦停电能继续维持 30 min 蓄电，方便实验室后续的准备工作和抢修。

4.1.5 实验室用水：要求电阻率＞2 MΩ·cm(25℃)，每月送检一次进行细菌菌落计数＜10 CFU/mL。

4.1.6 防虫防鼠：实验室、储存区域、样品采集等应安装纱窗，防止蚊蝇、鼠类及各种昆虫等进入。

4.2·温/湿度控制要求

4.2.1 室内温度、湿度：当仪器或检测方法说明书中有要求时应控制其室内温度(常规维持在 16～25℃)和湿度(依据空间设备中最严格的区间范围要求)。贮存在常温环境条件下的试剂，也要记录温度和湿度的监测结果。

4.2.2 对温度有要求的设备：用于贮存试剂、标本等的设备，如冰箱、冰柜、冰库应每日监测并记录温度 2 次。

4.2.3 标本保存环境、试剂保存环境、仪器环境：室温是指温度范围在 16～25℃，冷藏是指温度范围在 2～8℃，冷冻是指温度在 0℃以下。

4.2.4 实验室区域及储存室温/湿度监控：放置有主要检测仪器和(或)试剂的区域，应每日在开始患者样品检测前监控并记录温/湿度；一些冰箱、水浴箱、温箱、干燥箱等温控设备带有自显温度的装置，可显示相应的温度。这些自显温度的装置必须经过外校或自检合格后才能使用。未经校准的自显温度装置，要贴上相应的警示标识，如"此温度未经校准，请勿记录此读数，请记录内置的经校准的温度计读数"等，或者把数显温度计遮住，避免员工误用。

4.3·温/湿度控制失控后纠正措施

4.3.1 室内温度或湿度失控时，开启空调和除湿机，使温度或湿度回复控制范围。

4.3.2 冰箱、冰柜温度失控时，立即转移所贮存的试剂/标本等至另一温度范围在控的冰箱或冰柜，同时请检修人员检修。

4.3.3 水浴箱温度失控时采取加水、断开电源、调节温度控制开关等措施使其温度恢复在控，如属水浴箱故障则请检修人员维修。

4.3.4 如遇停电时，应立即将试剂及相关需冷藏物品转移至带有 UPS 电源的冷库中，或者转接通 UPS 电源。

4.3.5 当仪器的反应温度超出范围时，应按仪器说明书的要求进行维护，使反应条件达到正常水平，并对相应标本进行分析或者有必要的复查。

4.4·排风系统设置管理：实验室可采用循环风的空调系统，新建实验室可采用新风系统。尿液、粪便等体液检验区域，可增加吸风、排风装置及功率。

4.5·安全设施的管理

4.5.1 安全装置(如洗眼器、紧急冲淋装置等)应安装在合适位置，以便在紧急情况时，工作人员易找到并使用。洗手池宜设在出口处，工作人员离开实验室前洗手。洗手池开关应为感应式或脚踏式。

4.5.2 出入口应有在黑暗中可明确辨认逃生标识，消防通道均处于畅通状态。

4.5.3 有足够灭火器械，如消防栓或自动喷水系统、手提式灭火器、防毒面具等。

4.5.4 员工定期检查洗眼器、紧急冲淋装置、灭火器功能状态并记录。

4.6·照明、噪声、标识、门禁

4.6.1 所有区域的照明光线良好，房间和走廊不应有黑暗和照明不良的角落，日光灯与实验台平行,光线色彩和谐。

4.6.2　在选择和安装设备时要考虑其本身的噪声水平和其对工作区总噪声的贡献。应采取措施将噪声降至最低或减少噪声的产生。

4.6.3　实验室的出口和入口应粘贴警示标识,标识应选用国际或国家规定的标识。

4.6.4　实验室入口门应为可解锁的门,进入实验室应仅限于获得授权的人员进入。

5. 相关文件和记录

《纯水机使用记录表》《冰箱温度记录表》《水浴箱温度记录表》《洗眼器性能监测记录表》《冲淋装置性能监测记录表》《环境温/湿度记录表》《环境失控纠正报告》《温/湿度控制范围评估确认表》《空间与环境评估表》。

参考文献

[1] 中国合格评定国家认可委员会.医学实验室质量和能力认可准则:CNAS-CL02:2023[S/OL].(2023-06-01)[2023-09-26].https://www.cnas.org.cn/rkgf/sysrk/jbzz/2023/06/911424.shtml.

[2] 中国合格评定国家认可委员会.医学实验室质量和能力认可准则的应用要求:CNAS-CL02-A001:2023[S/OL].(2023-08-01)[2023-09-26].https://www.cnas.org.cn/rkgf/sysrk/rkyyzz/2023/08/912141.shtml.

[3] 尚红,王毓三,申子瑜.全国临床检验操作规程[M].4版.北京:人民卫生出版社,2015.

(徐玉兵)

样品采集设施管理程序

××医院检验科临检实验室作业指导书	文件编号：××-JYK-××-××-×××	
版次/修改：第　版/第　次修改	生效日期：	共　页　第　页
编写人：	审核人：	批准人：

1. 目的

规范样品采集设施管理，来满足样品采集条件，以保证检验前样品符合实验室的质量要求。

2. 范围

适用于门诊、发热、急诊、住院、体检等样品采集设施管理。

3. 职责

3.1·实验室主任负责样品采集设施的设计、采购和管理。

3.2·组长负责样品采集设施设备的监控、预防性维护、维修等管理。

3.3·组员负责样品采集设备设备的日常使用和维护。

4. 程序

4.1·执行患者样品采集的设施应保证样品采集方式不会使结果失效或对检验质量有不利影响。

4.2·采集场所的面积和空间应与患者流量相匹配，满足实际需求。静脉血液标本采集至少应足以摆放采血设备（采血台、椅子、各类采血器材）、洗手设备。

4.3·患者样品采集设施应进行有效分区，如接待区、等候区和样品采集区。

4.4·样品采集设施应有相对独立空间考虑患者的隐私、舒适度及特殊人群的需求。如卫生间有残疾人设备和报警装置，哭闹的儿科患者或眩晕的患者等应提供可平躺的私密空间，并提供可平躺或半卧的躺椅。

4.5·光线应充足，以保证采血员能够清楚地观察和安全地操作。应有必要的安全设施设备。有防火灭火措施、安全逃生通道和通往血液标本采集场所的清晰指示图标。

4.6·门和通道应足够宽以便于轮椅、病床、担架通过，以及特殊需要的运载工具自由移动。

4.7·有标本采集时间的记录措施，如实验室信息系统或终端PDA。

4.8·紧急喷淋和洗眼器：当血液、体液等溅溢到皮肤、眼睛、身体等紧急情况时，工作人员应停止操作并立即冲洗。

4.9·采血耗材放在伸手可触及的地方，可使用固定或可移动的分隔框、置物架来暂存。采血区应设置洗手池，无法设置洗手池时可使用符合院感要求的消手净等洗手用品。

4.10·用于采集穿刺的椅子两边应有扶手且高度可调节。

4.11·静脉穿刺椅所在的空间要足够，应考虑到坐轮椅患者、拄拐杖的患者及过度肥胖患者进出和采血需求。

4.12·在候诊休息区域应配有患者和陪同人员休息的地方，可以和其他标本采集（如体液)或部门共用候诊休息区域,附近应设有公共厕所。可配备候诊叫号系统。

4.13·为尽量减少暴露风险,采集场所安全设施和措施有锐器盒、医疗垃圾桶、标本运输箱、个人防护设备。

4.14·急救箱及急救设施。急救箱内盛有应急用品,如消毒剂、止血贴、药物等。急救设施包括抢救车及物品、心脏除颤仪等。员工应知晓医院的急救电话和紧急处理流程。

5. 相关文件和记录

《原始样品采集手册》。

参考文献

[1] 中国合格评定国家认可委员会.医学实验室质量和能力认可准则:CNAS-CL02:2023[S/OL].(2023-06-01)[2023-09-26].https://www.cnas.org.cn/rkgf/sysrk/jbzz/2023/06/911424.shtml.

[2] 中国合格评定国家认可委员会.医学实验室质量和能力认可准则的应用要求:CNAS-CL02-A001:2023[S/OL].(2023-08-01)[2023-09-26].https://www.cnas.org.cn/rkgf/sysrk/rkyyzz/2023/08/912141.shtml.

[3] 龚道元,胥文春,郑峻松.临床基础检验学[M].北京:人民卫生出版社,2017.

(徐玉兵　杨大干)

设备要求管理程序

××医院检验科临检实验室作业指导书	文件编号：××-JYK-××-××-×××	
版次/修改：第　　版/第　　次修改	生效日期：	共　　页　第　　页
编写人：	审核人：	批准人：

1. 目的

规范临检实验室检验设备的选择、采购、安装、标识、验收测试、使用、校准、计量学溯源、维护、维修、不良事件报告和记录等方面的要求,以确保设备正常运行并防止污染或损坏。

2. 范围

适用于临检实验室所用到的仪器的硬件和软件,测量系统和实验室信息系统,或任何影响实验室活动结果的设备,包括样品运输系统。

3. 职责

3.1·实验室主任和设备科负责实验室设备的配置、采购、验收、维修、报废等管理工作。

3.2·组长负责临检实验室设备的申购、维修、检定/校准计划等管理。对设备使用人员进行培训、授权,负责编写仪器标准操作规程,负责仪器设备的定期或不定期性能验证或性能评估。

3.3·员工经授权使用设备,负责设备的日常使用、周期性维护保养并记录。

4. 程序

4.1·设备要求

4.1.1　实验室应配备检测活动正常进行所需的设备,包括全自动血细胞分析仪、红细胞沉降率分析仪、血液流变分析仪、凝血分析仪、血栓弹力图分析仪、尿液干化学分析仪、尿液有形成分分析仪、粪便分析仪、阴道分泌物分析仪、数字细胞分析仪、精液分析仪、离心机、显微镜等。

4.1.2　如有设备在实验室外使用,应按实验室内常规设备的要求进行管理。

4.1.3　实验室使用的设备超出设备制造商的性能规格,如使用没有体液模式的血细胞分析仪检测胸腔积液、腹水,也应进行性能验证,验证通过后方可使用。

4.1.4　影响实验室活动的每台件设备上均需贴上标签标识以确保设备信息的唯一性,设备信息纳入设备管理档案,建立实验室设备管理清单。

4.1.5　实验室应根据需要维护和更换设备以确保检验结果的质量。

4.2·设备选择：所有实验室设备资质及管理均应符合国家及本地区相关法律法规。应选择设备技术参数满足实验室要求的设备。

4.3·设备采购

4.3.1　根据临检专业的需要,对拟购置的设备提交可行性报告,包括以下内容。

4.3.1.1　购置理由：开展新项目需购置没有的设备;或因业务的增长,原有设备的速度已无法满足需要,在原有设备的基础上增添设备;或原有的设备使用时间长,故障多,需进行设备的更新。

4.3.1.2 实验室是否具备相应的设施条件,包括水、电及场地等;实验室人员是否具备操作能力;设备的技术参数。

4.3.2 实验室主任组织人员对临检实验室提交的设备购置可行性报告进行论证。

4.3.3 设备购置申请获批后,根据医院的流程采购设备。

4.4·设备运输与存放:按不同设备说明书的要求进行运输与存放,设备供货方负责确保将其安全运送到实验室,避免损坏,并根据仪器的特点合理存放。

4.5·设备安装

4.5.1 确认场地准备情况,包括建筑物承压情况、空间场地、上下水、电力供应、照明、环境温湿度、噪声控制、防尘、震动等,并留出合适的空间以备日后维修和放置适当的防护用品。

4.5.2 设备安装前,根据设备清单核对签收设备,确认设备没有被损坏。签收后的设备由供货方的工程师安装调试,安装位置和环境要满足设备本身的要求和实验室的安全要求。对实验室的操作人员进行该设备使用和维护知识的培训。

4.5.3 设备安装后,应完成仪器设备的性能参数的确认及必要的比对工作(如实验室有两台及以上设备开展相同检测项目时)。设备管理员负责新安装仪器的设备档案核实。

4.6·设备标识

4.6.1 实验室的所有设备均应有状态标识和唯一性标识。

4.6.2 设备标签张贴在设备的醒目处。标签的内容包括:编号、名称、型号、产地、开始使用日期、使用科室、是否为计量设备等。

4.6.3 状态标识采用"三色标识状态卡"进行标识,标识上注明设备名称、编号、责任人、校准周期、最新校准日期、下次校准日期、设备状态、温度范围、湿度范围。其中绿色状态卡表示设备可正常运行,为"合格"状态;黄色状态卡表示设备只有部分功能可正常运行,为"准用"状态;红色状态卡表示设备无法正常运行,为"停用"状态。

4.7·设备验收与使用:具体要求详见《设备验证、使用管理程序》。

4.8·设备维护与维修:具体要求详见《设备维护与维修管理程序》。

4.9·设备校准和计量学溯源:设备应定期校准并进行相应的计量学溯源,确保设备检测结果的准确性,具体要求详见《设备校准程序》和《计量学溯源性管理程序》。

4.10·设备不良事件报告:具体要求详见《设备不良事件报告程序》。

4.11·设备记录

4.11.1 组长组织人员保存影响实验室活动结果的每台设备的记录,建立设备档案。

4.11.2 设备档案记录内容应包括以下方面:制造商和供应商的详细信息及唯一识别每台设备的充分信息(包括软件和硬件),接收、验收测试和投入使用的日期,设备符合规定可接受标准的证据,当前放置地点,接收时的状态(如新设备、二手或翻新设备),制造商说明书,预防性维护计划,实验室或经批准的外部服务提供商进行的维护活动,设备的损坏、故障、改动或修理,设备性能记录(如校准证书和验证报告,包括日期、时间和结果),设备的状态(如使用或运行、停用、暂停使用、报废),设备的三证资料(包括设备生产商生产许可证、设备生产商经营许可证、设备注册证)。

4.11.3 设备记录应按"记录控制"的要求,在设备使用期或更长时期内保存并易于获取。

5. 相关文件和记录

《设备验证、使用管理程序》《设备维护与维修管理程序》《设备校准程序》《计量学溯源性管理程序》《设备一览表》《设备履历表》。

参考文献

[1] 中国合格评定国家认可委员会.医学实验室质量和能力认可准则：CNAS－CL02：2023［S/OL］.(2023－06－01)［2023－09－26］.https://www.cnas.org.cn/rkgf/sysrk/jbzz/2023/06/911424.shtml.

[2] 中国合格评定国家认可委员会.医学实验室质量和能力认可准则的应用要求：CNAS－CL02－A001：2023［S/OL］.(2023－08－01)［2023－09－26］.https://www.cnas.org.cn/rkgf/sysrk/rkyyzz/2023/08/912141.shtml.

（黄福达）

设备验证、使用管理程序

××医院检验科临检实验室作业指导书		文件编号：××-JYK-××-××-×××	
版次/修改：第　　版/第　　次修改		生效日期：	共　　页　第　　页
编写人：		审核人：	批准人：

1. 目的

规范临检实验室检验设备的验收测试和使用方面的要求，确保设备的性能满足实验室要求，确保设备的正确使用。

2. 范围

适用于临检实验室使用设备的验证和使用管理。

3. 职责

3.1·组长负责设备性能验证的组织实施，负责指定各设备的负责人，负责授权设备操作人员。

3.2·设备的负责人对设备进行保管，负责对新使用该设备的人员进行设备相关操作知识的培训与考核。

3.3·授权使用人员严格按照设备操作规程中要求使用设备和记录。

4. 程序

4.1·设备验证

4.1.1　当设备投入前，或脱离实验室直接控制（送出维修、重大维修或其他情况）重新投入使用前，实验室应验证其符合规定的可接受标准。

4.1.2　对于直接用于检测样品的设备，根据每个检测项目检测方法的性质设定合适的性能参数来进行验证，具体性能验证方法详见《检验方法验证程序》，性能可接受标准可根据相关标准的要求或制造商的说明制定，确保能达到提供有效结果所需的准确度和（或）测量不确定度。

4.1.3　对于没有直接用于检测样品的设备，设备验收试验的核查可基于返回设备的校准证书，无需再进行验收试验。

4.2·设备使用

4.2.1　采取防护措施防止设备意外调整导致检验结果无效，具体措施如下。

4.2.1.1　组长指定各设备的负责人对设备进行保管。

4.2.1.2　按以下要求做好设备内置软件的管控：① 设备内置软件原则上使用配套软件，当特殊情况需更换时，应由该设备负责人对拟更换的新软件作适用性评价，经组长审批后实施更换。软件的适用性评价记录应保存；② 设备软件的各种功能应设有操作权限，设置密码防止无操作权限人员改变软件的设置内容。

4.2.1.3　设备的各种零件类型和位置、配合设备在用的参考物质、消耗品、试剂和分析系统未经授权不得随意进行调整或改动，避免因未授权的调整或改动而使检验结果无效。

4.2.2　设备的授权操作

4.2.2.1 设备负责人负责对新使用该设备的人员进行设备相关操作知识的培训与考核。

4.2.2.2 组长根据培训与考核结果决定对设备使用人员的授权,只有被授权人员才可以操作设备。

4.2.3 设备使用说明的获取

4.2.3.1 组长负责组织编写设备标准操作规程。

4.2.3.2 设备的标准操作规程和设备的操作说明书应放置在操作人员随时方便可得的地方。

4.2.3.3 相关文件应为最新有效受控版本。

4.2.4 按照制造商的规定使用设备

4.2.4.1 编写的设备标准操作规程必须符合设备制造商的规定。

4.2.4.2 设备操作人员严格按照设备标准操作规程中要求使用设备。

4.2.4.3 如计划不按设备制造商的规定使用设备,相关变更的规定需进行检验方法性能确认且确认试验结果合格后方可用于使用设备。

5. 相关文件和记录

《检验方法验证程序》《设备使用授权记录表》。

参考文献

[1] 中国合格评定国家认可委员会.医学实验室质量和能力认可准则:CNAS - CL02:2023[S/OL].(2023 - 06 - 01)[2023 - 09 - 26].https://www.cnas.org.cn/rkgf/sysrk/jbzz/2023/06/911424.shtml.

[2] 中国合格评定国家认可委员会.医学实验室质量和能力认可准则的应用要求:CNAS - CL02 - A001:2023[S/OL].(2023 - 08 - 01)[2023 - 09 - 26].https://www.cnas.org.cn/rkgf/sysrk/rkyyzz/2023/08/912141.shtml.

(黄福达)

设备维护与维修管理程序

××医院检验科临检实验室作业指导书	文件编号：××-JYK-××-××-×××
版次/修改：第　　版/第　　次修改	生效日期：　　　　　　共　页　第　页
编写人：	审核人：　　　　　　批准人：

1. 目的

规范临检实验室检验设备维护与维修管理方面的要求，确保设备的正常使用。

2. 范围

适用于临检实验室使用设备的日常维护、保养和维修管理。

3. 职责

3.1·设备科协助实验室进行设备的维护和维修工作。

3.2·组长负责制定预防性维护计划，落实保养计划，批准恢复设备的使用，设备故障前后样品结果比对记录审核。

3.3·员工负责设备预防性维护计划的实施和记录，负责设备修复后性能验证和故障对已发检验报告的影响评估。

4. 程序

4.1·制定设备预防性维护程序：根据制造商说明书编写预防性维护操作说明，并制定预防性维护操作记录表。当不按制造商推荐的计划执行而采用不同的预防性维护计划时，应有记录，说明具体情况。

4.2·设备维护的安全实施

4.2.1　操作人员按照设备维护计划周期进行仪器的日常及定期维护，并做好相应的记录。

4.2.2　设备维护应在安全的工作条件和工作顺序下进行，如确保设备的电气安全情况下和确保操作人员能正确操作设备的紧急停机装置情况下进行设备维护，设备维护过程中如需处理和处置有害物质的，应由被授权员工进行操作。

4.3·设备故障的处理

4.3.1　设备故障或超出规定要求时，应停止使用，操作人员为设备贴上停用标识，直到该设备经验证可正常运行。

4.3.2　设备使用过程中出现故障，操作人员能排除的可自行排除，不能排除时及时通知维修人员处理。

4.3.3　设备修复后，当故障对检验结果的准确性有影响时，相关工作人员应根据影响的程度选择进行校准、室内质控验证、至少5份标本（包括正常和异常结果）与其他仪器的比对或留样再测等方式中的合适方式进行验证。在表明设备满足规定的可接受标准后，由组长批准恢复设备的使用。

4.3.4　设备故障发生后，相关工作人员应评估设备故障对之前检验的影响，具体方法如下。

4.3.4.1　分析设备故障的类型对检验结果的准确性是否有影响，当没有影响时无需对故障前检验结果进行评估，当故障可能影响检测结果时需对故障前检验结果进行评估。

4.3.4.2　在评估时,至少抽取仪器故障发生前的最后 5 份标本,相关检测项目重测 1 次,填写《设备故障前后样品结果比对记录表》。

4.3.4.3　以该次检验结果为靶值,计算故障前检测结果与该次检测结果的相对偏倚。当检测项目有大于或等于 80% 标本的结果在允许相对偏倚范围内时,说明故障前检测结果未受影响;否则,再向前分批检测部分标本(每批至少 5 份标本)并进行分析,找出所有可能受影响的标本。重测所有这些标本,标本量不足时联系临床科室重新采样。

4.3.4.4　当故障设备有检测相同项目的另一相同型号仪器时,在确认其设备性能正常的条件下,可以短时间内用其来进行设备故障发生前标本的检测。

4.3.4.5　当故障设备唯一时,根据故障排除时间的长短,对故障前的标本做适当保存,确保标本的稳定性,待故障设备的性能经确认正常后进行设备故障发生前标本的标本检测。

4.3.5　经评估确认故障前检测结果未受影响,检验报告无需作任何处理;假如设备故障会对之前的检测结果造成影响,当其影响到临床的疾病诊断或治疗时,收回或适当标识已发出的不符合检验结果,重新发布正确报告。

4.3.6　相关操作人员填写《设备维修记录表》。

4.4·无法维修设备的报废

4.4.1　当设备严重老化导致无法维修或无维修价值时,按医院的设备报废流程申请报废设备,经实验室主任批准后,通过设备科办理相关手续。

4.4.2　设备在报废前应按本程序 4.5.2 的措施消毒。设备报废后,应及时更新《设备一览表》内容。设备使用期限达到报废要求或停用需报废时,按以上要求执行。

4.5·设备维修的生物安全措施

4.5.1　设备在维修前需去污染,进行消毒处理。此要求在设备使用前和报废前亦适用。

4.5.2　设备消毒流程

4.5.2.1　工作人员应穿戴适当的个体防护装备。个人防护装备包括但不限于乳胶手套、工作服、防护服、护目镜、面屏、帽子、鞋套、靴套、消毒酒精等,满足随时可选用的要求。

4.5.2.2　设备表面清洁采用含 1 000 mg/L 有效氯的消毒液擦拭,或用 75% 的酒精擦拭,保持设备表面湿润至少 15 min。

4.5.2.3　使用清水清洗所有消毒剂涂敷的表面,清除残留的消毒剂,然后擦干。设备内部管道消毒具体参见各仪器设备说明书要求。

4.5.3　设备在摆放时要预留适于维修的空间。

5. 相关文件和记录

《设备预防性维护计划表》《设备故障前后样品结果比对记录表》《设备维修登记表》《设备一览表》。

参考文献

[1] 中国合格评定国家认可委员会.医学实验室质量和能力认可准则:CNAS - CL02:2023[S/OL].(2023 - 06 - 01)[2023 - 09 - 26].https://www.cnas.org.cn/rkgf/sysrk/jbzz/2023/06/911424.shtml.

[2] 中国合格评定国家认可委员会.医学实验室质量和能力认可准则的应用要求:CNAS - CL02 - A001:2023[S/OL].(2023 - 08 - 01)[2023 - 09 - 26].https://www.cnas.org.cn/rkgf/sysrk/rkyyzz/2023/08/912141.shtml.

(黄福达)

设备不良事件报告程序

××医院检验科临检实验室作业指导书	文件编号：××-JYK-××-××-×××
版次/修改：第　　版/第　　次修改	生效日期：　　　　　　共　　页　第　　页
编写人：	审核人：　　　　　批准人：

1. 目的

规范临检实验室检验设备不良事件报告的要求，确保设备的安全有效使用。

2. 范围

适用于临检实验室使用设备的不良事件报告。

3. 职责

3.1·组长负责组织不良事件的调查和报告，负责实施设备不良事件响应措施。

3.2·实验室主任负责设备不良事件的审核和向医院设备科和医务科报告。

3.3·设备科负责将设备不良事件上报上级主管部门和通知设备供应商、制造商。

4. 程序

4.1·设备不良事件的定义：获准上市的质量合格的设备在正常使用情况下发生的，导致或者可能导致人体伤害的各种有害事件。伤害事件分一般伤害与严重伤害。严重伤害的含义是指下列情况之一：危及生命；导致机体功能的永久性伤害或机体结构永久性损伤；必须采取医疗措施才能避免的永久性伤害或损伤。

4.2·报告原则

4.2.1　基本原则：造成患者、使用者或其他人员死亡、严重伤害的事件已经发生，并且可能与所使用医疗器械有关，需要按可疑医疗器械不良事件报告。

4.2.2　濒临事件原则：有些事件当时并未造成人员伤害，但工作人员根据自己的临床经验认为再次发生同类事件时会造成患者或使用者死亡或严重伤害，则也需要报告。

4.2.3　可疑即报原则：在不清楚是否属于医疗器械不良事件时，按可疑医疗器械不良事件报告。这些事件可以是与使用医疗器械有关的，也可以是不能除外与医疗器械有关的事件。

4.3·设备不良事件报告

4.3.1　对于直接归因于特定设备的不良事件，组长负责组织调查，并向实验室主任报告。

4.3.2　实验室主任审核后将不良事件通报给设备科、医务科等医疗机构相关行政主管部门。

4.3.3　设备科通过国家医疗器械不良事件监测信息系统将设备不良事件上报上级主管部门，并通知设备供应商、制造商。

4.4·设备不良事件的响应

4.4.1　实验室收到制造商发布的正式纸质或电子的召回或其他通告后应及时响应，采取制造商建议的措施及时进行处置，必要时停止检验活动，并逐级向上报告。

4.4.2　如设备召回影响正常检验活动的开展，实验室应立即启动应急预案，以确保患者的检验服务不受影响。

4.5·设备不良事件记录：通过填报《可疑医疗器械不良事件报告表》进行记录。相关记录在涉及设备使用期限内保存,设备使用期限小于 2 年的保存 2 年。

5. 相关文件和记录

《可疑医疗器械不良事件报告表》。

参考文献

［1］中国合格评定国家认可委员会.医学实验室质量和能力认可准则：CNAS-CL02：2023［S/OL］.(2023-06-01)［2023-09-26］.https://www.cnas.org.cn/rkgf/sysrk/jbzz/2023/06/911424.shtml.

［2］中国合格评定国家认可委员会.医学实验室质量和能力认可准则的应用要求：CNAS-CL02-A001：2023［S/OL］.(2023-08-01)［2023-09-26］.https://www.cnas.org.cn/rkgf/sysrk/rkyyzz/2023/08/912141.shtml.

（黄福达）

设备校准程序

××医院检验科临检实验室作业指导书		文件编号：××-JYK-××-××-×××		
版次/修改：第　版/第　次修改		生效日期：		共　页　第　页
编写人：		审核人：		批准人：

1. 目的

规定对设备进行校准的要求，以保持检验结果报告的准确性。

2. 范围

适用于临检实验室直接或间接影响检验结果的设备。

3. 职责

3.1·组长负责制定校准计划（包括需校准的仪器、周期、校准机构、拟执行日期等），组织实施校准计划。

3.2·需要制造商工程师校准的仪器及全面校准（自校准），由仪器制造商工程师负责实施。设备管理员监督校准的实施和记录保存。

4. 程序

4.1·设备校准操作规程的要求

4.1.1　不同品牌和型号的设备均应有文件化的校准操作规程。

4.1.2　校准操作规程应根据实验室的要求和制造商的使用说明或相关标准的要求，明确设备需校准的内容和各校准指标的判断标准。血液分析仪的校准应符合 WS/T 347 的要求，尿液干化学分析仪和尿液有形成分分析仪的校准宜符合 WS/T 229 的要求。对于直接影响检验结果的设备，需校准内容至少包括加样系统、检测系统和温控系统。

4.1.3　校准操作规程应详细描述校准的过程，包括如何进行校准后验证。

4.1.4　直接影响检验结果的设备（如细胞计数仪、凝血分析仪等）的校准操作规程应归入临检实验室的 SOP 文件中。间接影响检验结果的设备（如离心机、移液器、移液管、温湿度计）的校准操作规程见本程序 4.6。

4.2·设备校准记录的要求

4.2.1　每次设备校准必须记录校准品的溯源性，说明计量学溯源性追溯至的计量学级别的参考物质或参考程序。

4.2.2　每次设备校准须编写校准报告，记录校准的过程、校准指标、校准指标的结果、校准指标的结论，同时附上相关指标的原始数据。

4.2.3　设备校准报告完成后，校准人员应在校准报告上签字，组长或设备负责人对校准报告进行审核并签名确认。

4.3·校准状态记录：设备在校准后应贴上表示设备经校准后可以正常使用的状态卡（绿色状态卡），在卡上标明下次校准的日期。

4.4·校准因子的更新确认：当校准给出一组修正因子时，在校准报告中记录之前的校准因子和新的校准因子，在设备中修改校准因子后，进行双人核对。

4.5·校准的实施

4.5.1 组长每月初必须认真核查仪器校准计划,需要时按时组织实施,校准必须按相应的校准规程进行。

4.5.2 由设备生产商或供应商工程师到实验室实施的校准,设备负责人或其指定人员参与整个校准过程,对校准过程进行监控,确保设备的校准按既定的标准实施。

4.5.3 对设备实施校准的设备生产商或供应商工程师,必须具备正确实施校准的能力,实验室应保存其能力的证明材料,如校准资格授权书。

4.6·间接影响检验结果设备的校准操作规程

4.6.1 间接影响检验结果的设备主要包括用于处理对离心有严格要求标本的离心机、移液器、移液管、温湿度计。

4.6.2 间接影响检验结果的设备校准由医院设备科负责联系地方质量计量监督检测所或其他有校准资质的机构进行校准。

4.6.3 校准内容

4.6.3.1 离心机:根据适用的离心力校准转速。

4.6.3.2 移液器、移液管:根据使用的要求范围校准移液量。

4.6.3.3 温湿度计:根据使用的要求范围校准温湿度示值。

4.6.4 校准周期:离心机、移液器、移液管、温湿度计每 12 个月校准 1 次。

4.7·设备校准不合格时的处理

4.7.1 校准不合格时对应尽快维修设备,并暂停该设备的使用直至设备重新校准合格。

4.7.2 校准不合格设备停用后,实验室非只有一台检测相同项目设备的,用其他仪器检测标本,以避免影响检验报告发布时间;实验室只有一台检测相同项目设备的,视设备恢复使用时间长短,必要时通知相应临床科室告知结果延发或暂停送检标本。

5. 相关文件和记录

《设备校准计划表》。

参考文献

[1] 中国合格评定国家认可委员会.医学实验室质量和能力认可准则:CNAS-CL02:2023[S/OL].(2023-06-01)[2023-09-26].https://www.cnas.org.cn/rkgf/sysrk/jbzz/2023/06/911424.shtml.

[2] 中国合格评定国家认可委员会.医学实验室质量和能力认可准则的应用要求:CNAS-CL02-A001:2023[S/OL].(2023-08-01)[2023-09-26].https://www.cnas.org.cn/rkgf/sysrk/rkyyzz/2023/08/912141.shtml.

[3] 中国合格评定国家认可委员会.测量结果的计量溯源性要求:CNAS-CL01-G002:2021[S/OL].(2021-07-31)[2023-09-26].https://www.cnas.org.cn/rkgf/sysrk/rkyyzz/2021/08/906163.shtml.

(黄福达)

计量学溯源程序

××医院检验科临检实验室作业指导书	文件编号：××-JYK-××-××-×××	
版次/修改：第　版/第　次修改	生效日期：	共　页　第　页
编写人：	审核人：	批准人：

1. 目的

建立和实施检验项目的计量学溯源程序，使患者标本的测量结果能够通过一条具有规定不确定度的不间断的校准链，与适当的参考对象相关联，从而使测量结果的准确性得到技术保证。

2. 范围

适用于临检实验室开展的检验项目。

3. 职责

3.1·组长负责组织计量学溯源计划制定和实施。

3.2·实验室主任负责计量学溯源计划的审批。

4. 程序

4.1·计量学溯源计划的制定

4.1.1　配套检测系统（完成一个检验项目所涉及的仪器、试剂、校准品、质控品、操作程序、质量控制程序、维护保养程序等组合），使用厂家生产的其定值具有溯源性的产品校准品进行检验项目的校准。通过填写《检验项目校准计划表》进行申请和审批。

4.1.2　无法使用配套校准品进行校准的项目，通过其他方法提供结果的置信度。通过填写《检验项目结果置信度证明计划表》进行申请和审批。

4.1.3　检验项目校准计划应说明检验项目、设备名称及编号、选用的校准品、校准执行方、校准周期、校准日期等内容。设备校准时必须进行检验项目校准，检验项目也可在非设备校准时进行，如"纤维蛋白原"项目的校准。

4.1.4　检验项目结果置信度证明计划应说明检验项目、设备名称及编号、采用的证明方法、执行方、执行周期、执行日期等内容。

4.2·计量学溯源计划的实施

4.2.1　有配套校准品检验项目的校准：实验室应编写检验项目的校准程序，工作人员按计划进行校准时应执行程序中的相关规定。完成与检验项目校准相关的记录，保存校准品的溯源性证明材料。

4.2.2　无配套校准品检验项目结果置信度的证明

4.2.2.1　参加室间质评的检验项目，执行《室间质量评价（EQA）管理程序》中有关实验室间比对的要求，确保检验项目比对结果合格。

4.2.2.2　实验室有相同项目参加室间质评但某设备的检验项目没有参加室间质评时，与实验室内参加室间质评设备的检验结果进行内部比对，执行《实验室内部比对程序》中有关实验室内部比对的要求，确保检验项目比对结果合格。

4.2.2.3　无室间质评的定性项目,可通过检测已知物质或之前样品的结果一致性,证明其溯源性。

4.2.2.4　保留相关的证明材料。

5. 相关文件和记录

《室间质量评价(EQA)管理程序》《实验室内部比对程序》《检验项目校准计划表》《检验项目结果置信度证明计划表》。

参考文献

［1］中国合格评定国家认可委员会.医学实验室质量和能力认可准则：CNAS - CL02：2023［S/OL］.(2023 - 06 - 01)［2023 - 09 - 26］.https：//www.cnas.org.cn/rkgf/sysrk/jbzz/2023/06/911424.shtml.

［2］中国合格评定国家认可委员会.医学实验室质量和能力认可准则的应用要求：CNAS - CL02 - A001：2023［S/OL］.(2023 - 08 - 01)［2023 - 09 - 26］.https：//www.cnas.org.cn/rkgf/sysrk/rkyyzz/2023/08/912141.shtml.

［3］中国合格评定国家认可委员会.测量结果的计量溯源性要求：CNAS - CL01 - G002：2021［S/OL］.(2021 - 07 - 31)［2023 - 09 - 26］.https：//www.cnas.org.cn/rkgf/sysrk/rkyyzz/2021/08/906163.shtml.

（黄福达）

试剂和耗材接收及储存管理程序

××医院检验科临检实验室作业指导书	文件编号：××-JYK-××-××-×××
版次/修改：第　　版/第　　次修改	生效日期：　　　　　　共　页 第　页
编写人：	审核人：　　　　　　批准人：

1. 目的

规范临检实验室试剂和耗材的接收和储存管理，保证供应品的质量。

2. 范围

适用于临检实验室所有试剂耗材（含试剂、耗材、质控品、校准品等）及低值易耗品等供应品的接收和储存管理。

3. 职责

3.1·组长或指定人员负责专业组试剂及耗材等供应品的请购和领取。

3.2·试剂管理员负责试剂耗材（含低值易耗品）、校准品和质控品等请购单的审核、订单处理、验收和仓库管理。

3.3·员工负责试剂耗材的使用和评价。

4. 程序

4.1·试剂耗材采购

4.1.1　申购：预估当月/周试剂耗材使用量，并按照试剂耗材库存量规定每月/周规定时间提出采购申请。

4.1.2　采购：依据采购申请，生成试剂订单提交审核，将审核订单发给采购部门，由采购部门负责与供应商统一联系采购。

4.1.3　外包装验收

4.1.3.1　试剂到货时间按约定的日期统一送货，紧急特殊情况除外。按照验收标准对试剂包装的外观、有效期、运输条件等进行检查，对不符合验收标准的供应品进行现场拒收并记录，后期作为供应商评价的依据。

4.1.3.2　发票管理：试剂耗材在验收时要求供应商货票同行，验收人员在试剂耗材验收工作结束后，将发票和送货单交由指定人员对发票和送货单进行审核、签字。

4.2·低值易耗品管理程序

4.2.1　低值易耗品请购：根据需要和库存，由试剂管理员向医院仪器科库房领用低值易耗品。根据需要，每周固定工作日下午时间到实验室仓库领取所需耗材。

4.2.2　库存管理：试剂管理员领取到低值易耗品入库，专业组领用时出库并记录。

4.3·试剂及耗材接收标准

4.3.1　数量：核对供应品数量与送货清单上数量信息及订单是否一致。

4.3.2　外观：所收供应品外包装应该完整，无破损，无泼溅。

4.3.3　运输条件：需要冷藏或冷冻运输试剂及耗材验收时应查看包装箱内温度是否符合条件，对不符条件的试剂及耗材应当予以拒收。

4.3.4　有效期：所有试剂及耗材验收时应查看有效期，对于有效期短的预期无法在1个月内用完的试剂应当予以拒收。

4.3.5　记录：对于验收不合格的供应品应记录，并作为年度供应品考核评价和供应商评估的支持性资料。

4.4·储存管理

4.4.1　分为常温库、低温库（2~8℃）、冷库（-20℃）和超低温库（-80℃），将所收到的供应品按照其说明书所标注的条件分别贮存在不同的区域中。

4.4.2　定期检查试剂库环境设施，查看是否存在漏水、冷链监控系统运行是否正常、是否按5S管理等。定期清洁试剂库卫生，注意试剂库安全（防火、防盗）。

4.4.3　每天记录试剂常温库和冷库、试剂冰箱温度。严格执行出、入库制度，使用试剂管理软件管理试剂批号、生产日期、有效日期等相关信息。

5. 相关文件和记录

《不合格试剂、耗材记录表》和《试剂、耗材出入库记录表》。

参考文献

[1] 中国合格评定国家认可委员会.医学实验室质量和能力认可准则：CNAS-CL02：2023[S/OL].(2023-06-01)[2023-09-26].https://www.cnas.org.cn/rkgf/sysrk/jbzz/2023/06/911424.shtml.

[2] 中国合格评定国家认可委员会.医学实验室质量和能力认可准则的应用要求：CNAS-CL02-A001：2023[S/OL].(2023-08-01)[2023-09-26].https://www.cnas.org.cn/rkgf/sysrk/rkyyzz/2023/08/912141.shtml.

（徐玉兵）

试剂和耗材验收试验管理程序

××医院检验科临检实验室作业指导书	文件编号：××-JYK-××-××-×××
版次/修改：第　　版/第　　次修改	生效日期：　　　　　　共　页　第　页
编写人：	审核人：　　　　　　批准人：

1. 目的

规范临检实验室试剂和耗材的验收试验管理,保证各批次检测试剂和耗材质量的一致性,从而确保实验室检测结果的质量。

2. 范围

适用于临检实验室所有试剂耗材(含试剂、耗材、质控品、校准品等)及低值易耗品等供应品的验收试验管理。

3. 职责

3.1·试剂管理员负责试剂耗材(含低值易耗品)、校准品和质控品等验收试验管理。

3.2·组长或指定人员负责试剂和耗材的日常管理及质量验证。

4. 程序

4.1·有效期:试剂在使用之前必须验证试剂在有效期内使用。若厂商未提供有效期,必须依据该试剂使用的频率、稳定性、贮存情况、衰变或退化的危险等赋予该试剂一个有效期。若不能肯定试剂的有效期,可先赋予一个经过理论分析较可靠的较短的有效期,用稳定期内的患者样品进行验证,若稳定期较短,可用多个患者样品进行叠加,试验期间,至少采用 3 个浓度的患者样品,整个验证过程需形成记录并批准。

4.2·批号验证:在使用前必须对试剂进行批号验证,批号验证通过后在同一时间到货的所有试剂外包装上通过各种方式(如盖章、绿色通行标签等)标注"已验证""已通过验证"等字样,若验证不通过,需在同一时间到货的所有试剂外包装通过各种方式(如盖章、红色警示标签等)表示"退货",防止操作人员误用试剂。工作人员在标注时应注意,若某批号验证通过或不通过,仅能对同一时间到货的试剂进行标注,不同时间到货的试剂,未有验证不能标注。

4.3· 试剂批号质量验证

4.3.1 验证时机:试剂在投入使用前,或投入使用时,新批号的试剂必须与旧批号的试剂进行质量验证,对于同批号不同到货时间试剂也需进行验证,以保证检测结果的连续性、一致性。

4.3.2 验证材料:验证的材料推荐用患者的标本,以避免基质效应的产生。也可以用室间质评材料、经过验证无基质效应的室内质控品或第三方提供的没有基质效应的材料。

4.3.3 验证方法:原则上即使已经有旧批号/旧到货时间的试剂已经检测过样品的结果,但在验证当天,需要两盒试剂同时检测样品,而不是直接使用旧批号在几天前检测的结果,除非有证据证明使用的样品在结果稳定期内,可被允许。

4.3.4 接受标准:进行试剂批号检测前应确保当天质控在控。

4.3.4.1　对定量试验,至少分析 5 例样品,分布不同的浓度,用新旧试剂同时检测,计算偏倚,要求至少 4 份样品的偏倚小于 1/3TEa。

4.3.4.2　对定性试验,至少选取一份已知阳性、一份弱阳性样品和一份已知阴性的患者样品,用新旧试剂同时检测,确保新试剂与旧试剂获得一致性的检测结果。

4.3.4.3　对于半定量试验,要求使用至少 2 例样品(阴性和阳性),半定量结果(1＋、2＋、3＋ 等)允许偏差在 1 个数量级值以内,阴性结果不能为阳性,阳性不能为阴性判断原则。

4.4·批号变更验证:在使用影响检测质量的关键试剂或耗材时,如果发现批号变更,需要根据不同专业的要求选择一定数量(一般 5 例覆盖生物参考区间水平)的样品,进行新旧批号同时检测,评价新旧批号试剂检测结果的一致性,将试验结果和结论填写在《批号验证记录表》中,验证合格后方可使用。

4.5·货次变更验证:相同批号不同货次的试剂或耗材,需要根据专业组检测项目的要求进行货次之间检测结果一致性的验证,即新货次投入使用前,根据各专业的指南或行业规范的规定,查找前一货次检测过的若干样品使用新货次试剂检测,结合检测项目的性能要求和结果间差异,评估不同货次试剂检测结果的一致性,并将试验结果和结论记录在《批次验证记录表》上,验证合格后方可使用。

4.6·不合格试剂处理:对于验证不合格的批次或货次试剂,由组长提交不合格试剂清单,联系供应商予以退货处理。

4.7·干扰:试剂对相应分析成分的共同的干扰因素应得到评估,并且有相应的文件记录,或有厂商的可靠资料,该资料需纳入检测 SOP 并让临床结果使用方知晓。

4.8·局限性:厂商提供参考物质或质控产品,这些材料可能有方法特异性、靶值特异性或试剂特异性,应在厂商推荐的用途范围内使用,不得用作其他用途。

4.9·校准品管理:校准品也应当作试剂一样管理,需要在校准品上标识使用日期及有效期、校准品的内容与校准定值。

4.10·失效:若试剂经过批号验证、校准品验证、临床反馈发现有质量问题时,填写《试剂问题反馈与处理表》后,第一时间将此事件通知实验室主任。

5. 相关文件和记录

《试剂批号验证记录》《批次验证记录表》《试剂问题反馈与处理表》。

参考文献

[1] 中国合格评定国家认可委员会.医学实验室质量和能力认可准则:CNAS - CL02:2023[S/OL].(2023 - 06 - 01)[2023 - 09 - 26].https://www.cnas.org.cn/rkgf/sysrk/jbzz/2023/06/911424.shtml.

[2] 中国合格评定国家认可委员会.医学实验室质量和能力认可准则的应用要求:CNAS - CL02 - A001:2023[S/OL].(2023 - 08 - 01)[2023 - 09 - 26].https://www.cnas.org.cn/rkgf/sysrk/rkyyzz/2023/08/912141.shtml.

[3] 尚红,王毓三,申子瑜.全国临床检验操作规程[M].4 版.北京:人民卫生出版社,2015.

(徐玉兵)

试剂和耗材库存及使用说明管理程序

××医院检验科临检实验室作业指导书	文件编号：××-JYK-××-××-×××
版次/修改：第　　版/第　　次修改	生效日期：　　　　共　页　第　页
编写人：	审核人：　　　　批准人：

1. 目的

规范临检实验室试剂和耗材的库存和使用说明管理，以确保实验室检测结果的质量。

2. 范围

适用于临检实验室所有试剂耗材（含试剂、耗材、质控品、校准品等）及低值易耗品等供应品的库存和使用说明管理。

3. 职责

3.1·试剂管理员负责试剂和耗材等供应品的库存和使用说明管理。

3.2·员工按库存管理要求，规范使用试剂和耗材。

4. 程序

4.1·库存管理

4.1.1　应建立试剂和耗材的库存控制系统，可将紧急请求和缺货情况降到最低水平。

4.1.2　库存控制系统应能将未经检查和不合格的试剂和耗材与合格的分开。

4.1.3　试剂和耗材要在指定保存期内按"先期先用"的原则使用，过期后不得使用。

4.1.4　可用三区划分，将未经检查区、不合格区与合格区域明确分开，防止使用人员误用。

4.1.5　试剂保存的冰箱等库存系统环境应该符合要求，空间应该足够，应该每天检测库存系统的环境如温度、湿度等。

4.1.6　不定期进行盘存清点，进行近效期管理。

4.2·使用说明

4.2.1　试剂和耗材的使用说明包括制造商提供的说明书，应易于获取。实验室可根据厂商说明书制定程序化文件对试剂和耗材的使用进行控制，作为检测项目作业指导书的一部分，也可以把试剂说明书直接归档，供使用者查阅。

4.2.2　如果一个试剂盒中有多个试剂，实验室只能使用盒内的试剂，除非厂商另有规定。

4.2.3　实验室不得擅自更改试剂的使用，如试剂的加样量、标本的加样量、试剂的加样顺序等，以免影响检验质量。

4.2.4　任何改变，均应得到验证，可用质控物验证、比对试验、留样再测、校准验证等，并提供验证报告。

4.2.5　不同批号、相同批号不同试剂盒及同一试剂盒内的不同组分不宜混用。试剂和耗材必须在保存期内使用。

4.2.6　须在试剂包装上写开启日期，如果是复溶试剂或质控品需标记配制日期、开瓶有效期和操作人。

4.2.7　若在使用过程中发现试剂有质量问题,应及时停用,并与商家联系解决,在相应试剂盒备注中注明。

4.2.8　对试剂及耗材按品种、数量进行统计,对试剂消耗支出与收入进行平行分析,通过按月动态观察,支出与收入比例,出现异常情况,分析原因。

4.2.9　说明书使用:实验室需保证现行使用的说明书,涉及检测所有技术参数与实验操作均与现行有效的 SOP 中描述及 LIS 设置一致,若有不一致则需在使用前经过验证后方可使用;实验室需保存现行使用试剂的说明书,包括直接用检测试剂、校准品及质控品,说明书需保存现用版本;所有试剂在新开瓶后需检查说明书版本是否有换版。若新说明书无版本号,则以新说明书最开始使用日期作为其版本号。试剂和耗材的说明书可扫描成电子版进行统一管理,方便员工取阅。

5. 相关文件和记录

《试剂和耗材使用记录表》。

参考文献

[1] 中国合格评定国家认可委员会.医学实验室质量和能力认可准则:CNAS-CL02:2023[S/OL].(2023-06-01)[2023-09-26].https://www.cnas.org.cn/rkgf/sysrk/jbzz/2023/06/911424.shtml.

[2] 中国合格评定国家认可委员会.医学实验室质量和能力认可准则的应用要求:CNAS-CL02-A001:2023[S/OL].(2023-08-01)[2023-09-26].https://www.cnas.org.cn/rkgf/sysrk/rkyyzz/2023/08/912141.shtml.

(杨大干)

试剂和耗材不良事件报告程序

××医院检验科临检实验室作业指导书	文件编号：××-JYK-××-××-×××
版次/修改：第　　版/第　　次修改	生效日期：　　　　　　共　页　第　页
编写人：	审核人：　　　　　　批准人：

1. 目的

为了规范试剂和耗材不良事件报告和处理流程，确保医疗质量和患者安全。

2. 范围

适用于试剂和耗材不良事件报告。

3. 职责

3.1·员工发现试剂和耗材不良事件时及时上报组长。

3.2·组长按规范要求填写不良事件报告，分析原因，落实改进措施。

3.3·质量负责人调查核实不良事件具体情况，评估影响范围并采取应对措施。

4. 程序

4.1·由试剂或耗材直接引起的不良事件和事故，如试剂分析性能偏离制造商声称预期性能或质量缺陷导致的异常结果，且给临床诊疗带来影响，出现漏诊或误诊、误治，直接或间接给人体造成伤害时，应及时分析原因，如确为产品质量问题，应按照不良事件上报。

4.2·当实验室收到制造商的召回或其他通知时，应根据制造商的建议采取相应的措施。若涉及试剂质量问题，应跟踪有无临床影响，必要时采取及应急措施。

4.3·报告过程

4.3.1　不良事件应当遵循可疑即报的原则。应当及时告知持有人，并通过国家医疗器械不良事件监测信息系统报告。

4.3.2　应定期分析、调查、上报、监督试剂耗材的不良事件。

5. 相关文件和记录

《可疑医疗器械不良事件报告表》。

参考文献

[1] 中国合格评定国家认可委员会.医学实验室质量和能力认可准则：CNAS-CL02：2023[S/OL].(2023-06-01)[2023-09-26].https://www.cnas.org.cn/rkgf/sysrk/jbzz/2023/06/911424.shtml.

[2] 中国合格评定国家认可委员会.医学实验室质量和能力认可准则的应用要求：CNAS-CL02-A001：2023[S/OL].(2023-08-01)[2023-09-26].https://www.cnas.org.cn/rkgf/sysrk/rkyyzz/2023/08/912141.shtml.

（徐玉兵）

第三章
样品检验过程要求

检验信息和检验申请程序

××医院检验科临检实验室作业指导书	文件编号：××-JYK-××-××-×××	
版次/修改：第　版/第　　次修改	生效日期：	共　　页　第　　页
编写人：	审核人：	批准人：

1. 目的

为了更好地为临床和患者提供服务，确保临床血液和体液专业提供有效的检验信息和规范的检验申请。

2. 范围

适用于临床血液和体液专业的检验信息的维护和检验申请的管理。

3. 职责

3.1·组长负责临检检验项目的信息变更数据的收集、整理和定期评审。

3.2·组员对临床和患者提供检验信息，对检验申请进行指导。

4. 程序

4.1·检验信息

4.1.1　检验科服务手册

4.1.1.1　向检验前阶段所涉及的人员，如患者、临床医生、护理人员、工勤人员及检验人员提供的基础信息，以保证检验申请、患者准备、样品自采、样品运送、样品接收等各环节的质量水平。

4.1.1.2　提供用户所需的信息，例如：实验室地址、工作时间和联络方式；急诊 24 h 开放的检测服务；检验申请和样品采集的程序；实验室活动的范围和预期可获得结果的时间；临床危急值报告；获得咨询服务；患者知情同意要求；已知对检验性能或结果解释有显著影响的因素；实验室处理投诉的流程等。

4.1.1.3　制作各种形式的资料，如自采样品指导说明卡片、采样前准备提醒等，主动向患者发放。

4.1.1.4　应参考 GB/T 42060—2022《医学实验室标本采集、运输、接收与处理的要求》、WS/T 348《尿液标本的收集和处理指南》、WS/T 359《血浆凝固实验血液标本的采集及处理指南》、WS/T 661《静脉血液标本采集指南》等文件要求制定。

4.1.2　检验科服务手册的更新

4.1.2.1　定期评审检验科服务手册，每年评审一次。

4.1.2.2　开展项目的变化情况，主要包括：原有项目方法学变更、采样量和采集方式变化、检验报告时间的变化、项目参考区间的变化等；新开展项目的信息；关停项目的名称和时间等。

4.2·检验申请

4.2.1　实验室收到的每份检验申请均应视为协议。实验室服务协议应考虑申请、检验和报告。协议应规定申请所需的信息以确保适宜的检验和结果解释。

4.2.2 检验申请应包括以下信息。

4.2.2.1 患者姓名、出生年月、性别和病历号等;患者的唯一性标识可采用身份证号码或住院号或门诊号等;申请医师信息,包括申请医师姓名(工号)、科室、申请时间。

4.2.2.2 原始样品信息,包括血液、尿液、粪便、脑脊液、胸腔积液、腹水、关节腔滑液、分泌物、脓液等。血液样品应注明全血、血清、血浆等;如尿液样品添加了防腐剂,应注明。必要时,血液标本应分别以动脉血、静脉血、末梢血、脐血等注明;尿液标本应以中段尿或穿刺尿等注明;分泌物应注明如口腔分泌物、阴道分泌物。

4.2.2.3 检验项目信息,提供检验项目的性能特征、临床应用指南等信息,供临床医师参考。

4.2.3 当临床信息不符合或出现危急值等情况时,实验室人员应通过申请单上申请者的信息,及时、准确地联系到临床医生进行沟通。

4.3·口头申请

4.3.1 临床医师根据患者的实际情况要求对已送检的标本变更检验目的时,允许其提出口头申请。申请的项目应适合收到的样品及样品量。

4.3.2 口头申请应在样品未销毁或丢弃前提出。实验室应重复口头医嘱的内容以确认口头医嘱的正确性,并记录在《口头申请记录表》,并要求申请人于报告发布前完成正式申请。

5. 相关文件和记录

《口头申请记录表》。

参考文献

[1] 中国合格评定国家认可委员会.医学实验室质量和能力认可准则:CNAS-CL02:2023[S/OL].(2023-06-01)[2023-09-26].https://www.cnas.org.cn/rkgf/sysrk/jbzz/2023/06/911424.shtml.

[2] 中国合格评定国家认可委员会.医学实验室质量和能力认可准则的应用要求:CNAS-CL02-A001:2023[S/OL].(2023-08-01)[2023-09-26].https://www.cnas.org.cn/rkgf/sysrk/rkyyzz/2023/08/912141.shtml.

(朱 俊)

原始标本采集和处理程序

××医院检验科临检实验室作业指导书	文件编号：××-JYK-××-××-×××
版次/修改：第　　版/第　　次修改	生效日期：　　　　共　页　第　页
编写人：	审核人：　　　　批准人：

1. 目的

为确保检验前原始标本能真实、客观反映患者当前病情且符合质量要求，规范临检实验室标本的采集或留取流程。

2. 范围

用于临检实验室标本采集或留取流程。涉及门急诊抽血工作人员，门急诊体液窗口人员、临床医护人员、患者等。

3. 职责

3.1·组长负责编写《原始标本采集手册》中临检项目样品采集和处理的相关内容。

3.2·标本采集人员按相应采集流程采集标本。

3.3·临床医护人员、门急诊抽血室工作人员和体液窗口人员负责指导患者留样，包括告知患者标本采集或留取前准备事项、自我留取标本的留取方法等。

3.4·质量监督员负责监督原始标本采集和处理的质量。

4. 程序

4.1·采集前活动的信息

4.1.1　患者准备：饮食限制，药物限制，采集时间，运动、体位和情绪，吸烟和饮酒限制等。

4.1.2　原始样品采集的类型和量：制定各项目所需采集的样品类型和采集的量，采血量需满足检测项目的需要。

4.1.3　采集所用容器及任何必需添加物：根据检验所需的不同血液样品形式，多分别采用含有不同添加剂的真空采血管。收集体液样品的容器可有多种样式，但应符合的基本要求是使用清洁、干燥、安全的容器。病房用于运送尿液和其他液状体液的容器应有螺旋盖并有防漏功能。

4.1.4　样品采集顺序：如果采集多管血液样品时应注意正确的采集顺序，参照 WS/T 661《静脉血液标本采集指南》的要求。

4.1.5　特殊的采集时间：某些特殊试验具有最佳采血时间，错过此时间将影响阳性检出率，如微丝蚴、疟原虫和血液药物浓度检测等。很多检测指标随昼夜节律呈现规律性的变化，还有部分指标随人体生理周期和妊娠阶段而变化，应根据特殊指标提供相应的采集时间信息。

4.1.6　提供相关或影响样品采集、检验或结果解释的临床信息：提供信息以采取正确的体位准备；避免在输液侧采血；如使用含有液体抗凝剂的试管时，需按要求严格控制血液和抗凝剂比例；采血量需满足检测项目的需要；血液注入真空管后应立即混匀。

4.1.7　样品标签：应及时做好标签用于明确识别患者及样品的来源和部位。

4.1.8　接受和拒收样品的标准：样品接收和拒收标准,需考虑唯一性标识、样品类别、样品容器、样品外观、样品的量、抗凝剂使用、抗凝剂比例、样品运送时间和条件、防腐剂使用等,具体到所要求的检验项目。

4.2·患者知情同意：当患者自愿接受样品采集程序如静脉穿刺,即可推断患者已同意。特殊情况下,如样品采集为侵入性的操作或有增加并发症风险时,需要对患者作更详细的解释,在某些情况下,需要患者签署知情同意书。当紧急情况时不可能得到患者的同意,只要对患者最有利,可以执行必需的采样操作。

4.3·采集活动的指导

4.3.1　患者身份的确认：至少采用通过病历号、姓名、出生日期中的两种途径确认患者身份。

4.3.2　患者准备：通过访谈了解患者是否符合检验前要求,如禁食情况、用药情况、在预先规定的时间或时间间隔采集样品等。若不符合要求,应建议患者重新做标本采集前准备,若患者或申请医生坚持要采集标本,则应在申请中注明。

4.3.3　原始样品采集说明：提供血液样品和非血液样品的采集说明,提供特殊标本(如骨髓、胸腹水、脑脊液、肺泡灌洗液、阴道分泌物等)的采集说明。原始样品采集应遵循GB/T 42060—2022《医学实验室标本采集、运输、接收与处理的要求》、WS/T 348《尿液标本的收集和处理指南》、WS/T 359《血浆凝固实验血液标本的采集及处理指南》、WS/T 661《静脉血液标本采集指南》等文件要求。

4.3.4　记录采集者身份和采集样品的日期和时间。

4.3.5　制定需暂存的各检测项目样品保存条件要求,样品采集后若不能及时送检,则应有正确储存条件的说明,包括储存容器、储存温度、是否避光、标本采集后送达实验室的时间限制等。

4.3.6　采样完成后,需将穿刺针头置于利器盒,其余的采样物品的处理符合生物安全要求。

5. 相关文件和记录

《原始标本采集手册》。

参考文献

[1] 中国合格评定国家认可委员会.医学实验室质量和能力认可准则：CNAS-CL02：2023[S/OL].(2023-06-01)[2023-09-26].https://www.cnas.org.cn/rkgf/sysrk/jbzz/2023/06/911424.shtml.

[2] 中国合格评定国家认可委员会.医学实验室质量和能力认可准则的应用要求：CNAS-CL02-A001：2023[S/OL].(2023-08-01)[2023-09-26].https://www.cnas.org.cn/rkgf/sysrk/rkyyzy/2023/08/912141.shtml.

[3] 国家卫生健康委员会.临床血液与体液检验基本技术标准：WS/T 806—2022[S/OL].(2022-11-02)[2023-09-26].http://www.nhc.gov.cn/wjw/s9492/202211/a52a0547d22741ff956af0cf7a4ca66d.shtml.

（朱　俊）

标本运送、接收程序

××医院检验科临检实验室作业指导书	文件编号：××-JYK-××-××-×××
版次/修改：第　　版/第　　次修改	生效日期：　　　　　　共　页　第　页
编写人：	审核人：　　　　批准人：

1. 目的

为确保分析前患者标本质量，确保运送过程不对运送者、公众及检验科造成危害，降低因标本运送失误引起的结果偏差，规范门诊采样室、急诊、各病区送样过程，制定样品运送程序。

2. 范围

用于临检实验室监控样品运送、接收（拒收）流程，涉及门诊采样室、急诊、各病区样品转运人员，临检实验室工作人员等。

3. 职责

3.1·组长制定样品转运路径，组织培训各病区样品转运人员，对样品转运过程温度、时间、路径等进行监控管理。监督接收人员接收样品工作。

3.2·样品转运人员按各样品类型的要求及时转运样品，配合样品接收人员做好登记。

3.3·样品接收人员按接收、拒收标准做好样品接收工作。

4. 程序

4.1·样品转运

4.1.1　转运流程：样品转运人员应定期参加培训和考核，内容包括：各类样品运送时限、运送条件、运送路径和生物安全相关内容。培训并通过考核的人员，可从事样品转运工作。

4.1.1.1　门急诊和各病区的原始样品可由样品转运人员运送，也可用自动化的物流系统来转运样品。

4.1.1.2　运送样品的包装要求。样品转运必须使用专用的样品转运贮存箱。贮存箱应有生物危害标识。对于疑为高致病性病原微生物的样品，应按照《病原微生物实验室生物安全管理条例》要求进行传染性标识、运送和处理。

4.1.1.3　样品周转时间及温度要求。样品转运人员应按不同类型不同项目要求（时限和样品保存温度）和指定转运路径，及时进行转运工作。

4.1.1.4　样品完整性要求。对样品的完整性进行监控，按照样品的特定要求进行运送。如使用防腐剂，保证样品的完整性。

4.1.1.5　实验室应建立定期评估样品运送系统的操作规程，并进行评估。

4.1.1.6　样品送至检测部门，应与样品接收人员进行交接。由样品转运人员扫码、核对、确认转运样品数量。接收人员根据接收标准初步判断样品是否接收。

4.1.1.7　待接收人员完成接收工作，在 LIS 中记录接收日期和时间及接收人。

4.1.2　各类样品转运要求

4.1.2.1　血液样品：静脉血液样品采集后宜及时送检，宜在 2 h 内完成送检及离心分离血清/血浆。

4.1.2.2　全血细胞计数样品宜室温下保存,时间不宜超过 6 h。

4.1.2.3　红细胞沉降率检验项目枸橼酸钠抗凝样品室温下可保存 2 h,4℃下保存 4 h;EDTA 抗凝样品 4℃下保存 12 h。

4.1.2.4　血栓与止血检验项目样品应于室温下带盖保存并尽快运送,宜在采集后 1 h 内离心并分离血浆,在运送过程中应保持垂直方向。

4.1.2.5　疟原虫检查静脉血样品应于室温下保存并尽快送,在 1 h 内制备厚片和薄片。如超过 1 h,应在报告单上标注处理时间。

4.1.2.6　尿液样品:室温保存的尿液样品应在 2 h 内送至实验室。若不能尽快运送可于 2~8℃冷藏加盖避光保存,在 4 h 内运送。在运送过程中应尽可能避免产生过多气泡而引起细胞溶解。

4.1.2.7　粪便样品:① 粪便常规及隐血检验样品采集后应尽快送检。采集样品后,应在 1 h 内完成检查,否则可因 pH 及消化酶等影响,使粪便中细胞成分破坏分解;② 检查原虫滋养体时应排便后立即送检,寒冷季节样品应采取保温(35~37℃)措施。

4.1.2.8　脑脊液样品:样品采集后应立即送检,不超过 1 h。

4.1.2.9　浆膜腔积液样品:应在室温下尽快运送,若无法及时送检,则应采取适当的方式进行处理,不宜超过 2 h。用于细胞计数和分类的样品冷藏不超过 24 h。

4.1.2.10　精液样品:应保持在 20~37℃环境中,并尽快送检。应将一次射精精液全部送检。如样品不完整,应在检验报告中注明。

4.1.2.11　前列腺液、阴道分泌物样品:取得样品后室温立即送检。

4.1.3　转运过程中出现生物安全风险的应急措施

4.1.3.1　样品转运应使用专用的有盖转运箱,有温度要求的样品要保持温度稳定,如在运送箱中放置冰袋或干冰,或采用保温条件的运送箱。必要时可放置无线电子温度计,实时监测箱内温度。转运箱上应贴有生物危害标识。样品用带有生物危害标识的样品袋包装,防止样品泄露后污染其他样品及运输箱。非血液样品宜用样品袋独立包装后装入样品专用转运箱。转运箱内放适当的固定装置或缓冲物以减少运输过程中的机械损坏,或缓冲因震动、压力变化(如运输过程中交通事故)带来的影响。

4.1.3.2　出现生物安全风险的应急措施

4.1.3.2.1　溢出包的准备:溢出包可包括医疗垃圾袋、纱布、医用手套、一次性镊子、消毒湿巾等。转运人员应配备溢出包。

4.1.3.2.2　当在转运过程中转运箱倾覆破损,导致箱内样品掉落地面,如发生样品破碎、溢洒时,转运人员应立即使用溢出包,做好个人防护,戴手套用溢出包内纱布覆盖受血(体)液污染区,吸去血(体)液放入黄色垃圾袋。消毒湿巾由外向内进行清洁至肉眼不可见血(体)液。更换手套。消毒湿巾由外向内擦拭湿润,保持 2~3 min 自然晾干。摘除手套,做好手卫生情况。

4.1.3.2.3　转运人员做好样品溢出应急措施后,应填写《样品溢出处理记录》,并与采样部门和生物安全管理员联系。

4.2·样品接收流程

4.2.1　转运人员在样品接收窗口,通过样品接收系统逐一扫描样品条形码,或扫描打包码,在系统中生成样品送检明细和统计汇总信息。送检样品明细包括:样品编号、样品类型、患者唯一识别号,患者所在病区(门急诊),送检项目,采样时间,送检医师等信息。统计汇总包括:送检部门、各类样品汇总数、送检日期和时间等信息。

4.2.2　接收人员在系统中录入交付时间、交付温度等,并根据拒收标准初步判断样品是否可接收,核对各类型样品数量和样品完整性、查看样品容器和添加剂是否准确、查看样品容器是否破损、查看样品量是否不够或过多、判断采集时间是否超出时限、转运温度是否符合要求、同一样品是否有多张条码、是否出现严重脂血或溶血、是否是空管等。如需要长距离运送,则有应在恰当位置配置预处理仪器(如离心机),预先进行样品处理,减少分析前的影响因素。应明确标注紧急样品,并明确各类紧急样品的运送、处理、周转时间和报告要求。

4.2.3　接收人员扫描初步判断为可接收的样品的条形码,完成接收流程。对初步判断为不可接收的样品,扫描后,在 LIS 内标记为“拒收样品”,并填写拒收原因。扫描过程中如发现样品无采集时间的,应视为不合格样品,予以拒收。

4.2.4　样品接收人员根据采样信息将拒收情况与相关病区(门急诊)联系,告知需重新采集/留取样品。接收人员与采样部门汇报拒收情况,并由医护人员重新采集或留取。

4.3·拒收标准

4.3.1　检验申请信息缺失,如无患者姓名、患者识别号、检验项目信息、无采集时间等。

4.3.2　容器上粘贴的条形码无法识别,或容器上无条形码,或有多张不同条码。

4.3.3　样品量不符合要求,如凝血样品采集量与标示量相差大于 10%,红细胞沉降率样品低于最低采集线,血常规样品低于 0.5 mL,尿常规样品低于 4 mL,粪便样品量极少(1 粒黄豆量)。

4.3.4　样品类型不符,如检验项目要求样品类型为血清(红盖),但送检样品为抗凝全血(橘黄盖),离心后为血浆。

4.3.5　收集容器不正确。申请凝血试验,送检 EDTA 抗凝管。未使用无菌容器。痰样品、粪便样品未放入规定的蜡纸盒,而置于卫生纸上。

4.3.6　容器破损或样品溢洒、渗漏;或抗凝样品出现凝块;或凝血样品离心后出现溶血、脂血的。

4.3.7　采集到接收之间的时间间隔超出允许时限的,如血常规样品采集后超出 6 h 送检。尿常规样品超出 2 h,且未冷藏,未添加防腐剂。样品保存、运输方式不正确的,如精液样品置于冷藏箱保存。

4.4·不合格样品的处理

4.4.1　接收人员在询问申请人后,如申请人同意重新采集或留取,将不合格样品放置于专门不合格样品暂存处。如申请人提出让步检验的,且样品符合检验科让步原则的,接收人员将样品状态改为“让步样品”,并标注提出让步的临床人员识别,及提出让步的时间。让步样品与合格样品一同保存处理。

4.4.2　对于难以采集获取的不合格样品,如关节腔滑液、脑脊液等,原则上根据让步原则进行检测,并注明不合格情况。报告中应注明样品不合格原因和“让步检验”并提示申请人考虑该因素对检测结果的影响。

4.4.3　不做让步检测的不合格样品应在明确标识为“不合格样品”的区域内存放,不得与合格样品置于一处。待重新采集、留取的样品送达后，不合格样品方可按医疗废弃物流程处理。

4.5·让步检验接收标准：临床提出让步检验时，可通过微信或医院 OA 或书面确认以提供申请让步证据。

4.5.1　样品难以采集或不可替代时。

4.5.2　申请单与样品容器上的患者信息或条码号不一致，但临床确认患者识别、样品识别无误。

4.5.3　样品采集量少，不足以完成所需检测，但临床要求立刻检测。

4.5.4　样品存在影响结果的溶血、乳糜血，重新采集后仍存在同样情况者。

4.5.5　难以采集获取的或不可替代的不合格样品。

4.6·样品转运和接收的日常监督和定期评价

4.6.1　日常监督

4.6.1.1　组长在日常工作中对本转运和接收过程进行监督，每月填写监督报告。

4.6.1.2　监督内容包括：各病区是否按照要求的时限和温度进行样品的暂存、各病区转运人员是否按照规定的路径运送样品、样品运送的温度条件是否满足要求、转运人员和接收人员是否按照流程进行样品交接（相关记录是否完成）、接收人员是否与临床及时沟通不合格样品的后续工作及让步检验样品的处理等。

4.6.2　定期评价

4.6.2.1　组长每月初对样品转运和接收的进行月度评价，每一年度将月度评价的结果进行汇总，计算相关质量指标，并交给检验科的质量主管。

4.6.2.2　评价内容包括：收到各类样品的总数、各类不合格样品数量和占比、不合格样品的类型（如申请信息缺失、条码无法识别、无条形码、采集量不足、样品类型不符、收集容器不正确、抗凝样品凝集、超时、运送温度不符、空容器、严重脂血溶血等）及占比、不合格样品来源（病区）分布、上次提出问题的整改情况等。

4.6.2.3　通过不合格样品来源和类型，对不合格样品产生进行原因分析，并分析采集和转运的集中问题及涉及病区。与相关病区进行沟通，针对问题的原因进行整改，需要时应组织相关培训考核。

5. 相关文件和记录

《不合格标本记录表》。

参考文献 ....

[1] 中国合格评定国家认可委员会.医学实验室质量和能力认可准则：CNAS‐CL02：2023［S/OL］.（2023‐06‐01）［2023‐09‐26］.https://www.cnas.org.cn/rkgf/sysrk/jbzz/2023/06/911424.shtml.

[2] 中国合格评定国家认可委员会.医学实验室质量和能力认可准则的应用要求：CNAS‐CL02‐A001：2023［S/OL］.（2023‐08‐01）［2023‐09‐26］.https://www.cnas.org.cn/rkgf/sysrk/rkyyzz/2023/08/912141.shtml.

[3] 彭明婷.临床血液与体液检验［M］.北京：人民卫生出版社，2017.

（朱　俊）

样品自动运送系统及评估程序

××医院检验科临检实验室作业指导书	文件编号：××-JYK-××-××-×××	
版次/修改：第 版/第 次修改	生效日期：	共 页 第 页
编写人：	审核人：	批准人：

1. 目的

通过对样品自动运送系统的运行过程进行规范和评估,确保样品及时、安全运送。

2. 范围

适用于临检实验室自动运送系统的管理。

3. 职责

3.1 · 质量负责人和组长负责对自动物流系统按行业标准或专家共识进行结果影响评价、生物安全评估、质量风险评估、运行效率评估。

3.2 · 组长负责制定应急预案,保证在自动物流系统出现故障时,能正确进行处理或采用备用方法。

3.3 · 经培训授权的运送护士、其他转运人员、临检室工作人员等负责具体操作和接收转运系统中的标本。

4. 工作程序

4.1 · 操作者必须经过专项使用培训合格,并有实验室负责人的授权。培训内容有：采集合格与否的判断;送检标本的生物危险性及其防护;生物危害物品运输法规、样品传输要求、限制;自动物流系统的操作方法。

4.2 · 操作流程：按气动物流传输系统、轨道式物流传输系统、标本空中传输系统等自动物流系统的厂家要求,制作标准操作流程并执行。

4.3 · 建立自动物流系统对结果影响的评价、生物安全评估、质量风险评估、运行效率评估。

4.3.1 评估时机：安装或更换新的自动物流系统时;自动物流系统地点、距离、楼层等改变时;实验室根据使用情况制定评估周期。

4.3.2 结果影响评价

4.3.2.1 检验项目选择：评估项目的选择取决于预期用途,选择常见项目,特别是易受振动、溶血等影响的项目如凝血功能检测。

4.3.2.2 评估前准备：在开始评估实验前应系统检查仪器性能,确认仪器处于良好状态,室内质控合格。如有可能,实验环境应尽量接近检测试管的日常使用场景。应尽量选择具有代表性的检测方法,并由经验丰富的技术人员进行评估实验。

4.3.2.3 实施方案：纳入20例患者,使用人工和自动流程各采集20份静脉血样品(按照1~20的顺序编号)。样品浓度应在方法学的线性范围内,并覆盖医学决定水平处浓度。由于需要分析样品浓度尽可能地在线性范围内均匀分布,样品可能需要进行掺入或稀释检测物以扩大浓度分布范围。

4.3.2.4 结果判断：至少18例结果偏离<1/3 TEa。

4.3.3　生物安全评估：参照《病原微生物实验室生物安全通用准则》（WS/T 233—2017）进行生物安全评估。制定消毒管理制度，定期清洁、消毒，监测消毒效果、漏出时处理措施等，并做好记录。

4.3.3.1　检查运送样品的包装完整无破损；运送小车无肉眼可见污渍；运送通道的出口及运送车厢每日/周使用清洁消毒湿巾擦拭消毒并登记在《自动运送系统清洁记录表》上。

4.3.3.2　标本漏出的处理

4.3.3.2.1　转运人员工作地点应配备溢出包，可包括医疗垃圾袋、利器盒、纱布、医用手套、一次性镊子、消毒湿巾等。

4.3.3.2.2　当在转运过程中转运小车倾覆破损，导致转运箱内标本漏出或掉落地面，发生样品破碎、溢洒时，转运人员应立即使用溢出包，做好个人防护，戴手套用镊子夹出样品碎片放入利器盒，用纱布覆盖受血（体）液污染区，吸去血（体）液用镊子放入黄色垃圾袋。消毒湿巾由外向内进行多次清洁至肉眼不可见血（体）液。更换手套。再次使用消毒湿巾由外向内擦拭湿润，保持2~3 min自然晾干。摘除手套，做好手卫生。

4.3.4　质量风险评估：参照 ISO 22367：2020《医学实验室风险管理在医学实验室中的应用》进行风险评估。

4.3.4.1　在现有样品转运及保存管理体系、流程和功能中实施风险管理，制定风险管理计划，结合当前技术水平和实验室现况，规定风险可接受性标准。

4.3.4.2　运用失效模式和效应分析等工具，确认、分析潜在的差错或者影响患者安全因素，并提出可借鉴的纠正措施和预防措施，对改进后的目标过程进行风险评审。

4.3.4.3　每年定期进行风险监控，持续改进质量。

4.3.5　运行效率评估

4.3.5.1　TAT 评估：按样品类源、检验部门监控检验前 TAT 的平均值或中位数、超时标本数、预期值、第90百分位数和域外值（%）。

4.3.5.2　流程优化评估：采用自动化物流系统后，减少样品操作或交接环节，优化工作流程，提升工作质量和效率。

4.4·自动物流系统故障应急预案

4.4.1　发现标本未运送至检验科，立即告知标本运送的源头帮助查找标本去向。

4.4.2　联系物流系统厂家/经销商的工程师检查并维修系统，维修后经验证表明运行正常后才能重新使用，并登记《检验科设备维修及验证记录表》。

4.4.3　未维修好之前，向临床标本采集和运送的部门发出通知暂时停用自动系统。改用人工送检标本，送检具体要求参见《标本运送、接收程序》。

5. 相关文件和记录

《标本运送、接收程序》《自动运送系统清洁记录表》《样品溢出处理记录》。

参考文献

[1] 中国合格评定国家认可委员会.医学实验室质量和能力认可准则：CNAS - CL02：2023[S/OL].(2023 - 06 - 01)[2023 - 09 - 26].https://www.cnas.org.cn/rkgf/sysrk/jbzz/2023/06/911424.shtml.

（杨大干）

检验方法验证程序

××医院检验科临检实验室作业指导书		文件编号：××-JYK-××-××-×××	
版次/修改：第　　版/第　　次修改		生效日期：	共　　页　第　　页
编写人：	审核人：		批准人：

1. 目的

为了证实实验室所选择的已确认预期用途的检验方法，可以确保患者检验项目的临床准确度，满足临床医师和患者的需求。

2. 范围

适用于临检专业对检验方法的选择、验证、确认和评审等活动。

3. 职责

3.1·实验室管理层负责组织检验程序的评审，负责检验程序选择、验证和确认的管理工作。

3.2·临检实验室负责验证方案和验证报告的审批，协调和安排验证工作，审核验证数据及结果，并确认在验证周期。

4. 程序

4.1·检验方法验证的要求：检验/检查程序的验证宜参考卫生行业标准，如 WS/T 406、WS/T 407、WS/T 408、WS/T 492、WS/T 494、WS/T 505、WS/T 807 等，以及 CNAS 相关指南要求，如 CNAS-GL037、CNAS-GL038、CNAS-GL039、CNAS-GL047。

4.2·检验方法验证

4.2.1　对于未经修改而使用的已经确认的检验方法，在常规使用前，临检实验室应进行性能验证，以证实检验方法的性能特征与制造商或方法开发者的声明相符，并应与检验结果的预期用途相关。

4.2.2　临检实验室定量检验程序（如血常规项目）的分析性能验证内容至少应包括正确度、精密度和可报告范围；定性检验程序（如尿液干化学检测项目）的分析性能验证内容至少应包括符合率（如方法比对符合率、人员比对符合率等），适用时，还应包括检出限、临界值、重复性、抗干扰能力等。

4.2.2　临检实验室应按照专业应用要求和相关行业标准制定性能验证程序，明确规定出性能验证指标及时间（新安装、移机后、重大维修后及定期评审不合格时），并形成性能验证报告。具体如下。

4.2.2.1　实验室在引入方法前，应制定程序以验证能够适当运用该方法，确保能达到制造商或方法规定的性能要求。

4.2.2.2　验证过程证实的检验方法的性能指标，应与检验结果的预期用途相关。

4.2.2.3　实验室应保证检验方法的验证程序足以确保与临床决策相关的结果的有效性。

4.2.2.4　具有相应授权和能力的人员评审验证结果，并记录验证结果是否满足规定要求。

4.2.2.5　如果发布机构修订了方法，实验室应在所需的程度上重新进行验证。

4.2.2.6　应保留以下验证记录：① 要达到的性能要求；② 获得的结果；③ 性能要求是否达到的声明,如果没有,所采取的措施。

4.3·检验方法的确认

4.3.1　要求：血液、体液实验室应建立血细胞、尿液有形成分仪器分析结果的显微镜复检程序,在检验结果出现异常计数、警示标志、异常图形等情况时对结果进行复检；复检程序应包括建立和确认显微镜复检程序的方法,验证结果假阴性率应≤5%。应用软件有助于显微镜复检的有效实施。

4.3.2　需要进行检验方法确认的情况：非标准方法、实验室设计或制订的方法、超出预定范围使用的标准方法、修改过的确认方法。

4.3.3　检验方法应对所选用的方法采取以下措施之一或其组合进行确认：① 使用具有良好互通性的参考物质或标准物质进行验证；② 与其他方法所得的结果进行比较；③ 实验室之间的比对；④ 对影响结果的因素作系统评审；⑤ 室间质评结果良好；⑥ 根据对方法的理论原理和实践经验的科学理解,对所得结果不确定度进行的评定。

4.4·检验方法的评审

4.4.1　检验方法的评审是一项周期性的活动,主要是对实验室应用该程序的质量和能力(包括初始能力和持续能力)和结果满意程度进行评审,而不是确认检验方法的性能。

4.4.2　评审包括对人员、仪器设备、环境条件、量值溯源、质量控制等方面的评价,在开始采用某个检验方法及以后每年进行评审 1 次,检验方法修改之后也需重新评审。

5. 相关文件和记录

《仪器性能验证报告》。

参考文献

[1] 中国合格评定国家认可委员会.医学实验室质量和能力认可准则：CNAS‐CL02：2023[S/OL].(2023‐06‐01)[2023‐09‐26].https://www.cnas.org.cn/rkgf/sysrk/jbzz/2023/06/911424.shtml.

[2] 中国合格评定国家认可委员会.医学实验室质量和能力认可准则的应用要求：CNAS‐CL02‐A001：2023[S/OL].(2023‐08‐01)[2023‐09‐26].https://www.cnas.org.cn/rkgf/sysrk/rkyyzz/2023/08/912141.shtml.

（崔　巍　郑翠玲）

仪器性能验证要求程序

××医院检验科临检实验室作业指导书	文件编号：××-JYK-××-××-×××
版次/修改：第　　版/第　　次修改	生效日期：　　　　共　页　第　页
编写人：	审核人：　　　　　批准人：

1. 目的

为评价临检实验室所使用分析系统的性能，确认分析系统的性能符合临床要求，以保证检验结果的可靠性。

2. 范围

适用于临检实验室所使用的各类分析系统。

3. 职责

3.1·组长组织人员完成检测系统的性能验证工作，负责性能验证数据的统计、分析和总结工作。

3.2·员工负责协助完成性能验证工作，填写性能验证的检验记录。

4. 程序

4.1·血细胞分析系统的性能验证遵循产品说明书的要求，同时满足 WS/T 406—2012《临床血液学检验常规项目分析质量要求》的要求。

4.1.1　血细胞分析系统的性能验证内容至少包括本底计数、携带污染、精密度、可比性、线性、参考区间、正确度、准确度、白细胞分类准确度等。

4.1.2　血细胞分析系统的性能验证标准

4.1.2.1　本底计数：血细胞分析系统本底计数各参数的结果应符合表1的要求。

表 1　血细胞分析系统本底计数要求

检测项目	WBC	RBC	Hb	PLT
厂家标准	$\leqslant 0.1 \times 10^9/L$	$\leqslant 0.02 \times 10^{12}/L$	$\leqslant 1.0\,g/L$	$\leqslant 10 \times 10^9/L$
行业标准	$\leqslant 0.5 \times 10^9/L$	$\leqslant 0.05 \times 10^{12}/L$	$\leqslant 2.0\,g/L$	$\leqslant 10 \times 10^9/L$

4.1.2.2　携带污染应满足表2的要求。

表 2　血细胞分析仪携带污染要求

检 测 项 目		WBC	RBC	Hb	PLT
高浓度值		$>90 \times 10^9/L$	$>6.20 \times 10^{12}/L$	$>220\,g/L$	$>900 \times 10^9/L$
低浓度值		>0 且 $<3 \times 10^9/L$	>0 且 $<1.5 \times 10^{12}/L$	>0 且 $<50\,g/L$	>0 且 $<30 \times 10^9/L$
携带污染率	厂家标准	$\leqslant 1.0\%$	$\leqslant 1.0\%$	$\leqslant 1.0\%$	$\leqslant 1.0\%$
	行业标准	$\leqslant 3.0\%$	$\leqslant 3.0\%$	$\leqslant 3.0\%$	$\leqslant 3.0\%$

4.1.2.3　精密度：分为批内精密度和批间精密度。

4.1.2.3.1 批内精密度要求：以连续检测结果的变异系数为评价指标，批内精密度应达到厂家说明书的要求，检测正常浓度水平新鲜血的批内精密度至少应符合表 3 和表 4 的要求。

表 3 血液分析仪批内精密度要求

检测项目	检 测 范 围	变 异 系 数	
		厂家要求 CV	行业标准 CV
WBC	$4.0\times10^9\sim10.0\times10^9/L$	≤3.0%	≤4.0%
RBC	$>3.5\times10^{12}/L，<5.5\times10^{12}/L$	≤1.5%	≤2.0%
Hb	$110\sim160\,g/L$	≤1.0%	≤1.5%
HCT	$35\%\sim55\%$	≤1.5%	≤3.0%
PLT	$100\times10^9\sim300\times10^9/L$	≤4.0%	≤5.0%
MCV	$80\sim100\,fL$	≤1.0%	≤2.0%
MCH	$27\sim34\,pg$	≤2.0%	≤2.0%
MCHC	$320\sim360\,g/L$	≤2.0%	≤2.5%

表 4 血液分析仪白细胞分类批内精密度要求

检 测 项 目	检 测 范 围	实验室自定要求≤CV
NEUT(%)	$51.0\sim75.0$	8.0%
LYMPH(%)	$20.0\sim40.0$	8.0%
MONO(%)	$3.0\sim8.0$	20.0%
EO(%)	$0.5\sim5.0$	25.0%
BASO(%)	$0.0\sim1.0$	55.0%

4.1.2.3.2 批间精密度：以室内质控在控结果的变异系数为评价指标，应符合表 5 和表 6 的标准。

表 5 血液分析仪批间精密度要求

检 测 项 目	WBC	RBC	Hb	HCT	MCV	MCH	MCHC	PLT
厂家标准(CV%)	≤3.00	≤1.50	≤1.00	≤1.50	≤1.00	≤2.00	≤2.00	≤4.00
行业标准(CV%)	≤6.00	≤2.50	≤2.00	≤4.00	≤2.50	≤2.50	≤3.00	≤8.00

表 6 血液分析仪白细胞分类批间精密度要求

检 测 项 目	NEUT(%)	LYMPH(%)	MONO(%)	EO(%)	BASO(%)
实验室自定标准(CV%)	≤6.00	≤9.00	≤25.00	≤15.00	≤15.00

4.1.2.4 可比性：血细胞分析系统实验室内的结果可比性以相对偏差为评价指标，相对偏差及比对样品的浓度参照以下要求，结合实际工作量选取标本浓度。80% 标本符合要求为可接受。分类项目的评价指标参照 WS/T 246—2005《白细胞分类计数参考方法》采用 SEq 计算参考方法分类计数结果的 95% 可信区间，分类 5% 以下细胞查《临床检验基础》第 5 版中的

Rümke表,分类200个细胞时：0%的95%可信区间为0～1.8；1%的95%可信区间为0.1～3.6；2%的95%可信区间为0.6～5.0；3%的95%可信区间为1.1～6.4；4%的95%可信区间为1.7～7.7。如任意类型细胞分类的仪器法检测结果的均值在可信区间外，则计为不符合。80%标本符合要求为可接受。

4.1.2.5　线性：要求回归方程的a值在1 ± 0.05范围内，相关系数$r\geqslant0.975$。

4.1.2.6　参考区间验证：随机选择符合要求的参考个体（一般不少于20例），分别进行对应项目的检验，若20例参考个体中超出参考区间的数据不超过2例（或不超过10%），则验证通过。

4.1.2.7　正确度：以偏倚为评价指标，偏倚应符合表7的标准。

表7　血细胞分析仪正确度要求

检测项目		WBC	RBC	Hb	HCT	PLT	MCV	MCH	MCHC
偏倚	厂家标准	≤3.0%	≤2.0%	≤2.0%	≤3.0%	≤5.0%	≤3.0%		
	行业标准	≤5.0%	≤2.0%	≤2.5%	≤2.5%	≤6.0%	≤3.0%	≤3.0%	≤3.0%

4.1.2.8　准确度：以总误差为评价指标，用相对偏差表示，相对偏差应符合表8的要求。

表8　血细胞分析仪准确度要求

检测项目	WBC	RBC	Hb	HCT	PLT	MCV	MCH	MCHC
相对偏差	≤15.0%	≤6.0%	≤6.0%	≤9.0%	≤20.0%	≤7.0%	≤7.0%	≤8.0%

4.1.2.9　白细胞分类准确性：参照文件WS/T 246—2005《白细胞分类计数参考方法》采用SEq计算参考方法分类计数结果的95%可信区间。如任意类型细胞分类的仪器法检测结果的均值在可信区间外，则计为不符合。80%标本符合要求为可接受。

4.2·尿液干化学分析及有形成分分析系统的性能验证遵循产品说明书的要求，同时满足WS/T 229—2002《尿液物理学、化学及沉渣分析》的要求。

4.2.1　尿液干化学分析系统的性能验证内容至少包括准确度、重复性和符合率（包括阳性符合率和阴性符合率）等。

4.2.2　尿液干化学分析系统的性能验证要求

4.2.2.1　准确度的判定标准：阴阳性符合率≥80%。

4.2.2.2　重复性的判定标准：不同浓度水平尿液质控品不同项目重复性检测符合率均应≥90%。

4.2.2.3　符合率（包括阳性符合率和阴性符合率）的判定标准：pH≤±0.5，比重≤±0.005，半定量项目检测结果阴阳性相符，阳性结果相差不超过一个等级。符合率≥90%为可接受。

4.3·尿液有形成分分析系统的性能验证遵循产品说明书的要求，同时满足WS/T 229—2002《尿液物理学、化学及沉渣分析》的要求。

4.3.1　尿液有形成分分析系统的性能验证内容至少包括精密度、携带污染率和可报告范围。

4.3.2 尿液有形成分分析系统的性能验证要求

4.3.2.1 精密度分为批内精密度和批间精密度。

4.3.2.1.1 批内精密度是将本实验室测定的变异系数与厂家要求的变异系数进行比较,若本实验室测定的变异系数小于或等于厂家声称的变异系数则认为仪器达到厂家声称的精密度,若本实验室测定的变异系数大于厂家声称的变异系数则认为仪器未达到厂家说明书重复性标准(表9)。

表 9 批内精密度厂家要求

参 数	WBC	RBC	EC	CAST	BACT
厂家标准(CV)	≤10.0%	≤10.0%	≤30.0%	≤40.0%	≤20.0%

4.3.2.1.2 批间精密度是将本实验室测定的变异系数与厂家要求的变异系数进行比较,若本实验室测定的变异系数小于或等于厂家声称的变异系数则认为仪器达到厂家声称的精密度,若本实验室测定的变异系数大于厂家声称的变异系数则认为仪器未达到厂家说明书重复性要求(表10)。

表 10 批间精密度厂家要求

参 数	WBC	RBC	EC	CAST	BACT
厂家判定标准(CV)	≤10.0%	≤10.0%	≤30.0%	≤40.0%	≤20.0%

4.3.2.2 携带污染:应满足厂家标准(表11)。

表 11 携带污染率厂家要求

参 数	RBC	WBC	EC	BACT
厂家标准(±)	≤0.05%(或5.0/μL)	≤0.05%(或5.0/μL)	≤0.05%(或5.0/μL)	≤0.05%(或5.0/μL)

4.3.2.3 可报告范围的结果标准是当相对偏差≤10%时说明稀释标本不会造成明显偏差。比如稀释4倍时偏差≤10%,但稀释8倍时>10%,即说明最多只能稀释4倍。如果该尿沉渣分析仪的线性范围是0~5 000/μL,则可报告范围为0~20 000/μL。

4.4 凝血分析系统的性能验证遵循产品说明书的要求,同时满足 WS/T 406—2012《临床血液学检验常规项目分析质量要求》的要求。

4.4.1 凝血分析系统性能验证的内容至少包括正确度、精密度、携带污染及线性。

4.4.2 凝血分析系统性能验证要求

4.4.2.1 正确度:以偏倚为评价指标,允许偏倚应满足表12的标准。

表 12 凝血分析系统正确度要求

参 数	PT	APTT/TT	FIB	DD/FDP	AT
相对偏差	≤7.5%	≤7.5%	≤10%	≤7.5%	≤10%

4.4.2.2 精密度：分为批内精密度和批间精密度：其中批内精密度的允许变异系数应满足表 13 的标准。批间精密度的允许变异系数应满足表 14 的标准。

表 13　凝血分析仪批内精密度要求

样　品	PT	APTT／TT	FIB	DD/FDP	AT
正常样品	≤3.0%	≤4.0%	≤6.0%	≤7.5%	≤5.0%
异常样品	≤8.0%	≤8.0%	≤12.0%	≤5.0%	≤10.0%

表 14　凝血分析仪批间精密度要求

样　品	PT	APTT／TT	FIB	DD/FDP	AT
正常样品	≤6.5%	≤6.5%	≤9.0%	≤15%	≤6.5%
异常样品	≤10.0%	≤10.0%	≤15.0%	≤10%	≤10.0%

4.4.2.3 携带污染：计算所得到的携带污染率＜10％为合格。

4.4.2.4 线性：将实测值与理论值作比较，验证线性范围。要求 $r \geq 0.975$ 或 $r^2 \geq 0.95$，a＝1±0.05。

4.5·粪便分析系统的性能验证遵循产品说明书的要求，同时满足 YY/T 1745—2021《自动粪便分析仪》的要求。

4.5.1 粪便分析系统的性能验证内容至少包括检出率、重复性及携带污染。

4.5.2 粪便分析系统的性能验证要求：① 检出率：分析仪对检出限样品（灵敏度质控品或模拟样品）的检出率应≥90％；② 重复性：有形成分重复性的变异系数应满足表 15 的标准。

表 15　粪便分析仪重复性要求

浓度（个 /μL）	50～200	＞200
CV%	≤20	≤15

4.6·流式细胞分析仪的性能验证遵循产品说明书的要求；检测当天使用标准荧光微球，遵循产品说明书的要求对仪器的光路系统、检测通道电压、荧光补偿等进行监控，确认仪器性能符合要求同时满足 WS/T 360 的要求。

4.6.1 流式细胞分析仪的性能验证内容应包括灵敏度、分辨率、荧光通道线性、仪器稳定性和携带污染率。

4.6.2 流式细胞分析仪的性能验证要求

4.6.2.1 灵敏度：包括散射光灵敏度和荧光灵敏度。其中散射光灵敏度要求在散射光 FSC/SSC 散点图上，可以检测出直径 0.5 μm 或更小的微球，或满足制造商声明的要求；FITC 的荧光灵敏度应≤200 MESF（即等量可溶性荧光分子），PE 的荧光灵敏度应≤100 MESF，APC≤200 MESF，或满足制造商声明的要求。

4.6.2.2 分辨率：包括散射光分辨率和荧光通道分辨率。其中散射光分辨率采用 EDTA

盐或肝素抗凝全血,取适量样品稀释后直接上机测定,标本在FSC/SSC散点图可将红细胞和血小板清晰地区分开;取适量样品裂解红细胞后上机测定,标本在FSC/SSC散点图可将淋巴细胞、单核细胞、粒细胞清晰地区分开,即认为散射光分辨率符合要求。荧光通道分辨率则是采用校准微球上机测定,各荧光通道的分辨率CV值应符合制造商声明的要求。

4.6.2.3 荧光通道线性:采用含有不同荧光强度的校准微球(已知其相应荧光素的可溶性荧光分子数)进行检测,计算每种荧光微球的MFI,MFI与理论值(可溶性荧光分子数)的相关系数r应≥0.98。

4.6.2.4 仪器稳定性:连续开机条件下,采用荧光微球在开机稳定后0 h和8 h各检测一次FSC及各荧光通道的MFI,以第一次检测时间点测定的各通道MFI值作为基线值,荧光微球8 h上机测定的每一通道的MFI变化范围均应在基线值±10%范围内。

4.6.2.5 携带污染率的标准为≤0.5%。

4.6.3 流式细胞分析仪淋巴细胞亚群检测的性能验证内容应包括精密度、稳定性、线性范围、可比性和正确度等,可参考WS/T 360《流式细胞术检测外周血淋巴细胞亚群指南》的要求。

4.6.4 流式细胞分析仪淋巴细胞亚群检测的性能验证要求

4.6.4.1 精密度:所有样品的平均CV宜<10%,最大不超过20%。实验室可根据不同范围的淋巴细胞亚群细胞计数设定不同程度的可接受CV标准。

4.6.4.2 稳定性:以相对偏差或绝对偏差表示,检测结果应符合实验室制定的评估要求。评估要求的制定应考虑不同范围的淋巴细胞亚群计数设定不同程度的偏差值,淋巴细胞亚群计数过低者,宜以绝对偏差评估;各检测通道荧光强度的偏差亦应考虑。亦可对试剂说明书声明的稳定性条件进行验证。

4.6.4.3 线性范围:分析实际测定的亚群细胞数量均值与理论值之间的相关性,相关系数r应≥0.975。

4.6.4.4 可比性:① 不同仪器间的可比性验证,以比对仪器的测定结果为参考,计算相对偏差或绝对偏差。检测结果应符合实验室制定的评估要求。评估要求的制定应考虑不同范围的淋巴细胞亚群计数设定不同程度的偏差值,淋巴细胞亚群计数过低者,宜以绝对偏差评估;各检测通道荧光强度的偏差亦应考虑;② 单抗试剂批次变更前后的可比性验证,以当前批号试剂检测结果为参考,计算相对偏差或绝对偏差。检测结果应符合实验室制定的评估要求。评估要求的制定应考虑不同范围的淋巴细胞亚群计数设定不同程度的偏差值,淋巴细胞亚群计数过低者,宜以绝对偏差评估;各检测通道荧光强度的偏差亦应考虑;③ 不同检测人员间的可比性验证,计算不同检测人员间检测结果的相对偏差或绝对偏差。评估结果应符合实验室制定的评估要求。

4.6.4.5 正确度:采用包含正常和异常浓度水平的具有溯源链的定值样品评估正确度,每份样品重复测定3次,每次测量值均在给定范围内且3次测量值的均值与标准值的偏倚在文献报道的允许范围内为通过。

4.7·真空采血管的性能验证遵循产品说明书的要求,同时满足WS/T 224—2018《真空采血管的性能验证》的要求。

4.7.1 真空采血管的性能验证内容应包括外观、抽吸量、管体强度、血清分离管纤维蛋白挂壁、溶血情况、抗凝管的凝血情况、无菌和结果可比性。

4.7.2　真空采血管的性能验证要求

4.7.2.1　外观：试管应透明，无异物；试管无变形和破损；标识应清晰；管盖无脱落；采血管内的分离胶的胶体应呈凝胶状。

4.7.2.2　抽吸量：抽吸量应准确，抽吸量与公称液体容量的相对偏倚应在$-10\%\sim10\%$之间。

4.7.2.3　管体强度：采血管在水平式离心机下应能承受 3 000 g 的相对离心力，即测试采血管在充装水至刻度线的条件下，用水平式离心机采用 3 000 g 的相对离心力，离心 10 min 而不发生破裂或泄露。

4.7.2.4　血清分离管纤维蛋白挂壁：血清分离管离心后不应出现纤维蛋白挂壁。

4.7.2.5　溶血情况：采血管采血后进行离心，不应出现溶血（排除临床原因）。

4.7.2.6　抗凝管的凝血情况：抗凝管中充分混匀的血液标本在显微镜下观察应无凝块。

4.7.2.7　无菌：真空采血管内腔应无菌。

4.7.2.8　结果可比性：可比性验证的可接受标准应满足临床需要，同时考虑检测系统的性能状况。不同项目分析质量要求可采用国家认可机构设置的分析质量的最低标准。采血管不同项目比对结果的相对偏倚若符合分析质量要求，表明考察管可满足临床应用要求。

4.8·验证结论

根据各评价项目的评价结果分别给予"符合性"评价。

5. 相关文件和记录

《分析系统性能验证报告》。

参考文献 ....

[1] 中国合格评定国家认可委员会.医学实验室质量和能力认可准则：CNAS－CL02：2023[S/OL].(2023－06－01)[2023－09－26].https://www.cnas.org.cn/rkgf/sysrk/jbzz/2023/06/911424.shtml.

[2] 中国合格评定国家认可委员会.医学实验室质量和能力认可准则的应用要求：CNAS－CL02－A001：2023[S/OL].(2023－08－01)[2023－09－26].https://www.cnas.org.cn/rkgf/sysrk/rkyyzz/2023/08/912141.shtml.

[3] 中国合格评定国家认可委员会.临床化学定量检验程序性能验证指南：CNAS－GL037：2019[S/OL].(2019－02－15)[2023－09－26].https://www.cnas.org.cn/rkgf/sysrk/rkzn/2019/04/896307.shtml.

（崔　巍　郑翠玲）

手工方法性能验证要求程序

××医院检验科临检实验室作业指导书	文件编号：××-JYK-××-××-×××	
版次/修改：第　　版/第　　次修改	生效日期：	共　　页　第　　页
编写人：	审核人：	批准人：

1. 目的

为了评价临检实验室常用手工方法的性能指标，以保证检验结果的可靠性，并确认手工方法的定性测定性能符合临床要求，特制定本程序。

2. 范围

适用于临检实验室常用手工方法的性能指标验证。

3. 职责

3.1·组长组织完成常用手工项目的性能验证工作，负责性能验证数据的统计、分析和总结工作。

3.2·员工协助完成常用手工项目的性能验证工作，负责性能验证工作中应承担的检验工作，填写性能验证的检验记录。

4. 程序

4.1·粪便隐血试验的性能验证内容至少包括准确性、可比性和参考区间验证。

4.1.1　准确性验证：使用质控品（结果明确的质控品，如北京市临检中心室间质评样品）测试结果在允许范围内，计算阴阳性符合率。判定标准为阴阳性符合率≥80%。

4.1.2　可比性：选取 5 份患者标本（异常标本≥3 份），比对人员与参比人员分别检测每份标本，计算阴阳性符合率。判定标准为阴阳性符合率≥80%。

4.1.3　参考区间验证：随机选择符合要求的参考个体（一般不少于 20 例），参考个体应为自述无疾病的表观健康人（患有与该检验项目无关的疾病的个体也可纳入），体格检查未见异常，检测血压、身高、体重等生理指标，排除高血压、肥胖等。检测血糖、肌酐、血脂、血尿常规等基本指标，排除糖尿病、肾病、血脂紊乱等。判断标准为 20 例参考个体中超出参考区间的数据不超过 2 例（或不超过 10%），则验证通过。

4.2·尿蛋白磺基水杨酸方法的性能验证内容至少包括重复性、线性和抗干扰能力。

4.2.1　重复性

4.2.1.1　批内重复性：将低值、中值、高值的病理性尿液样品进行批内重复测定 20 次，计算批内均值、标准差和变异系数。变异系数应符合临床常规检验的要求≤2%。

4.2.1.2　批间重复性：将低值、中值、高值的病理性尿液样品分装与带盖的塑料离心管中，-20℃保存。每天 1 次连续检测 20 日，计算批间均值、标准差和变异系数。变异系数应符合临床常规检验的要求≤2%。

4.2.2　线性试验：分别取尿蛋白含量为 0.04 g/L、2.99 g/L 的患者样品，以低值对高值水平样品进行倍比稀释，尿蛋白浓度为 0.04 g/L、0.50 g/L、1.00 g/L、1.50 g/L、2.00 g/L、2.50 g/L、2.99 g/L。记录测定的反应吸光度，用反应吸光度与尿蛋白浓度进行线性分析。以尿蛋白浓度为横坐标,吸光度为纵坐标进行线性拟合,计算线性回归方程。判定标准为 $r \geqslant 0.975$ 或 $r^2 \geqslant 0.950, a = 1 \pm 0.05$。

4.2.3　干扰试验:将一系列不同浓度的甲苯溶液以 1/10 体积掺入蛋白含量为 301 mg/L 和 806 mg/L 的尿样品中,测定掺入前后的尿蛋白水平。按 CLSI 评价方案,甲苯 8.5 mL/L 以下对磺基水杨酸法无显著性干扰。

4.3 · 体液常规的细胞学检查:性能验证内容应至少包括准确性和可比性。

4.3.1　准确性(方法:判断阴阳性符合率)验证:使用结果明确的 5 个浓度水平质控品进行镜检,计算阴阳性符合率。判定标准为阴阳性符合率 $\geqslant 80\%$。

4.3.2　可比性:选取 5 份患者标本(异常标本 $\geqslant 3$ 份),比对人员与参比人员分别检测每份标本,计算阴阳性符合率。判定标准为阴阳性符合率 $\geqslant 80\%$。

4.4 · 验证结论

根据各评价项目的评价结果分别给予"符合性"评价。

5. 相关文件和表格

《手工方法性能验证报告》。

参考文献

[1] 中国合格评定国家认可委员会.医学实验室质量和能力认可准则:CNAS - CL02:2023[S/OL].(2023 - 06 - 01)[2023 - 09 - 26].https://www.cnas.org.cn/rkgf/sysrk/jbzz/2023/06/911424.shtml.

[2] 中国合格评定国家认可委员会.医学实验室质量和能力认可准则的应用要求:CNAS - CL02 - A001:2023[S/OL].(2023 - 08 - 01)[2023 - 09 - 26].https://www.cnas.org.cn/rkgf/sysrk/rkyyzz/2023/08/912141.shtml.

[3] 国家卫生健康委员会.临床血液与体液检验基本技术标准:WS/T 806—2022[S/OL].(2022 - 11 - 02)[2023 - 09 - 26].http://www.nhc.gov.cn/wjw/s9492/202211/a52a0547d22741ff956af0cf7a4ca66d.shtml.

[4] 杨勇文,李从荣,李艳等.临床三种常规粪便隐血实验的方法学评估[J].海南医学,2015,7:998 - 1001.

[5] 庞国菊,孙金芳,石欣荣.磺基水杨酸-硫酸钠比浊法测定尿蛋白的应用[J].现代预防医学,2009,36(18):2.

(崔　巍　郑翠玲)

检验过程中特殊要求管理程序

××医院检验科临检实验室作业指导书	文件编号：××-JYK-××-××-×××
版次/修改：第　　版/第　　次修改	生效日期：　　　　　　共　页　第　页
编写人：　　　　　　　审核人：　　　　　　批准人：	

1. 目的

规范临检实验室常规项目检测过程中的特殊要求,确保检测结果的准确性。

2. 范围

适用于临检实验室所检验的标本。

3. 职责

组长制定、更新临检常规项目的特殊要求。组员执行临检常规项目的特殊要求。

4. 程序

4.1·血常规检测

4.1.1　MCHC 结果异常(>380 g/L),观察标本有无冷凝集或乳糜现象等。

4.1.1.1　冷凝集标本:需将标本在 37℃温水中温育 10～30 min,直到无肉眼可见的凝集为止,及时上机检测,若结果正常则可发出报告;若仍然不正常,则应同时温育标本和相应仪器使用的稀释液,用加样枪将标本与仪器稀释液按 1∶6 的比例稀释后重新上机(标本最终的稀释倍数为 1∶7),检测结果正常则可发出报告,并在报告上注明"红细胞呈附壁砂砾状,此结果为温育(稀释)后纠正结果,仅供结果";若冷凝集现象不明显,又怀疑为冷凝集时,可暂放 4℃冰箱 5 min 查看有无明显冷凝集现象。

4.1.1.2　乳糜血标本:应先用加样枪往试管内加入 2 mL(若为末梢血,则加 1 mL)相应仪器使用的稀释液,混匀后进行离心(2 000 r/min,2 min),吸出 2 mL(若为末梢血,则为 1 mL)上清弃去;重复上述血浆置换步骤 1 次,然后复测红系相关结果,得出正确的数值,并在报告上注明"乳糜血标本,红系结果为血浆置换后纠正结果,仅供参考"。

4.1.1.3　如标本无上述异常,更换仪器复测,如结果不一致,考虑仪器故障,需对仪器进行必要的检查。

4.1.2　PLT≤100×10⁹/L 或有异常直方图报警提示时,按照复检规则进行复检,查找原因,如有红细胞碎片、小红细胞或血小板大小不等,选用低值血小板通道或手工计数血小板,如镜下有明显血小板聚集,则可将血小板计数及相关参数删除,并在报告上注明"镜下见明显 PLT 聚集,请抽紫头管＋蓝头管复查 PLT"。对于需抽紫头管＋蓝头管复查 PLT 的标本,红细胞及白细胞相关血常规参数采用紫头管的检测结果,PLT 计数为蓝头管的检测结果×1.1,并在报告上注明"EDTA 抗凝血中 PLT 呈聚集状态,PLT 为重新采集枸橼酸钠抗凝血纠正结果,仅供参考"。

4.2·凝血项目检测

4.2.1　根据所检测的凝血因子确定相应的血浆稀释倍数,以获得具有可接受斜率的曲线。对每个凝血因子进行检测时,应进行至少 2 个稀释度的检测,有条件的实验室宜进行 3 个稀释度的检测,对于低值样品可降低稀释倍数。使用多次稀释血浆来评估检测结果与参考血浆结果的平行度,以判断是否存在凝血因子抑制物。如在因子活性检测中提示有明显的非特异性抑制物干扰时,需报告最高稀释度的检测结果。

4.2.2　枸橼酸盐浓度的调节:血细胞比容≥0.55L/L(55%)时,需要对患者血液中枸橼酸盐的终浓度进行调节。抗凝剂用量 X=(100-HCT)/(595-HCT),X 为单位体积血液所需的抗凝剂体积数。

4.2.3　试剂性能验证:使用新批号试剂或同批号不同货号试剂或耗材时,应选取大于 10 份新鲜标本在靶机上进行新旧试剂批号样品比对,其中应至少包括 5 份结果在参考范围内的临床标本,以确认参考区间的适用性。试剂性能验证结果应填入《检验科样品比对数据记录及结果评价表》。

4.3·尿常规及有形成分检测

4.3.1　测试时注意环境温度应在 20~29℃,低于 20℃或高于 29℃时均会对结果产生影响。

4.3.2　尿液标本离心时,在离心机停止转动前,不能碰动离心机,以防少量有意义的有形物质悬浮起来被倒掉,而致结果假阴性。

4.3.3　注意检测过程中存在影响结果的干扰因素,如部分结晶、真菌孢子可造成红细胞计数假性增高,异常形态红细胞及红细胞碎片可造成红细胞计数假性减低;精子可造成白细胞假性增高;黏液丝可造成管型假性增高。

4.3.4　若尿液内含有大量非晶形尿酸盐或磷酸盐时,可影响对其他物体的观察。前者可加热,后再可加稀醋酸(5%醋酸数滴)消除其影响。

4.4·粪便常规检测

4.4.1　粪便标本应须选择其中脓血黏液等病理成分进行检查,若无病理成分,可多部位取材。采取标本后,应在 2 h 内完成检查,否则可因 pH 及消化酶等影响而使粪便中细胞成分破坏分解。

4.4.2　显微镜检查的目的是查找细胞、寄生虫和寄生虫虫卵等病理成分。看片必须遵循全片观察,由上至下,由左至右,避免重复,显微镜检查时至少每张涂片观察 10 个视野。寄生虫、虫卵检查用低倍镜观察,细胞检查要用高倍镜观察。

4.5·体液常规检测

4.5.1　手工法细胞计数

4.5.1.1　宜使用标注容积的血细胞定量计数板进行细胞计数,包括细胞总数、红细胞计数、有核细胞计数和有核细胞分类计数。

4.5.1.2　外观正常的标本无需稀释,浑浊和血性标本需进行 1∶10~1∶200 倍稀释,稀释倍数甚至更高(需要时)。进行细胞计数时可使用等渗盐水稀释标本;进行有核细胞计数时,可使用 3%冰醋酸对标本进行处理。

4.5.1.3　红细胞计数和有核细胞计数宜在同一计数池中完成,取两个计数池计数结果的均值进行报告。

4.5.2　细胞形态学检查

4.5.2.1　应在标本采集后 4 h 内完成细胞涂片,若超过 4 h,结果报告时宜标注"细胞分类计数结果可能不可靠"。

4.5.2.2　宜使用细胞离心涂片机(细胞甩片机)制备涂片进行细胞形态学检查,滴加标本前先向甩片机的标本室中加入 1 滴 22% 白蛋白溶液(无菌),可增强细胞对载玻片的黏附性。

4.5.2.3 涂片制备后应置于室温条件自然晾干,宜进行改良瑞氏染色。

4.5.2.4 进行细胞形态检查时,应能正确识别:成熟红细胞、有核红细胞;中性粒细胞、嗜酸性粒细胞、嗜碱性粒细胞、肥大细胞;淋巴细胞、反应性淋巴细胞、浆细胞;单核细胞、巨噬细胞;脑室内衬细胞、柔脑膜细胞;恶性肿瘤细胞(原始细胞、淋巴瘤细胞、非造血系统肿瘤细胞等);细菌、真菌和寄生虫等。

4.5.2.5 应对有核细胞(包括各类造血细胞、内衬细胞、肿瘤细胞和非典型细胞)进行分类计数,计数结果以百分比报告。细胞类型无法确定时,可将其归入"非典型细胞",并在报告中加以描述。

4.5.2.6 怀疑恶性肿瘤时,应全片查找肿瘤细胞,发现疑似肿瘤细胞时应及时通知临床进一步做细胞病理学检查。

4.6·流式分析项目检测

4.6.1 抗体用量、加入样品体积及孵育时间遵循产品说明书的要求。白细胞浓度过高或过低时,应调整样品体积和抗体用量的比例。

4.6.2 淋巴细胞亚群和 CD34$^+$ 干细胞计数的样品处理宜采用全血染色、裂解红细胞、免洗的方法。HLA-B27 检测的样品处理宜采用全血染色、裂解红细胞的方法,是否离心洗涤遵循产品说明书的要求。

4.6.3 淋巴细胞亚群检测和 CD34$^+$ 干细胞计数采用单平台方法时,应使用反向移液法加样。

4.6.4 常用流式分析项目设门方法和细胞获取量的要求

4.6.4.1 对于淋巴细胞亚群检测,宜采用 CD45/SSC 设门方法,确定淋巴细胞群,每管检测时门内宜获取至少 5 000 个淋巴细胞。

4.6.4.2 对于 CD34$^+$ 干细胞计数,宜采用 ISHAGE 设门方案,每管检测时门内宜获取至少 100 个 CD34$^+$ 干细胞和 75 000 个 CD45$^+$ 细胞。

4.6.4.3 对于 HLA-B27 检测,FSC/SSC 设门方法可用于筛选淋巴细胞群,宜增加 CD45 或 CD3 抗体辅助设门,以排除非淋巴细胞和细胞碎片的干扰,特别是对采集后放置时间较长的标本。每管检测宜获取至少 2 000 个淋巴细胞。当使用商品化的试剂盒时,宜采用试剂盒说明书规定的设门分析方法。

5. 相关文件和记录

《检验方法验证程序》。

参考文献

[1] 中国合格评定国家认可委员会.医学实验室质量和能力认可准则:CNAS-CL02:2023[S/OL].(2023-06-01)[2023-09-26].https://www.cnas.org.cn/rkgf/sysrk/jbzz/2023/06/911424.shtml.

[2] 中国合格评定国家认可委员会.医学实验室质量和能力认可准则的应用要求:CNAS-CL02-A001:2023[S/OL].(2023-08-01)[2023-09-26].https://www.cnas.org.cn/rkgf/sysrk/rkyyzz/2023/08/912141.shtml.

[3] 国家卫生健康委员会.临床血液与体液检验基本技术标准:WS/T 806—2022[S/OL].(2022-11-02)[2023-09-26].http://www.nhc.gov.cn/wjw/s9492/202211/a52a0547d22741ff956af0cf7a4ca66d.shtml.

(崔 巍 郑翠玲)

测量不确定度(MU)评定程序

××医院检验科临检实验室作业指导书	文件编号：××-JYK-××-××-×××
版次/修改：第　　版/第　　次修改	生效日期：　　　　　共　页　第　页
编写人：	审核人：　　　　批准人：

1. 目的

评价临检实验室检测项目的测量不确定度,确保患者检测结果的可靠性和准确性。

2. 范围

适用于临床血液和体液的检测项目。

3. 职责

3.1·组长负责检测项目不确定度的评定和计算,并出具测量不确定度的报告。

3.2·实验室主任批准测量不确定度的评定。

4. 程序、内容和要求

4.1·测量不确定度评估的必要条件：使用经确认的分析方法,使用规定的内部质量控制程序,参加能力验证项目,建立测量结果的溯源性。

4.2·测量不确定度(MU)的评定

4.2.1　应评定测量结果量值的测量不确定度,并与预期用途保持一致(相关时)。测量不确定度应与性能要求进行比较并形成文件。

4.2.2　应定期评审测量不确定度的评定结果。对于不能或者无需进行测量不确定度评定的检验程序,应记录未进行测量不确定度评定的理由。

4.2.3　当用户有要求时,实验室应向其提供测量不确定度的信息。当用户询问测量不确定度时,实验室的回复应考虑不确定度的其他来源,包括但不限于生物学变异。

4.2.4　当定性检验结果是基于定量输出数据,并根据阈值判定为阳性或阴性时,应用有代表性的阳性和阴性样品估计输出量值的测量不确定度。

4.2.5　对于定性检验结果,产生定量数据的中间测量步骤或室内质量控制结果的不确定度也宜视为此过程中的关键(高风险)部分。

4.2.6　进行检验方法性能验证或确认时,宜考虑测量不确定度(相关时)。

4.3·测量不确定度的计算(以血常规为例)

4.3.1　A类不确定度评定方法

4.3.1.1　A类标准不确定度即为室内质控品测量所得出的标准差(S),即 $U_{Arel} = S$。

4.3.1.2　A类相对标准不确定度即为室内质控品测量所得出的变异系数(CV%),即 $U_{Arel} = CV\%$。

4.3.1.3　A类扩展不确定度,取包含因子为2时,即 $U = 2S$。

4.3.1.4　A类相对扩展不确定度,取包含因子为2时,即 $U_{rel} = 2CV\%$。

4.3.2　B类不确定度评定方法：采用厂家校准证书中校准品提供的数据。

4.3.3　合成标准不确定度计算

$$u_c(y) = y\sqrt{\left(\frac{u(p)}{p}\right)^2 + \left(\frac{u(q)}{q}\right)^2 + \cdots\cdots}$$

式中：$u(p)/p$、$u(q)/q$ 等是参数表示为相对标准偏差的不确定度。

4.4·不确定度的表示：报告结果值＝(测定值±扩展不确定度)测量单位。

4.5·检测项目测量不确定度评定报告包括：① 检测项目名称、使用仪器设备名称、试剂来源；② 不确定度评价结果：包括标准不确定度、相对标准不确定度、扩展不确定度、相对扩展不确定度；③ 不确定度的评价频率：与仪器校准的频次相同。

4.6·关于测量不确定度,检测实验室应满足以下几个要求。

4.6.1　检测实验室应分析测量不确定度对检测结果的贡献,应评定每一项用数值表示的测量结果的测量不确定度。

4.6.2　如果检测结果不是用数值表示或者不是建立在数字基础上(如合格/不合格、阴性/阳性,或基于视觉和触觉的定性检测),则实验室宜采用其他方法评估测量不确定度,如假阳性或阴性的概率。

4.6.3　由于某些检测方法的性质,决定了无从计量学和统计学角度对测量不确定度进行有效而严格的评定,这时实验室应基于对相关理论原理的理解或使用该检测方法的实践经验进行分析,列出各主要不确定度分量,并做出合理的评定。同时应确保测量结果的报告形式不会使客户造成对所给测量确定度的误解。

4.6.4　检测实验室对于不同的检测项目和检测对象,可以采用评定方法。

4.6.5　检测实验室在采用新的方法时,应按照新方法重新评定测量不确定度。

4.6.6　检测实验室对所采用的非标准方法、实验室自己设计和研制的方法、超出预定使用范围的标准方法及其他修改进行确认时,应包括对测量不确定度的评定。

4.7·下列情况适用时,实验室应在检测报告中报告检测结果的不确定度：① 当测量不确定度与检测结果的有效性或应用有关时；② 当检测方法/标准有要求时；③ 当客户要求时；④ 当测量不确定度影响与规范限的符合性时。

5. 相关文件和表格

《测量不确定度评估报告》。

参考文献

[1] 中国合格评定国家认可委员会.医学实验室质量和能力认可准则：CNAS-CL02：2023[S/OL].(2023-06-01)[2023-09-26].https://www.cnas.org.cn/rkgf/sysrk/jbzz/2023/06/911424.shtml.

[2] 中国合格评定国家认可委员会.医学实验室质量和能力认可准则的应用要求：CNAS-CL02-A001：2023[S/OL].(2023-08-01)[2023-09-26].https://www.cnas.org.cn/rkgf/sysrk/rkyyzz/2023/08/912141.shtml.

[3] 中国合格评定国家认可委员会.测量不确定度的要求(2023-1-1 第一次修订)：CNAS-CL01-G003：2021[S/OL].(2021-11-30)[2023-09-26].https://www.cnas.org.cn/rkgf/jcjgrk/rkyyzz/2023/01/910525.shtml.

（崔　巍　郑翠玲）

生物参考区间和临床决定限管理程序

××医院检验科临检实验室作业指导书	文件编号：××-JYK-××-××-×××
版次/修改：第　　版/第　　次修改	生效日期：　　　　　　　共　　页　第　　页
编写人：	审核人：　　　　　　批准人：

1. 目的

旨在规范实验室生物参考区间和临床决定限的建立、验证及评审过程，以确保实验室检验工作满足要求。

2. 范围

适合于临床血液和体液对生物参考区间及临床决定限的评审、抽样、调查、统计和确认等活动。

3. 职责

3.1·质量负责人负责策划和组织生物参考区间和临床决定限的评审。

3.2·组长负责检验项目生物参考区间和临床决定限的评审的具体工作。

3.3·信息管理组负责组织维护实验室信息系统及与信息系统对接的医院各系统参考区间数据的核对及参考区间的更新。

3.4·咨询小组负责为客户提供参考区间临床意义需要时候的解释。

4. 程序

4.1·生物参考区间和临床决定限：实验室建立或转移使用参考区间时，宜参考相关卫生行业标准，如 WS/T 402、WS/T 405、WS/T 779 等。

4.1.1　当解释检验结果需要时，实验室应制定生物参考区间和临床决定限，并告知用户。

4.1.1.1　基于患者风险的考虑，实验室应制定反映其服务的患者人群的生物参考区间和临床决定限，并记录其依据。

4.1.1.2　应定期评审生物参考区间和临床决定限，并将任何改变告知用户。

4.1.1.3　当检验或检验前方法发生改变时，实验室应评审其对相应参考区间和临床决定限的影响，并告知用户（适用时）。

4.1.1.4　对于识别某个特征存在与否的检验，生物参考区间即是将鉴别的该特征，如基因检验。

4.2·生物参考区间的建立

4.2.1　缺乏可验证的参考区间时，宜参照 WS/T 402—2012《临床实验室检验项目参考区间的制定》建立参考区间。在下列情况下需考虑重新建立生物参考区间：① 开展新的（国内其他实验室从未开展过）检验项目时；② 使用非标准检验方法或自建检测系统时；③ 有理由相信原有参考区间对参考人群不再适用时；④ 当方法或检验程序有本质上的更改时。

4.2.2　生物参考区间建立的操作过程

4.2.2.1　根据文献和实验研究，总结对该项目检验结果产生变异和分析干扰的情况，作为选择参考个体的因素。

4.2.2.2　确定选择或排除参考个体的原则,尽可能排除对结果有影响的因素,并设计详尽的调查表以排除不符合要求的个体。

4.2.2.3　依据选择原则,选择参考个体,应保证研究对象的同质性,如调查时间或空腹与否等;再依据排除原则排除非参考个体。

4.2.2.4　对受检参考个体进行必要的指导;采集原始样品、做好样品预处理;检验样品,获得参考值;按事先约定原则剔除离群值,若数据量不足则需补充数据。

4.2.2.5　绘制分布图,分析分布特性,进行统计计算,估计参考值和参考区间。如果调查对象的差异较大还需按调查对象的不同性质进行分组统计计算。

4.3·生物参考区间的验证方法:确认实验室使用的检测系统与制造商提供参考区间的检测系统相同;确认检测项目针对的人群相同;确认检测前过程和检测程序一致;每组使用至少 20 份健康人标本检测后进行验证。

4.3.1　成人和儿童血细胞分析参考区间的应用参照 WS/T 405 和 WS/T 779。

4.3.2　血栓与止血检验项目参考区间的验证要求:更换新批号试剂时,如试剂敏感度差异明显,应重新验证新批号试剂的参考区间;试剂敏感度接近时,使用至少 5 份健康人标本进行结果比对,以明确参考区间的适用性。

4.3.3　尿液分析、流式检测项目的参考区间可参考产品说明书或文献资料,在参考区间验证的基础上应用。

4.3.4　D-二聚体检测用于排除静脉血栓栓塞症时,实验室宜对排除诊断的临界值进行审核。

4.4·生物参考区间数据的要求和处理方法

4.4.1　确定离群值的判断方法,例如将检验结果从小到大排列,以最远端相邻两值的差 D(大减小)除以数据全距 R,若>1/3 则相邻两值中最远端者为离群值。也可以用其他方法判断;剔除离群值后续将数据补充到足够的数量。

4.4.2　绘制分布图,分析数据的分布特性。若为正态分布或近似正态分布,则可按 95% 置信概率确定参考值和参考范围;若不是明显正态分布,则用百分位数方法确定 2.5% 和 97.5% 位数的参考限。

4.4.3　参考值的分组:依据临床意义和该项目的生理变异,并须作 Z 检验确定分组后的均值间差异有无统计学意义来确定参考值数据是否需要分组。将原 120 个参考值数据分为两组(如按性别或两个年龄段),每组最好接近 60 例,按下式求 Z 值,比较两组间均值的差异有无统计学意义。公式如下:

$$Z = (\bar{X}_1 - \bar{X}_2)/(S_1^2/n_1 + S_2^2/n_2)^{1/2}$$

式中:$\bar{X}_1$ 和 $\bar{X}_2$ 分别为两组参考值数据各自的均值,S_1^2 和 S_2^2 分别为两组各自的方差,n_1 和 n_2 为两组各自的参考值个数。然后进行 Z 检验。统计的 Z 数值必须与"临界值"进行比较。"临界值"Z' 的计算公式如下:

$$Z' = 3(n_{均数}/120)^{1/2} = 3[(n_1 + n_2)/240]^{1/2}$$

4.4.3.1　如果标准差 S_2 较大,应检查它是否大于 1.5 倍的 S_1;或者,$S_2/(S_2 - S_1)$ 是否小于

3。若计算得出的 Z 值超过 Z′,则应考虑分组。

4.4.3.2　绘制分布图,了解数据的分布特性。若有数据呈高斯正态分布或者数据经转换后亦呈高斯分布,可按 $\bar{X} + 1.96S$ 表示95%数据分布范围,或 $\bar{X} + 2.58S$ 表示99%数据分布范围等确定参考限和参考区间。若数据不呈高斯正态分布则用非参数法处理。最常见的是以百分位数法确定2.5%和97.5%位数的参考限,以此确定参考区间。

4.4.4　对于性别、年龄差异显著的检验项目(如血细胞分析等),参考范围应按照不同的性别和年龄组别分别进行计算。

4.5·对参考区间进行评审和确认的方法:生物参考区间评审内容应包括参考区间来源、检测系统结果可比性、参考人群适用性等,评审过程应有临床医生参加。需要时,宜根据性别、年龄等划分参考区间。实验室根据国家权威机构或检测系统生产厂商推荐的生物参考区间作为自己开展医学检验的生物参考区间。实验室每隔一定时间(根据医学检验环境变化而定)评审并确认其适用性。

4.5.1　确认实验室使用的分析系统与制造商提供参考区间的分析系统相同。

4.5.2　确认检验项目针对的人群相同,且无显著体质变化。

4.5.3　确认检验程序、实验室技术水平无变化。

4.6·如果评审和确认结果对原生物参考区间的适用性有怀疑,则需进行验证。验证的方法是:随机选择若干名健康者和若干名患者(一般不少于20例),分别进行对应项目的检验,若20例参考个体中超出参考区间的数据不超过2例(或不超过10%),则验证通过。若3例以上超出界限,再选择20个参考个体进行验证,验证结果若符合要求,则可直接使用参考区间。由于评审时样品量不可能很大,所以这种调查统计的置信概率不是很高,须与临床反应结合(如患者治愈前后的情况比较)才能确认。如果验证的结果证明原生物参考区间确实不适用了,则要采取纠正措施,即重新调查和统计计算,见本程序4.2。凝血检验项目,更换新批号试剂时,如试剂敏感度差异明显,应重新验证生物参考区间;试剂敏感度接近时,可使用5份健康人标本进行结果比对,以确认参考区间的适用性。

4.7·临床决定限又称为临床决定值(clinical decision limit, CDL),指在疑似患者或者确诊人群中,当某一检测指标测量值高于或低于特定"阈值"时,可以对特定疾病进行明确诊断,或与不良临床结局发生风险显著相关,这一阈值即为临床决定限。根据不同的临床决策目的,CDL 主要包括诊断截点值(diagnostic cut-off)和危急值(critical value),顾名思义,诊断截点值是用于诊断的阈值,而危急值是实施临床干预的阈值。

4.8·临床决定限制定的方法学流程

4.8.1　诊断截点值的建立:如何确定诊断截点值,取决于该诊断截点值对应的结局指标。例如针对类似肿瘤标志物诊断截点值的相关研究,常常遵循以下步骤。

4.8.1.1　以明确诊断肿瘤患者为病例组,基线可比的健康人为对照组,比较两组人群的肿瘤标志物表达水平是否存在差异,尤其是病例组测量值分布范围与对照组无重叠时,高度提示该标志物有潜在诊断价值。

4.8.1.2　在临床门诊连续纳入疑似患者,测量肿瘤标志物,同时随访每一位患者的金标准诊断结果,然后通过绘制受试者工作特征(receiver operating characteristic, ROC)曲线确定诊断截点值,如果在该诊断截点值下获得的灵敏度与特异度有临床意义,则开展下一步研究对其诊断准确性进行评估。

4.8.1.3 依然在临床门诊连续纳入疑似患者,测量肿瘤标志物,采用上一步建立的诊断截点值进行诊断,将基于肿瘤标志物的诊断结果与金标准诊断结果进行对比,计算灵敏度、特异度、阳性和阴性预测值等指标,对该肿瘤标志物的诊断准确性及其诊断截点值的适用性进行评价。诊断截点值一般会权衡灵敏度与特异度的临床意义,取患者群与非患者群的频数分布图的交叉点。

4.8.2 危急值的建立:危急值,也被称为预警值,指某一个体的实验室检查结果一旦达到危急值水平,提示该个体健康状态不同于正常的病生理状态,如果不立即进行干预,将会对患者的生命构成威胁。危急值多采用基于医院患者结局的大数据分析来建立,具体步骤如下。

4.8.2.1 提取某时间范围内某医院来源的病例数据,包括不良临床结局(如死亡、住院期间转入重症监护室等)、住院期间特定指标的所有实验室化验数据及人口学信息等。

4.8.2.2 充分考虑影响实验室检测结果的影响因素,设计数据的纳入与排除标准,筛选符合要求的数据构建分析数据集。

4.8.2.3 清洗数据,如识别离群值,对离群值产生原因进行分析等。

4.8.2.4 基于贝叶斯定理,计算每个实验室检测水平下的不良临床结局发生概率。

4.8.2.5 以实验室检测结果为横坐标,不良临床结局发生概率为纵坐标,绘制散点图及拟合多项式概率趋势曲线。

4.8.2.6 将与90%不良临床结局概率趋势线相交的实验室检测值定义为危急值。

5. 相关文件和表格

《生物参考区间评审和确认一览表》和《临检实验室生物参考区间验证记录表》。

参考文献

[1] 中国合格评定国家认可委员会.医学实验室质量和能力认可准则:CNAS-CL02:2023[S/OL].(2023-06-01)[2023-09-26].https://www.cnas.org.cn/rkgf/sysrk/jbzz/2023/06/911424.shtml.

[2] 中国合格评定国家认可委员会.医学实验室质量和能力认可准则的应用要求:CNAS-CL02-A001:2023[S/OL].(2023-08-01)[2023-09-26].https://www.cnas.org.cn/rkgf/sysrk/rkyyzz/2023/08/912141.shtml.

[3] 国家卫生健康委员会.临床血液与体液检验基本技术标准:WS/T 806—2022[S/OL].(2022-11-02)[2023-09-26].http://www.nhc.gov.cn/wjw/s9492/202211/a52a0547d22741ff956af0cf7a4ca66d.shtml.

（崔 巍 郑翠玲 杨大干）

室内质量控制(IQC)管理程序

××医院检验科临检实验室作业指导书	文件编号：××-JYK-××-××-×××	
版次/修改：第　　版/第　　次修改	生效日期：	共　页　第　页
编写人：	审核人：	批准人：

1. 目的

规范临检实验室室内质量控制过程,以保证室内质控品的检测时间、频次及具体操作等符合要求,规范质控结果审核流程,正确查找失控原因,及时处理,从而保证标本检验结果的准确性。

2. 范围

用于临检实验室各实验室的室内质控工作。

3. 职责

3.1·常规检测人员负责室内质控品检测及失控判断和处理,并填写失控报告。

3.2·指定人员负责每月(/批次)室内质控报表的打印。

3.3·质量负责人负责每月(/批次)室内质控结果的回顾及评估。

4. 程序

4.1·血液分析仪

4.1.1　质控图及质控规则：质控图有多种,如 Levey - Jennings 质控图、Z 分数图、Youden 图、Monica 质控图、累计法质控图等。质控规则应确保试验的稳定性和检验结果的可靠性,质控规则有 Westgard 多规则即 1_{2S}、1_{3S}、2_{2S}、R_{4S}、4_{1S}、$10\overline{X}$,还有 $8\overline{X}$、$12\overline{X}$ 等。实验室可根据本实验室的实际情况选用合适的质控图及质控规则,但质控规则至少使用 1_{3S} 和 2_{2S} 规则。

4.1.2　靶值及标准差设定：质控图靶值的确定依据 WS/T 806—2022《临床血液与体液检验基本技术标准》推荐方法进行设置,条件允许情况下,血细胞分析质控品的检测要求至少 3 天(每天不同时段进行检测),使用至少 10 个检测结果的均值作为质控图靶值。靶值应在配套定值质控品允许范围内;标准差按 WS/T 641—2018《临床检验定量测定室内质量控制》推荐方法进行设置,条件允许情况下至少采用 2～3 个批次加权 CV 计算现批次质控图设定 CV,CV 乘以靶值为现批次设定标准差;质控操作人员应在新批号质控物正式使用前在仪器及 LIS 质控系统内及时维护好该批号质控物靶值及标准差。遇特殊情况需修改质控品靶值和标准差时,需填写《临检实验室室内质控靶值变更记录表》,审核同意后方可修改。

4.1.3　每日质控：各血液分析仪宜使用配套质控品,使用非配套质控品时应评价其质量和适用性。至少使用 2 个浓度水平(正常和异常水平,正常和高值或者正常和低值),至少应在每日开机后患者标本检测前进行 1 次室内质控品的检测,质控合格后仪器才可检测标本;在样本量增加的情况下(如每台血细胞分析仪检测的标本量超过 100 人份)。可应用患者数据的质量控制方法(如新鲜血标本的留样再测等)来增加质控品检测的频次,从而建立一个经济、便捷、有效的室内质控方案。新鲜血标本留样再测的质控方法的操作步骤如下：实验室完成每日室内质控后,在尽可能短的时间内挑选新鲜血标本(选择标本的标准为无 PLT 聚集、大 PLT、有核 RBC、RBC 碎片、脂浊等异常提示,检测结果处于正常参考区间),在靶机上进行检测得到基准值。在血细胞分析仪完成 100 人份的标本检测后分别进行对所挑选的新鲜血标本的第 1 次检测,并将这些结果与靶机的结果进行比对,计算相对偏差,仪器间相对偏差的计算公式为:相对比对偏差(%)=(第 1 次比对仪器的结果－第 1 次靶机的结果)/第 1 次靶机的结果×100%。仪器间比对的偏差标准为 WBC≤7.5%、Hb≤3.5%、PLT≤12.5%、RBC≤3%、HCT≤3.5%。在血细胞分析仪完成 200 人份的标本检测后分别进行对所挑选的新鲜血标本的第 2 次检测,并将这些结果与靶机的结果进行比对,计算第 2 次比对的相对偏差,以此类推。在用同一管新鲜血标本完成 2 次及以上的比对后,可以进行仪器运行过程中的比对,计算相对偏差,仪器运行过程中相对偏差的计算公式为:比对仪器相对比对偏差(%)=(第 2 次比对仪器的结果－第 1 次比对仪器的结果)/第 1 次比对仪器的结果×100%,靶机相对比对偏差(%)=(第 1 次靶机的结果－基准值)/基准值×100%或=(第 2 次靶机的结果－第 1 次靶机的结果)/第 1 次靶机的结果×100%。仪器运行过程中比对偏差标准为 WBC≤5.0%、Hb≤2.5%、PLT≤8.5%、RBC≤2.0%、HCT≤2.5%。

4.1.4　质控检测操作

4.1.4.1　质控品的准备:从冰箱内取出质控品,放置 15～20 min 平衡至室温;将质控品瓶口向上放置双手掌心前后匀速搓动混匀 8 次,再颠倒混匀 8 次,将质控品瓶口向下放置双手掌心前后匀速搓动混匀 8 次,直到所有的红细胞都完全重新悬浮起来为止。开盖检测后,先使用洁净的纱布将瓶和盖上的螺纹均擦拭干净,然后再盖好瓶盖,并送回 2～8℃冰箱内储藏。

4.1.4.2　检测步骤:具体检测步骤参考各《血液分析仪标准操作规程》,并将质控结果传输至 LIS 质控系统中。

4.1.5　质控结果审核:检测后应及时观察仪器及 LIS 质控系统中质控结果是否在控,若失控需及时查找原因并进行纠正,必要时报告专业组组长或质控管理员,纠正合格后要在 LIS 系统中填写修正值,记录失控原因、处理方法,并保存。需进行临床影响评估的,应使用其他在控仪器对该失控仪器前期所测的标本进行检测,并将数据统计成《临检实验室标本比对数据记录及结果评价表》,比对标准采用室内比对的标准。若比对合格则未对临床造成影响,无需追回报告;若比对不合格,则可能对临床造成影响,需与临床沟通,必要时追回错误报告。

4.1.6　质控数据按批次或月形成汇总表,组长或科主任签字;各项目批次总 CV 应符合行业标准和规定要求,如 WBC≤6.0%、Hb≤2.0%、PLT≤8.0%、RBC≤2.5%、HCT≤4.0%、MCV≤2.5%、MCH≤2.5%、MCHC≤3.0%;若检验项目无相应的行业标准和规定要求,实验室可根据实际情况制定该项目的允许 CV,如 NEUT(%)≤6.0%、LYMPH(%)≤8.0%、MONO(%)≤20.0%、EO(%)≤15.0%、BASO(%)≤15.0%等。

4.2·凝血分析仪

4.2.1　质控图及质控规则:同本程序 4.1.1。

4.2.2　靶值及标准差设定:尽量选择有效期较长质控品。实验室应对新批号质控品各个测定项目自行确定靶值和标准差。靶值必须在实验室内使用自己现行的测定方法进行确定。先连续测定同一批号的质控品 20 次,每天 1 次(也可根据时间每天测定 2 次),根据获得 20 次质控测定结果,计算出均值和标准差,作为暂定靶值和标准差。以此暂定靶值和标准差作为下个月室内质控图的靶值和标准差进行室内质控。1 个月结束后,将该月的在控结果(剔除大于 3 倍标准差的结果)与前 20 个质控测定结果汇集在一起,计算累积均值和累积标准差,以此累积均值和累积标准差作为下个月质控图的靶值和标准差。重复上述操作过程,连续 3~5 个月。汇集最初 20 个数据和 3~5 个月在控数据计算累积均值和累积标准差作为该质控品有效期内的靶值和标准差。当更换新批号试剂或仪器进行重要部件维修后,应重新确定质控物靶值。标准差也可由实验室长期累积较稳定 CV 与靶值计算得出,但应对其进行定期评估,并考虑项目允许 CV 要求。

4.2.3 每日质控:各凝血分析仪使用专用厂家配套商业质控品,至少使用 2 个浓度水平(正常和异常水平,正常和高值或者正常和低值),至少应在每日开机后患者标本检测前进行 1 次室内质控品的检测;常规标本检测过程中或完成后可根据标本量的多少来增加质控品检测的频次。质控合格后仪器才可检测标本。

4.2.4 质控检测操作

4.2.4.1 质控品准备:严格按质控品说明书操作,冻干质控品溶解时要确保所使用溶剂质量,所加溶剂量要准确,尽量保持每次加入量一致性,加入溶剂后应轻轻摇匀,使内容物完全溶解,切忌剧烈振摇。质控品应严格按使用说明书规定方法保存,不得使用过期质控品。质控品要与患者标本在相同测定条件下测定。

4.2.4.2 检测步骤:具体检测步骤参考《凝血分析仪标准操作规程》,并将质控结果传输至 LIS 质控系统中。

4.2.5 质控结果审核:检测后应及时观察仪器及 LIS 质控系统中质控结果是否在控,若失控需及时查找原因并进行纠正,必要时报告专业组组长或质控管理员,纠正合格后要在 LIS 系统中填写修正值,记录失控原因、处理方法,并保存。需进行临床影响评估的,应使用其他在控仪器或纠正失控后对该失控仪器前期所测的标本进行检测,并将数据统计成《临检实验室标本比对数据记录及结果评价表》,比对标准应符合行业标准或相关规定的要求。若比对合格则未对临床造成影响,无需追回报告;若比对不合格,则可能对临床造成影响,需与临床沟通,必要时追回错误报告。

4.2.6 质控数据按月汇总成报表,由组长或科主任签字;各项目的月 CV 应符合行业标准及相关规定的要求。

4.3·红细胞沉降率

4.3.1 质控图及质控规则:同本程序 4.1.1。

4.3.2 靶值及标准差设定:尽量选择有效期较长质控品。实验室应对新批号质控品各个测定项目自行确定靶值和标准差。靶值必须在实验室内使用自己现行测定方法进行确定。先连续测定同一批号质控品 20 次,每天 1 次(也可根据时间每天测定 2 次),根据获得 20 次质控测定结果,计算出均值和标准差,作为暂定靶值和标准差。以此暂定靶值和标准差作为下个月室内质控图靶值和标准差进行室内质控。1 个月结束后,将该月在控结果(剔除大于 3 倍标准差结果)与前 20 个质控测定结果汇集在一起,计算累积均值和累积标准差,以此累积均值和累积标准差作为下个月质控图靶值和标准差。重复上述操作过程,连续 3~5 个月。汇集最初 20 个数据和 3～5 个月在控数据计算累积均值和累积标准差作为该质控品有效期内的靶值和标准差。

4.3.3　每日质控：选择配套质控品、第三方质控品至少正常和异常 2 个水平，至少应在每日开机后患者标本检测前进行 1 次室内质控品的检测；常规标本检测过程中或完成后可根据标本量多少来增加质控品检测频次。质控合格仪器才可检测标本。

4.3.4　质控检测操作

4.3.4.1　质控品准备：质控品应严格按使用说明书规定方法保存，不得使用过期质控品。质控品要与患者标本在相同测定条件下测定。

4.3.4.2　检测步骤：具体检测步骤参考《血沉分析仪标准操作规程》，将质控结果传输至 LIS 质控系统中。

4.3.5　质控结果审核：检测后应及时观察仪器及 LIS 质控系统中质控结果是否在控，若失控需及时查找原因并进行纠正，必要时报告专业组组长或质控管理员，纠正合格后要在 LIS 系统中填写修正值，记录失控原因、处理方法，并保存。需进行临床影响评估，应在失控纠正后对该失控仪器前期所测标本进行检测，并将数据统计成《临检实验室标本比对数据记录及结果评价表》，比对标准应符合行业标准或相关规定要求。若比对合格未对临床造成影响，无需追回报告；若比对不合格，则可能对临床造成影响，需与临床沟通，必要时追回错误报告。

4.3.6　质控数据按月汇总成报表，由组长或科主任签字；各项目的月 CV 应符合行业标准及相关规定要求。

4.4 · 尿液干化学分析仪

4.4.1　质控图及质控规则：除比重（SG）外，其他半定量尿液干化学分析项目均采用实验室 LIS 质控系统自设半定量质控图；并对质控数据进行分析，如果阴性和阳性结果符合预期即阴性不能为阳性、阳性不能为阴性结果，且阳性质控值与靶值相差不超过 1 个等级为在控，反之则为失控的质控规则。SG 相关质控要求及操作参照本程序 4.1。

4.4.2　靶值及质控范围设定：尿液干化学分析中除 SG 外其他半定量项目在新批号质控品正式使用前，每天不同时段（每次间隔至少 2 h）至少检测 3 天累积 10 个质控数据，以占多数数据等级作为暂定靶值，再累积后续检测的 10 个质控数据共 20 个质控数据，以占多数的数据等级定为该批号质控品该项目的靶值，靶值应在质控品靶值表的允许范围内；阳性不能为阴性、阴性不能为阳性，阳性质控与靶值相差不超过 1 个等级来确定在控范围，质控数据在在控范围内判定为在控；反之为失控。数据传输到 LIS 质控菜单中，并打印原始报告，审核签字。

4.4.3　每日质控：各尿液干化学分析仪使用专用商业质控品，正常、异常 2 个水平，至少应在每日开机后患者标本检测前进行 1 次室内质控品的检测；仪器关机前可加做一次质控，以确保当天仪器状态良好；质控合格后仪器才可检测标本。

4.4.4　质控检测操作

4.4.4.1　质控品的准备：从冰箱内取出质控品，放置 15～20 min 平衡至室温；将尿液干化学质控品充分颠倒混匀。开盖检测后，再盖好瓶盖，并送回 2～8℃冰箱内避光储藏。

4.4.4.2　检测步骤：具体检测步骤参考各《尿液干化学分析仪标准操作规程》，并将质控结果传输至 LIS 质控系统中。

4.4.5 质控结果审核：检测后应及时观察仪器及 LIS 质控系统中质控结果是否在控,若失控需及时查找原因并进行纠正,必要时报告专业组组长或质控管理员,纠正合格后要在 LIS 系统中填写修正值,记录失控原因、处理方法,并保存。需进行临床影响评估的,应使用其他在控仪器对该失控仪器前期所测的标本进行检测,并将数据统计成《临检组标本比对数据记录及结果评价表》,比对项目结果的偏差标准为与基准仪器检测结果上下相差不超过 1 个等级、阳性不能为阴性、阴性不能为阳性。若比对合格未对临床造成影响,无需追回报告;若比对不合格,则可能对临床造成影响,需与临床沟通,必要时追回错误报告。

4.4.6 质控数据按月或按批次汇总成报表,组长或科主任签字。

4.5·尿液有形成分分析仪

4.5.1 质控图及质控规则：参照本程序 4.1。

4.5.2 靶值及标准差设定：参照本程序 4.1。

4.5.3 每日质控：各尿液有形成分分析仪使用专用配套商业质控品,正常、异常 2 个水平,至少应每日开机后患者标本检测前检测 1 次室内质控品;仪器关机前可加做 1 次质控,以确保当天仪器状态良好;质控合格后仪器才可检测标本。

4.5.4 质控检测操作

4.5.4.1 质控品的准备：从冰箱内取出质控品,放置 15～20 min 平衡至室温;将尿液有形成分分析质控品充分颠倒混匀检测。检测后,送回 2～8℃冰箱内避光储藏。

4.5.4.2 检测步骤：具体检测步骤参考各《尿液有形成分分析仪标准操作规程》,并将质控结果传输至 LIS 质控系统中。

4.5.5 质控结果审核：检测后应及时观察仪器及 LIS 质控系统中质控结果是否在控,若失控需及时查找原因并进行纠正,必要时报告专业组组长或质控管理员,纠正合格后要在 LIS 系统中填写修正值,记录失控原因、处理方法,并保存。需进行临床影响评估的,应使用其他在控仪器对该失控仪器前期所测的标本进行检测,并将数据统计成《临检实验室标本比对数据记录及结果评价表》,比对项目结果的偏差标准应符合室内仪器比对的偏差要求。若比对合格未对临床造成影响,无需追回报告;若比对不合格,则可能对临床造成影响,需与临床沟通,必要时追回错误报告。

4.5.6 质控数据按月或按批次汇总成报表,组长或科主任签字。

4.6·定性项目的室内质控

4.6.1 粪便常规：可使用商品化的粪便隐血(FOB)多水平(阴性、弱阳性和阳性)非定值质控品(如珠海科域生物工程有限公司),至少应每日开机后患者标本检测前检测 1 次室内质控品;质控合格后仪器才可检测标本。

4.6.2 体液常规：可使用商品化的体液质控品,正常、异常 2 个水平,至少应每日开机后患者标本检测前检测 1 次室内质控品;质控合格后仪器才可检测标本。

4.6.3 血型鉴定：可使用商品化的血型质控品,涵盖 A 抗原、B 抗原及 Rh 阴性、Rh 阳性,至少应每日开机后患者标本检测前检测 1 次室内质控品;结果与参考结果一致为在控,不一致则为失控。质控合格后仪器才可检测标本。

4.7·失控原因分析流程

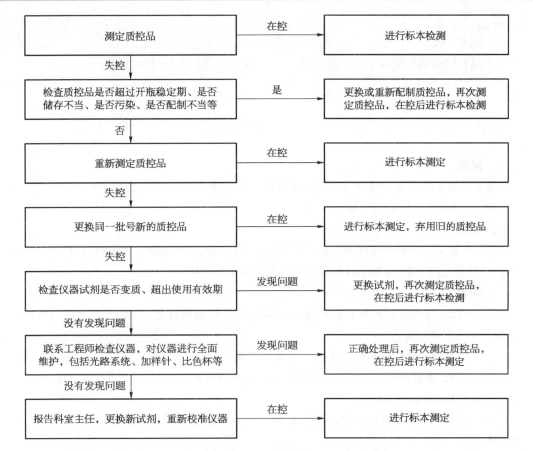

4.8・质控数据存档：以上所有记录应至少保存 2 年，包括每月或每批次质控总结、失控分析报告、质控图及原始数据。

5. 相关文件和记录

《血液分析仪标准操作规程》《凝血分析仪标准操作规程》《血沉分析仪标准操作规程》《尿液干化学分析仪标准操作规程》《尿液有形成分分析仪标准操作规程》《临检实验室室内质控靶值变更记录表》《临检实验室标本比对数据记录及结果评价表》《临检实验室室内质控月总结》《临检实验室室内质控及失控处理记录表》《临检实验室室内质控失控分析报告》。

参考文献
[1] 中国合格评定国家认可委员会.医学实验室质量和能力认可准则：CNAS - CL02：2023[S/OL].(2023 - 06 - 01)[2023 - 09 - 26].https://www.cnas.org.cn/rkgf/sysrk/jbzz/2023/06/911424.shtml.
[2] 中国合格评定国家认可委员会.医学实验室质量和能力认可准则的应用要求：CNAS - CL02 - A001：2023[S/OL].(2023 - 08 - 01)[2023 - 09 - 26].https://www.cnas.org.cn/rkgf/sysrk/rkyyzz/2023/08/912141.shtml.
[3] 国家卫生健康委员会.临床血液与体液检验基本技术标准：WS/T 806—2022[S/OL].(2022 - 11 - 02)[2023 - 09 - 26].http://www.nhc.gov.cn/wjw/s9492/202211/a52a0547d22741ff956af0cf7a4ca66d.shtml.
[4] 彭明婷.临床血液与体液检验[M].北京：人民卫生出版社,2017.
[5] 张秀明,杨志钊,杨有业.临床基础检验质量管理与标准操作程序[M].北京：人民军医出版社,2010.
[6] 郑翠玲,王力,程焱,等.血液分析仪日常室内质量控制中新鲜血比对方案的建立[J].检验医学,2021,36(6)：662 - 666.

（崔 巍 郑翠玲）

室间质量评价(EQA)管理程序

××医院检验科临检实验室作业指导书		文件编号：××-JYK-××-××-×××		
版次/修改：第　　版/第　　次修改		生效日期：	共　　页　第　　页	
编写人：		审核人：		批准人：

1. 目的

规范临检实验室室间质评工作,保证合理参加和顺利完成室间质评(EQA)/能力比对(PT)试验,确保实验室检测质量。

2. 范围

用于临检实验室室间质评工作各环节,包括项目申请、质评物接收和保存、质评物及时检测、质评结果及时上报、反馈室间质评结果并及时审核和评估。

3. 职责

3.1·组长/质量负责人负责制定每年室间质评项目申报计划,填写室间质评项目申报表;由科室主任审核通过。

3.2·组长定期对室间质评工作进行监督与审核。

3.3·组长/质量负责人/指定人员负责不合格室间质评项目调查、纠正,并填写《临检实验室室间质评结果回报总结表》。

3.4·实验室主任负责对质评回报结果及《临检实验室室间质评结果回报总结表》进行签字审核。

4. 程序

4.1·室间质评项目计划与申请:专业组长需根据实际工作要求不断增加、更新质评项目,并填写能力验证活动计划表,交由科主任审核通过,并按室间质评机构要求及时进行申报,每年临检实验室参加的质评项目见表1。

表1　临检实验室参加能力验证活动计划表

序号	拟参加能力验证活动	参　加　项　目
1		全血细胞分析
2		凝血试验
3		尿液化学分析
4		血细胞形态学检查
5		寄生虫形态学检查
6		尿液沉渣形态学检查
7	国家临床检验中心	流式细胞分析-淋巴细胞亚群测定
8		血液黏度检测
9		网织红细胞计数
10		凝血因子检测
11		D-二聚体检测
12		纤维蛋白(原)降解产物检测
13		抗凝血检测

（续表）

序号	拟参加能力验证活动	参 加 项 目
14		红细胞沉降率测定
15		流式细胞分析- CD34$^+$ 干细胞计数
16		血红蛋白 A2 和血红蛋白 F
17	国家临床检验中心	流式细胞分析-人类白细胞抗原 B27 检测
18		血管性血友病因子抗原检测
19		抗凝血因子 Ⅹa 活性检测
20		血型
21		粪便隐血试验
22	北京市临床检验中心	尿 HCG
23		粪便形态学检查

4.2 · 室间质评物接收和保存：由专业组长指定各室间质评项目负责人负责该项目室间质评物接收，接收时需对照该项目室间质评活动说明书核查质评物数量、批号、标本状态等；确认标本无异常时应按活动说明书上的标本保存要求进行恰当保存；若发现问题应及时与该室间质评机构联系，可要求发送新质评物；并填写《临检实验室室间质评记录表》。

4.3 · 室间质评物检测

4.3.1 室间质评物预处理：因室间质评物不同于临床新鲜标本，在检测前应按各项目室间质评活动说明书上的流程对质评物进行预处理。

4.3.2 室间质评物测定：根据行业标准 WS/T 644—2018《临床检验室间质量评价》要求，室间质评物应由进行常规检验的人员检测，测定方法、次数与常规检验患者标本相同，在临床标本检验过程中进行测定。不可将 EQA/PT 标本或取其中部分标本送到其他实验室分析。

4.4 · 室间质评结果上报：由专业组长指定各室间质评项目负责人按检测结果认真填写室间质评结果回报表，保存原始数据资料；专业组长审核后由该项目室间质评负责人上报室间质评结果；为避免填写错误、仪器或试剂或方法选择错误、单位换算错误，可请另一名工作人员进行核对。

4.5 · 室间质评物检测后保存：根据室间质评活动说明书提供各质评物保存条件和有效期进行适当储存。室间质评标本的留样再测可用于评估医学实验室人员能否发出准确检测结果的一项能力评估内容。

4.6 · 室间质评回报结果审核：室间质评统计结果回报后，由专业组长/质量负责人/指定人员及时进行下载保存，应注意监测结果趋势性变化，并对不合格室间质评结果及时进行调查、处理、纠正，如出现不合格质评结果需评估室间质评检测时患者结果是否可接受；必要时与质评机构进行沟通，对所采取纠正措施进行记录，并填写《临检实验室室间质评结果回报总结表》；最后将质评回报统计结果及《临检实验室室间质评结果回报总结表》交科主任签字审核。

4.7 · 不合格室间质评项目处理流程

4.7.1 EQA/PT 成绩不满意时，专业组长应组织相应人员进行原因分析，采取纠正或预防措施。出现不满意 EQA/PT 结果可出多种因素引起,参照行业标准 WS/T 414—2013《室间质量评价结果应用指南》概括如下:填写错误、质评物问题、检测方法不当、试剂变质失效、仪器设备问题、人员能力欠缺等。

4.7.2 失控原因分析步骤

4.7.2.1 首先查找原始记录,检查是否存在填写错误,然后核对当日质控情况,必要时检查当月质控,看是否存在系统误差,或是否因人员能力欠缺所致,如发现问题,及时进行相应更正。

4.7.2.2 如未发现上述问题,可用经适当储存的剩余质评物重复检测,查看是否可产生在范围内的检测结果;或重新申请相同质评物,重新测定。如新质控物结果正常,那么出现不满意 EQA/PT 成绩可能因质评物变质失效引起。

4.7.2.3 如结果不在允许范围,应检查试剂或更换新试剂,重新测定,排除试剂因素。

4.7.2.4 如结果仍不在允许范围,应联系工程师对仪器进行全面维护,重测,以排除仪器因素。

4.7.2.5 如结果仍不在允许范围,重新校准仪器,重测;或上报科主任并联系相应专家。

4.8·室间质评资料存档:以上所有记录应至少保存 2 年,包括质评回报统计结果、《临检实验室室间质评结果回报总结表》《室间质评结果回报表》及原始数据等。

5. 相关文件和记录

《临检实验室参加室间质评/能力验证活动计划表》《临检实验室室间质评/能力验证记录表》《临检实验室室间质评/能力验证结果回报总结表》。

参考文献

[1] 中国合格评定国家认可委员会.医学实验室质量和能力认可准则:CNAS-CL02:2023[S/OL].(2023-06-01)[2023-09-26].https://www.cnas.org.cn/rkgf/sysrk/jbzz/2023/06/911424.shtml.

[2] 中国合格评定国家认可委员会.医学实验室质量和能力认可准则的应用要求:CNAS-CL02-A001:2023[S/OL].(2023-08-01)[2023-09-26].https://www.cnas.org.cn/rkgf/sysrk/rkyyzz/2023/08/912141.shtml.

[3] 张秀明,杨志钊,杨有业.临床基础检验质量管理与标准操作程序[M].北京:人民军医出版社,2010.

（崔　巍　郑翠玲）

检测仪器间比对程序

××医院检验科临检实验室作业指导书		文件编号：××-JYK-××-××-×××	
版次/修改：第　版/第　次修改		生效日期：	共　页　第　页
编写人：	审核人：		批准人：

1. 目的

为规范临检实验室内相同检验项目应用不同的程序或设备，或在不同地点进行检测，使其检验结果具有可比性。

2. 范围

适用于临检实验室应用不同的程序或设备，或在不同地点进行检测的相同项目。

3. 职责

3.1·员工负责比对试验的实施及数据的统计，填写试验表格。

3.2·组长负责比对试验的计划、设计、审核、对结果分析。

3.3·质量负责人负责审核、批准该文件的发布，负责对该文件的实施情况做出决策。

4. 程序

4.1·临检实验室内检测设备比对计划的制定：组长需根据实际工作要求不断增加、更新室内设备比对项目，制定比对计划，并填写《临检实验室室内设备比对计划表》，交由主任审核通过后按计划进行。

4.2·比对方案的依据：参照 WS/T 406—2012《临床血液学检验常规项目分析质量要求》、WS/T 407—2012《医疗机构内定量检验结果的可比性验证指南》和 WS/T 806—2022《临床血液与体液检验基本技术标准》文件执行。

4.3·比对周期：凝血检测系统每 12 个月进行一次比对，其他检测系统每 6 个月进行至少一个轮次的结果比对。

4.4·比对方案的实施

4.4.1　血细胞分析检测系统：遵循 WS/T 406—2012 和 WS/T 407—2012；对于白细胞分类计数的结果比对，每轮次使用至少 20 份临床标本（血细胞计数项目所选标本的浓度范围越宽越好，其他检测项目所选标本应含正常、异常浓度水平各占 50％；比对可分次进行）。

4.4.2　尿液干化学分析仪：每轮次使用至少 20 份临床标本（含高、中、低浓度）。

4.4.3　尿液有形成分分析仪：每轮次使用至少 20 份临床标本（含红细胞、白细胞、上皮细胞和管型等有形成分的标本）。

4.4.4　凝血检测系统：每轮次使用至少 20 份临床标本（含高、中、低浓度）（不可将细胞吸入），混匀后比对仪器和实验仪器各检测 1 次，或收集 10 份血浆，每份血浆每台仪器检测 2 次，得到 20 对数据。

4.5·比对标准

4.5.1　血细胞分析检测系统：以相对偏差作为评价指标，≥80％标本符合要求为可接受。相对偏差及比对样品的浓度参照以下要求，结合实际工作量选取标本浓度。分类项目的评价指标参照文件 WS/T 246—2005《白细胞分类计数参考方法》采用 SEq 计算参考方法分类计数结果的 95％可信区间。如任意类型细胞分类的仪器法检测结果的均值在可信区间外，则计为不符合。

4.5.2　尿液干化学分析仪的比对标准：≥80％标本符合要求为可接受。

4.5.2.1　PRO、GLU、KET、BIL、NIT、RBC 及 LEU 项目：阴性不能为阳性、阳性不能为阴性，且阳性检测结果与靶值等级相差不超过 1 个等级，则判定为符合。

4.5.2.2　SG 的比对标准：绝对偏差≤0.005 判定为符合。

4.5.2.3　pH 的比对标准：绝对偏差≤0.5 判定为符合。

4.5.3　尿液有形成分分析仪的比对标准：以相对偏差作为评价指标，≥80％标本符合要求为可接受。

4.5.3.1　固定一检测仪器为靶机，其检测结果为靶值，其相对偏差（％）＝（仪器检测值－靶值)/靶值×100％。

4.5.3.2　实验室根据实际情况制定相对偏差标准：WBC≤20％、RBC≤20％、EC≤50％、CAST≤50％、BACT≤50％。

4.5.4　凝血检测系统比对标准：以相对偏倚作为评价指标，≥80％标本符合要求为可接受。

4.5.4.1　以比对仪器（靶机）的测定结果为标准，计算实验仪器与靶机的相对偏倚。

4.5.4.2　实验室依据室间质评评价标准及实际情况制定相对偏移标准（表 1）。

表 1　凝血检测系统检测项目偏移标准

项 目 名 称	室间质评评价标准	实验室标准
PT	15％	7.5％
APTT	15％	7.5％
TT	NA	10％
FIB	20％	10％
DD	3SD	10％
FDP	3SD	10％
AT Ⅲ	NA	10％

注：NA,不涉及

4.6·比对数据审核与存档：专业组长审核比对记录并签字，原始数据应至少保存 2 年。

5. 相关文件和记录

《临检实验室室内设备比对计划表》和《临检实验室室内设备比对记录表》。

参考文献

[1] 中国合格评定国家认可委员会.医学实验室质量和能力认可准则：CNAS－CL02：2023[S/OL].(2023－06－01)[2023－09－26].https://www.cnas.org.cn/rkgf/sysrk/jbzz/2023/06/911424.shtml.

[2] 中国合格评定国家认可委员会.医学实验室质量和能力认可准则的应用要求：CNAS－CL02－A001：2023[S/OL].(2023－08－01)[2023－09－26].https://www.cnas.org.cn/rkgf/sysrk/rkyyzz/2023/08/912141.shtml.

[3] 国家卫生健康委员会.临床血液与体液检验基本技术标准：WS/T 806—2022[S/OL].(2022－11－02)[2023－09－26].http://www.nhc.gov.cn/wjw/s9492/202211/a52a0547d22741ff956af0cf7a4a66d.shtml.

（崔　巍　郑翠玲）

实验室内人员比对程序

××医院检验科临检实验室作业指导书	文件编号：××-JYK-××-××-×××
版次/修改：第　　版/第　　次修改	生效日期：　　　　　共　页　第　页
编写人：	审核人：　　　　　　批准人：

1. 目的

规范临检实验室内的人员比对工作，以保证临检实验室不同工作人员检测同一检验项目时检验结果的可比性。

2. 范围

用于临检实验室检测同一检验项目多个人员检测结果之间比对，包括但不限于外周血白细胞显微镜分类、外周血细胞形态学检查、尿液有形成分形态学检查、粪便隐血检查、粪便形态学检查、体液蛋白测定和体液形态学检查等。

3. 职责

3.1·组长负责比对试验的计划、设计、审核、对结果分析。

3.2·员工参加比对试验的实施及数据的统计，填写试验表格。

3.3·质量负责人负责室内人员比对不合格原因分析、处理措施、人员培训。

4. 工作程序

4.1·临检实验室内人员比对计划的制定：专业组长需根据实际工作要求不断增加、更新室内人员比对项目和比对人员，制定比对计划，并填写《临检实验室室内设备比对计划表》，交由科室主任审核通过后按计划进行。

4.2·基准人员的选择原则：基准人员应具有中级及以上技术职称，从事相应检验工作至少3年，最好有相应专业技术培训的考核记录或工作能力证明，如合格证、学分证或岗位培训证等。其中CNAS认可的授权签字人（中级及以上专业技术职务资格要求，从事申请认可授权签字领域专业技术/诊断工作至少3年，原则上年龄≤65岁）可作为基准人员。

4.3·比对方案的依据：参照 CNAS-CL02-A001：2023、ISO 15189：2022 和 WS/T 806 文件执行。

4.4·比对周期：每6个月进行至少一轮的结果比对。

4.4.1　人员比对项目：针对工作人员手工检测尤其是显微镜形态学检查的检验项目，如血细胞涂片镜检、尿液有形成分形态学检查、粪便标本形态学检查等。

4.4.2　每轮次使用至少20份正常和异常临床标本［细胞成分的数量（或形态）、血涂片中有重要诊断价值的细胞］或可使用图片识别等方式。

4.4.3　由专业组长指定人员负责实验室内人员比对工作，每个参与比对的人员均应使用相同的检查方法和判别标准，以基准人员的检测结果为标准评估比对人员的检测结果。

4.5·比对标准：≥80%标本符合要求为可接受。

4.5.1　血细胞涂片镜检：每张片计数200个白细胞，并对整张血片进行简要描述。参照文件 WS/T 246—2005《白细胞分类计数参考方法》采用 SEq 计算参比人员分类计数结果的

95％可信区间。如任意类型细胞分类的结果在可信区间外,则计为该标本不符合。对结果不可接受者,需培训后再比对,合格才能检测患者标本。

4.5.2 尿液有形成分镜检:每份标本离心后涂片镜检,观察 10 个高倍镜视野计数红细胞、白细胞、上皮细胞的均值,观察 20 个低倍镜视野计数管型的均值。注意两点:① 尿沉渣镜检的红细胞、白细胞:参照实验室自定的尿沉渣镜检等级,阴阳性相符且阳性结果相差不能超过 1 个等级;② 上皮细胞、管型、结晶、酵母菌等:阴阳性应相符。

4.5.3 粪便常规镜检:每份标本生理盐水涂片镜检,观察 10 个高倍镜视野计数红细胞、白细胞、脓细胞的均值。红细胞、白细胞、脓细胞阴阳性应相符。

4.6 · 比对数据审核与存档:专业组长审核比对记录并签字,原始数据应至少保存 2 年。

5. 相关文件和记录

《临检实验室室内人员比对计划表》和《临检实验室室内人员比对记录表》。

参考文献

[1] 中国合格评定国家认可委员会.医学实验室质量和能力认可准则:CNAS - CL02:2023[S/OL].(2023 - 06 - 01)[2023 - 09 - 26].https://www.cnas.org.cn/rkgf/sysrk/jbzz/2023/06/911424.shtml.

[2] 中国合格评定国家认可委员会.医学实验室质量和能力认可准则的应用要求:CNAS - CL02 - A001:2023[S/OL].(2023 - 08 - 01)[2023 - 09 - 26].https://www.cnas.org.cn/rkgf/sysrk/rkyyzz/2023/08/912141.shtml.

[3] 国家卫生健康委员会.临床血液与体液检验基本技术标准:WS/T 806—2022[S/OL].(2022 - 11 - 02)[2023 - 09 - 26].http://www.nhc.gov.cn/wjw/s9492/202211/a52a0547d22741ff956af0cf7a4ca66d.shtml.

[4] 尚红,王毓三,申子瑜.全国临床检验操作规程[M].4 版.北京:人民卫生出版社,2015.

[5] 彭明婷.临床血液与体液检验[M].北京:人民卫生出版社,2017.

（崔 巍 郑翠玲）

检验结果报告程序

××医院检验科临检实验室作业指导书	文件编号：××-JYK-××-××-×××
版次/修改：第　　版/第　　次修改	生效日期：　　　共　页　第　页
编写人：	审核人：　　　　　批准人：

1. 目的

为保证检验结果的准确、清晰、不引起歧义，并与检验程序的任何特定说明相一致。报告包括解释检验结果所必需的信息，特制定本程序。

2. 范围

用于临检实验室检验结果的审核、报告及解释等相关工作。

3. 职责

3.1·检验科主任/专业组长负责与医院相关部门及临床医生讨论后确定报告的格式及介质。检验人员负责出具正确的检验结果。

3.2·实验室信息系统（LIS）管理员负责验证电子检验结果的正确转录。

3.3·报告审核人员负责审核和签发检验报告及危急值的处理。

3.4·咨询管理员负责提供临床检验结果的相关解释和咨询服务。

4. 程序

4.1·通用要求

4.1.1　检测结果应使用规范的测量单位，尽可能使用 SI 单位，如白细胞绝对计数的单位为（$\times 10^9$/L）；结果报告宜使用多种类型的检测结果配合临床推进整合诊断，如对于血液肿瘤患者，必要时同时使用血细胞分析、形态学检查、流式细胞分析、染色体检查和分子诊断技术等检测结果实施整合诊断。

4.1.2　血液分析仪是筛查仪器，检测数据和图形正常且无报警提示时，可直接报告检测结果；结果异常或出现报警提示等情况下，应按实验室复检规则的要求进行复检后再报告正确的结果。

4.1.3　血涂片检查疟原虫阳性时，宜同时报告鉴定结果以及疟原虫的百分比。

4.1.4　抗凝治疗监测时，凝血酶原时间（PT）的报告方式应使用国际标准化比率（INR）。实验室使用的 ISI 值宜与特定的试剂-仪器组合及凝血检验方法相匹配；当 PT 试剂更换新批号、试剂种类或仪器有变化时，使用匹配的 ISI 值计算 INR 的结果。

4.1.5　D-二聚体定量检测结果有纤维蛋白原等量单位（FEU）和 D-二聚体单位（DDU）两种报告方式，实验室宜使用生产厂家推荐的报告方式，不宜进行检测结果的单位转换。

4.1.6　尿液检验报告中的形态学检验项目，实验室应注明最终报告结果，必要时可加备注说明。尿沉渣显微镜检查以每高/低倍视野中有形成分的数量报告结果，但红细胞和白细胞计数宜使用定量计数板计数，以细胞数/μL 报告结果。尿液有形成分名称的规范化及结果报告的其他要求参照参考文献中的专家共识。

4.1.7　淋巴细胞亚群检测报告内容宜至少包括 CD3$^+$ T 细胞、CD4$^+$ T 细胞、CD8$^+$ T 细胞、B 细胞和 NK 细胞的相对计数(百分比)、绝对计数(绝对值)、CD4$^+$T/CD8$^+$T 细胞比值。

4.1.8　CD34$^+$干细胞计数应报告 CD34$^+$干细胞相对计数(百分比)和绝对计数(绝对值),脐带血或其他保存时间超过 4 h 的标本还应报告活细胞的百分比。

4.1.9　HLA‐B27 检测应根据产品说明书及实验室规定的报告方式报告结果,报告方式可为阴性/阳性或阴性/灰区/阳性。对于检测结果为灰区的样品,必要时使用分子诊断技术进一步明确检测结果。

4.1.10　危急值通常在患者首次就诊时使用(适用时),血细胞分析与出凝血检验项目危急值的制定与应用参考 ICSH 指南。

4.1.11　在严格按照相关操作规程的基础上,应尽可能地缩短检验周期,满足临床需要。当检验报告延误时,实验室应基于延误对患者的影响建立通知用户的程序。

4.2·结果审核和发布

4.2.1　实验室在报告结果之前,有资质的人员负责审查结果。

4.2.2　结果审核的内容

4.2.2.1　室内质控结果在控时,方可发放检验报告。若室内质控失控则报告不能发出,须寻找原因,待质控结果正常后再对标本进行检测,在保证结果可靠后方可发出检验报告。

4.2.2.2　核对检验项目是否遗漏。

4.2.2.3　结合临床资料分析检验结果。对实验中出现的异常结果,应结合患者的年龄、性别、临床诊断等有关临床信息,检验结果是否与临床信息相符合。

4.2.2.4　同一标本不同项目结果的相关性分析。血细胞分析各参数之间、尿液分析各参数之间等存在内在联系,分析他们之间的关系,判断结果是否可靠。

4.2.2.5　同一患者同一时间不同检验目的结果的相关性分析。如肝硬化腹水患者同一时间血液和尿液胆红素升高、凝血时间延长、粪便可见胆红素结晶、血液 ALP 可能异常。

4.2.2.6　结合既往检验结果分析。通过 LIS 系统可很方便地与以往的结果进行比较分析,包括显示最近一次结果、累积结果趋势图、与最近一次结果变化(百分比和绝对值)提示、参考值提示、危急值提示,排除偶然误差或发现某些差错,如贴错标签、抽错标本、抗凝不当、标本混合不充分等。

4.2.3　可在报告备注中对检验结果提供适当的解释。

4.2.4　应规定如何发布检验结果的职责和程序,包括由谁和向谁发布。

4.3·危急值的报告:当检验结果处于规定的危急区间内时,根据室内质控结果、患者历史数据、患者临床信息、各指标的逻辑关系确定危急值,必要时需与临床进行沟通,或重复检测患者样本,确保危急值结果真实可靠。再按《危急值报告程序》执行并记录。

4.4·结果的特殊事项

4.4.1　当与用户达成一致时,可以简化的方式报告结果。但本程序 4.6 和 4.7 列出的任何未报告给用户的信息均应随时提供。

4.4.2　对患者有严重影响的检验结果(如遗传性疾病或某些传染性疾病),可能需要特殊咨询。实验室管理层宜确保在未经充分咨询之前,不直接将这些结果告知患者。

4.4.3　匿名的实验室检验结果可用于流行病学、人口统计学或其他统计分析等目的,前提是降低了对患者隐私和保密的所有风险,并符合相关法律或监管要求。

4.5 · 自动选择、复核、发布和报告结果

4.5.1 规定血常规、凝血功能、尿常规等自动审核和报告的标准，该标准应经批准、易于获取，并可被员工理解。主要自动审核规则有以下几个方面。

4.5.1.1 危急值：是指某项或某类检验异常结果，主动提醒，优先处理并及时通知临床。

4.5.1.2 差值：当前结果与既往检验结果相比，差值过大时应进行复核，如门诊患者白细胞计数差值百分率超过 30%，或住院患者的白细胞计数差值百分率超过 50%。

4.5.1.3 比值：同一标本不同检验项目检测结果之间的相关性分析，如 RBC/Hb。

4.5.1.4 极值：收集大量的试验项目结果数据，按 97.5%（测试患者）比率的试验项目结果数据设定为参考依据。

4.5.1.5 复检：① 结果中有关项目出现的异常情况；② 仪器报告各参数间出现的矛盾；③ 检测结果出现警示（Flag）符号；④ 直方图或散点图出现诊断明显不符合情况；⑤ 临床医师指定要求镜检等情况下需要复检。

4.5.1.6 警戒：出现检测系统定义的高值或低值界限时，应进行复核。

4.5.2 在使用前应确认该准则可以正确应用，并对可能影响功能的系统变化进行验证。

4.5.3 实施自动审核和报告时，实验室要确保适用的质量控制样本在一定的时间段运行，并获得合格结果。自动审核程序开始后系统中的结果可分为"通过""不通过""未审核"3类，未通过样本显示原因，只有人工审核才能通过。

4.5.4 适用时，将分析警示信息从仪器导入自动选择和报告的标准中。

4.5.5 自动报告的结果在发出前复核时应能被识别，并包括选择的日期和时间；标本过程管理备注栏注明"自动审核"。

4.5.6 如出现仪器故障或程序问题，工作人员可选择界面上的"暂停"按钮暂停自动审核。

4.5.7 验证自动选择和报告标准的有效性，每年至少测试一次，且如果系统更改可能影响自动校验逻辑，也要测试自动校验程序。

4.5.8 计算机系统内的审查追踪能够辨识所有经过自动校验的测试结果，并确定自动校验的日期/时间。

4.5.9 应定期核查 LIS 内的最终检验结果与原始输入数据是否一致，应防止数据传输错误。应定期核查数据在处理及存储过程中是否出现错误。

4.6 · 对报告的要求：检验报告的电子或纸质格式与医务、质管、临床医生等讨论后决定，报告中应包括以下信息。

4.6.1 每页都有患者的唯一标识，原始样品采集日期和报告发布日期。

4.6.2 发布报告的实验室的识别及联系方式。

4.6.3 清晰明确的检验项目识别，所用检验方法的识别（如检测系统＋方法）。

4.6.4 适用时，检验结果的测量单位以 SI 单位或可溯源至 SI 单位，或其他适用的单位报告。

4.6.5 生物参考区间、临床决定值，似然比或支持临床决定限的直方图/列线图。

4.6.6 审核结果和授权发布报告者的识别。

4.6.7 危急值提示。

4.6.8 将报告中所有部分标记为完整报告一部分的唯一性标识,以及表明结束的清晰的标识(如页码和总页数)。

4.7·报告的附加信息:实验室应确保下述报告特性能够有效表述检验结果并满足用户要求。

4.7.1 当患者医疗需要时,应包括原始样品采集时间。

4.7.2 报告发布时间(如未包含在报告中),在需要时可获得。

4.7.3 适用时,报告应包含结果解释和注释:影响检验结果临床意义的样品质量和适宜性;采用不同程序或在不同地点进行检验时产生的差异。

4.7.4 当地区或者国家使用不同的测量单位时,错误解释所产生的潜在风险。

4.7.5 结果随时间产生的趋势性或显著变化。

4.8·修正报告结果:修正或修改结果的程序应确保。

4.8.1 记录修改的原因并在修改的报告中标识(相关时)。

4.8.2 修改的报告应仅以追加文件或数据传输的形式发送,明确标记为修订版,并包括参照原报告的日期和患者识别。

4.8.3 用户知晓报告的修改。

4.8.4 当有必要发布全新报告时,应有唯一性标识,并注明且追溯至所替代的原报告。

4.8.5 如报告系统不能显示修改,应保存修改记录。

5. 相关文件和记录

《标本复核、复检程序》《危急值报告管理程序》《检验结果发布程序》。

参考文献

[1] 中国合格评定国家认可委员会.医学实验室质量和能力认可准则:CNAS - CL02:2023[S/OL].(2023 - 06 - 01)[2023 - 09 - 26].https://www.cnas.org.cn/rkgf/sysrk/jbzz/2023/06/911424.shtml.

[2] 中国合格评定国家认可委员会.医学实验室质量和能力认可准则的应用要求:CNAS - CL02 - A001:2023[S/OL].(2023 - 08 - 01)[2023 - 09 - 26].https://www.cnas.org.cn/rkgf/sysrk/rkyyzz/2023/08/912141.shtml.

[3] 国家卫生健康委员会.临床血液与体液检验基本技术标准:WS/T 806—2022[S/OL].(2022 - 11 - 02)[2023 - 09 - 26].http://www.nhc.gov.cn/wjw/s9492/202211/a52a0547d22741ff956af0cf7a4ca66d.shtml.

[4] 中华医学会检验医学分会血液学与体液学学组.尿液检验有形成分名称与结果报告专家共识[J].中华检验医学杂志,2021,44(7):574 - 586.

[5] International Council for Standardization in Haematology (ICSH). Standardization of haematology critical results management in adults:an International Council for Standardization in Haematology, ICSH, survey and recommendations [J]. International journal of laboratory hematology, 2016, 38(5):457 - 471.

[6] International Council for Standardization in Haematology (ICSH). International Council for Standardization in Haematology Recommendations for Hemostasis Critical Values, Tests, and Reporting[J]. Seminars in Thrombosis and Hemostasis, 2020, 46(4):398 - 409.

(郑翠玲 杨大干)

血液、尿液样品复检程序

××医院检验科临检实验室作业指导书		文件编号：××-JYK-××-××-×××		
版次/修改：第　　版/第　　次修改		生效日期：		共　　页　第　　页
编写人：		审核人：		批准人：

1. 目的

规范临检实验室检验人员进行标本复核、复检的流程，明确制定复检规则的方法与要求，从而避免仪器的漏检、误检，以确保检验结果的质量，提高工作效率。

2. 范围

用于临检实验室检验结果的复核、复检及复检规则的制定等相关工作。

3. 职责

3.1·专业组长/质量负责人负责组织制定适合自己实验室的复检规则并审核。

3.2·临检实验室各岗位检验人员按照相关要求进行检验结果的复核及复检工作。

4. 程序

4.1·标本检验结果复核、复检的基本要求：根据《检验结果报告程序》的相关要求，在检验结果发布之前需对检验结果进行复核及复检；其基本流程为经检验人员完成标本检测并对检验结果进行初步审核确保检验结果已准确、完整录入 LIS 后，由审核人员对检验结果进行审核分析，触犯复检规则的标本按要求进行复检，并注意核对患者基本信息的准确、完整及检验项目与申请单内容是否一致；单人值班时需要自我核对检验结果。

4.2·血细胞与尿液分析复检人员的配置宜满足的要求

4.2.1　血细胞分析显微镜复检样品的数量每日在 100 份以下时，配备至少 2 人；复检样品数量每日在 100～200 份时，配备至少 3 人。

4.2.2　尿液分析的显微镜复检配备至少 1 人。

4.2.3　若采用自动化仪器进行血细胞形态或尿液有形成分的筛检，可适当减少人员数量。

4.3·检验结果的复检及复检规则的制定

4.3.1　检验结果的复检：由于各分析仪器的检测性能目前仍存在一定程度的局限性及一些标本自身可能存在某些干扰检测结果的影响因素等，为了保证检验结果的准确性，实验室在外周血细胞分析检验结果出现异常计数、警示标志、异常图形等情况时，或在尿液标本全部进行显微镜有形成分的检查不可行，使用自动化仪器做有形成分筛检时，需制定相应的复检规则对结果进行复检、确认。

4.3.2　复检规则制定的依据和方法：实验室需依据各自使用的仪器检测性能及患者特征，参考相关文献制定适合自己实验室的复检规则并进行验证；外周血细胞分析复检规则制定时可参考的文献主要有国际实验血液学学会（International Society for Experimental Hematology，ISEH）复检专家组推荐的国际血液学 41 条复检规则，以及由中华医学会检验医学分会血涂片复检专家委员会指导的各复检协作组发表的相关血液分析仪复检标准；尿液干化学及有形成分分析复检规则制定时也有相关学者的一些研究报道可供参考。

4.3.3 复检规则的验证方法及标准：在验证时需选择一定量的具临床意义的标本，对验证标本同时进行仪器及人工显微镜检测，以人工镜检结果为标准验证规则的复检率、真阳性率、假阳性率、真阴性率及假阴性率，并对假阴性标本进行分析；验证结果假阴性率应≤5％、无重要病理信息的漏检及复检率不能过高；在验证过程中，根据验证结果对规则进行反复调整，使复检规则既能满足制定标准又能降低复检率，达到最优状态。

4.3.4 对于不同原理的凝血实验检测系统，应有程序说明处理干扰因素（如明显溶血、高血脂、高胆红素）的替代方案。

4.3.5 可使用混合血浆纠正实验区分初筛异常凝血实验结果（PT 或 APTT）是由因子缺乏引起，还是因存在抑制物所致。进行混合血浆纠正实验时，应使用至少 20 名健康供体样本组成的混合血浆。实验方法参照参考文献中的专家共识。

4.3.6 复检规则的应用：可利用 LIS 系统或仪器中间体软件系统辅助复检规则的有效实施，实现复检标本的自动识别、仪器自动复检等。

4.3.7 复检规则（以全血细胞分析仪为例）见表 1。

表1 全血细胞分析仪复检规则

规则	参数	复检标准	复检措施
1	PLT、PDW、Hb、RBC、RDW、WBC、WBC 分类	无结果或结果不全；仪器报警"Retest"（XN 适用）	首先检查标本是否有凝块；标本无凝集时，分析具体原因进行相关复检
2	WBC	$>30\times10^9/L$；或$<2.0\times10^9/L$；或 WNR 和 WDF 结果不一致	复测，查看不同检测模式或通道结果之间的差异，前后两次结果偏差≤7.5％（WBC$>30\times10^9/L$ 时）或 10.0％（WBC$<2.0\times10^9/L$ 时），必要时镜检
3	中性粒细胞	$>20\times10^9/L$	涂片镜检
4	淋巴细胞	百分比>55％（>12 岁）且 WBC$>2.5\times10^9/L$；或百分比>65％（<12 岁）且 WBC$>2.5\times10^9/L$	涂片镜检
5	单核细胞	百分比>20％	涂片镜检
6	嗜酸性粒细胞	百分比>15％	涂片镜检
7	嗜碱性粒细胞	百分比>5％	涂片镜检
8	Hb	>200 g/L；或<80 g/L	更换仪器重复测定，肉眼观察血浆/血细胞比例
9	MCV	>120 fL；或<75 fL 且 RDW-CV>22％	涂片镜检
10	MCHC	>380 g/L；或<300 g/L 且 MCV 正常或增高	1）>380 g/L，检查是否存在脂血、溶血，红细胞冷凝集现象，如存在上述现象进行相应处理，必要时涂片镜检 2）<300 g/L，检查是否由静脉输液或其他标本特异的原因引起，必要时涂片镜检
11	RDW	RDW-CV>22％ 且 Hb<70 g/L	涂片镜检

（续表）

规则	参　数	复　检　标　准	复　检　措　施
12	RBC 报警	Fragments? 或 Microcytosis（XN 适用）	若为静脉血标本，采用 PLT-F 通道复检；若为末梢血标本，必要时显微镜手工计数
13	PLT	1) ＞600×10⁹/L 或 ＜100×10⁹/L 2) PDW＞24.5 fL(XN 适用)	异常低值或有报警信息时，应首先检查标本是否凝血；若标本未凝集，进行如下操作：① 若为静脉血标本，采用 PLT-F 通道复检；有"PLT clumps?"异常报警信息或散点图异常时，涂片镜检或显微镜手工数；② 若为末梢血标本，涂片镜检或显微镜手工计数
14	WBC 报警	1) Blasts?，且 IG（幼稚粒细胞）＞5％(XS-350 适用) 2) Blasts/Abn Lympho 且 HFLC（高荧光强度淋巴细胞）＞3％；NRBC，且 NRBC＞2％；IG present 且 IG＞5％(XN 适用)	涂片镜检；如果存在 NRBC（有核红细胞），需要时进行 NRBC 计数并更正 WBC 计数结果
15	其他	明确诊断为血液病或服务对象要求手工计数或分片	手工计数或涂片镜检

4.4·复检规则的验证（以全血细胞分析仪为例）：验证标本例数至少 200 例。

4.4.1　仪器结果阳性判断标准：仪器检测结果符合 15 条复检规则中任一条即为阳性。

4.4.2　涂片镜检阳性判断标准：镜检结果符合下述 11 条中任何一条即为阳性。① RBC 明显大小不均（大小相差 1 倍以上），中心淡染（大于 1/2 淡染区的 RBC＞30％）；② 巨大 PLT 多于 15％；③ 见到有 PLT 明显聚集；④ 有 Dohle 小体的粒细胞大于 10％；⑤ 有中毒颗粒的中性粒细胞大于 10％；⑥ 空泡变性粒细胞大于 10％；⑦ 原始细胞≥3％；⑧ 早幼粒细胞、中幼粒细胞或晚幼粒细胞≥5％；⑨ 异形淋巴细胞大于 5％；⑩ NRBC 大于 1％；⑪ 浆细胞≥1。

4.4.3　验证结果假阴性率应≤5％。验证的指标定义：① 真阳性为仪器及镜检结果均为阳性；② 假阳性为仪器结果为阳性，镜检结果为阴性；③ 真阴性为仪器及镜检结果均为阴性；④ 假阴性为仪器结果为阴性，镜检结果为阳性；⑤ 复检率为真阳性＋假阳性。

4.5·检验结果的复核：审核人员对检验结果进行复核时应着重从以下方面进行考虑。

4.5.1　确认仪器室内质控是否在控、是否存在各种报警提示等，确认检验过程是否正确并符合相应标准操作规程的要求。

4.5.2　确认标本是否存在采集、运输及保存方面的问题。

4.5.3　结合患者的临床信息，包括患者的年龄、性别、临床诊断、治疗经过等，以便对异常结果给出合理的病理解释。

4.5.4　结合检验项目中各检验参数之间如血液分析的各参数间、尿液干化学与尿液有形成分分析各参数间等存在的内在联系，通过分析这些参数的相关性来判断结果是否可信。

4.5.5　结合患者不同检验项目检测结果的相关性进行分析，如外周血涂片查见反应性淋巴细胞与患者肝脏功能、EB 病毒相关检测结果之间的相关性等。

4.5.6　患者前后结果的对照分析，前后结果差异较大时，需认真查找原因，必要时与临床联系,可有利于发现偶然差错,如贴错标签、输液侧采血、抗凝不充分等。

4.6·特殊标本的处理:按照《不合格和异常标本处理程序》执行。

4.7·检验报告的注释:审核人员对检验结果及患者信息复核无误后审核并发出检验报告,必要时在报告中应给予适当解释或注释,如标本存在的一些影响因素及所采取的纠正措施等。危急值的处理及检验报告的发布要求参见《危急值报告管理程序》和《检验结果发布程序》。

5. 相关文件和记录

《外周血细胞分析复检规则》和《尿液干化学及有形成分分析复检规则》。

参考文献

[1] 国家卫生健康委员会.临床血液与体液检验基本技术标准:WS/T 806—2022[S/OL].(2022 - 11 - 02)[2023 - 09 - 26].http://www.nhc.gov.cn/wjw/s9492/202211/a52a0547d22741ff956af0cf7a4ca66d.shtml.

[2] 彭明婷.临床血液与体液检验[M].北京:人民卫生出版社,2017.

[3] Barnes PW,McFadden SL,Machin SJ, et al. The international consensus group for hematology review:suggested criteria for action following automated CBC and WBC differential analysis[J]. Lab Hematol,2005,11(2):83 - 90.

[4] 北京协和医院血细胞分析复检规则制定组.Siemens Advia 2120 血液分析仪复检规则的制定及应用[J].中华检验医学杂志,2010,33(7):674 - 679.

[5] 中国研究型医院学会血栓与止血专委会.活化部分凝血活酶时间延长混合血浆纠正试验操作流程及结果解读中国专家共识[J].中华检验医学杂志,2021,44(8):690 - 697.

[6] 李传宝,樊瑾,董哲君,等.干化学与流式细胞联合尿液分析复检标准的制定与应用[J].中华全科医师杂志,2014,13(2):116 - 119.

（崔　巍　郑翠玲）

危急值报告程序

××医院检验科临检实验室作业指导书	文件编号：××-JYK-××-××-×××	
版次/修改：第　　版/第　　次修改	生效日期：	共　　页　第　　页
编写人：	审核人：	批准人：

1. 目的

对检验危急值报告过程进行规范和有效控制，以保证危急值结果能及时被临床利用，使患者的危急情况得到及时的处理。

2. 范围

用于临检实验室所有的危急检验结果的报告。

3. 职责

3.1·技术负责人、专业组长与咨询管理组负责与医务处及临床科室共同制定危急检验项目的范围和危急值的界限，并商讨危急值的报告方式。

3.2·临检实验室检验人员负责本专业危急结果的确认与报告。

4. 程序

4.1·危急值定义："危急值"是指极度异常，如不及时处理，随时会危及患者生命的检验结果。血液分析项目危急值项目主要包括：白细胞计数（WBC）、血红蛋白（Hb）、血小板计数（PLT）、国际标准化比值（INR）、凝血酶原时间（PT）、活化部分凝血活酶时间（APTT）、纤维蛋白原（FIB）等（表1）。可根据医院特殊科室设置特殊的危急值规则，如血液病住院患者同一项目检测结果连续出现危急值报警不作危急值处理。

表1　临检实验室危急值项目列表

注　释	项　目	范　围	单　位
活化部分凝血活酶时间	APTT	＞90	s
凝血酶原时间	PT	≥33	s
凝血酶原时间国际标准化比值	INR	≥5	
血浆纤维蛋白原	FIB	＜1	g/L
血红蛋白	Hb	＜50 或＞200	g/L
血小板计数	PLT	＜25 或＞1 000	10^9/L
白细胞计数	WBC	＜1 或＞30	10^9/L

4.2·危急值处理：当检验报告中有"危急值"时，须采取以下措施。

4.2.1　检查质控过程和结果是否存在问题一般需要复查检验结果。

4.2.2　查询电子病历或咨询临床医师是否与病情相符。

4.2.3　查看历史结果。

4.2.4　对检验结果怀疑时重新采集原始样品检验。

4.2.5　危急值通常在患者首次就诊时使用（重复危急值时），血细胞分析与出凝血检验项目危急值的制定与应用参考 ICSH 指南。

4.3·危急值的报告

4.3.1 当检验结果处于规定的危急区间内时,确认"危急值"后,并记录危急值的有关信息。

4.3.2 根据现有的临床信息,第一时间进行网络或电话尽快通知申请人查阅报告,报告内容应包括患者姓名、病历号、病区(门诊科室或急诊)信息、床号(适用时)、危急值项目和结果,并请接受人员回报患者姓名、危急值项目和结果。

4.3.3 电话通报的危急值需记录所采取的措施,包括日期、时间、责任人、被通知者、传达的结果、对沟通的准确性进行核实及在通知中遇到的任何困难,并记录在《检验科危急值记录表》。

4.3.4 当无法联系到责任人时,实验室应为实验室人员制定逐级报告程序。

4.4·临床医生根据危急值结果及时对患者进行临床处理和记录。

4.5·危急值报告相关的质量指标

4.5.1 危急值通报率＝已通报危急值数/需要通报危急值×100％。危急值通报率要求达到100％。

4.5.2 危急值通报及时率＝危急值通报时间(从结果确认到临床医生交流的时间)满足规定时间的检验项目数/需要危急值通报的检验项目总数×100％。危急值通报及时率要求≥95％。

5. 相关文件和记录

《检验科危急值记录表》。

参考文献

[1] 尚红,王毓三,申子瑜.全国临床检验操作规程[J].4 版.北京:人民卫生出版社,2015.

[2] 国家卫生健康委员会.临床血液与体液检验基本技术标准:WS/T 806—2022[S/OL].(2022－11－02)[2023－09－26].http://www.nhc.gov.cn/wjw/s9492/202211/a52a0547d22741ff956af0cf7a4ca66d.shtml.

[3] 检验危急值在急危重病临床应用的专家共识组.检验危急值在急危重病临床应用的专家共识(成人)[J].中华急诊医学杂志,2013,22(10):1084－1089.

[4] 中华医学会检验医学分会临床实验室管理学组.医学检验危急值报告程序规范化专家共识[J].中华检验医学杂志,2016,39(7):484－486.

[5] International Council for Standardization in Haematology (ICSH). International Council for Standardization in haematology recommendations for hemostasis critical values, tests, and reporting[J]. Seminars in Thrombosis and Hemostasis, 2020, 46(4): 398－409.

[6] 国家卫生和计划生育委员会.临床实验室质量指标:WS/T 496—2017[S/OL].(2017－01－15)[2023－09－26].http://www.nhc.gov.cn/wjw/s9492/201702/93f8eb60e0f34fc896af74f13ac53562.shtml.

(崔　巍　郑翠玲)

样品检验后处理程序

××医院检验科临检实验室作业指导书	文件编号：××-JYK-××-××-×××		
版次/修改：第　　版/第　　次修改	生效日期：	共　　页　第　　页	
编写人：	审核人：	批准人：	

1. 目的

规范临检实验室检验后标本的保存和处理，确保标本妥善保存，防止变质。

2. 范围

适用于临床血液和体液检验后所有标本。

3. 职责

所有临床血液和体液检验组实验人员执行此程序。

4. 程序内容和要求

4.1·临床血液和体液检验组应规定检验后临床样品保存的时限及样品的储存条件，应确保检验后符合以下条件：① 保存样品的患者和来源识别；② 明确样品用于附加检验的适宜性；③ 样品保存方式要尽可能确保附加检验的适用性；④ 样品可以被定位和检索，且样品以合适的方式处置。

4.2·临床血液和基础检验组检验后标本的具体保存时间可由实验室根据空间、设施、需求自行规定，不同检测项目标本的保存时限要求具体如下。

4.2.1　用于血常规、血型、红细胞沉降率、流式细胞仪、HLA－B27等项目检测的全血标本应冷藏1～7日，血型1个月，显微镜复检涂片保留至少2周（初诊发现血涂片中有重要诊断价值的细胞时，保留至少1年）。

4.2.2　用于凝血功能，凝血因子等项目检测的全血标本应冷藏（2～8℃）1～7日。

4.2.3　用于常规检查项目检测的精液、阴道分泌物标本应检测完丢弃。

4.2.4　用于常规、隐血、寄生虫等项目检测的粪便标本应检测完丢弃。

4.2.5　用于常规等项目检测的体液（脑脊液、浆膜腔积液、关节腔积液）标本应冷藏（2～8℃）2～7日。

4.3·检验后的原始样品要按序摆放，注明日期并加盖，分区进行保存，以备复查和有争议申诉时复核，并对标本保存的条件进行有效监控。当环境条件失控时，按相关程序进行处理。

4.4·检验结果无特殊情况时，检测后的样品在超出规定保存期后，应按医疗废弃物进行处理。

4.5·检验后其他用途标本的管理：任何人将检验后样品、组织或剩余物做科研、实验、教学等用途时，需注明用途、样品数量，保证用后妥善处理，防止污染或感染，经实验室负责人审批后方可获取。如果留样用于科研，按科研样品管理，需由医院伦理委员会审批。每份样品应保留一定的剩余量以备复查用。不得泄露患者的个人信息。

5. 相关文件和记录

《检验后标本保存和处理》。

参考文献

[1] 中国合格评定国家认可委员会.医学实验室质量和能力认可准则：CNAS - CL02：2023[S/OL].(2023 - 06 - 01)[2023 - 09 - 26].https://www.cnas.org.cn/rkgf/sysrk/jbzz/2023/06/911424.shtml.

[2] 中国合格评定国家认可委员会.医学实验室质量和能力认可准则的应用要求：CNAS - CL02 - A001：2023[S/OL].(2023 - 08 - 01)[2023 - 09 - 26].https://www.cnas.org.cn/rkgf/sysrk/rkyyzz/2023/08/912141.shtml.

[3] 国家卫生健康委员会.临床血液与体液检验基本技术标准：WS/T 806—2022[S/OL].(2022 - 11 - 02)[2023 - 09 - 26].http://www.nhc.gov.cn/wjw/s9492/202211/a52a0547d22741ff956af0cf7a4ca66d.shtml.

[4] 中国中西医结合学会检验医学专业委员会.临床检验样品转运及保存规范化专家共识[J].中华检验医学杂志,2023,46(3)：259 - 264.

（崔　巍　郑翠玲）

数据控制管理程序

××医院检验科临检实验室作业指导书		文件编号：××-JYK-××-××-×××		
版次/修改：第　　版/第　　次修改		生效日期：		共　　页　第　　页
编写人：		审核人：		批准人：

1. 目的

规范临检实验室的数据控制管理,满足实验室所需的数据和信息。

2. 范围

适用于血液和体液专业的数据控制管理。

3. 职责

3.1·信息管理部门负责软件和硬件的运维,协调跨系统的数据互联互通。

3.2·LIS管理员负责LIS的职责和权限管理,软件需求管理,患者数据隐私保护。

3.3·员工负责检测数据管理、数据及功能的一致性验证,将软件需求和问题反馈给LIS管理员。

4. 工作程序

4.1·数据控制要求

4.1.1　实验室应能访问门诊和住院电子病历,用于标本的检测、审核和临床解释。

4.1.2　软件功能需实现实验室检验前、中、后和实验室管理的数字化、智能化。

4.1.3　软件应满足质量监测指标统计和分析,满足临床医生检验医嘱申请和报告单查询。

4.1.4　软件具有对患者信息的保密性措施,包括操作者身份识别、授权与控制,适当的屏幕保护锁定,并超时自动退出系统。

4.2·硬件管理要求

4.2.1　计算机设备所在环境要求通风、电压稳定、配有灭火器和电流保护。保持清洁,宜键盘加盖保鲜膜,定期消毒并更换。

4.2.2　每次备份或恢复数据文件后,应检查系统有无意外改变,并记录,验证系统操作系统、应用程序和数据库的完整性。

4.2.3　应对系统硬件及软件进行的更改进行准确识别并记录。应对系统硬件及软件进行的更改进行验证,以确保可以接受。

4.3·职责和权限

4.3.1　经LIS管理员许可和授权下,在指定时间和管理人员陪同下,才能对可能影响患者医疗的信息系统进行维护、修改和功能更新。

4.3.2　主任或授权人员分配LIS的使用权限,明确授权可以从事以下活动的人员：① 访问患者的数据和电子病历信息；② 输入患者数据和检验结果；③ 修改患者数据或检验结果；④ 授权发布检验结果和报告；⑤ 修改账单或变动程序。

4.3.3　只有被授权的员工才能对计算机中的相关文件进行管理和更改,部分员工可能只有权限浏览和常规使用等。

4.3.4 LIS管理员维护用户信息表,维护和保存计算机代码。

4.3.5 计算机不能同时连接院内网和院外网,如需交换数据,宜采数据拷贝和网闸方式。

4.4·数据控制及一致性

4.4.1 定期或系统有变化时,核查LIS内的最终检验报告结果与原始输入数据是否一致,应有防止数据传输错误的程序文件和记录。

4.4.2 定期或系统有变化时,核查电子病历中的数据、患者移动端查询数据、体检中心打印数据等关联系统与LIS系统的数据是否一致。

4.4.3 如果同一数据存在多个备份(如同时存放在LIS及HIS内的生物参考区间表),应定期对这些设备进行比较,经保证所使用的各备份之间的一致性。

4.4.4 手工或自动方法将数据输入计算机或其他信息系统时,在计算机最终验收及报告前,应有检查核对机制来保证输入数据的正确性。如镜检结果、未联机POCT结果,必要时手工输入的数据应具有可溯源性的纸质记录。

4.4.5 实验室负责人应对LIS中实验室报告的内容和格式进行审核、批准,宜征求医务人员的意见。

4.4.6 应有程序能在计算机发出报告前发现不合理或不可能的结果,患者数据修改后,原始数据应能在主操作界面直接显示。LIS中应能显示患者的历史数据,以备检验人员在报告审核时进行检测数据的比较。

4.4.7 报告格式应提供增加样品质量、结果解释等备注的功能。

4.4.8 应能识别及记录接触或修改过患者数据、控制文件或计算机程序的人员信息。

4.5·系统接口管理

4.5.1 适用的情况下,每个测试的参考区间、测量单位和患者结果一起通过接口传输。

4.5.2 引入接口初期要验证传输结果的一致性,之后每2年验证一次,确保患者结果包括参考范围、说明性文字、患者结果、报告形式等信息准确地从录入数据端传输到其他计算机系统或输出设备。

4.5.3 实验室信息系统与其他系统通过中间件连接,当其他系统处于部分停止工作、完全停止工作和恢复时,不受其影响。

5. 相关文件和记录

《信息系统管理程序》《信息安全管理程序》《数据一致性验证记录表》。

参考文献

[1] 中国合格评定国家认可委员会.医学实验室质量和能力认可准则:CNAS‐CL02:2023[S/OL].(2023‐06‐01)[2023‐09‐26].https://www.cnas.org.cn/rkgf/sysrk/jbzz/2023/06/911424.shtml.

[2] 中国合格评定国家认可委员会.医学实验室质量和能力认可准则的应用要求:CNAS‐CL02‐A001:2023[S/OL].(2023‐08‐01)[2023‐09‐26].https://www.cnas.org.cn/rkgf/sysrk/rkyyzz/2023/08/912141.shtml.

(杨大干)

信息系统管理程序

××医院检验科临检实验室作业指导书		文件编号：××-JYK-××-××-×××	
版次/修改：第　　版/第　　次修改		生效日期：	共　页　第　页
编写人：	审核人：		批准人：

1. 目的

规范实验室信息系统的管理要求和基本操作，确保检验过程数据和记录的准确性。

2. 范围

适用于授权操作实验室信息系统的所有人员，包括员工、实习生、后勤人员。

3. 职责

3.1·检验实验室主任规范实验室信息系统工作流程和标准操作规程。

3.2·LIS管理负责信息系统管理，操作培训和考核。

3.3·组员应遵照标准操作程序进行操作。

4. 工作程序

4.1·信息系统管理

4.1.1　信息系统引入前、使用前、修改配置、功能更新时，需进行软件功能的确认和运行验证。

4.1.1.1　确认软件的系统配置、基础字典、数据互联互通、仪器通信接口、报告单格式、权限设置等模块，以符合实验室运行现状和功能需求。

4.1.1.2　软件的运行验证，包括标本申请、采集、收费、流转、分析前处理、上机检测、保存、销毁等管理流程验证；每台仪器设备的单/双向数据交互、检验结果接收、记录仪器报警信息、接收质量控制信息等通信接口功能验证；默认、成批录入方式等手工输入数据与信息的功能验证；自动审核、结果解释或备注标本等审核流程的功能验证；报告单数据、信息与格式的确认；危急值识别、报告、接收、临床处理等管理功能验证；LIS授权人员的权限确认。

4.1.1.3　不定期进行信息系统间的患者资料、结果数据、异常标识、附加备注等信息一致性比较。信息系统包括仪器与LIS、仪器与中间件、中间件与LIS、LIS与体检系统、LIS与电子病历、LIS与护理系统、LIS与患者服务（如小程序查询结果），均应执行信息一致性的确认与验证。

4.1.2　实验室信息系统的用户文档，说明程序的目的、工作方式及和其他程序的交互作用，以便支持故障的排查、系统调整或更新程序。

4.1.3　初次安装新的系统或对系统进行重要更新的时候，要对系统的使用者进行足够的培训，并发布详细的操作说明。

4.2·数据检索和保存

4.2.1　实验室信息系统的数据（包括检验结果、参考区间、检验报告的报告备注），应该可以"在线"检索3年内的患者检验数据。

4.2.2　数据库数据的维护、存储和备份由软件开发商和信息管理部门进行处理。

4.2.3 每 2 年或当系统变化影响患者计算值时,要对患者结果报告的计算公式进行审查并记录。

4.2.4 系统提供对样品质量进行评价的功能,包括所有可能影响分析结果准备性的情况。如溶血、脂浊。

4.2.5 系统能够标识所有输入或修改患者数据或控制文档的人员,防止恶意篡改数据。

4.3·自动审核

4.3.1 自动审核程序和审核规则,应经过实验室主任批准才能使用。

4.3.2 首次引入自动审核程序要经过验证,之后每年测试一次并记录测试结果。如果系统发生影响自动审核逻辑的更改时,需要重新测试和验证。

4.3.3 所有经过自动审核的检测项目,必须保证其质控在合适的时间检测,并且结果可接受。

4.3.4 在使用自动审核程序前,要对可接受范围内结果值进行人工审核和自动审核结果的比对,确保自动审核程序有效。

4.3.5 使用自动审核程序前,要检查所有允许的结果标记或警告,以免结果不能通过自动审核,而需要人工审核。

4.3.6 自动审核程序对通过自动审核的测试结果进行标记,以便能够被追踪和辨识,还可确定自动审核的审核者、时间和日期。

4.3.7 自动审核程序包含差值校验,实验室要检查验证,要确保人工审核结果和自动审核结果一致。

4.3.8 当检测方法、分析仪器或自动审核程序出问题时,实验室工作人员通过界面按钮暂停检测结果的自动审核。

4.4·软件基本功能

4.4.1 采样管理:输入就诊卡号,选择日期区间,显示患者信息、检验项目、采集指导、标本危险等级等。根据未检验栏中项目进行标本采集,点击确定表示采集并打印条码。在已采集栏中,选中打印项目点击确定,可重新打条码。标本采集页面显示采集次数、最后一次采集情况(如淤血、血肿)。

4.4.2 标本流转

4.4.2.1 标本送出和接收:院内及多院区间可有多次标本交接过程,如护士站、院区、检验科或中心实验室等。记录每次每个标本的交接日期和时间、运送人员、工号、运输方式。

4.4.2.2 标本外送:当标本需送到委托实验室时,选中所需送出标本,点击标本送出按钮。弹出标本送出信息框,选择送出机构,点击保存按钮,完成外送。

4.4.2.3 可随时跟踪标本状态(申请、采集、交接、上机、审核、已阅)和结果。

4.4.3 标本前处理

4.4.3.1 不合格标本登记:当送检标本不符合送检要求时,自动提取患者的信息,填写拒收原因和采取措施。不合格标本可按时间进行查询统计或导出数据。

4.4.3.2 标本手工录入:如有标本需手工录入患者资料,填写录入标本相关信息点击提交按钮。其中标本号会在录入标本时自动生成,也可手动编写标本号。

4.4.3.3 标本信息修改:选中要修改标本,单击绿色修改按钮,弹出标本信息编辑窗口。

根据内容对标本信息进行修改,修改完毕后,点击提交即完成。

4.4.4　质量控制

4.4.4.1　质控批号/靶值设定:仪器有新的质控品批号时,先选择对应的专业组。在添加界面输入质控品的批号、水平、厂家、仪器后保存。添加完成后,新添加的质控品会显示在窗口中。选中对应的质控品,添加质控项目,并设置靶值、标准差后保存。

4.4.4.2　质控数据:选择测量日期、仪器、质控批号后查询,可显示符合该条件的所有质控项目测量结果。可以对质控结果进行删除或者修改,但保留原始记录。

4.4.4.3　质控失控处理:如果质控中有失控数据先选择对应的日期、仪器、批号,然后选择质控失控原因以及处理方法,最后点通过对失控数据进行处理。

4.4.4.4　质控查询打印:按条件显示质控图及相关信息。

4.4.4.5　宜提供血液领域的基于患者数据的实时质量控制(patient-based real-time quality control,PBRTQC)功能。

4.4.5　结果报告。用户在工作栏查看工作情况,包括今日未核实:登录当日系统内暂未审核标本。今日未通过:登录当日未通过自动或人工审核标本。TAT 预警:达到报告发布设置 TAT 预警时间。失控点:当天质控失控点数。危急值:当天标本危急值数。

4.4.5.1　自动审核:系统能自动审核已出结果的标本。当实验室人员发现检测方法、分析仪器或自动审核程序出现问题的时候可以快速暂停自动审核。针对未通过标本,显示当天所有未通过标本及不通过原因。标记为未通过原因,可进行筛选。未通过原因:复检、危急、比值、差值、少做、警戒、极值、贝叶斯分析、自动。进行复核后,可手工通过审核。

4.4.5.2　危急值报告:当天未处理危急值,界面上会予以提醒(颜色变红),跳转到危急值处理页面。页面显示危急值标本登记信息包括:标本号、患者姓名、病历号、申请科室、危机值、申请医生或责任医生工号。点击处理按钮,用户根据实际处理情况填写并保存。已处理危急值:点击可查看审核人员已处理过危急值。实现危急值的自动识别、临床确认、二次报告、记录病程全过程的闭环管理。

4.4.5.3　TAT 监控:点击标本周转时间(TAT)显示标本申请时间、采样时间、送出时间、送到时间、接收时间、审核时间、审核人员(工号)、结果出来时间、实验室 TAT。对于 TAT 时间超时的标本,系统会予以提示,可统计 TAT 时间。

4.4.5.4　辅助功能:① 历史结果对比:以图形方式显示最近患者检验结果数据,便于检验人员核实当前检验结果是否合理;② 检验项目知识库:点击试验项目名称,即出现对应内容,包括项目介绍、临床意义、参考区间、医学决定水平、方法学评价、患者准备等;③ 疾病知识库辅助:疾病知识库包括疾病概述、实验室检查、检验项目及组合列表和其他检查;④ 患者历史检查单:点击患者姓名即可跳转到患者其他检验结果页面,用以辅助检验人员合理判定当前检验结果是否有误;⑤ 住院病历关联:点击患者病历号,就可以关联到电子病历系统,显示医嘱和病程录;⑥ 智能决策分析:可基于参考区间、生物学变异、病史等多维度数据的解读,其基于知识图谱和循证医学的高级决策支持技术、多种 AI 算法的智能诊断和深度解读技术等。

4.4.6　结果发布:根据医嘱号、就诊号、姓名等进行查询,选中结果行,可显示标本项目试剂信息和历史记录窗口。查出患者信息后,选中要打印条码号,可打印条码或报告。患者通过微信、支付宝、自助机等方式查询结果。医生通过电子病历查询检验结果。

5. 相关文件和记录

《数据控制管理程序》《信息安全管理程序》《软件系统功能验证记录》《数据一致性验证记录表》。

参考文献

[1] 中国合格评定国家认可委员会.医学实验室质量和能力认可准则：CNAS-CL02：2023[S/OL].(2023-06-01)[2023-09-26].https://www.cnas.org.cn/rkgf/sysrk/jbzz/2023/06/911424.shtml.

[2] 中国合格评定国家认可委员会.医学实验室质量和能力认可准则的应用要求：CNAS-CL02-A001：2023[S/OL].(2023-08-01)[2023-09-26].https://www.cnas.org.cn/rkgf/sysrk/rkyyzz/2023/08/912141.shtml.

（杨大干）

信息安全管理程序

××医院检验科临检实验室作业指导书		文件编号：××-JYK-××-××-×××		
版次/修改：第　　版/第　　次修改		生效日期：		共　　页　第　　页
编写人：		审核人：	批准人：	

1. 目的

规定信息的安全措施和应急预案,确保信息系统的安全运行。

2. 范围

适用于临检实验室的信息安全管理。

3. 职责

3.1·信息管理部门负责信息安全措施、灾难恢复等。

3.2·LIS管理负责应急预案制定和演练。

3.3·组员执行信息安全管理措施。

4. 工作程序

4.1·建立安全保护措施,以防止篡改或丢失数据。

4.1.1　实施授权访问、系统维护、数据备份等措施,保护计算机和信息系统中数据的完整性。宜有授权和控制 USB 接口、内外网互通等机制。建立有效的备份措施,防止软硬件故障导致患者数据丢失。应规定备份周期及保存期限并检查备份的有效性。

4.1.2　监控计算机的报警系统,包括备份期间检测到的错误、硬件和软件性能变化等。

4.1.3　不同系统之间接口的定期验证,以防止信息和数据传输中的丢失或篡改。

4.2·建立数据和信息完整性的审核措施。

4.2.1　数据和信息的潜在风险有：检验过程中正确识别和追溯患者及所有相关人员的能力,能够正确无误地传输和显示可读和可理解的信息。

4.2.2　定期审核并记录患者数据的处理过程及结果,包括数值计算、逻辑函数、结果核对、添加备注等。

4.2.3　应能复现历史的检验结果及附加信息,如参考区间、所附警示、备注或解释性结果。

4.2.4　应备份患者结果数据,自动校核以发现数据和信息的任何变动。

4.2.5　应符合国家有关数据保护的要求,如《卫生行业信息安全等级保护的指导意见》(卫办发〔2011〕85 号)。

4.3·建立系统维护管理措施。

4.3.1　应定期检测和维护所有计算机硬件及网络设备。

4.3.2　应建立关闭和重启所有或部分系统的操作程序,以确保数据的完整性,减少对实验室提供服务的影响,确保重启后系统正常运行。

4.3.3　保留维护、服务和维修的记录,以便追踪任何计算机所做过的工作。

4.4·应急预案和纠正措施

4.4.1　制定标准操作规程,应对信息系统、服务器、中间件等系统故障时,来验证系统停机和恢复后数据和信息,以确保患者数据的完整性。

4.4.2　记录意外停机、系统降级期(如软件运行速度减慢)和其他计算机问题,包括故障的原因和所采取的纠正措施。

4.4.3　制定书面应急和演练计划,以应对某些突发事件,确保在发生计算机或其他信息系统故障时,能快速有效地发出患者结果报告。演练记录见《信息系统应急演练记录表》。

4.5·信息系统的灾难恢复管理

4.5.1　应制定程序文件,当医院信息系统停机或更换或更新时,如何确保患者数据的完整性。

4.5.2　当信息系统发生部分或全部停机时,联系技术人员处理。若故障情况复杂,在征得实验室主任同意的情况下,考虑启动手工报告。在系统恢复后,重新补全患者结果。

4.5.3　建立数据备份机制,当有意外事件(如水灾、火灾)、软件破坏、硬件故障发生时,所有数据和服务可及时恢复,同时采取措施限制破坏事件的发生。

5. 相关文件和记录

《数据控制管理程序》《信息系统管理程序》《信息系统应急演练记录表》。

参考文献

[1] 中国合格评定国家认可委员会.医学实验室质量和能力认可准则：CNAS - CL02：2023[S/OL].(2023 - 06 - 01)[2023 - 09 - 26].https://www.cnas.org.cn/rkgf/sysrk/jbzz/2023/06/911424.shtml.

[2] 中国合格评定国家认可委员会.医学实验室质量和能力认可准则的应用要求：CNAS - CL02 - A001：2023[S/OL].(2023 - 08 - 01)[2023 - 09 - 26].https://www.cnas.org.cn/rkgf/sysrk/rkyyzz/2023/08/912141.shtml.

（杨大干）

第四章
管理体系要求

实验室风险管理程序

××医院检验科临检实验室作业指导书	文件编号：××-JYK-××-××-×××	
版次/修改：第　版/第　　次修改	生效日期：	共　页　第　页
编写人：	审核人：	批准人：

1. 目的

通过实施风险管理,确保检验结果的准确性,降低造成患者伤害的可能性或导致患者伤害的差错概率,保障患者的安全。

2. 范围

适用于临检实验室进行的所有实验室活动。

3. 职责

3.1·组长负责风险管理的组织和实施。

3.2·质量监督员负责风险的监控。

3.3·临检实验室员工参与风险的识别和应对全过程。

4. 程序

4.1·风险管理计划制定：临检实验室组长制定临检实验室的风险管理计划。

4.1.1　风险管理计划的内容

4.1.1.1　确定风险管理计划实施周期,每年至少1次。

4.1.1.2　确定风险管理活动的范围：① 包括检验前、检验中和检验后过程,以及其他识别为对患者存在风险的过程;② 临检实验室标本采集环节应包含在检验前过程风险管理活动范围中,患者咨询环节应包含在检验前和检验后过程风险管理活动范围中,报告获取环节应包含在检验后过程风险管理活动范围中。

4.1.1.3　指定参加风险管理活动人员的责任和权限。指定风险管理评审的要求。

4.1.1.4　确定风险可接受的标准：① 以风险矩阵表的评价结果作为风险是否可接受的标准;② 适用时也可参考以下标准确定风险可接受的标准：GB/T 42060《医学实验室样品采集、运送、接收和处理的要求》、WS/T 348《尿液标本的收集和处理指南》、WS/T 359《血浆凝固实验血液标本的采集及处理指南》、WS/T 402《临床实验室检验项目参考区间的制定》、WS/T 405《血细胞分析参考区间》、WS/T 406《临床血液学检验常规项目分析质量要求》、WS/T 641《临床检验定量测定室内质量控制》、WS/T 661《静脉血液标本采集指南》。

4.1.1.5　指定风险控制措施验证和监控活动要求。

4.1.2　风险管理计划的修订

4.1.2.1　如果发生可能影响风险评估的重大变更,应对计划进行更新。重大变更情况包括以下内容：① 实验室环境改造;② 引入新的制度、程序或工作流程;③ 引进新设备,包括实验室信息系统;④ 引进新的检验或服务,或改变服务提供水平;⑤ 供应商变更;⑥ 开发实验室自建检验项目;⑦ 可能影响用户或患者安全相关特性的任何其他变更;⑧ 用户期望和机构战略的变化。

4.1.2.2 保留原计划和更新后计划的资料,以识别计划变更的内容。

4.2·风险分析

4.2.1 风险识别

4.2.1.1 人员要素常见风险:工作人员资质不符合要求;工作人员能力不足,未经授权进行岗位工作。

4.2.1.2 设施和环境条件要素常见风险:实验室环境温湿度失控;保存样品、试剂的冰箱和冷库的温度失控。

4.2.1.3 设备要素常见风险:设备在正式使用前没有进行性能验证试验以确认设备的性能符合要求;工作人员未经授权操作设备;未做好设备的维护保养;设备故障修复后没有进行必要的性能验证;设备故障发生后,没有评估故障对之前检验的影响。

4.2.1.4 设备校准和计量学溯源要素常见风险:设备未定期校准或校准错误。

4.2.1.5 试剂和耗材要素常见风险:试剂质量不合格;使用过期试剂;凝血试验项目试剂批号更换没有进行检验项目生物参考区间验证。

4.2.1.6 检验前过程要素常见风险:标本条形码或手写申请表信息不全;标本标识不当;标本采集容器不当;标本与检验项目不符;需抗凝的标本发生凝固;标本采集量不足;标本抗凝比例不当;标本送检时间超时;标本溶血;标本脂血;末梢血标本采集不规范;没有告知患者尿液或粪便标本留取注意事项;没有正确解答患者咨询的关于标本采集的问题。

4.2.1.7 检验过程要素常见风险:检验程序没有进行性能验证;室内质控结果失控时没有及时处理;能力验证(PT)/室间质量评价(EQA)结果不合格时没有采取纠正措施;相同项目在不同检测系统上检测未进行定期比对。

4.2.1.8 检验后过程要素常见风险:检验报告中结果数据录入错误,包括设备数据传输错误,人工录入结果错误;工作人员在进行结果审核时不认真,特别异常结果未与临床联系,发出错误报告;血常规项目检验结果违反复检规则没有复检;凝血试验项目异常结果没有分析凝固曲线;尿液有形成分结果违反复检规则没有复检;粪便常规项目涂片镜检时马虎应付没有浏览全片;检验危急值没有及时通知临床;没有正确解答患者咨询的关于检验结果相关问题;检验报告延时发布。

4.2.1.9 其他风险的识别:通过平时的风险监控进行识别。

4.2.2 估计风险:估计各个风险失效模式的危害概率及危害严重程度。

4.2.2.1 估计危害的概率时采用描述性的半定量方法进行估计,该过程中可利用平时的风险监控记录数据来估计概率的大小。

4.2.2.2 半定量模型:频繁=每天一次;很大可能=每周一次;偶尔=每月一次;极少=每年一次;不太可能=每年不到一次。

4.2.2.3 估计危害的严重度时最好由实验室和临床共同协商判断。需要考虑的关键要素有:临床医生如何使用该结果、确认检测结果提供哪些信息、临床医生在处理结果前获得确证结果的概率、结果引起临床决策的时间、根据结果会对患者采取哪些干扰措施、不正确的干扰对患者产生何种危害、危害的严重程度。可根据实际情况选择其中最重要的因素进行危害严重程度的估计。

4.2.2.4 采用以下半定量模型进行严重程度的估计:可忽略的=暂时性不适或无关紧要

的伤害;微不足道＝暂时性身体损伤或损害,无需医疗干预即可恢复;显著＝非永久性身体损伤或损害,可通过医疗干预恢复;严重＝永久(不可逆)身体损伤或损害;致命＝危及生命的伤害/死亡。

4.3·风险评价

4.3.1 将风险估计值与实验室可接受风险标准进行比较,评价风险的可接受性。可利用三区域风险矩阵表评价风险的可接受性(表1)。

表1 三区域风险矩阵表

		总体危害概率				
		不太可能 (1)	极少 (2)	偶尔 (3)	很大可能 (4)	频繁 (5)
危害的严重程度	致命的(5)					
	严重的(4)					
	显著的(3)					
	微不足道的(2)					
	可忽略的(1)					

■ ＝ 广泛可接受的风险
□ ＝ 如果风险尽可能降低,则可接受风险
■ ＝ 不可接受的风险

4.3.2 通过填写《风险评价表》的方式记录风险评价结果。

4.4·风险控制：根据风险评价的结果,确定需采取控制措施的风险。

4.4.1 确定风险控制选项

4.4.1.1 实验室针对需采取控制措施的风险,确定可将风险降低到可接受水平的风险控制措施。风险控制措施可以降低危害的严重程度,降低事故发生伤害的概率,或两者兼有。

4.4.1.2 可通过以下方法选择风险控制措施：识别和规避威胁,消除某一风险源,降低风险概率或后果,转移风险,为寻求改进机遇承担某一风险,或通过知情决策而接受风险。

4.4.1.3 风险控制措施要与其对实验室检验结果、患者及员工安全的潜在影响相适应。

4.4.2 验证风险控制措施：① 对每项风险控制措施的正确实施进行验证;② 验证风险控制措施的有效性;③ 临检实验室组长组织实施,并通过填写《风险措施验证记录表》的方式记录所采取的风险控制措施和验证结果。

4.4.3 评价剩余风险：采用风险控制措施后,应使用批准的风险可接受性标准评价每个剩余风险。

4.4.3.1 如果使用这些标准判定剩余风险不可接受,则应对风险控制采取进一步措施。

4.4.3.2 如果进一步降低风险不可行,实验室可对剩余风险进行风险/获益分析,如果证明医疗效益超过了剩余风险,可以继续检验项目的开展。

4.4.3.3 对于判定为可接受的剩余风险,实验室应确定需要向临床传达哪些信息以披露剩余风险。披露剩余风险的任何通信副本应保存在风险管理文件中。

4.4.3.4 通过填写《风险评价表》的方式记录剩余风险评价结果。

4.4.4 确定风险控制措施是否产生新风险。

4.5·风险管理评审：内容包括验证风险控制措施的完成、确认总体剩余风险的可接受性和批准风险管理报告，具体实施要求详见程序文件《应对风险和改进机遇的控制程序》中相关内容。

4.6·风险监控：内容包括建立监督程序、风险信息的内部来源、风险信息的外部来源和降低风险的应急措施，具体实施要求详见程序文件《应对风险和改进机遇的控制程序》中相关内容。发现已知风险的失效模式或识别到新的风险失效模式时，由临检实验室质量监督员及时登记在《风险监测表》中，必要时采取应急措施处理风险失效模式导致的后果。

5. 相关文件和记录

《应对风险和改进机遇的控制程序》《风险评价表》《风险措施验证记录表》《风险监测表》。

参考文献

[1] 中国合格评定国家认可委员会.医学实验室质量和能力认可准则：CNAS-CL02：2023[S/OL].(2023-06-01)[2023-09-26].https://www.cnas.org.cn/rkgf/sysrk/jbzz/2023/06/911424.shtml.

[2] 中国合格评定国家认可委员会.医学实验室质量和能力认可准则的应用要求：CNAS-CL02-A001：2023[S/OL].(2023-08-01)[2023-09-26].https://www.cnas.org.cn/rkgf/sysrk/rkyyzz/2023/08/912141.shtml.

[3] International Organization for Standardization. Medical laboratories — Application of risk management to medical laboratories：ISO 22367：2020(EN)[S/OL].[2024-01-10].https://www.iso.org/obp/ui/en/#iso:std:iso:22367:ed-1:v1:en.

（黄福达）

生物风险管理程序

××医院检验科临检实验室作业指导书	文件编号：××-JYK-××-××-×××
版次/修改：第　　版/第　　次修改	生效日期：　　　　　共　　页　第　　页
编写人：	审核人：　　　　　批准人：

1. 目的
规范临检实验室生物风险管理要求，保证工作人员人身安全。

2. 范围
适用于临检实验室各个区域及检验活动（检验前、中、后）各个环节。

3. 职责
3.1·组长负责生物风险管理的组织和实施。

3.2·质量监督员负责生物风险监控。

3.3·员工参与生物风险的识别和应对全过程。

4. 程序
4.1·生物风险管理计划制定：临检实验室组长制定临检实验室的生物风险管理计划。

4.1.1　生物风险管理计划的内容

4.1.1.1　确定生物风险管理计划实施周期，每年至少一次。

4.1.1.2　确定生物风险管理活动的范围：包括人员方面、防护设施和物品方面、设备方面、医疗废弃物、检验前过程、检验操作、检验后过程中存在生物风险的环节，以及其他识别为对患者或实验室工作人员存在生物风险的过程。

4.1.1.3　指定参加生物风险管理活动人员的责任和权限。指定生物风险管理评审的要求。

4.1.1.4　确定生物风险可接受的标准：① 以风险矩阵表的评价结果作为风险是否可接受的标准；② 适用时也可参考以下法规和国家标准确定风险可接受的标准：《中华人民共和国生物安全法》、GB 19489—2008《实验室生物安全通用要求》、WS 233—2017《病原微生物实验室安全通用准则》。

4.1.1.5　指定生物风险控制措施验证和监控活动要求。

4.1.2　生物风险管理计划的修订

4.1.2.1　如果发生可能影响风险评估的重大变更，应对计划进行更新。重大变更情况包括下内容：① 实验室环境改造；② 生物风险相关政策、法规、标准等发生改变；③ 发生生物安全事件或事故。

4.1.2.2　保留原计划和更新后计划的资料，以识别计划变更的内容。

4.2·生物风险分析

4.2.1　生物风险识别

4.2.1.1　人员方面常见风险：工作人员没有接受生物安全知识培训和考核；工作人员处理血液和体液标本时没有戴手套；工作人员触摸清洁区物品没有脱手套；工作人员在实验室

工作区饮食、抽烟、处理隐形眼镜、使用化妆品、存放食用品；工作人员没有按要求洗手；工作人员在实验过程中用手抚摸头面部；工作人员在实验室内穿露脚趾的鞋；加盖标本在离心结束后工作人员立即开盖取标本；工作人员在发生针刺伤时没有按实验室制定的流程正确处理；工作人员在发生标本溢洒时没有按实验室制定的流程正确处理；工作人员直接用手处理破碎的玻璃器具；实验室外部人员未经允许进入实验室。

4.2.1.2 防护设施和物品方面常见风险：生物安全柜、高压灭菌设备检定不合格；工作人员没有每天检查确认洗眼器和紧急喷淋装置的功能是否正常；职业暴露处置物品不齐全或过期；免洗洗手液超过开瓶使用期。

4.2.1.3 设备方面常见风险：实验设备没有定期进行消毒；实验室设备在搬离实验室时没有去污染；实验室工作台面没有定期清洁消毒。

4.2.1.4 检验前过程常见风险：工作人员在采集末梢血标本时没有对患者实行手套的一人一换。

4.2.1.5 检验后过程常见风险：损伤性医疗废弃物（如玻片、末梢血采血针等）没有丢弃到利器盒中；利器盒中废弃物体积超过容积 3/4 没有及时处置；尿液标本没有消毒直接倒入实验室下水道。

4.2.1.6 其他生物风险的识别：通过平时的生物风险监控进行识别。

4.2.2 估计生物风险：估计各个生物风险失效模式的危害概率及危害严重程度。

4.2.2.1 估计危害的概率时采用描述性的半定量方法对危害概率进行估计，该过程中可利用平时的生物风险监控记录数据来估计概率的大小。

4.2.2.2 半定量模型：频繁 = 每天一次；很大可能 = 每周一次；偶尔 = 每月一次；极少 = 每年一次；不太可能 = 每年不到一次。

4.2.2.3 采用以下半定量模型进行严重程度的估计：可忽略的 = 暂时性不适或无关紧要的伤害；微不足道 = 暂时性身体损伤或损害，无需医疗干预即可恢复；显著 = 非永久性身体损伤或损害，可通过医疗干预恢复；严重 = 永久（不可逆）身体损伤或损害；致命 = 危及生命的伤害/死亡。

4.3·生物风险评价：将风险估计值与实验室可接受风险标准进行比较，评价风险的可接受性。可利用三区域风险矩阵表评价风险的可接受性。通过填写《风险评价表》的方式记录生物风险评价结果。

4.4·生物风险控制：根据生物风险评价的结果，确定需采取控制措施的风险。

4.4.1 确定生物风险控制选项

4.4.1.1 实验室针对需采取控制措施的生物风险，确定可将风险降低到可接受水平的风险控制措施。

4.4.1.2 原则上，生物风险控制措施宜首先考虑消除危险源（如果可行），然后再考虑降低风险（降低潜在伤害发生的可能性或严重程度），最后考虑采用个体防护装备。

4.4.1.3 生物风险控制措施要与其对患者及员工安全的潜在影响相适应。

4.4.2 验证生物风险控制措施：① 对每项生物风险控制措施的正确实施进行验证；② 验证生物风险控制措施的有效性；③ 临检实验室组长组织实施，并通过填写《风险措施验证记录表》的方式记录所采取的生物风险控制措施和验证结果。

4.4.3 评价剩余风险：应用风险控制措施后，应使用批准的风险可接受性标准评价每个剩余风险。

4.4.3.1 如果使用这些标准判定剩余风险不可接受，则应对风险控制采取进一步措施。

4.4.3.2 如果进一步降低风险不可行，实验室可对剩余风险进行风险/获益分析，如果证明医疗效益超过了剩余风险，可以继续检验项目的开展。

4.4.3.3 对于判定为可接受的剩余风险，实验室应确定需要向实验室工作人员传达哪些信息以披露剩余风险。披露剩余风险的任何通信副本应保存在风险管理文件中。

4.4.3.4 通过填写《风险评价表》的方式记录剩余风险评价结果。

4.4.4 确定风险控制措施是否产生新风险。

4.5·生物风险管理评审：内容包括验证风险控制措施的完成、确认总体剩余风险的可接受性和批准风险管理报告，具体实施要求详见程序文件《应对风险和改进机遇的控制程序》中相关内容。

4.6·生物风险监控：发现已知风险的失效模式或识别到新的风险失效模式时，临检实验室质量监督员及时登记在《风险监测表》中，必要时采取应急措施处理风险失效模式导致的后果。

5. 相关文件和记录

《应对风险和改进机遇的控制程序》《风险评价表》《风险措施验证记录表》《风险监测表》。

参考文献

[1] 中国合格评定国家认可委员会.医学实验室质量和能力认可准则：CNAS - CL02：2023[S/OL].(2023 - 06 - 01)[2023 - 09 - 26].https://www.cnas.org.cn/rkgf/sysyrk/jbzz/2023/06/911424.shtml.

[2] 中国合格评定国家认可委员会.医学实验室质量和能力认可准则的应用要求：CNAS - CL02 - A001：2023[S/OL].(2023 - 08 - 01)[2023 - 09 - 26].https://www.cnas.org.cn/rkgf/sysrk/rkyyzz/2023/08/912141.shtml.

[3] International Organization for Standardization. Biorisk management for laboratories and other related organisations：ISO 35001：2019(EN)[S/OL].[2024 - 01 - 10].https://www.iso.org/obp/ui/#iso:std:iso:35001:ed - 1:v1:en.

（黄福达）

持续改进程序

××医院检验科临检实验室作业指导书		文件编号：××-JYK-××-××-×××	
版次/修改：第　　版/第　　次修改		生效日期：	共　页 第　页
编写人：	审核人：		批准人：

1. 目的

通过实施检验前、检验中和检验后过程的持续改进活动,确保质量管理体系持续的有效性。

2. 范围

适用于临检实验室所涉及的检验全过程各个环节的持续改进。

3. 职责

3.1·组长负责临检实验室实施持续改进活动的组织和持续改进措施的制定。

3.2·质量负责人负责拟实施改进措施的审批,负责改进措施有效性的判定。

3.3·质量监督员负责改进措施实施的跟进验证。

3.4·员工积极参与持续改进活动,实施改进措施。

4. 程序

4.1·改进机遇的识别

4.1.1　通过执行《实验室风险管理程序》和《生物风险管理程序》识别改进机遇。

4.1.2　通过执行程序文件《不符合工作的管理程序》《投诉管理程序》《实验室患者、用户和员工反馈管理程序》《不符合项和纠正措施管理程序》《质量指标的策划和评估程序》《内部审核程序》《管理评审程序》进行评估和审核,以识别改进机遇。

4.1.3　通过定期和不定期对质量管理体系某一领域进行评审和改进,最终达到全面改进的目的。该类活动有:文件的定期的评审,服务协议的评审,生物参考区间评审,供应商的评价。

4.1.4　通过方针应用、评审操作程序、总体目标、外部评审报告、数据和室间质量评价结果分析等,识别改进机遇。

4.2·应对改进机遇:如果识别出了改进机遇,不管其出现在何处,临检实验室组长应采取持续改进措施。

4.2.1　制定、文件化并实施改进措施方案

4.2.1.1　改进措施的制定:组长组织组内人员进行分析,制定出具体的改进措施,包括教育培训、优化流程、规避风险、消除风险源、改变风险发生的可能性、改变风险发生的可能后果、转移风险、分担风险、保留风险等。

4.2.1.2　改进措施的审批:组长将制定好的持续改进措施上交质量负责人,由质量负责人或当持续改进措施涉及技术方面内容时和技术负责人共同审批,并根据改进措施制定相应的跟踪验证期限。

4.2.1.3　改进措施的实施:组长负责组织持续改进措施的实施并记录。

4.2.1.4 改进措施的监控：质量监督员负责持续改进措施实施情况的监督，在规定的跟踪验证期限到期后向质量负责人提交持续改进措施执行情况报告，由质量负责人或和技术负责人组织通过针对性评审或审核相关范围的方式确定采取措施的有效性。

4.2.2 改进措施的记录

4.2.2.1 单项改进措施实施情况记录：① 改进措施内容涉及的专门管理程序有记录表时使用该程序相关记录表记录；② 改进措施内容没有涉及专门管理程序时填写《改进措施实施记录表》，记录"需改进内容""改进措施""质量负责人审批意见及跟踪验证期限""改进措施的完成情况"和"质量负责人评价情况和结论"等内容。

4.2.2.2 改进措施汇总记录：填写《改进措施汇总记录表》，记录所有"需改进内容""改进措施""改进措施实施情况记录所用的表格"和"完成日期"等内容。

4.3·组长组织组内员工按本程序 4.1 和 4.2 实施持续改进活动，以保证持续改进活动范围覆盖患者医疗相关范围和结果。

4.4·组长将改进计划和相关目标告知组内员工。

5. 相关文件和记录

《实验室风险管理程序》《生物风险管理程序》《不符合工作的管理程序》《投诉管理程序》《实验室患者、用户和员工反馈管理程序》《不符合项和纠正措施管理程序》《质量指标的策划和评估程序》《内部审核程序》《管理评审程序》《改进措施实施记录表》《改进措施汇总记录表》。

参考文献

[1] 中国合格评定国家认可委员会.医学实验室质量和能力认可准则：CNAS-CL02：2023[S/OL].(2023-06-01)[2023-09-26].https://www.cnas.org.cn/rkgf/sysrk/jbzz/2023/06/911424.shtml.

[2] 中国合格评定国家认可委员会.医学实验室质量和能力认可准则的应用要求：CNAS-CL02-A001：2023[S/OL].(2023-08-01)[2023-09-26].https://www.cnas.org.cn/rkgf/sysrk/rkyyzz/2023/08/912141.shtml.

（黄福达）

用户反馈及改进程序

××医院检验科临检实验室作业指导书	文件编号：××-JYK-××-××-×××	
版次/修改：第　　版/第　　次修改	生效日期：	共　页　第　页
编写人：	审核人：	批准人：

1. 目的

实验室向其患者、用户和员工征求反馈意见，并分析和利用这些反馈意见以改进管理体系、实验室活动和用户服务。

2. 范围

适用于实验室患者、用户和员工提出的反馈意见。

3. 职责

3.1·员工均有接受患者和用户反馈信息的责任，有义务就实验室在质量管理体系运行中存在的问题提出建议。

3.2·组长负责患者、用户和员工对临检专业的反馈信息的收集，负责针对反馈信息所采取措施的制定、告知员工和实施。

3.3·质量负责人负责收集反馈信息的调查表的设计，负责针对反馈信息所采取措施的审批，负责将收集到的临检实验室相关反馈信息转达给临检实验室组长。

4. 程序

4.1·反馈信息的获取方式

4.1.1　随时收集反馈信息

4.1.1.1　临检实验室工作人员通过问卷、沟通群等途径随时收集临床医护人员和患者的反馈信息，及时上报组长。

4.1.1.2　临检实验室任何员工可就实验室在质量管理体系运行中存在的问题随时提出建议，上报组长。

4.1.2　通过检验科定期进行客户满意度调查，收集与临检实验室相关的反馈信息。

4.1.2.1　满意度调查内容包括调查目的、被调查者的基本信息、调查表的填写说明和调查内容 4 个部分。

4.1.2.2　调查表依据调查对象分为《医生满意度调查表》《护理人员满意度调查表》和《门诊患者满意度调查表》。

4.1.2.3　《医生满意度调查表》的调查内容包括：电话礼仪和服务态度、填写申请单的便捷性、检测项目满足临床诊疗要求的充分性、检验报告单格式的合理性、检验结果与患者病情的符合性、检验报告周期的实际符合性、异常检验结果的临床联系、危急值项目及其标准的适用性、生物参考区间的适用性、急诊检验服务水平、检验服务的总体评价。

4.1.2.4　《护理人员满意度调查表》的调查内容包括：电话礼仪和服务态度、标本采集手册的适用性、实验室对护理人员进行标本采集指导的充分性、不合格标本处理的合理性、危急值报告的及时性、检验服务的总体评价。

4.1.2.5 《门诊患者满意度调查表》的调查内容包括：电话礼仪和服务态度、采集标本的等待时间、采集标本的操作过程、标本采集的设施和环境条件、检验结果的准确性、检验结果的报告时间、检验服务的总体评价。

4.1.2.6 调查表中各调查内容的评价意见分为"满意""较满意""一般""较不满意""不满意"共 5 个级别，各级别赋值分别为 5 分、4 分、3 分、2 分、1 分。

4.1.3 调查表的发放

4.1.3.1 窗口张贴《门诊患者满意度调查表》二维码，患者需要时扫码填写。

4.1.3.2 质量负责人或其指定人员每年至少一次通过医院办公系统，发放《医生满意度调查表》和《护理人员满意度调查表》供各临床科室医护人员填写。

4.1.4 调查结果的分析

4.1.4.1 根据调查表中调查内容的评价意见和赋值标准计算各调查表的总分，通过以下公式计算客户满意度，客户满意度（％）＝问卷得分/总有效问卷分数×100。

4.1.4.2 当评价中有"较不满意""不满意"等级别时或有反馈不满意事项时，质量负责人应了解情况并记录。

4.1.4.3 质量负责人及时将收集到的与临检实验室相关的反馈信息转达给临检实验室组长。

4.1.5 每年定期调查员工满意度及反馈信息。

4.1.5.1 员工满意度的调查内容包括调查目的、被调查者的基本信息、调查表的填写说明和调查内容 4 个部分。

4.1.5.2 《员工满意度调查表》的调查内容包括：科室管理、管理层的表现、个人能力培训机会的提供、个人继续教育机会的提供、实验室工作环境、实验室人员配置、实验室设备配置、工作岗位安排、实验室工作流程。

4.1.5.3 调查表中各调查内容的评价意见分为"满意""较满意""一般""较不满意""不满意"共 5 个级别，各级别赋值分别为 5 分、4 分、3 分、2 分、1 分。

4.1.5.4 每 6 个月发放 1 次《员工满意度调查表》，员工可匿名如实填写。

4.1.6 员工满意度调查结果的分析

4.1.6.1 根据调查表中调查内容的评价意见和赋值标准计算各调查表的总分，通过以下公式计算员工满意度，客户满意度（％）＝问卷得分/总有效问卷分数×100。

4.1.6.2 当评价中有"较不满意""不满意"等级别时或有工作建议及反馈时，组长应了解情况并记录。

4.2·反馈信息的处理：组长负责临检实验室相关反馈信息的处理，具体处理流程参照《持续改进程序》中相关内容。将反馈所采取的措施以会议或文件形式告知员工。

5. 相关文件和记录

《持续改进程序》《医生满意度调查表》《护理人员满意度调查表》《门诊患者满意度调查表》《员工满意度调查表》。

参考文献

[1] 中国合格评定国家认可委员会.医学实验室质量和能力认可准则：CNAS－CL02：2023［S/OL］.（2023－06－01）［2023－09－26］.https://www.cnas.org.cn/rkgf/sysrk/jbzz/2023/06/911424.shtml.

（黄福达）

第二篇

标准操作规程

第五章
仪器性能验证及人员比对
标准操作规程

血液分析仪性能验证标准操作规程

××医院检验科临检实验室作业指导书	文件编号：××-JYK-××-××-×××
版次/修改：第　　版/第　　次修改	生效日期：　　　　　共　　页　第　　页
编写人：	审核人：　　　　　批准人：

1. 目的

为了规范血液分析仪性能验证的操作，特制订此作规程。

2. 依据

血液分析仪性能验证遵循产品说明书的要求，同时满足 WS/T 406—2012《临床血液学检验常规项目分析质量要求》的原则规定，同时参考 WS/T 405—2012《血细胞分析参考区间》及 YY/T 0653—2017《血液分析仪》对有关内容进行补充，厂商声明的性能参数不得低于行业标准，各参数性能标准按照两者较高者评价。

3. 性能验证的参数

包括本底计数、携带污染、精密度、可比性、线性、参考区间、正确度、准确度、白细胞分类准确度。

4. 验证过程

4.1·本底计数

4.1.1　方法：用稀释液作为样本在分析仪上连续检测 3 次，3 次检测结果的最大值应在允许范围内。

4.1.2　判断标准：本底计数应满足厂商承诺的仪器性能参数及行业标准，WBC $\leqslant 0.5 \times 10^9$/L，RBC $\leqslant 0.05 \times 10^{12}$/L，Hb $\leqslant 2.0$ g/L，PLT $\leqslant 10 \times 10^9$/L。

4.2·携带污染

4.2.1　方法：分别针对不同项目，取一份高浓度（HTV）的临床样本，混合均匀后连续测定 3 次；再取一份低浓度（LTV）的临床样本，混合均匀后连续测定 3 次，携带污染率（%）=（LTV1－LTV3）/（HTV3－LTV3）×100%。高浓度和低浓度样本的浓度要求应符合表 1。

表 1　携带污染验证临床样本的浓度要求

检测项目	WBC	RBC	Hb	PLT
高浓度值	>90×10⁹/L	>6.20×10¹²/L	>220 g/L	>900×10⁹/L
低浓度值	>0 且<3×10⁹/L	>0 且<1.50×10¹²/L	>0 且<50 g/L	>0 且<30×10⁹/L

4.2.2　判断标准：携带污染率应满足厂商承诺的仪器性能参数及行业标准 WBC $\leqslant 3.0\%$，RBC $\leqslant 2.0\%$，HCT $\leqslant 2.0\%$，PLT $\leqslant 4.0\%$。

4.3·精密度

4.3.1　批内精密度

4.3.1.1　方法：取 1 份健康人的新鲜血样本，按照常规方法重复检测 11 次，计算后 10 次检测结果的变异系数。

4.3.1.2　判断标准：批内精密度应满足厂商承诺的仪器性能参数及行业标准 WBC≤4.0%，RBC≤2.0%，Hb≤1.5%，HCT≤3.0%，MCV≤2.0%，MCH≤2.0%，MCHC≤2.5%，PLT≤5.0%。

4.3.2　日间精密度：日间精密度以室内质控在控结果的变异系数为评价指标。

4.3.2.1　方法：至少使用 2 个浓度水平（包含正常和异常水平）的质控品，在检测当天至少进行 1 次室内质控，剔除失控数据（失控结果已得到纠正）后按照批号或月份计算在控数据的变异系数。

4.3.2.2　判断标准：日间精密度应满足厂商承诺的仪器性能参数及行业标准 WBC≤6.0%，RBC≤2.5%，Hb≤2.0%，HCT≤4.0%，MCV≤2.5%，MCH≤2.5%，MCHC≤3.0%，PLT≤8.0%，NEU%≤3.3%，LYM%≤6.7%，MONO%≤10.0%，EO%≤10.0%，BASO%≤10.0%。

4.4·可比性

4.4.1　实验室内的结果可比性

4.4.1.1　方法：选定一台公认为性能较好的仪器作为比较仪器，例如参加室间质评仪器可作为靶机。配套检测系统至少使用 20 份临床样本（非配套检测系统至少使用 40 份临床样本），每份样本分别在检测仪器和比较仪器检测，计算相对偏差，每个检测项目的相对偏差符合要求的比例应≥80%。

4.4.1.2　样本要求及判断标准：静脉采血 1 h 后总离体时间 2 h 内的新鲜正常样本。各项目可比性应满足厂商承诺的仪器性能参数及行业标准（表 2）。

表 2　可比性验证的允许偏差及比对样本的浓度要求

检 测 项 目	浓 度 范 围	样本数量及所占比例	相 对 偏 差
WBC （×10⁹/L）	<2.0	10%	≤10%
	2.0~5.0	10%	
	5.1~11.0	45%	≤7.5%
	11.1~50.0	25%	
	>50.1	10%	
RBC （×10¹²/L）	<3.00	5%	
	3.00~4.00	15%	
	4.01~5.00	55%	≤3.0%
	5.01~6.00	20%	
	>6.01	5%	
Hb （g/L）	<100.0	10%	
	100~120	15%	
	121~160	60%	≤3.5%
	161~180	10%	
	>181	5%	

（续表）

检 测 项 目	浓 度 范 围	样本数量及所占比例	相 对 偏 差
PLT （×10⁹/L）	＜40	10％	≤15.0％
	40～125	20％	≤12.5％
	126～300	40％	
	301～500	20％	
	501～600	5％	
HCT	—	—	≤3.5％
MCV	—	—	
MCH	—	—	
MCHC	—	—	
NEU （％）	≤10％	—	±1.0
	＞10％	—	≤10％
LYM （％）	≤10％	—	±2.0
	＞10％	—	≤20％
MONO （％）	≤10％	—	±3.0
	＞10％	—	≤30％
EO （％）	≤10％	—	±3.0
	＞10％	—	≤30％
BASO （％）	≤10％	—	±3.0
	＞10％	—	≤30％

注："—"表示对该项目无要求

4.4.2　手自动模式间的可比性（如果有）：如果手自动模式使用同一根吸样针，则无需进行手自动模式间可比性验证；如果手自动模式使用两根吸样针，则需进行手自动模式间可比性验证。

4.4.2.1　方法：取 5 份临床样本分别使用手动和自动模式进行测试，每份样本各检测两次，分别计算两种模式下检测结果均值间的相对差异。

4.4.2.2　判断标准：手自动模式可比性应符合厂商承诺的仪器性能参数及行业标准 WBC≤5.0％，RBC≤2.0％，Hb≤2.0％，HCT≤3.0％，MCV≤3.0％，PLT≤7.0％。

4.5·线性

4.5.1　方法：取抗凝全血、离心去血浆，使之成浓缩的血细胞，再将浓缩的血细胞用自身的乏血小板血浆/稀释液进行梯度稀释，至少稀释为 5 个浓度，使高浓度值接近线性范围上限，使低浓度接近线性范围的下限；将各浓度的样本上机检测，每份样本测定 3 次，计算测量平均值。以稀释比例为 X 轴，检测均值为 Y 轴，做回归分析，由回归方程得出各浓度点的理论值，计算测量均值与理论值的绝对偏差或相对偏差。

4.5.2　判断标准：线性验证应满足厂商承诺的仪器性能参数及行业标准（表3）。

表3 线性验证允许偏差及要求

参　　数	线 性 范 围	允许偏差范围	线性相关系数 r
WBC ($\times 10^9$/L)	1.0～10.0	$\leqslant 0.5 \times 10^9$/L	$\geqslant 0.990$
	10.1～99.9	$\leqslant 5\%$	
RBC ($\times 10^{12}$/L)	0.30～1.00	$\leqslant 0.05 \times 10^{12}$/L	$\geqslant 0.990$
	1.01～7.00	$\leqslant 5\%$	
Hb (g/L)	20～70	$\leqslant 2$g/L	$\geqslant 0.990$
	71～200	$\leqslant 3\%$	
PLT ($\times 10^9$/L)	20～100	$\leqslant 10 \times 10^9$/L	$\geqslant 0.990$
	101～999	$\leqslant 10\%$	

4.5.3　注意事项：稀释度与变量之间的线性范围越宽越好。线性验证应满足仪器说明书线性范围,稀释度应覆盖生理和常见病理范围。回归线应通过原点。稀释技术必须做到严格精确。在稀释过程中,推荐使用经校准的移液管。必须确认血浆中没有红细胞、白细胞和血小板。

4.6·参考区间验证

4.6.1　方法：随机选取20份健康体检者新鲜血液样本进行血细胞计数。

4.6.2　判断标准：参考区间验证应满足95%以上标本的检测结果在给定范围内,范围参照 WS/T 405—2012《血细胞分析参考区间》。

4.7·正确度

4.7.1　方法：至少使用10份检测结果在参考区间内的新鲜血样本,每份样本检测2次,计算20次以上检测结果的均值,以校准实验室的定值或临床实验室内部规范操作检测系统(如使用配套系统、用配套校准物定期进行仪器校准、仪器性能良好、规范地开展室内质量控制、参加室间质量评价成绩优良、检测程序规范、人员经过良好培训的检测系统)的测定均值为标准,计算偏移。

4.7.2　判断标准：正确度应符合厂商承诺的仪器性能参数及行业标准 WBC$\leqslant 5.0\%$,RBC$\leqslant 2.0\%$,Hb$\leqslant 2.5\%$,HCT$\leqslant 2.5\%$,MCV$\leqslant 3.0\%$,MCH$\leqslant 3.0\%$,MCHC$\leqslant 3.0\%$,PLT$\leqslant 6.0\%$。

4.8·准确度

4.8.1　方法：① 按照血液分析仪的操作说明书进行系统校准后,以3份参考方法赋值的抗凝全血为样本进行检测,计算每份样本检测结果与靶值的相对偏差;② 至少使用5份质评物或定值临床样本分别进行单次检测,计算每份样本检测结果与靶值(公议值或参考值)的相对偏差,每个检测项目的相对偏差符合要求的比例应$\geqslant 80\%$。

4.8.2　判断标准：准确度应符合厂商承诺的仪器性能参数及行业标准 WBC$\leqslant 15.0\%$,RBC$\leqslant 6.0\%$,Hb$\leqslant 6.0\%$,HCT$\leqslant 9.0\%$,MCV$\leqslant 7.0\%$,MCH$\leqslant 7.0\%$,MCHC$\leqslant 8.0\%$,PLT$\leqslant 20.0\%$。

4.9·白细胞分类准确性

4.9.1　在实施性能验证前,血液分析仪必须事先校准。采集20份健康人样本,分别用参考方法（显微镜法）和仪器法检测。显微镜法进行分类计数时，每份样本均分析 400 个细胞，由两位具备资格的检验人员按照参考方法步骤对每张血涂片分别分析 200 个细胞，其中，一位检验人员使用血涂片 A，另一位检验人员使用血涂片 B。仪器法对 20 份样本进行双份测定，按照仪器操作说明书进行。注意：当参考方法检测结果为 0，而分析仪检测结果≤1.0％时，检测结论为合格。

4.9.2 判断标准：白细胞分类准确性按照 99％可信区间计算方法，得到参考方法结果的可信范围，将仪器法测量结果平均值与可信范围比较，≥99％可信范围下限或≤99％可信范围上限的判定为合格，超出此范围的判定为不合格。

5. 验证结论

根据各评价项目的评价结果分别给予"符合性"评价。

参考文献

[1] 中国合格评定国家认可委员会.临床化学定量检验程序性能验证指南：CNAS－GL037：2019[S/OL].(2019－02－15)[2023－09－26].https://www.cnas.org.cn/rkgf/sysrk/rkzn/2019/04/896307.shtml.

[2] 尚红,王毓三,申子瑜.全国临床检验操作规程[M].4版.北京：人民卫生出版社,2015.

[3] 中国合格评定国家认可委员会.医学实验室质量和能力认可准则：CNAS－CL02：2023[S/OL].(2023－06－01)[2023－09－26].https://www.cnas.org.cn/rkgf/sysrk/jbzz/2023/06/911424.shtml.

[4] 中国合格评定国家认可委员会.医学实验室质量和能力认可准则的应用要求：CNAS－CL02－A001：2023[S/OL].(2023－08－01)[2023－09－26].https://www.cnas.org.cn/rkgf/sysrk/rkyyzz/2023/08/912141.shtml.

（徐 翀 宋 颖 赵 强）

数字细胞分析仪性能验证标准操作规程

××医院检验科临检实验室作业指导书		文件编号：××-JYK-××-××-×××		
版次/修改：第　　版/第　　次修改		生效日期：		共　　页　第　　页
编写人：		审核人：		批准人：

1. 目的

为了规范数字细胞分析仪性能验证过程,确认检测系统的分析性能符合临床要求、保证检验结果的可靠性,特制订此作规程。

2. 依据

数字细胞分析仪性能验证遵循产品说明书的要求,同时满足相关行业标准,厂商声明的性能参数不得低于行业标准,各参数性能标准按照两者较高者评价。

3. 性能验证的参数

包括细胞定位准确性、白细胞预分类重复性、白细胞预分类符合率。

4. 验证过程

4.1·细胞定位准确性

4.1.1　方法：使用质控模式分析 10 份外周血涂片并完成结果审核,记录 10 次结果的定位符合率,计算平均值和标准差 SD。

4.1.2　判断标准：应满足厂商承诺的仪器性能参数及行业标准,符合率≥97％,SD≤2％。

4.2·白细胞预分类重复性

4.2.1　方法：取 2 支新鲜血样本各制备 1 张合格的血涂片,在仪器上设置白细胞观察数量为 400,将同一张外周血涂片重复测定 10 次,统计 10 次各类型白细胞和有核红细胞预分类结果的标准差 SD。

4.2.2　判断标准：应满足厂商承诺的仪器性能参数及行业标准,SD≤2.5％。

4.3·白细胞预分类符合率

4.3.1　方法：在实施性能验证前,数字细胞分析仪必须事先校准。选取 50 张外周血涂片,先用仪器进行阅片分析,以仪器给出的预分类总细胞数作为 N,第 i 类预分类细胞的总数作为 Ni。对仪器给出的细胞图像进行人工确认,将分类错误的细胞重分类为"分类不明",人工确认后的细胞总数作为 X,第 i 类人工确认后的细胞总数作为 Xi。计算总体白细胞预分类符合率($X/N×100％$)、单类细胞预分类符合率($Xi/Ni×100％$)。

4.3.2　样本要求：选取的外周血涂片需要包含 8 类细胞(表 1),且每类细胞总数不少于 200 个。

表 1　白细胞预分类符合率所需细胞类型和数量

细　胞　类　型	数量(个)
中性粒细胞(中性分叶核粒细胞和中性杆状核粒细胞)	≥200
淋巴细胞	≥200

（续表）

细 胞 类 型	数量(个)
单核细胞	≥200
嗜酸性粒细胞	≥200
嗜碱性粒细胞	≥200
原始细胞、浆细胞	≥200
幼稚粒细胞(晚幼粒细胞、中幼粒细胞和早幼粒细胞)	≥200
反应性淋巴细胞(异型淋巴细胞)	≥200

4.3.3 判断标准：应满足厂商承诺的仪器性能参数及行业标准，在允许范围内(表2)。

表2 白细胞预分类符合率判断标准

细 胞 类 型		符 合 率
总白细胞	/	≥85%
正常细胞	中性粒细胞(中性分叶核粒细胞＋中性杆状核粒细胞)	≥90%
	淋巴细胞	≥90%
	单核细胞	≥80%
	嗜酸性粒细胞	≥80%
	嗜碱性粒细胞	≥70%
异常细胞	幼稚粒细胞(晚幼粒细胞＋中幼粒细胞＋早幼粒细胞)	≥70%
	原始细胞＋浆细胞	≥70%
	反应性淋巴细胞(异型淋巴细胞)	≥60%

5. 验证结论

根据各评价项目的评价结果分别给予"符合性"评价。

参考文献

[1] 中国合格评定国家认可委员会.医学实验室质量和能力认可准则：CNAS－CL02：2023[S/OL].(2023－06－01)[2023－09－26].https://www.cnas.org.cn/rkgf/sysrk/jbzz/2023/06/911424.shtml.

[2] 中国合格评定国家认可委员会.医学实验室质量和能力认可准则的应用要求：CNAS－CL02－A001：2023[S/OL].(2023－08－01)[2023－09－26].https://www.cnas.org.cn/rkgf/sysrk/rkyyzz/2023/08/912141.shtml.

（宋 颖 赵 强）

凝血分析仪性能验证标准操作规程

××医院检验科临检实验室作业指导书	文件编号：××-JYK-××-××-×××
版次/修改：第　　版/第　　次修改	生效日期：　　　　　　共　　页　第　　页
编写人：	审核人：　　　　　　批准人：

1. 目的

为了规范凝血分析仪性能验证的操作,特制订此操作规程。

2. 依据

凝血分析仪性能验证遵循产品说明书的要求,同时满足 WS/T 406—2012《临床血液学检验常规项目分析质量要求》和 YY/T 0659—2017《全自动凝血分析仪》的原则规定,D-二聚体可参考 WS/T 477—2015《D-二聚体定量检测》,同时参考 JJF 1945—2021《凝血分析仪校准规范》对有关内容进行补充,厂商声明的性能参数不得低于行业标准,各参数性能标准按照两者较高者评价。

3. 性能验证的参数

包括精密度、携带污染、可比性、线性范围、生物参考区间、正确度、准确度。

4. 验证过程

4.1·精密度

4.1.1　批内精密度

4.1.1.1　方法：取至少 2 个浓度水平,正常参考值内(正常质控血浆)、低于参考值下限(病理质控血浆),每个水平重复测试 11 次,计算 10 次检测结果的变异系数。

4.1.1.2　样本要求：病理血浆要求：PT 和 APTT 为正常参考值中间值的 2 倍,FIB 异常为>6 g/L 或者<1.5 g/L。

4.1.1.3　判断标准：批内精密度应满足厂商承诺的仪器性能参数及行业标准,根据不同浓度水平质控品,各个项目精密度检测结果应符合表 1 要求。

表 1　凝血分析仪各项目批内精密度验证要求

项　目　名　称		变　异　系　数	
		正常样本	异常样本
凝固法	PT(s)	≤3.0%	≤8.0%
	APTT(s)	≤4.0%	≤8.0%
	FIB(g/L)	≤6.0%	≤12.0%
	TT(s)	≤10.0%	≤15.0%
免疫比浊法	D-二聚体(μg/mL)	≤15.0%	≤10.0%(≥5 μg/mL)

4.1.2　日间精密度

4.1.2.1　方法：至少使用 2 个浓度水平(包含正常和异常水平)的质控品,在检测当天至少进行 1 次室内质控,剔除失控数据(失控结果已得到纠正)后按照批号或月份计算在控数据的变异系数。

4.1.2.2　判断标准：日间精密度应满足厂商承诺的仪器性能参数及行业标准，应符合表2要求。

表 2　凝血分析仪各项目日间精密度验证要求

项 目 名 称		变 异 系 数	
		正常样本	异常样本
凝固法	PT(s)	≤6.5%	≤10.0%
	APTT(s)	≤6.5%	≤10.0%
	FIB(g/L)	≤9.0%	≤15.0%
	TT(s)	≤10.0%	≤15.0%
免疫比浊法	D-二聚体(μg/mL)	≤15.0%	≤10.0%(≥5 μg/mL)

4.2·携带污染

4.2.1　样品浓度间的携带污染率：取1份高浓度的质控样本，混合均匀后连续测定4次，再取1份低浓度的质控样本，混合均匀后连续测定4次，按公式①计算携带污染率。高浓度质控样本测定值应大于低浓度质控样本测定值的2倍。

$$CR = \frac{L_1 - (L_2 + L_3 + L_4)/3}{(H_2 + H_3 + H_4)/3 - (L_2 + L_3 + L_4)/3} \times 100\% \qquad ①$$

式中：CR为携带污染率(%)；$L_1 \sim L_4$为低浓度质控样本的第1次至第4次测量值；$H_1 \sim H_4$为高浓度质控样本的第1次至第4次测量值。

4.2.2　项目间的携带污染率：连续测定正常血浆PT或APTT 3次(j_1、j_2、j_3)后，立即连续测定原血浆FIB或TT 3次，再测定原血浆PT或APTT 1次(j_4)。根据公式②计算试剂间的携带污染率(%)。注意：血浆中FIB的浓度要求在3~4 g/L。

$$CR = \frac{(j_1 + j_2 + j_3)/3 - j_4}{(j_1 + j_2 + j_3)/3} \times 100\% \qquad ②$$

4.2.3　判断标准：携带污染率应满足厂商承诺的仪器性能参数及行业标准，各项目携带污染率≤10%。

4.3·可比性

4.3.1　方法：选定一台公认为性能较好的仪器作为比较仪器，例如参加室间质评仪器可作为靶机。配套检测系统至少使用20份临床样本(非配套检测系统至少使用40份临床样本)，每份样本分别在检测仪器和比较仪器检测，计算相对偏差。

4.3.2　样本要求：样本阳性率至少50%(涵盖高、中、低值)，其中包含正常、异常结果的标本，也应覆盖黄疸、脂血和溶血标本。

4.3.3　判断标准

4.3.3.1　可比性应符合厂商承诺的仪器性能参数及行业标准，PT≤7.5%，APTT≤7.5%，FIB≤10.0%，TT≤10.0%，高浓度水平标本D-二聚体≤10.0%，低浓度水平标本D-

二聚体≤20.0％,在直接对比状态下,相关系数 r≥0.90。

4.3.3.2　每个检测项目的相对偏差符合要求的比例应≥80％。

4.4·线性范围

4.4.1　方法:选取 1 份接近线性范围上限的高值(H)和 1 份接近线性范围下限的低值(L)样本,将高值(H)和低值(L)样本按比例配制混合,形成至少 6 个浓度,每个浓度重复测试 3 次,计算均值。将实测值与理论值作回归分析。

4.4.2　判断标准:线性回归方程斜率在 1 ± 0.05 范围内,相关系数 r^2≥0.95 或 r≥0.975。

4.5·生物参考区间

4.5.1　方法:选取 20 份健康人血浆样本,考虑性别、年龄、药物、激素情况、饮食等对结果的影响,分别检测各个项目。

4.5.2　判断标准:参考区间验证应满足 95％以上标本的检测结果在厂商声明的生物参考区间内,如果测定结果在生物参考区间内的标本数≤18,可再增加 20 例健康人血浆标本。

4.6·正确度

4.6.1　方法:至少使用 10 份检测结果在参考区间内的新鲜健康人血浆样本,每份样本检测两次,计算 20 次以上检测结果的均值,以校准实验室的定值或临床实验室内部规范操作检测系统(如使用配套系统、用配套校准物定期进行仪器校准、仪器性能良好、规范地开展室内质量控制、参加室间质量评价成绩优良、检测程序规范、人员经过良好培训的检测系统)的测定均值为标准,计算偏移。

4.6.2　判断标准:正确度应符合厂商承诺的仪器性能参数及行业标准,FIB≤10.0％。

4.7·准确度

4.7.1　方法:至少使用 5 份质评物或定值临床样本分别进行单次检测,计算每份样本检测结果与靶值(公议值或参考值)的相对偏差,每个检测项目的相对偏差符合要求的比例应≥80％。

4.7.2　判断标准:准确度应符合厂商承诺的仪器性能参数及行业标准,APTT≤15.0％,PT≤15.0％,FIB≤20.0％。

5. 验证结论

根据各评价项目的评价结果分别给予"符合性"评价。

参考文献

[1] 中国合格评定国家认可委员会.临床化学定量检验程序性能验证指南:CNAS-GL037:2019[S/OL].(2019-02-15)[2023-09-26].https://www.cnas.org.cn/rkgf/sysrk/rkzn/2019/04/896307.shtml.

[2] 尚红,王毓三,申子瑜.全国临床检验操作规程[M].4 版.北京:人民卫生出版社,2015.

[3] 中国合格评定国家认可委员会.医学实验室质量和能力认可准则:CNAS-CL02:2023[S/OL].(2023-06-01)[2023-09-26].https://www.cnas.org.cn/rkgf/sysrk/jbzz/2023/06/911424.shtml.

[4] 中国合格评定国家认可委员会.医学实验室质量和能力认可准则的应用要求:CNAS-CL02-A001:2023[S/OL].(2023-08-01)[2023-09-26].https://www.cnas.org.cn/rkgf/sysrk/rkyyzz/2023/08/912141.shtml.

[5] 国家卫生和计划生育委员会.临床检验定量测定项目精密度与正确度性能验证:WS/T 492—2016[S/OL].(2016-07-07)[2023-09-26].http://www.nhc.gov.cn/wjw/s9492/201607/49b0c75534ea4aabab193bdd07714075.shtml.

(徐 翀　宋 颖　诸佩超　赵 强)

血栓弹力图分析仪性能验证标准操作规程

××医院检验科临检实验室作业指导书		文件编号：××-JYK-××-××-×××	
版次/修改：第　　版/第　　次修改		生效日期：　　　　　共　　页　第　　页	
编写人：	审核人：		批准人：

1. 目的

为了规范血栓弹力图分析仪性能验证的操作，特制订此作规程。

2. 依据

血栓弹力图分析仪性能验证遵循产品说明书的技术要求，同时满足《上海市医疗机构临床实验室质量管理规范》的原则规定，厂商声明的性能参数不得低于管理规范，各参数性能标准按照两者较高者评价。

3. 性能验证的参数

包括精密度、携带污染（适用时）、可比性、参考区间、正确度、准确度。

4. 验证过程

4.1·精密度

4.1.1　批内精密度：批内精密度以连续检测结果的变异系数为评价指标。

4.1.1.1　方法：使用同一批次试剂盒，取一份健康人的新鲜血样本或原厂质控（至少2个水平）按照常规方法重复检测10次，计算10次检测结果的变异系数。

注意：由于血栓弹力图通道间相互独立，验证精密度时应覆盖全部通道。

4.1.1.2　判断标准：批内精密度应满足厂商承诺的仪器性能参数及能力验证/室间质评评价的1/4允许总误差：R≤6.25％，K≤6.25％，Angle≤5.00％，MA≤5.00％。

4.1.2　日间精密度：日间精密度以室内质控在控结果的变异系数为评价指标。

4.1.2.1　方法：至少使用2个浓度水平（包含正常和异常水平）的质控品，在检测当天至少进行1次室内质控，剔除失控数据（失控结果已得到纠正）后按照批号或月份计算在控数据的变异系数。

4.1.2.2　判断标准：日间精密度应满足厂商承诺的仪器性能参数及能力验证/室间质评评价的1/3允许总误差：R≤8.33％，K≤8.33％，Angle≤6.67％，MA≤6.67％。

4.2·携带污染（适用时）：由于部分全自动血栓弹力图分析仪使用同一根吸样针，故需要验证携带污染。其他使用独立枪头的仪器不涉及携带污染。

4.2.1　方法：取一份高浓度的质控样本，混合均匀后连续测定4次，再取一份低浓度的质控样本，混合均匀后连续测定4次，按公式①计算携带污染率。高浓度质控样本测定值应大于低浓度质控样本测定值的2倍。

$$CR = \frac{L_1 - (L_2 + L_3 + L_4)/3}{(H_2 + H_3 + H_4)/3 - (L_2 + L_3 + L_4)/3} \times 100\% \qquad ①$$

式中：CR为携带污染率（％）；$L_1 \sim L_4$为低浓度质控样本的第1次至第4次测量值；$H_1 \sim$

H₄为高浓度质控样本的第 1 次至第 4 次测量值。

4.2.2　判断标准：携带污染率应满足厂商承诺的仪器性能参数。

4.3·可比性

4.3.1　仪器间可比性

4.3.1.1　方法：选定一台公认为性能较好的仪器作为基准仪器。配套检测系统至少使用 20 份临床样本(非配套检测系统至少使用 40 份临床样本)，每份样本分别在检测仪器和比较仪器检测，计算相对偏差，每个检测项目的相对偏差符合要求的比例应≥80％。

4.3.1.2　样本要求及判断标准：静脉采血后离体时间 1 h 内的新鲜抗凝全血样本，浓度覆盖正常和异常范围。各项目可比性应满足厂商承诺的仪器性能参数及能力验证/室间质评评价的 1/2 允许总误差：R≤12.5％，K≤12.5％，Angle≤10.0％，MA≤10.0％。

4.3.2　通道间可比性：由于血栓弹力图分析仪之间相互独立，故需进行通道间可比性验证。

4.3.2.1　方法：取 5 份临床样本分别使用基准通道和比对通道进行测试，每份样本各检测 2 次，分别计算 2 个通道下检测结果均值间的相对差异。

4.3.2.2　判断标准：通道间可比性应符合厂商承诺的仪器性能参数及能力验证/室间质评评价的 1/3 允许总误差：R≤8.33％，K≤8.33％，Angle≤6.67％，MA≤6.67％。

4.4·参考区间验证

4.4.1　方法：随机选取 20 份健康体检者新鲜抗凝样本进行血栓弹力图检测。

4.4.2　判断标准：参考区间验证应满足 95％以上标本的检测结果在给定范围内，范围参照试剂盒说明书或相关文献资料。

4.5·正确度

4.5.1　方法：至少使用 10 份检测结果在参考区间内的新鲜健康人血浆样本，每份样本检测 2 次，计算 20 次以上检测结果的均值，以校准实验室的定值或临床实验室内部规范操作检测系统(如使用配套系统、用配套校准物定期进行仪器校准、仪器性能良好、规范地开展室内质量控制、参加室间质量评价成绩优良、检测程序规范、人员经过良好培训的检测系统)的测定均值为标准，计算偏移。

4.5.2　判断标准：正确度应符合厂商承诺的仪器性能参数及行业标准，R≤8.3％，K≤8.3％，Angle≤6.7％，MA≤6.7％。

4.6·准确度

4.6.1　方法：至少使用 5 份质评物或定值临床样本分别进行单次检测，计算每份样本检测结果与靶值(公议值或参考值)的相对偏差，每个检测项目的相对偏差符合要求的比例应≥80％。

4.6.2　判断标准：准确度应符合厂商承诺的仪器性能参数及能力验证/室间质评评价的允许总误差：R≤25.0％，K≤25.0％，Angle≤20.0％，MA≤20.0％。

5. 验证结论

根据各评价项目的评价结果分别给予"符合性"评价。

参考文献

[1] 中国合格评定国家认可委员会.临床化学定量检验程序性能验证指南：CNAS－GL037：2019[S/OL].(2019－02－15)[2023－09－26].https://www.cnas.org.cn/rkgf/sysrk/rkzn/2019/04/896307.shtml.

(徐　翀　宋　颖　赵　强)

血液流变分析仪性能验证标准操作规程

××医院检验科临检实验室作业指导书	文件编号：××-JYK-××-××-×××	
版次/修改：第　　版/第　　次修改	生效日期：	共　　页　第　　页
编写人：	审核人：	批准人：

1. 目的

为了验证全血及血浆在全自动血流变分析仪上的检测性能是否满足临床检测要求,特制订此作规程。

2. 依据

全自动血液流变仪性能验证遵循产品说明书的要求,同时满足 WS/T 492—2016《临床检验定量测定项目精密度与正确度性能验证》的规定,厂商声明的性能参数不得低于行业标准,各参数性能标准按照两者较高者评价。

3. 性能验证的参数

包括精密度、携带污染、参考区间验证、正确度、准确度。

4. 验证过程

4.1·精密度

4.1.1　方法：取 2 个水平的质控品(包含正常和异常水平),按常规方法连续监测 5 个工作日,每个水平每个工作日测定 3 次(若因质量控制程序或操作问题判断一批为失控,应剔除数据,并增加执行一个分析批),收集数据计算实验室观测的标准差(Sl)及验证值(V),通过比较 V 与实验室观测的 Sl 的大小来验证精密度是否通过。

4.1.2　判断标准：实验室观测的 Sl 低于 V,则说明精密度验证通过。

4.2·携带污染

4.2.1　方法：取一份高浓度的质控样本,混合均匀后连续测定 4 次,再取一份低浓度的质控样本,混合均匀后连续测定 4 次,按公式①计算携带污染率。高浓度质控样本测定值应大于低浓度质控样本测定值的 2 倍。

$$CR = \frac{L_1 - (L_2 + L_3 + L_4)/3}{(H_2 + H_3 + H_4)/3 - (L_2 + L_3 + L_4)/3} \times 100\% \qquad ①$$

式中：CR 为携带污染率(%)；$L_1 \sim L_4$ 为低浓度质控样本的第 1 次至第 4 次测量值；$H_1 \sim H_4$ 为高浓度质控样本的第 1 次至第 4 次测量值。

4.2.2　判断标准：携带污染率应满足厂商承诺的仪器性能参数。

4.3·参考区间验证

4.3.1　方法：随机选取男女各 20 份健康体检者全血标本和血浆标本进行检测。

4.3.2　判断标准：参考区间验证应满足 95% 以上标本的检测结果在给定范围内,范围参照《全国临床检验操作规程》(第 4 版)。

4.4·准确度

　　4.4.1　方法：① 适用定值的标准物质进行检测，检测结果与标准物质提供的靶值进行比较；② 使用国家临床检验中心、省（市）临床检验中心等提供的能力验证物品进行检测，检测结果与能力验证计划提供的靶值进行比较。

　　4.4.2　判断标准：使用本程序 4.4.1 中①方法时，检测结果在标准物质提供的靶值范围内。使用本程序 4.4.1 中②方法时，检测结果在能力验证计划提供的靶值范围内。

5. 验证结论

根据各评价项目的评价结果分别给予"符合性"评价。

参考文献

[1] 中国合格评定国家认可委员会.医学实验室质量和能力认可准则：CNAS‐CL02：2023[S/OL].(2023‐06‐01)[2023‐09‐26].https://www.cnas.org.cn/rkgf/sysrk/jbzz/2023/06/911424.shtml.

[2] 尚红,王毓三,申子瑜.全国临床检验操作规程[M].4 版.北京：人民卫生出版社,2015.

[3] 国家卫生和计划生育委员会.临床检验定量测定项目精密度与正确度性能验证：WS/T 492—2016[S/OL].(2016‐07‐07)[2023‐09‐26].http://www.nhc.gov.cn/wjw/s9492/201607/49b0c75534ea4aabab193bdd07714075.shtml.

（杨　冀）

尿液干化学分析仪性能验证标准操作规程

××医院检验科临检实验室作业指导书		文件编号：××-JYK-××-××-×××	
版次/修改：第　　版/第　　次修改		生效日期：	共　　页　第　　页
编写人：		审核人：	批准人：

1. 目的

为了规范尿液干化学分析仪性能验证的操作，特制订此作规程。

2. 依据

尿液干化学分析仪性能验证遵循产品说明书的要求，同时满足 YY/T 0475—2011《干化学尿液分析仪》的原则规定，同时参考 JJF 1129—2005《尿液分析仪校准规范》对有关内容进行补充，厂商声明的性能参数不得低于行业标准，各参数性能标准按照两者较高者评价。

3. 性能验证的参数

包括空白测试、携带污染、重复性、稳定性、准确度、相关性测试。

4. 验证过程

4.1·空白测试

4.1.1　方法：使用阴性尿液质控品进行空白测试，连续测定 3 次。

4.1.2　判断标准：连续阴性尿液质控品检测结果均应符合表 1 要求。

表 1　尿液干化学分析仪空白测试要求

项　　目	判断标准	项　　目	判断标准
比重(SG)	1.000~1.010	酮体(KET)	0 mmol/L
酸碱度(pH)	5.0~7.0	尿胆元(URO)	$\leqslant$3.4 μmol/L
白细胞(WBC)	0 个/μL	胆红素(BIL)	0 μmol/L
亚硝酸盐(NIT)	0 μmol/L	红细胞(RBC)	0 个/μL
蛋白质(PRO)	0 g/L	维生素 C(Vc)	0 mmol/L
葡萄糖(GLU)	0 mmol/L		

注：仪器测量结果(SG，pH 两项结果除外)还有其他两种表示方法，可以用"－"或"neg"，两者都表示阴性；或"normal"，表示正常。个别仪器结果 GLU 可$\leqslant$0.6 mmol/L

4.2·携带污染

4.2.1　方法：检测除比重和 pH 外各测试项目最高浓度结果的阳性样本 1 次，随后检测阴性样本 1 次。

4.2.2　判断标准：检测除比重和 pH 外各测试项目最高浓度结果的阳性样本后，阴性样本不得出现阳性结果。

4.3·重复性

4.3.1　方法：选用不同浓度水平的尿液质控品进行重复检测。将不同浓度水平的尿液质控品分别用被评价的尿液分析仪专用试纸条在该尿分析仪上重复测定 20 次，计算不同项目(葡萄糖、pH、酮体、亚硝酸盐、胆红素、蛋白质、隐血、尿胆原、比重、白细胞、维生素 C)的符合率。

4.3.2　判断标准：不同浓度水平尿液质控品各项目重复性检测符合率均应≥90％。

4.4·稳定性

4.4.1　方法：开机预热后、4 h、8 h，分别对一定反射率的样本条进行重复测试 10 次，计算所有反射率的变异系数。

4.4.2　判断标准：分析仪开机 8 h 内，反射率测试结果的变异系数（CV，％）≤1.0。

4.5·准确度

4.5.1　方法：选用经认证的高低浓度 2 个水平的尿液定值质控品，分别连续测量 5 次。

4.5.2　判断标准：高低浓度 2 个水平的尿液定值质控品分别连续测量 5 次的测量值均应在靶值范围内。

4.6·相关性测试

4.6.1　方法：选择已知检测性能符合要求的尿液干化学分析仪作为比对仪器。取新鲜尿液标本共 200 份（每个项目的阳性标本数至少 60 份，阳性标本可以是单项目阳性，也可以多项目同时阳性）。用新鲜尿液样本分别在被评价尿分析仪和比对尿分析仪上用各自配套的试纸条测定。

4.6.2　判断标准：不同项目（葡萄糖、pH、酮体、亚硝酸盐、胆红素、蛋白质、隐血、尿胆原、比重、白细胞、维生素 C）比较 Kappa 值≥0.60，符合率≥90％。

5. 验证结论

根据各评价项目的评价结果分别给予"符合性"评价。

参考文献

［1］中国合格评定国家认可委员会.临床化学定量检验程序性能验证指南：CNAS - GL037：2019［S/OL］.（2019 - 02 - 15）［2023 - 09 - 26］.https：//www.cnas.org.cn/rkgf/sysrk/rkzn/2019/04/896307.shtml.

［2］尚红，王毓三，申子瑜.全国临床检验操作规程［M］.4 版.北京：人民卫生出版社，2015.

［3］中国合格评定国家认可委员会.医学实验室质量和能力认可准则的应用要求：CNAS - CL02 - A001：2023［S/OL］.（2023 - 08 - 01）［2023 - 09 - 26］.https：//www.cnas.org.cn/rkgf/sysrk/rkyyzz/2023/08/912141.shtml.

（徐　翀　宋　颖　诸佩超　赵　强）

尿液有形成分分析仪性能验证标准操作规程

××医院检验科临检实验室作业指导书		文件编号：××-JYK-××-××-×××	
版次/修改：第　　版/第　　次修改		生效日期：	共　　页　第　　页
编写人：	审核人：		批准人：

1. 目的

为了规范尿液有形成分分析仪性能验证的操作，特制订此操作规程。

2. 依据

尿液有形成分分析仪性能验证遵循产品说明书的要求，同时满足 YY/T 0996—2015《尿液有形成分分析仪（数字成像自动识别）》的原则规定，厂商声明的性能参数不得低于行业标准，各参数性能标准按照两者较高者评价。

3. 性能验证的参数

包括检出限、携带污染、重复性、稳定性、线性范围、符合率、假阴性率、参考区间验证、准确度。

4. 验证过程

4.1·检出限

4.1.1　方法：分别取红细胞、白细胞浓度为 5 个/μL 的标准液充分混匀后倒入干燥清洁的试管内，重复检测 20 次，计算检出率。

4.1.2　判断标准：检出限应满足厂商承诺的仪器性能参数及行业标准，分析仪应能检出浓度水平>0 个/μL 的红细胞、白细胞样本，检出率≥90%。

4.2·携带污染

4.2.1　操作方法：先对浓度为 5 000 个/μL 的尿液样本连续测试 3 次，检测结果分别为 i_1、i_2、i_3，接着对生理盐水连续测试 3 次，结果分别为 j_1、j_2、j_3，按下式分别计算出携带污染率。计算公式：携带污染率 = $(j_1 - j_3)/(i_3 - j_3) \times 100\%$。

4.2.2　判断标准：携带污染率应满足厂商承诺的仪器性能参数及行业标准，分析仪对细胞的携带污染率≤0.05%。

4.3·重复性

4.3.1　方法：分别将红细胞、白细胞质控品，即低（50 个/μL±10 个/μL）、中（200 个/μL±20 个/μL）、高（600 个/μL±50 个/μL）值质控品充分混匀后倒入干燥清洁的试管中，启动测试，每种质控品测试 20 次，根据分析仪的测试结果分别计算出 CV 值。

4.3.2　判断标准：重复性应满足厂商承诺的仪器性能参数及行业标准，低值质控品 CV≤25%；中值质控品 CV≤15%；高值质控品 CV≤5%。

4.4·稳定性

4.4.1　方法：仪器预热后，取红细胞、白细胞中值（200 个/μL±20 个/μL）质控品充分混匀后倒入干燥清洁的试管中，重复测试 10 次，在开机 4 h 和 8 h 后再分别重复上述操作，分别计算出所有测试数据的 CV 值。

4.4.2　判断标准：稳定性应满足厂商承诺的仪器性能参数及行业标准，分析仪开机预热后、4 h 和 8 h 后，红细胞、白细胞 CV≤15％。

4.5·线性范围

4.5.1　方法：取浓度为 10 000 微粒/μL 标准液用生理盐水按 1∶2、1∶4、1∶16、1∶64、1∶256、1∶1 024 的比例稀释，每个浓度充分混合后连续测试 3 次，计算每个浓度 3 次结果的平均值，以相对浓度为横坐标测试平均值为纵坐标，用最小二乘法对这 7 个点进行线性拟合，分别计算线性回归方程。

4.5.2　判断标准：线性范围应满足厂商承诺的仪器性能参数及行业标准，分析仪相关系数 r≥0.975。

4.6·符合率

4.6.1　方法

4.6.1.1　分析仪对 150 份临床尿液样本（至少 90 份为红细胞病理样本）进行检测经人工审核后，计算红细胞检测阴阳性结果与非离心镜检阴阳性结果的符合率。

4.6.1.2　分析仪对 150 份临床尿液样本（至少 90 份为白细胞病理样本）进行检测经人工审核后，计算白细胞检测阴阳性结果与非离心镜检阴阳性结果的符合率。

4.6.1.3　分析仪对 150 份临床尿液样本（至少 30 份为管型病理样本）进行检测经人工审核后，计算管型检测阴阳性结果与非离心镜检阴阳性结果的符合率。

4.6.2　判断标准：符合率应满足厂商承诺的仪器性能参数及行业标准，红细胞符合率≥70％；白细胞符合率≥80％；管型≥50％。

4.7·假阴性率

4.7.1　方法：取 200 份红细胞和（或）白细胞和（或）管型显微镜非离心镜检阳性标本，同时作仪器检测，以显微镜非离心镜检结果为金标准，计算假阴性率。仪器检测结果若仪器提示须人工审核，则以人工审核结果为准。计算公式：假阴性率＝显微镜阳性而仪器阴性结果数/显微镜阳性结果数×100％。

注意：镜检结果阴阳性判定的临界值分别为：红细胞＞3 个/HPF、白细胞＞5 个/HPF、管型＞1 个/LPF。

4.7.2　判断标准：假阴性率应满足厂商承诺的仪器性能参数及行业标准，分析仪检测结果的假阴性率≤3％。

4.8·参考区间验证

4.8.1　方法：选取 40 份健康人尿液标本，男性 20 份，女性 20 份，年龄 1～85 岁记录试验结果。

4.8.2　判断标准：参考区间验证应满足 95％以上标本的检测结果在给定范围内，范围参照《全国临床检验操作规程》（第 4 版）。

4.9·准确度

4.9.1　方法：分别将红细胞、白细胞标准液：低（50 个/μL±10 个/μL）、中（200 个/μL±20 个/μL）、高（600 个/μL±50 个/μL）值标准液充分混匀后倒入干燥清洁的试管中，每种标准液测试 10 次，根据各仪器的测试结果分别计算出准确度。计算公式：准确度＝（测试平均值－标定值）/标定值×100％。

4.9.2 判断标准：低值标准液准确度≤±20%；中值标准液准确度≤±15%；高值标准液准确度≤±5%。

5. 验证结论

根据各评价项目的评价结果分别给予"符合性"评价。

参考文献

[1] 中国合格评定国家认可委员会.临床化学定量检验程序性能验证指南：CNAS‐GL037：2019[S/OL].(2019‐02‐15)[2023‐09‐26].https://www.cnas.org.cn/rkgf/sysrk/rkzn/2019/04/896307.shtml.

[2] 尚红,王毓三,申子瑜.全国临床检验操作规程[M].4版.北京：人民卫生出版社,2015.

[3] 中国合格评定国家认可委员会.医学实验室质量和能力认可准则的应用要求：CNAS‐CL02‐A001：2023[S/OL].(2023‐08‐01)[2023‐09‐26].https://www.cnas.org.cn/rkgf/sysrk/rkyyzz/2023/08/912141.shtml.

（徐 翀 宋 颖 诸佩超 赵 强）

粪便分析仪性能验证标准操作规程

××医院检验科临检实验室作业指导书	文件编号：××-JYK-××-××-×××	
版次/修改：第　版/第　次修改	生效日期：	共　页　第　页
编写人：	审核人：	批准人：

1. 目的

为了规范粪便分析仪性能验证的操作,特制订此作规程。

2. 依据

全自动粪便分析仪性能验证遵循产品说明书的要求,同时满足 WS/T 662—2020《临床体液检验技术要求》的规定,厂商声明的性能参数不得低于行业标准,各参数性能标准按照两者较高者评价。

3. 性能验证的参数

包括空白检测、携带污染、重复性、可比性、隐血线性范围、粪便一般性状判断。

4. 验证过程

4.1·空白检测

4.1.1　方法：测试取 6 根空采集管在仪器中进行测试,分析红细胞、白细胞、脂肪球、脓球、大便镜检虫卵、真菌,隐血结果是否为阴性。

4.1.2　判断标准：各项检测均为阴性。

4.2·携带污染

4.2.1　方法：在正常粪便标本中分别加入不同浓度(阴性、弱阳性、阳性)红细胞、白细胞(脓细胞)、寄生虫虫卵(包括蛔虫虫卵、鞭虫虫卵、华支睾吸虫虫卵、姜片虫虫卵)与空白标本管间隔放置,按标本管、空白管、标本管、空白管、标本管、空白管检测,然后按空白管、标本管、空白管、标本管、空白管、标本管检测,分别观察高浓度标本对低浓度标本的影响及低浓度标本对弱阳性标本的影响;或者取细菌性痢疾和溃疡性结肠炎患者标本,稀释成不同浓度后与空管间隔放置,按上述方法检测,观察相互间的影响。

4.2.2　判断标准：仪器未报警提示标本有问题需要人工镜检,则应互不影响。

4.3·重复性

4.3.1　方法：在正常粪便标本中分别加入不同浓度(阴性、弱阳性、阳性)红细胞、白细胞(脓细胞)、寄生虫虫卵(包括蛔虫虫卵、鞭虫虫卵、华支睾吸虫虫卵、姜片虫虫卵),然后分别作 10 次重复检测。

4.3.2　判断标准：红细胞、白细胞和脓细胞、虫卵、脱落细胞检出和识别重复性应≥90%。

4.4·可比性

4.4.1　识别能力与镜检结果可比性

4.4.1.1　方法：在正常粪便标本中分别加入不同浓度(阴性、弱阳性、阳性)红细胞、白细胞(脓细胞)、寄生虫虫卵(包括蛔虫虫卵、鞭虫虫卵、华支睾吸虫虫卵、姜片虫虫卵),分别使用分析仪和显微镜检测,记录检测结果并比较仪器检测和镜检结果。

4.4.1.2 判断标准：红细胞、白细胞和脓细胞、虫卵、脱落细胞检出识别与镜检结果符合率应≥90%。

4.4.2 隐血结果可比性

4.4.2.1 方法：随机选取 20 份新鲜临床粪便标本（阳性标本≥30%），分别使用手工法和仪器法进行检测。分别记录手工法及仪器法检测结果并进行统计分析。

4.4.2.2 判断标准：以手工法作为比对标准，仪器法预期阳性结果不能变为阴性结果，预期阴性结果不能变为阳性结果。样本比对的阳性符合率、阴性符合率及总符合率均不低于90%为合格。

注意：考虑取样对检测结果的影响，测试过程中，如发现仪器和手工检测结果不符的，可考虑重新取样进行复查 1～3 次，如复查后能达到一致，仍可视为符合。

4.5·隐血线性范围

4.5.1 方法：配制至少 5 个浓度梯度的血红蛋白溶液，分别按照仪器法及手工法进行重复 3 次检测，记录测试结果，分析仪器法和手工法的符合率。

4.5.2 判断标准：对检测结果进行判读，最低检测限应不高于 0.2 $\mu g/mL$，出现钩状（HOOK）效应时血红蛋白的最低浓度应不低于 2 000 $\mu g/mL$（具体参照各厂家说明书），预期为阴性的结果不能为阳性。

4.6·粪便一般性状判断

4.6.1 颜色、性状判断能力：按仪器说明书要求进行操作，获取仪器对于粪便颜色、性状判断的信息。

4.6.2 判断标准：将仪器检测结果的颜色信息与肉眼观察的粪便颜色、性状相比较，颜色、性状一致为"符合"，颜色不一致为"不符合"。

5. 验证结论

根据各评价项目的评价结果分别给予"符合性"评价。

参考文献

[1] 中国合格评定国家认可委员会.临床化学定量检验程序性能验证指南：CNAS‐GL037：2019[S/OL].(2019‐02‐15)[2023‐09‐26].https://www.cnas.org.cn/rkgf/sysrk/rkzn/2019/04/896307.shtml.

[2] 尚红,王毓三,申子瑜.全国临床检验操作规程[M].4 版.北京：人民卫生出版社,2015.

[3] 中国合格评定国家认可委员会.医学实验室质量和能力认可准则的应用要求：CNAS‐CL02‐A001：2023[S/OL].(2023‐08‐01)[2023‐09‐26].https://www.cnas.org.cn/rkgf/sysrk/rkyyzz/2023/08/912141.shtml.

（徐　翀　宋　颖　诸佩超　赵　强）

阴道分泌物分析仪性能验证标准操作规程

××医院检验科临检实验室作业指导书		文件编号：××-JYK-××-××-×××	
版次/修改：第　版/第　次修改		生效日期：	共　页　第　页
编写人：		审核人：	批准人：

1. 目的

为了规范阴道分泌物分析仪性能验证的操作,特制订此操作规程。

2. 依据

阴道分泌物分析仪性能验证遵循产品说明书的要求,同时满足厂商声明的性能参数。

3. 性能验证的参数

3.1·有形成分分析部分包括重复性、准确度、携带污染率、有形成分和清洁度与人工镜检符合率、假阴性率、稳定性、检出限。

3.2·干化学部分包括重复性、准确度、稳定性、携带污染率、临床结果符合率。

4. 验证过程

4.1·有形成分分析部分验证过程

4.1.1　重复性

4.1.1.1　方法：用醛化红细胞低值、中值、高值质控品(粒子数经 Z2 粒子计数仪进行标定),低值浓度为(50 ± 10)个$/\mu L$,中值浓度为(200 ± 20)个$/\mu L$,高值浓度为$(1\,000 \pm 100)$个$/\mu L$,分别在仪器上进行 10 次测试,计算低值、中值、高值质控品 CV 值。

4.1.1.2　判断标准：低值 CV≤20％,中值 CV≤12％,高值 CV≤8％。

4.1.2　准确度

4.1.2.1　方法：用醛化红细胞中值、高值质控品(粒子数经 Z2 粒子计数仪进行标定),中值浓度为(200 ± 20)个$/\mu L$,高值浓度为$(1\,000 \pm 100)$个$/\mu L$,分别在仪器上进行 10 次测试;计算中值、高值质控品的准确度偏倚大小。

4.1.2.2　判断标准：中值准确度≤±12％,高值准确度≤±8％。

4.1.3　携带污染率

4.1.3.1　方法：选择 3 份清洁度为Ⅳ的阳性样本和阴性样本(生理盐水),做交替测试,记录测试结果。

4.1.3.2　判断标准：阴性样本结果全部为阴性。

4.1.4　有形成分和清洁度与人工镜检符合率

4.1.4.1　方法：选取 100 份临床阴道分泌物样本,阳性样本占比 30％(阳性样本收集标准：样本中含有真菌、线索细胞、滴虫中任何一项即可),分别进行仪器上机测试和人工镜检,统计仪器各类细胞结果与人工镜检结果的符合率。

4.1.4.2　判断标准：① 仪器上皮细胞结果与人工镜检结果符合率≥90％;② 仪器白细胞结果与人工镜检结果符合率≥90％;③ 仪器真菌结果与人工镜检结果符合率≥90％;④ 仪器线索细胞结果与人工镜检结果符合率≥85％;⑤ 仪器滴虫结果与人工镜检结果符合率≥

90%；⑥ 仪器杆菌结果与人工镜检结果符合率≥90%；⑦ 仪器杂菌结果与人工镜检结果符合率≥80%；⑧ 清洁度Ⅰ/Ⅱ度、Ⅲ/Ⅳ度结果与人工镜检符合率均≥90%。

4.1.5　假阴性率

4.1.5.1　操作方法：取 100 份临床阴道分泌物随机样本［白细胞和（或）真菌和（或）滴虫和（或）线索细胞和（或）杂菌显微镜］，分别进行仪器上机测试和人工镜检，计算假阴性率。

4.1.5.2　判断标准：假阴性率≤5%。

4.1.6　稳定性

4.1.6.1　方法：将醛化红细胞低值、中值、高值质控品［低值浓度为(50±10)个/μL，中值浓度为(200±20)个/μL]充分混匀后分别倒入洁净的试管中，上机检测；要求开机后、4 h、8 h，每种质控品各进行 10 次测试，计算低值、中值、高值质控品的 CV 值。

4.1.6.2　判断标准：低值 CV≤20%，中值 CV≤12%，高值 CV≤8%。

4.1.7　检出限

4.1.7.1　方法：采用红细胞、白细胞浓度为 5 个/μL 标准液重复测试 20 次，计算样本检测结果检出率。

4.1.7.2　判断标准：检测结果大于 0 个/μL 的次数与总检测次数的比值检测率应≥90%。

4.2·干化学分析部分过程

4.2.1　重复性

4.2.1.1　方法：同一根标准条每日执行测试 4 次，记录 450 nm、525 nm、570 nm、660 nm、850 nm 共 5 个波长的测试结果，并计算 CV。

4.2.1.2　判断标准：重复性 CV≤1.0%。

4.2.2　准确度

4.2.2.1　方法：在分析系统上，仪器适配的分泌物试纸条对所有检测项目各浓度水平的标准液进行检测，每项标准液每个浓度重复测定 5 次。

4.2.2.2　判断标准：试纸条对所有检测项目各浓度的检测结果与相应参考溶液标示值应一致，阳性参考溶液不得出现阴性结果，阴性参考溶液不得出现阳性结果；仪器提示"标准条通过"；CV≤1.0%。

4.2.3　稳定性

4.2.3.1　方法：分析系统在开机后、4 h 后、8 h 后，在"校准管理"界面分别进行各 10 次 BD 标准条测试，记录对应波长的 BD 值并计算 CV 值，稳定性公式同重复性。

4.2.3.2　判断标准：稳定性 CV≤1.0%。

4.2.4　携带污染率

4.2.4.1　方法：将装有 GUS、LEU、NAG、OX、PIP 标准液原液及 SNA(1∶100)原液稀释后工作液的试管后面放置一管阴性质控液，依次摆放在试管架上；将装有 LA 标准液原液、H_2O_2(1∶100)原液稀释后工作液的试管后面放置一管阳性质控液，依次摆放在试管架上进行测试，记录测试结果。

4.2.4.2　判断标准：检测除酸碱度、过氧化氢、乳酸外各项目的阴性样本测试结果中不得出现阳性结果；检测过氧化氢、乳酸项目阳性样本测试结果不得出现阴性结果。

4.2.5　临床结果符合率

4.2.5.1　方法：通过仪器对 100 份阴道分泌物临床样本中 SNA、LEU、H_2O_2、NAG、PH、LA、OX、GUS、PIP 等干化学测试项目的实际检测结果，记录并统计各样本测试结果，与参照系统的检测结果进行比对。

4.2.5.2　判断标准：与参照系统的检测结果进行比对，干化学测试结果要求：偏差不超过 1 个量级，且阴性不可为阳性，阳性不可为阴性；符合率≥80％。

5. 验证结论

5.1·有形成分分析部分：根据重复性、准确度、携带污染率、有形成分和清洁度结果与人工镜检结果符合率、假阴性率、稳定性、检出限的验证结果，分别给予符合性评价。

5.2·干化学部分：根据重复性测试、准确度测试、稳定性测试、携带污染率测试、干化学测试项目检测结果与临床实际检测结果的符合率，分别给予符合性评价。

参考文献

［1］中国合格评定国家认可委员会.临床化学定量检验程序性能验证指南：CNAS‐GL037：2019［S/OL］.（2019‐02‐15）［2023‐09‐26］.https://www.cnas.org.cn/rkgf/sysrk/rkzn/2019/04/896307.shtml.

［2］尚红，王毓三，申子瑜.全国临床检验操作规程［M］.4 版.北京：人民卫生出版社，2015.

［3］中国合格评定国家认可委员会.医学实验室质量和能力认可准则的应用要求：CNAS‐CL02‐A001：2023［S/OL］.（2023‐08‐01）［2023‐09‐26］.https://www.cnas.org.cn/rkgf/sysrk/rkyyzz/2023/08/912141.shtml.

（徐　翀　宋　颖　诸佩超　赵　强）

检测仪器间可比性标准操作规程

××医院检验科临检实验室作业指导书	文件编号：××-JYK-××-××-×××	
版次/修改：第　　版/第　　次修改	生效日期：	共　页　第　页
编写人：	审核人：	批准人：

1. 目的

为了规范临检组检测仪器间的可比性验证,特制订此作规程。

2. 范围

适用于临检组的多个检测系统间结果可比性验证。

3. 职责

3.1·实验室主任依据要求规定实验室检测系统间结果可比性验证的标准。

3.2·组长执行、监督和评价实验室检测系统间结果可比性验证。

3.3·员工执行检测系统间结果可比性验证活动。

4. 程序

4.1·通用要求:实验室使用两套及以上检测系统检测同一项目时,应有比对数据表明其检测结果的可比性。

4.2·样本选择:宜使用临床标本作为首选比对物质;不得不使用其他物质(如室间质评物或其他参考物质),应验证比对物质的互通性。

4.3·比对时机

4.3.1　检测系统启用前,应进行全面的检测系统间可比性验证。

4.3.2　常规使用期间,实验室可利用日常工作产生的检验和质控数据,或临床医生反馈的意见,定期对检测系统间结果可比性进行评审,如不再满足检验结果预期用途的要求,应根据评估结果,采用适宜的方案,重新进行检测系统间可比性验证。

4.3.3　现用检测系统的任一要素(仪器、试剂、校准品等)变更,如仪器品牌或型号、试剂原理或成分、校准品溯源性等改变,应分析这些改变对检测系统间结果可比性的影响,需要时,采用适宜的方案,重新进行检测系统间可比性验证。

4.4·血细胞分析检测系统间的可比性验证

4.4.1　新仪器使用前,配套检测系统至少使用 20 份临床样本(浓度要求参考 WS/T 406—2012),每份样本分别使用临床实验室内部规范操作检测系统和被比对仪器进行检测,以内部规范操作检测系统的测定结果为标准,计算相对偏差,每个检测项目的相对偏差符合要求的比例应＞80％(相对偏差要求参照 WS/T 406—2012)。

4.4.2　新仪器使用前,非配套检测系统按 CLSI 颁布的 EP9 - A2 文件与配套检测系统进行比对,至少使用 40 份临床样本(浓度要求参考 WS/T 406—2012),计算相对偏差,每个检测项目的相对偏差符合要求的比例应＞80％(相对偏差要求参照 WS/T 406—2012)。然后再按本程序 4.4.1 中的方法进行验证。

4.4.3　常规检测仪器使用过程中,至少使用 20 份临床样本(血细胞计数项目所选标本的浓度水平应符合 WS/T 406—2012 的要求,其他检测项目所选标本应含正常、异常浓度水平各占 50%;比对可分次进行)定期(至少半年)进行一次结果比对,每个检测项目的相对偏差符合要求的比例应>80%(相对偏差要求参照 WS/T 406—2012)。

4.4.4　以下情况,可按 WS/T 407—2012 的方法和要求进行比对:室内质控结果有漂移趋势时;室间质评结果不合格,采取纠正措施后;更换试剂批号(必要时);更换重要部件或重大维修后;软件程序变更后;临床医生对结果的可比性有疑问时;患者投诉对结果可比性有疑问(需要确认时);需要提高周期性比对频率时(如每季度或每月 1 次)。

4.5·尿液干化学分析仪检测系统间的可比性验证:每 6 个月至少进行一个轮次的结果比对。每轮次使用至少 20 份临床标本(含高、中、低浓度)。比对方法参考 WS/T 229。

4.6·对于其他定量检测项目,确定比对样本的浓度范围和重复检测次数,比对方案的制定可参考 WS/T 407—2012《医疗机构内定量检验结果的可比性验证指南》。

4.7·比对完成后,应填写《检测系统间的可比性验证记录表》,比对记录应由授权人员审核并签字,并至少保留 2 年。

5. 相关文件和记录

《检测系统间的可比性验证记录表》。

参考文献

[1] 中国合格评定国家认可委员会.医学实验室质量和能力认可准则:CNAS－CL02:2023[S/OL].(2023－06－01)[2023－09－26].https://www.cnas.org.cn/rkgf/sysrk/jbzz/2023/06/911424.shtml.

[2] 国家卫生健康委员会.临床血液与体液检验基本技术标准:WS/T 806—2022[S/OL].(2022－11－02)[2023－09－26].http://www.nhc.gov.cn/wjw/s9492/202211/a52a0547d22741ff956af0cf7a4ca66d.shtml.

[3] 中国合格评定国家认可委员会.医学实验室定量检验程序结果可比性验证指南:CNAS－GL047:2021[S/OL].(2021－04－25)[2023－09－26].https://www.cnas.org.cn/rkgf/sysrk/rkzn/2021/05/905335.shtml.

(徐　翀　宋　颖　赵　强)

外周血细胞形态学检验人员比对标准操作规程

××医院检验科临检实验室作业指导书	文件编号：××-JYK-××-××-×××
版次/修改：第　　版/第　　次修改	生效日期：　　　　　　共　　页　第　　页
编写人：	审核人：　　　　　　批准人：

1. 目的

确保临检组人员之间外周血细胞形态学项目检测结果的可比和一致。

2. 范围

适用于临检组的外周血细胞形态学项目人员比对程序。

3. 职责

3.1·实验室主任负责审核外周血细胞形态学项目人员比对结果。

3.2·组长负责组织外周血细胞形态学项目人员比对活动。

4. 程序

4.1·样本类型：每次比对至少应含 20 份临床样品，血片中须包括正常、异常血细胞形态。

4.2·比对频次：至少每半年一次，由从事血液检验相关人员参加。

4.3·比对操作：从事血液检验相关人员进行白细胞分类计数及形态学识别，并记录结果。

4.4·比对标准：两位具备 3 年以上形态学操作经验，经验丰富并取得相关专业技术职称的工作人员的镜检五分类结果均值为基准，其余工作人员的结果与之进行比对，判断依据为《白细胞分类计数参考方法》(WS/T 246—2005)规定的 95% 的可信区间，在此范围内为合格，并做好记录，比对结果合格率达 80% 即判定通过。填写《全血细胞分类计数人员比对记录表》。

4.5·比对记录应由实验室负责人审核并签字，结果至少保留 2 年。

5. 相关文件和记录

《全血细胞分类计数人员比对记录表》。

参考文献

[1] 中国合格评定国家认可委员会.医学实验室质量和能力认可准则：CNAS-CL02：2023[S/OL].(2023-06-01)[2023-09-26].https://www.cnas.org.cn/rkgf/sysrk/jbzz/2023/06/911424.shtml.

[2] 中国合格评定国家认可委员会.医学实验室质量和能力认可准则的应用要求：CNAS-CL02-A001：2023[S/OL].(2023-08-01)[2023-09-26].https://www.cnas.org.cn/rkgf/sysrk/rkyyzz/2023/08/912141.shtml.

（徐翀 宋颖 赵强）

尿液有形成分形态学检验人员比对标准操作规程

××医院检验科临检实验室作业指导书	文件编号：××-JYK-××-××-×××
版次/修改：第　　版/第　　次修改	生效日期：　　　　　　共　　页　第　　页
编写人：	审核人：　　　　　　批准人：

1. 目的

确保临检组人员之间尿液有形成分形态学项目检测结果的可比和一致。

2. 范围

适用于临检组的尿液有形成分形态学项目人员比对程序。

3. 职责

3.1·实验室主任负责审核尿液有形成分形态学项目人员比对结果。

3.2·组长负责组织尿液有形成分形态学项目人员比对活动。

4. 程序

4.1·样本类型：每次比对至少使用20份临床标本(含细胞、管型、结晶、真菌等有形成分的标本)。

4.2·比对频次：至少每半年一次，由从事尿液有形成分显微镜检查的相关人员参加。

4.3·比对操作：从事尿液有形成分显微镜检查的相关人员进行尿沉渣镜检，并记录结果。尿沉渣镜检的项目为：白细胞、红细胞、上皮细胞、管型。

4.4·比对标准：由于尿沉渣镜检的形态学判断标准为分级判断，因此比对符合的判断依据为阴性样本不能为阳性，分级检测结果上下一个档次，并做好记录，比对结果符合率达80%即判定通过。填写《尿液有形成分人员比对记录表》。

4.5·尿沉渣镜检以10个视野的平均值(高倍视野 HPF、低倍镜视野 LPF)判断，不包括酵母菌、菌丝、滴虫或精子等成分，具体判断分级见表1。

表1　尿沉渣判断分级

有形成分类型	判　　断	镜下数量(个)
白细胞(HPF)	阴性	0～5
	阳性(分级范围)	5～10、10～25、25～30、50～100
红细胞(HPF)	阴性	0～5
	阳性(分级范围)	5～10、10～25、25～30、50～100
上皮细胞(LPF)	阴性	0～5
	阳性(罕见、少数、中等、大量)	5～20、20～100、>100
管型(LPF)	阴性	0
	阳性(分级范围)	0～2、2～5、5～10、>10

4.6·比对记录应由实验室负责人审核并签字，结果至少保留2年。

5. 相关文件和记录

《尿液有形成分人员比对记录表》。

参考文献

[1] 中国合格评定国家认可委员会.医学实验室质量和能力认可准则：CNAS‐CL02：2023[S/OL].(2023‐06‐01)[2023‐09‐26].https://www.cnas.org.cn/rkgf/sysrk/jbzz/2023/06/911424.shtml.

[2] 国家卫生健康委员会.临床血液与体液检验基本技术标准：WS/T 806—2022[S/OL].(2022‐11‐02)[2023‐09‐26].http://www.nhc.gov.cn/wjw/s9492/202211/a52a0547d22741ff956af0cf7a4ca66d.shtml.

（徐 翀 宋 颖 赵 强）

粪便标本形态学检验人员比对标准操作规程

××医院检验科临检实验室作业指导书	文件编号：××-JYK-××-××-×××
版次/修改：第　　版/第　　次修改	生效日期：　　　　　　共　页 第　页
编写人：	审核人：　　　　　批准人：

1. 目的

确保临检组人员之间粪便标本形态学项目检测结果的可比和一致。

2. 范围

适用于临检组的粪便标本形态学项目人员比对程序。

3. 职责

3.1·实验室主任负责审核粪便标本形态学项目人员比对结果。

3.2·组长负责组织粪便标本形态学项目人员比对活动。

4. 程序

4.1·样本类型：每次比对至少使用 20 份临床标本。

4.2·比对频次：至少每半年一次，由从事粪便标本形态学检查的相关人员参加。

4.3·比对操作：从事粪便标本形态学检查的相关人员进行镜检，并记录结果。

4.4·比对标准：两位具备 3 年以上形态学操作经验，经验丰富并取得相关专业技术职称的工作人员的镜检结果均值为基准，其余工作人员的结果与之进行比对，比对结果合格率达 80％即判定通过。填写《粪便标本形态学检查人员比对记录表》。

4.5·比对记录应由实验室负责人审核并签字，结果至少保留 2 年。

5. 相关文件和记录

《粪便标本形态学检查人员比对记录表》。

参考文献

[1] 中国合格评定国家认可委员会.医学实验室质量和能力认可准则：CNAS－CL02：2023[S/OL].(2023－06－01)[2023－09－26].https://www.cnas.org.cn/rkgf/sysrk/jbzz/2023/06/911424.shtml.

[2] 国家卫生健康委员会.临床血液与体液检验基本技术标准：WS/T 806—2022[S/OL].(2022－11－02)[2023－09－26].http://www.nhc.gov.cn/wjw/s9492/202211/a52a0547d22741ff956af0cf7a4ca66d.shtml.

（徐　翀　宋　颖　赵　强）

体液标本形态学检验人员比对标准操作规程

××医院检验科临检实验室作业指导书	文件编号：××-JYK-××-××-×××	
版次/修改：第　　版/第　　次修改	生效日期：	共　　页　第　　页
编写人：	审核人：	批准人：

1. 目的

确保临检组人员之间体液标本形态学项目检测结果的可比和一致。

2. 范围

适用于临检组的体液标本形态学项目人员比对程序。

3. 职责

3.1·实验室主任负责审核体液标本形态学项目人员比对结果。

3.2·组长负责组织体液标本形态学项目人员比对活动。

4. 程序

4.1·样本类型：每次比对至少使用 20 份临床标本。

4.2·比对频次：至少每半年一次，由从事体液标本形态学检查的相关人员参加。

4.3·比对操作：从事体液标本形态学检查的相关人员进行镜检，并记录结果。

4.4·比对标准：两位具备 3 年以上形态学操作经验，经验丰富并取得相关专业技术职称的工作人员的镜检结果均值为基准，其余工作人员的结果与之进行比对，比对结果合格率达 80% 即判定通过。填写《体液标本形态学检查人员比对记录表》。

4.5·比对记录应由实验室负责人审核并签字，结果至少保留 2 年。

5. 相关文件和记录

《体液标本形态学检查人员比对记录表》。

参考文献

[1] 中国合格评定国家认可委员会.医学实验室质量和能力认可准则：CNAS - CL02：2023[S/OL].(2023 - 06 - 01)[2023 - 09 - 26].https://www.cnas.org.cn/rkgf/sysrk/jbzz/2023/06/911424.shtml.

[2] 国家卫生健康委员会.临床血液与体液检验基本技术标准：WS/T 806—2022[S/OL].(2022 - 11 - 02)[2023 - 09 - 26].http://www.nhc.gov.cn/wjw/s9492/202211/a52a0547d22741ff956af0cf7a4ca66d.shtml.

（徐　翀　宋　颖　赵　强）

第六章
检验项目标准操作规程

全血细胞计数及白细胞分类计数标准操作规程

××医院检验科临检实验室作业指导书		文件编号：××-JYK-××-××-×××	
版次/修改：第 版/第 次修改		生效日期：	共 页 第 页
编写人：	审核人：		批准人：

1. 目的

规范全血细胞计数及白细胞分类计数的标准操作规程,确保检验结果的准确、可靠。

2. 原理

2.1·方法：血液分析仪检测法。

2.2·原理

2.2.1 白细胞(WBC)、红细胞(RBC)、血小板(PLT)计数采用电阻抗法,根据血细胞的不良导电性和产生电阻抗原理来计数血液中的细胞。

2.2.2 血红蛋白检测采用氰化高铁血红蛋白法(HiCN)或十二烷基硫酸钠血红蛋白法(SDS-Hb)。

2.2.3 血细胞比容(HCT)通过红细胞(RBC)脉冲高度检测法。

2.2.4 白细胞分类计数(Diff)采用物理参数(前向散射光和侧向散射光)及核酸染色参数(侧向荧光)进行检测。

2.2.5 RDW、MCV、MCH、MCHC、MPV、PCT、PDW等为换算项目。

3. 标本采集

3.1·标本类型：静脉血或手指末梢血。

3.2·标本要求：标本采集应使用EDTA抗凝剂,静脉血量标本量应达到2 mL,末梢血应达到20 μL以上。

注意：① 室温运送,样本宜在采集后8 h内完成检测；② 标本拒收标准：溶血、凝固、血量少、无条码或标识的血液样本。

4. 仪器和试剂

4.1·仪器：血液分析仪。

4.2·试剂：稀释液、溶血剂、染色液。

4.2.1 储存和稳定性：未开封试剂于2～30℃保存至有效期,保持竖直向上。开封启用后可稳定60日。

4.2.2 试剂准备：试剂配套包装,打开包装后直接使用。试剂信息可通过扫描条形码读取数据。试剂应避免形成气泡。

5. 性能参数

5.1·本底计数：WBC$\leq 0.5 \times 10^9$/L,RBC$\leq 0.05 \times 10^{12}$/L,Hb≤ 2.0 g/L,PLT$\leq 10 \times 10^9$/L。

5.2·精密度：详见表1。

表 1　全血细胞计数项目各指标精密度要求

检 测 项 目	检 测 范 围	变 异 系 数
WBC	$(4.0\sim10.0)\times10^9/L$	$\leqslant4.0\%$
RBC	$(3.5\sim5.5)\times10^{12}/L$	$\leqslant2.0\%$
Hb	$110\sim160\ g/L$	$\leqslant1.5\%$
HCT	$35.0\%\sim55.0\%$	$\leqslant3.0\%$
MCV	$80\sim100\ fL$	$\leqslant2.0\%$
MCH	$27\sim34\ pg$	$\leqslant2.0\%$
MCHC	$320\sim360\ g/L$	$\leqslant2.0\%$
PLT	$(100\sim300)\times10^9/L$	$\leqslant5.0\%$

5.3·线性：线性回归方程的斜率在 1 ± 0.05 范围内，相关系数 $r\geqslant0.975$ 或 $r^2\geqslant0.950$。

5.4·正确度：$WBC\leqslant5.0\%$，$RBC\leqslant2.0\%$，$Hb\leqslant2.5\%$，$HCT\leqslant2.5\%$，$MCV\leqslant3.0\%$，$MCH\leqslant3.0\%$，$MCHC\leqslant3.0\%$，$PLT\leqslant6.0\%$。

6. 校准

6.1·校准时机：血液分析仪校准周期为每半年一次。血液分析仪投入使用前（新安装或旧仪器重新启用）、更换部件维修后可能对检测结果准确性有影响时、仪器搬动后需确认检测结果可靠性时、室内质控显示系统检测结果有漂移时（排除仪器故障和试剂影响因素后）、比对结果超出允许范围、实验室认为需进行校准的其他情况等。

6.2·校准操作：具体操作见《血液分析仪校准操作规程》。

7. 操作步骤

仪器操作参阅《血液分析仪标准操作规程》。

8. 质量控制

详见《室内质量控制标准操作规程》。

9. 被测量值的测量不确定度

$$U = K\times\sqrt{U_{Target}^2 + U_{CAL}^2 + U_{QC}^2}$$

式中：U，日常检测中的扩展不确定度；K，包含因子（K = 2）；U_{Target}，校准品的靶值不确定度（一般由厂商校准品溯源表提供）；U_{CAL}，校准的标准不确定度；U_{QC}，室内质控管理数据的标准不确定度。

10. 生物参考区间

生物参考区间（表 2）：采用《WS/T 405—2012 血细胞分析参考区间》行业标准文件要求。

表 2　全血细胞计数项目生物参考区间

参　　　数	缩　写	单　位	性　别	参考区间
白细胞计数	WBC	$\times10^9/L$	男/女	$3.5\sim9.5$
红细胞计数	RBC	$\times10^{12}/L$	男	$4.3\sim5.8$
			女	$3.8\sim5.1$
血红蛋白量	Hb	g/L	男	$130\sim175$
			女	$115\sim150$

（续表）

参 数	缩 写	单 位	性 别	参考区间
血细胞比容	HCT	%	男	40.0～50.0
			女	35.0～45.0
平均红细胞体积	MCV	fL	男/女	82～100
平均红细胞血红蛋白量	MCH	pg	男/女	27～34
平均红细胞血红蛋白浓度	MCHC	g/L	男/女	316～354
血小板计数	PLT	$\times 10^9$/L	男/女	125～350
中性粒细胞绝对值	NEUT#	$\times 10^9$/L	男/女	1.8～6.3
淋巴细胞绝对值	LYMPH#	$\times 10^9$/L	男/女	1.1～3.2
单核细胞绝对值	MONO#	$\times 10^9$/L	男/女	0.02～0.52
嗜酸性粒细胞绝对值	EO#	$\times 10^9$/L	男/女	0～0.06
嗜碱性粒细胞绝对值	BASO#	$\times 10^9$/L	男/女	0.1～0.6
中性粒细胞百分比	NEUT%	%	男/女	40～75
淋巴细胞百分比	LYMPH%	%	男/女	20～50
单核细胞百分比	MONO%	%	男/女	0.4～8.0
嗜酸性粒细胞百分比	EO%	%	男/女	0～1
嗜碱性粒细胞百分比	BASO%	%	男/女	3～10

11. 检验结果的可报告区间

WBC$(0.00～440)\times 10^9$/L，RBC$(0.00～8.6)\times 10^{12}$/L，Hb $0.00～260$ g/L，PLT$(0.00～5\ 000)\times 10^9$/L。

12. 危急值

12.1·危急值通常在患者首次就诊时使用，血细胞分析检验项目危急值的制定与应用参考 ICSH 指南。如遇危急值，应上报临床科室，并记录在《危急值报告记录表》，电话上报时接听者需复述。具体的危急值指标见表3。

表3　血细胞分析项目危急值

项 目	低 值	高 值
WBC	1×10^9/L	40×10^9/L
Hb	50 g/L	180 g/L
PLT	20×10^9/L	600×10^9/L

12.2·危急值结果报告参照《危急值报告管理程序》执行。

13. 临床意义

13.1·白细胞总数增多或减少：主要受中性粒细胞数量影响，临床意义见白细胞分类计数。

13.2·血小板增多：见于慢性粒细胞白血病、原发性血小板增多症、真性红细胞增多症、急性化脓性感染、大出血、急性溶血、肿瘤、心脏疾病、肝硬化等。

13.3·血小板减少：见于急性白血病、再生障碍性贫血、巨幼细胞性贫血、原发性免疫性血小板减少症、脾功能亢进、DIC、血栓性血小板减少性紫癜、脾大、血液稀释、巨大血小板综合征等。

13.4·红细胞增多：绝对性增多见于真性红细胞增多症、组织缺氧、严重慢性心肺疾病、异常血红蛋白病、肾癌、肝癌、卵巢癌等；相对性增多见于呕吐、高热、腹泻、大面积烧伤等。

13.5·红细胞减少：见于各种贫血，常见有再生障碍性贫血、白血病、骨髓瘤、骨髓纤维化缺铁性贫血、铁粒幼细胞贫血、巨幼细胞贫血、手术或创伤后急性失血、消化道溃疡、寄生虫病、溶血性贫血、其他疾病造成或伴发的贫血。

13.6·血红蛋白：血红蛋白测定的临床意义与红细胞相似，但判断贫血的程度优于红细胞计数。根据血红蛋白浓度可将贫血分为：轻度贫血，男性 $Hb < 120$ g/L（女性 $Hb < 110$ g/L）；中度贫血 $Hb < 90$ g/L；重度贫血 $Hb < 60$ g/L；极重度贫血 $Hb < 30$ g/L。当 $RBC < 1.5 \times 10^{12}$/L，$Hb < 45$ g/L 时，应考虑输血。

14. 注意事项

14.1·白细胞凝集会使白细胞假性减低；血小板聚集、红细胞溶血不良、有核红细胞、冷凝集、冷球蛋白、纤维蛋白等会使白细胞假性增高。

14.2·红细胞凝集（冷凝集素）、小细胞、红细胞碎片会使红细胞假性减低；白细胞增加、巨大血小板会使红细胞假性增高。

14.3·有血小板凝集者可使血小板假性减低；小红细胞、红细胞碎片、白细胞碎片、冷球蛋白会使血小板假性增高。

14.4·当血液中出现较多有核红细胞，必须进行校正计算。计算公式：校正后每升白细胞数 $= X \times 100/(100 + Y)$。X 为校正前白细胞计数，Y 为在白细胞分类计数时，计数 100 个白细胞的同时计数到的有核红细胞数。

14.5·样本采集时，血液加入抗凝管后，应充分混匀，避免血液凝固。混匀时，应避免震荡，以防止细胞破碎。测定时，样本应充分混匀。

14.6·当检测结果出现计数异常、警示标志、散点图或直方图异常等情况时应进行复检。

参考文献

[1] 许文荣,林东红.临床基础检验学技术[M].6 版.北京：人民卫生出版社,2015.

[2] 尚红,王毓三,申子瑜.全国临床检验操作规程[M].4 版.北京：人民卫生出版社,2015.

[3] 中国合格评定国家认可委员会.医学实验室质量和能力认可准则的应用要求：CNAS-CL02-A001：2023[S/OL].(2023-08-01)[2023-09-26].https://www.cnas.org.cn/rkgf/sysrk/rkyyzz/2023/08/912141.shtml.

[4] International Council for Standardization in Haematology (ICSH). International Council for Standardization in Haematology Recommendations for Hemostasis Critical Values, Tests, and Reporting[J]. Seminars in Thrombosis and Hemostasis, 2020, 46(4)：398-409.

（徐 翀 赵 强）

白细胞分类及细胞形态学检查标准操作规程

××医院检验科临检实验室作业指导书	文件编号：××-JYK-××-××-×××
版次/修改：第　　版/第　　次修改	生效日期：　　　　　共　页　第　页
编写人：	审核人：　　　　　批准人：

1. 目的

建立白细胞分类及细胞形态学检查的标准操作规程,确保白细胞分类准确和血细胞形态学检查的正确性和规范性。

2. 原理

2.1·方法：显微镜检查法。

2.2·原理：血细胞形态学检查是对血液有形成分质量的检查和数量的评估,主要包括白细胞分类及对红细胞、白细胞和血小板的大小、形态、染色及结构等方面的检查。血涂片制备：选用清洁、干燥、无油脂的载玻片,制备舌状涂片,应头、体、尾分明,分布均匀,边缘整齐,两侧留有空隙。瑞氏-吉姆萨染色：血涂片染色过程既有物理吸附作用,又有化学亲和作用。由于血细胞内不同结构所含有的化学成分不同,对各种染料的亲和力也不同。染色后各种细胞呈现出各自的染色特点。

3. 标本采集

3.1·标本类型：静脉血或手指末梢血。

3.2·标本要求：标本采集应使用EDTA抗凝剂,静脉血量标本量应达到2 mL,末梢血应达到20 μL以上(保证可制片2张)。

注意：① 室温运送,样本宜在采集后8 h内完成检测;② 标本拒收标准：溶血、凝固、血量少、无条码或标识的血液样本。

4. 仪器和试剂

4.1·清洁、干燥、无尘、无油脂的载玻片(25 mm×75 mm,厚度为0.8～1.2 mm),光滑的推玻片一张。

4.2·试剂：瑞氏-吉姆萨染色液。瑞氏-吉姆萨A液(250 mL)：瑞氏染料、吉姆萨染料、甲醇。瑞氏-吉姆萨B液(250 mL)：磷酸盐。

4.3·仪器：奥林巴斯(OLYMPUS)显微镜。

5. 性能参数

5.1·人员应有细胞形态学相关资质,有辨色力检查。

5.2·人员比对：白细胞分类人员按照99%可信区间计算方法,得到基准人员结果的可信范围,将比对人员结果与可信范围比较,≥99%可信范围下限或≤99%可信范围上限的判定为合格,超出此范围的判定为不合格。

6. 校准

不适用。

7. 操作步骤

7.1·血涂片制备

7.1.1　采血：取混匀的静脉血或手指末梢血一小滴(约 5 μL)，置于载玻片的近端 1/3 处。

7.1.2　制片：左手持载玻片，右手持推玻片接近血滴，然后轻轻接触血滴并压在血滴上，以 30°~45° 使血滴呈"一"字形沿推片迅速散开(延展开的宽度约 2 cm)，快速、平稳地推动推片至载玻片的另一端，制成标准的头、体、尾分布均匀的一张完整的血膜。

7.1.3　干燥：将推好的血涂片在空中晃动，使其迅速干燥。天气寒冷或潮湿时可置于37℃温箱中保温促干，以免细胞变形、皱缩。

7.1.4　标记：在制备好的血涂片的毛玻璃上标记本涂片的唯一标识，如患者的姓名、ID号和日期等。

7.2·外周血涂片染色(瑞氏-吉姆萨染色)

7.2.1　标记：在制备好的血涂片一端用蜡笔编号，并在血涂片两端各划一条直线，以防染色时染液外溢。

7.2.2　将血片平放于染色架上，滴加瑞氏-吉姆萨 A 溶液 3~5 滴(0.5~0.8 mL)于涂片上，并让染液覆盖至整个标本，染色 1 min。

7.2.3　将瑞氏-吉姆萨 B 溶液滴加 A 液上面(滴加量为 A 液的 1.5~2 倍)，用洗耳球吹出微风使液面产生涟漪状，使两液充分混合，染色 5~10 min。

7.2.4　用流水从血涂片一端冲去染液，待涂片干燥后进行显微镜检查。

7.3·显微镜检查

7.3.1　白细胞分类：对于血常规提示需要复核白细胞分类或者临床要求进行白细胞分类的标本，低倍镜下选择细胞分布均匀、着色良好的区域，油镜下分类，分类时要有秩序地连续进行，避免主观选择视野。通常分类 100 个白细胞，计算并报告各种白细胞所占百分比，并观察细胞形态有无改变。

7.3.2　对于血常规仪器提示血小板聚集的标本，可镜下先用 10 倍镜观察尾部及边缘是否有血小板聚集，如有聚集，可以采用振荡、阿米卡星等方法解聚血小板，或通知临床更换抗凝管重新采样检测。

7.3.3　对于其他原因(如仪器报警、结果异常等)需要复片的标本，主要按以下步骤进行显微镜检查：首先 10 倍镜下观察血片里细胞分布情况，再转至 40 倍镜查看是否有异常细胞，寻找到有意义的细胞时转至油镜观察细胞结构和形态变化；同时观察红细胞形态和大小，以及血小板形态和大小的变化；查看是否有红细胞冷凝集、有核红细胞或寄生虫等改变。

7.3.3.1　红细胞描述：正常红细胞、小红细胞、大红细胞、巨红细胞、红细胞大小不等、球形红细胞、靶形红细胞、缗钱状红细胞、泪滴形红细胞、椭圆形红细胞、棘形红细胞、口形红细胞、镰形红细胞、锯齿状红细胞、红细胞形态不整、红细胞聚集、低色素性红细胞、高色素性红细胞、嗜多色性红细胞、嗜碱性点彩红细胞、卡波环、豪焦小体、有核红细胞、红细胞内其他包涵体。

7.3.3.2　白细胞描述：正常情况下，外周血白细胞均为成熟阶段五分类细胞，其他异常包括核左移、核右移、中毒颗粒、空泡、杜勒体、核变性、棒状小体、May Hegglin 畸形、Pelger Hüet 畸形、Chediak Higashi 畸形、Alder Reilly 畸形；异型淋巴细胞、卫星现象。

7.3.3.3 血小板描述：正常血小板、小血小板、大血小板、血小板颗粒减少、血小板卫星现象、血小板分布异常。

7.3.4 做好复片结果的记录。

8. 质量控制

详见《室内质量控制程序》。

9. 被测量值的测量不确定度

不适用。

10. 生物参考区间

白细胞分类参考血常规标准，细胞形态学不适用。

11. 检验结果的可报告区间

不适用。

12. 危急值

不适用。

13. 临床意义

13.1 · 红细胞异常

13.1.1 大小异常

13.1.1.1 小红细胞：见于球形细胞增多症、缺铁性贫血、海洋性贫血、慢性失血导致的贫血等。

13.1.1.2 大红细胞：见于巨幼细胞贫血、恶性贫血、溶血性贫血等。

13.1.1.3 巨红细胞：见于营养性巨幼细胞贫血、化疗相关性贫血、骨髓增生异常综合征、红白血病等。

13.1.1.4 红细胞大小不等：见于各种原因的慢性贫血如巨幼细胞贫血或骨髓增生异常综合征。

13.1.2 形态异常

13.1.2.1 球形红细胞：见于其他原因的溶血性贫血、脾功能亢进等。

13.1.2.2 靶形红细胞：见于缺铁性贫血、珠蛋白生成障碍性贫血等。

13.1.2.3 缗钱状红细胞：见于多发性骨髓瘤、巨球蛋白血症等。

13.1.2.4 泪滴形红细胞：见于 DIC、骨髓纤维化等。

13.1.2.5 椭圆形红细胞：明显增多时常见于遗传性椭圆形红细胞增多症，还可见于巨幼细胞贫血、骨髓增生异常综合征等。

13.1.2.6 棘形红细胞：棘细胞＞25％时对巨细胞增多症有诊断意义，还可见于严重肝病、脾切除术后、梗阻性黄疸等。

13.1.2.7 口形红细胞：见于遗传性口形红细胞增多症、酒精性肝病。

13.1.2.8 镰形红细胞：见于镰形红细胞贫血、血红蛋白病等。

13.1.2.9 锯齿状红细胞：见于尿毒症、丙酮酸激酶缺乏症、红细胞内低钾症、胃癌、出血性溃疡。

13.1.2.10 红细胞形态不整：见于 DIC、溶血性贫血、感染性贫血、巨幼细胞贫血、骨髓增生异常综合征等。

13.1.2.11 红细胞聚集：见于支原体肺炎、传染性单核细胞增多症、恶性淋巴瘤、肝硬化等。

13.1.3 染色异常

13.1.3.1 低色素性红细胞：见于缺铁性贫血、海洋性贫血、铁粒幼细胞增多的难治性贫血。

13.1.3.2 高色素性红细胞：见于球形细胞增多症、溶血性贫血、MDS、红白血病等。

13.1.3.3 嗜多色性红细胞：见于各种原因的增生性贫血。

13.1.4 结构异常

13.1.4.1 嗜碱性点彩红细胞：见于重金属中毒、各种原因的增生性贫血、再生障碍性贫血等。

13.1.4.2 卡波环：见于溶血性贫血、脾切除及各种原因的增生性贫血。

13.1.4.3 豪焦小体：见于溶血性贫血、脾切除及各种原因的增生性贫血。

13.1.4.4 有核红细胞：见于各种原因的贫血、急慢性白血病、骨髓纤维化、原发性血小板增多症、恶性组织细胞病、MDS、多发性骨髓瘤及骨髓转移癌等。如果有核红细胞计数计入白细胞总数，需注意按比例修正血常规白细胞结果。

13.1.4.5 红细胞内其他包涵体：HbH 小体（活体组织染色）见于 α 珠蛋白生成障碍性贫血，Heinz 小体（活体组织染色）见于 α 珠蛋白生成障碍性贫血重型，Fessu 小体（活体组织染色）见于 β 珠蛋白生成障碍性贫血重型，Pappenheimer 小体见于铁粒幼细胞贫血、MDS 或脾切除后。

13.2·白细胞异常

13.2.1 核象变化：① 核左移：见于急性感染、急性中毒、急性失血、急性溶血、急性组织细胞破坏、长期应用肾上腺皮质激素及急性粒细胞白血病；② 核右移：见于巨幼细胞贫血、恶性贫血、再生障碍性贫血、应用抗代谢药物、炎症恢复期等情况。在疾病进行期突然出现核右移，提示预后不良。

13.2.2 胞质变化：严重感染、恶性肿瘤、重金属或药物中毒、大面积烧伤等引起白细胞增高的疾病均可出现中性粒细胞胞质的中毒性变化，如中毒颗粒、空泡、杜勒体、核变性。棒状小体见于急性粒细胞性白血病或急性单核细胞白血病。

13.2.3 胞质和胞核畸形：① May - Hegglin 畸形：是一种以家族性血小板减少为特点的常染色体显性遗传疾病；② Pelger - Hüet 畸形：为常染色体显性遗传病，又称为家族性粒细胞异常。获得性异常见于急性髓系白血病、骨髓异常综合征，偶见于慢性粒细胞性白血病；③ Chediak - Higashi 畸形：为常染色体隐性遗传，患者常伴有白化病；④ Alder - Reilly 畸形：多为常染色体隐性遗传，患者常伴有脂肪软骨营养不良或遗传性黏多糖代谢障碍。

13.2.4 淋巴细胞异常

13.2.4.1 异型淋巴细胞：见于病毒感染，以传染性单核细胞增多症（EB 病毒感染）时最为常见。此外，可见于流行性出血热、肺炎支原体性肺炎、疟疾、过敏性疾病、急慢性淋巴结炎、淋巴细胞增殖性疾病等。

13.2.4.2 卫星现象：见于接受大剂量电离辐射、核辐射之后或其他理化因素、抗癌药物等造成的细胞染色体损伤，是致畸、致突变的指标之一。

13.2.5　嗜酸性粒细胞：见于寄生虫感染、变态反应性疾病、过敏性疾病、剥脱性皮炎、淋巴瘤、肺嗜酸性细胞增多症、嗜酸性粒细胞综合征及少见的嗜酸性粒细胞白血病。

13.2.6　嗜碱性粒细胞：见于慢性粒细胞性白血病、嗜碱性粒细胞性白血病、骨髓纤维化、恶性肿瘤如转移癌及过敏性疾病如结肠炎、结缔组织病如类风湿关节炎。

13.2.7　单核细胞：见于活动性结核病、亚急性感染性心内膜炎、急性感染恢复期、黑热病、粒细胞缺乏病恢复期、恶性组织细胞病、骨髓增生异常综合征、单核细胞白血病等。

13.3·血小板异常

13.3.1　大小异常

13.3.1.1　小血小板：见于缺铁性贫血、再生障碍性贫血。

13.3.1.2　大血小板：见于特发性血小板减少性紫癜、粒细胞白血病、血小板无力症、巨大血小板综合征、MDS和脾切除后。

13.3.2　形态异常

13.3.2.1　血小板颗粒减少：见于骨髓增生异常综合征。

13.3.2.2　血小板卫星现象：偶见于EDTA抗凝血涂片中，可导致血液分析仪计数血小板假性减少。

13.3.2.3　血小板分布情况：原发性血小板增多症时血小板明显增多并聚集至油镜满视野，血小板无力症时血小板数量正常但无聚集，呈单个散在分布。数量正常、聚集功能正常的血小板血涂片中常7～10个以上聚集，成小簇或成小堆存在。

14. 注意事项

14.1·新购置的载玻片常带有游离碱质，宜用约1 mol/L HCl浸泡24 h后，再用清水彻底冲洗，擦干后备用。用过的载玻片可放入含适量肥皂或其他洗涤剂的清水中煮沸20 min，洗净，再用清水反复冲洗，蒸馏水最后浸洗后擦干备用。使用时，切勿用手触及玻片表面。

14.2·涂片应厚薄适宜。血膜厚度和长度与血滴的大小、推片与玻片之间的角度、推片时的速度及血细胞比容有关。一般血滴大、角度大、推片速度快则血膜厚；反之，则血膜薄。血细胞比容高于正常时，血液黏度较高，保持较小的角度，可获得满意的涂片；相反，血细胞比容低于正常时，血液较稀，推片角度较大、推片速度较快才能获得较满意的血涂片。

14.3·血涂片应在1 h内完成染色，或在1 h内用无水甲醇固定后染色。

14.4·使用EDTA抗凝血标本时，应充分混匀后再涂片。抗凝血标本应在采集后4 h内制备血涂片，时间过长可引起中性粒细胞和单核细胞的形态学改变。注意制片前，标本不能冷藏。EDTA抗凝血有时能引起红细胞皱缩和白细胞聚集，因此最好使用非抗凝血制备血涂片。

14.5·pH对细胞染色有影响：由于细胞各种成分均由蛋白质构成，蛋白质均为两性电解质，所带电荷随溶液pH而定。对某一蛋白质而言，如环境pH<pI(pI为该蛋白质的等电点)，则该蛋白质带正电荷，即在酸性环境中正电荷增多，易与酸性伊红结合，染色偏红；相反，则易与亚甲蓝结合，染色偏蓝。因细胞着色对氢离子浓度十分敏感，为此，应使用清洁中性的载玻片，稀释染液必须用pH 6.8的缓冲液，冲洗片子必须用中性水。

14.6·染色时间的长短与染液浓度、染色时温度及血细胞多少有关。染色时间与染液浓度、染色时温度成反比；染色时间与细胞数量成正比。

14.7·冲洗时不能先倒掉染液,应用流水冲洗,以防染料沉渣附着在血膜上。

14.8·冲洗染片时水流不宜太快,水压不宜过高;避免水流垂直冲到血膜上,而导致血膜脱落;冲洗时间不能过长,以免脱色。

14.9·染色偏酸或偏碱时均应更换缓冲液再重染。

参考文献

[1] 尚红,王毓三,申子瑜.全国临床检验操作规程[M].4版.北京:人民卫生出版社,2015.

[2] 许文荣,林东红.临床基础检验学技术[M].5版.北京:人民卫生出版社,2015.

（沈　薇）

网织红细胞计数标准操作规程

××医院检验科临检实验室作业指导书		文件编号：××-JYK-××-××-×××		
版次/修改：第　　版/第　　次修改		生效日期：		共　　页　第　　页
编写人：		审核人：		批准人：

1. 目的

建立白细胞分类及细胞形态学检查的标准操作规程，确保白细胞分类准确和血细胞形态学检查的正确性和规范性。

2. 原理

2.1·原理：网织红细胞是尚未完全成熟的红细胞，其胞质内尚存有嗜碱性的RNA物质，通过DR稀释液将细胞球形化，再通过FR染色液荧光染色，可分为高荧光强度网织红细胞、中荧光强度网织红细胞和低荧光强度网织红细胞三类。

2.2·网织红细胞参数

2.2.1　网织红细胞比率（RET%）：RET% = 网织红细胞区域颗粒数/（成熟红细胞区域颗粒数 + 网织红细胞区域颗粒数）×100%。

2.2.2　网织红细胞数（RET♯）：RET♯ = RET%×RBC/100。

2.2.3　低荧光比率（LFR）：LFR = 100 − HFR − MFR。

2.2.4　中荧光比率（MFR）：MFR = MFR区域颗粒数/网织红细胞区域颗粒数×100%。

2.2.5　高荧光比率（HFR）：HFR = HFR区域颗粒数/网状红细胞区域颗粒数×100%。

2.2.6　未成熟网状红细胞指数（IRF）：IRF = MFR + HFR。

3. 标本采集

3.1·标本类型：静脉血或手指末梢血。

3.2·标本要求：标本采集应使用EDTA抗凝剂，静脉血量标本量应达到2 mL，末梢血应达到20 μL以上。

注意：① 室温运送，样本宜在采集后8 h内完成检测；② 标本拒收标准：溶血、凝固、血量少、无条码或标识的血液样本。

4. 仪器和试剂

4.1·试剂：稀释液、溶血剂、染色液。

4.2·仪器：全自动血液分析仪（仪器法）。

5. 性能参数

5.1·精密度

5.1.1　RET♯≤15.0%（RBC 3.00×10^6/μL以上，RET% 1.00%～4.00%）。

5.1.2　RET%≤15.0%（RBC 3.00×10^6/μL以上，RET% 1.00%～4.00%）。

5.2·线性

5.2.1　RET%：0.00%～1.50%为 ±0.30 RET%以内；1.51%～30.00%为 ±20%以内。

5.2.2　RET♯：（0.000 0～0.075 0）×10^6/μL 为 ±0.015 0×10^6/μL 以内；（0.075 1～

$0.720\ 0) \times 10^{6}/\mu L$ 为 ±20％以内。

5.3·准确性：准确性按照 99％可信区间计算方法，得到参考方法结果的可信范围，将仪器法测量结果平均值与可信范围比较，≥99％可信范围下限或≤99％可信范围上限的判定为合格，超出此范围的判定为不合格。

6. 校准

详见《血液分析仪校准操作规程》。

7. 操作步骤

仪器操作参阅《血液分析仪标准操作规程》。

8. 质量控制

详见《室内质量控制程序》。

9. 被测量值的测量不确定度

$$U = K \times \sqrt{U_{rep}^{2} + U_{QC}^{2}}$$

式中：U，日常检测中的扩展不确定度；K，包含因子（K = 2）；U_{rep}，精密度的标准不确定度；U_{QC}，室内质控管理数据的标准不确定度。

10. 生物参考区间

网织红细胞参考范围自行设定，如参考《检验医学》杂志发表文献，具体如下（表 1）。

表 1　网织红细胞参考范围

项　　目	单　位	范　　围
网织红细胞百分比	％	0.61～1.87
网织红细胞计数	$\times 10^{12}/L$	0.025～0.096
未成熟网织红细胞指数（IRF）	％	2.4～17.5
低荧光强度网织红细胞	％	80.8～97.9
中荧光强度网织红细胞	％	2.0～18.1
高荧光强度网织红细胞	％	0.0～2.3

11. 检验结果的可报告区间

11.1·RET％：0.00％～30.00％。

11.2·RET♯：$(0.000\ 0 \sim 0.720\ 0) \times 10^{6}/\mu L$。

12. 危急值

不适用。

13. 临床意义

13.1·网织红细胞显著增加：表示骨髓红细胞生成旺盛，常见于溶血性贫血（可高达70％）。其次为急性失血性贫血，急性失血后 5～10 日达到高峰，2 周后恢复正常。营养性巨幼红细胞性贫血和缺铁性贫血可因缺乏造血物质，仅轻度增加（也可正常或减少）。网织红细胞数量持续上升，常提出慢性失血，如消化道溃疡等。

13.2·贫血治疗效果观察，如缺铁性贫血和营养性巨幼红细胞性贫血，经相应治疗后 1～2 日开始增多，1 周左右达到最高峰，因此观察网织红细胞数量的反应，是贫血疗效的评价指标。骨髓受白血病、肿瘤等浸润时,血中网织红细胞也可呈不规则的病理性轻度增多,此系病理刺激所致,它不反映造血旺盛。

13.3·网织红细胞减少:表示骨髓红细胞生成减弱。主要见于再生障碍性贫血,临床上将贫血患者血液中网织红细胞浓度$<15\times10^9/L$作为急性再生障碍性贫血的诊断标准。

13.4·IRF 是骨髓移植和肾移植的早期监测指标,IRF 在监测移植后比网织红细胞计数敏感,首先是 IRF 升高,其次是网织红细胞计数升高。而且 IRF 与和血浆红细胞生成素(EPO)含量联合起来可作为检测 EPO-骨髓轴功能的早期指标。IRF 是评价贫血药物疗效的一个重要敏感指标,尤其是在慢性肾功能衰竭或获得性免疫缺陷病应用 EPO 治疗时,IRF 不仅能反映疗效,还能帮助调整药物剂量和治疗方案。在癌症化疗过程中,IRF 是反映骨髓抑制和恢复的一项非常敏感的指标,在骨髓完全受抑制阶段,IRF 可降为零;化疗后骨髓受到抑制,早期恢复时,IRF 首先升高,并明显高于正常,而网织红细胞计数升高得较晚。

14. 注意事项

假性增高原因常见于:红细胞凝集(冷凝集素)、巨型血小板、可能出现血小板凝聚、白细胞碎片、疟疾、Howell-Jolly 小体。

参考文献

[1] 尚红,王毓三,申子瑜.全国临床检验操作规程[M].4 版.北京:人民卫生出版社,2015.
[2] 金硕,戴珉,张军,等.上海地区成人网织红细胞参数参考区间调查[J].检验医学,2014,29(1):31-33.

(庄文芳 沈薇)

红细胞沉降率测定标准操作规程

××医院检验科临检实验室作业指导书	文件编号：××-JYK-××-××-×××
版次/修改：第　　版/第　　次修改	生效日期：　　　　共　页 第　页
编写人：	审核人：　　　　批准人：

1. 目的

建立红细胞沉降率测定的标准操作规程，确保红细胞沉降率测定的正确性和规范性。

2. 原理

2.1·方法：全自动红细胞沉降率动态分析仪检测法。

2.2·原理：红细胞沉降过程可分为 3 期，第一期为形成串钱期，沉降较慢，一般为 5～20 min，快者 5～10 min；第二期为快速期，沉降较快；第三期为堆积期，红细胞堆积管底。分析仪采用红外线定时扫描检测，可记录沉降全过程，并显示和打印出报告，以便作动态分析。

3. 标本采集

3.1·标本类型：静脉血。

3.2·标本要求：标本采集应使用 0.32 mL 109 mmol/L 枸橼酸钠抗凝剂，静脉血量标本量应达到 1.28 mL。

注意：① 室温运送，样本宜在采集后 3 h 内完成检测；② 标本拒收标准：溶血、凝固、血量少、无条码或标识的血液样本。

4. 仪器和试剂

4.1·仪器：红细胞沉降率动态分析仪。

4.2·试剂：无需试剂。

5. 性能参数

精密度：CV≤15%。

6. 校准

6.1·校准时机：分析仪校准周期为每年一次。分析仪投入使用前（新安装或旧仪器重新启用）、更换部件维修后可能对检测结果准确性有影响时、仪器搬动后需确认检测结果可靠性时、室内质控显示系统检测结果有漂移时（排除仪器故障和试剂影响因素后）、比对结果超出允许范围、实验室认为需进行校准的其他情况等。

6.2·校准操作：具体操作见《红细胞沉降率分析仪校准操作规程》。

7. 操作步骤

仪器操作参阅《红细胞沉降率分析仪校准操作规程》。

8. 质量控制

详见《室内质量控制程序》。

9. 被测量值的测量不确定度

不适用。

10. 生物参考区间

成人男性：<15 mm/h。成人女性：<20 mm/h。

11. 检验结果的可报告区间

可报告区间：1～140 mm/h。超过上述范围时，以大于限性值报告。

12. 危急值

不适用。

13. 临床意义

13.1·生理性增快：见于月经期、妊娠 3 个月至产后 1 个月的妇女及 60 岁以上的老年人。

13.2·病理性增快：见于急性炎症、结缔组织病、风湿热活动期、组织严重破坏、贫血、恶性肿瘤、高球蛋白和异常球蛋白血症等。

14. 注意事项

14.1·血沉管内径要标准(2.5 mm)，放置要垂直。

14.2·做红细胞沉降率的标本要在采集后 3 h 内测定。

14.3·室温过低、过高和贫血时，对结果都有影响。为此，红细胞沉降率在 18～25℃室温下测定。室温过高时沉降加快，可以按温度系数校正。室温过低时沉降减慢，无法校正。

14.4·影响沉降增快或减慢的主要因素有以下几个方面。

14.4.1 血浆因素：在正常情况下，红细胞膜表现的唾液酸带有负电荷形成 zeta 电位，使红细胞互相排斥而保持悬浮稳定性，沉降很慢。但在病理情况下，血浆纤维蛋白原或球蛋白增多，致使红细胞 zeta 电位降低，彼此易于沾边成缗钱状，此种聚集的红细胞团块与血液接触的总面积缩小，受到血浆的阻力减弱而使沉降加快，而白蛋白、糖蛋白等可使沉降减慢。此外，血脂与沉降有关，胆固醇可使沉降加快，而卵磷脂可使沉降减慢。

14.4.2 红细胞因素：正常情况下，红细胞沉降力和血浆回流阻逆力大体平衡，沉降缓慢。如遇严重贫血，由于红细胞减少总面积，承受血浆的阻逆力减小，因此沉降加快。反之，红细胞增多症的沉降减慢，红细胞形状对沉降也有一定影响，红细胞直径愈大，厚度愈小，沉降愈快。而球形红细胞不易形成缗钱状，所以沉降缓慢。

14.4.3 红细胞沉降管的位置：当管垂直而立时，红细胞所受阻逆力最大。当管倾斜时，红细胞多沿一侧下降，而血浆在另一侧上升，致使沉降加快。

参考文献

[1] 许文荣,林东红.临床基础检验学技术[M].6 版.北京：人民卫生出版社,2015.

[2] 尚红,王毓三,申子瑜.全国临床检验操作规程[M].4 版.北京：人民卫生出版社,2015.

(沈 薇)

血液流变学检测标准操作规程

××医院检验科临检实验室作业指导书	文件编号：××-JYK-××-××-×××
版次/修改：第　　版/第　　次修改	生效日期：　　　　　　共　页　第　页
编写人：	审核人：　　　　　批准人：

1. 目的

建立血液流变学测定的标准操作规程,确保全血黏度和血浆黏度测定的正确性和规范性。

2. 原理

2.1·方法：自动血液流变分析仪检测法。

2.2·原理：全血或者血浆流经管路过程中,产生黏滞力,仪器通过压力传感式获得切变率。

3. 标本采集

3.1·标本类型：静脉血。

3.2·标本要求：标本采集应使用肝素钠抗凝剂,静脉血量标本量应达到3~4 mL。

注意：① 室温运送,样本宜在采集后3 h内完成检测；② 标本拒收标准：溶血、凝固、血量少、无条码或标识的血液样本。

4. 仪器和试剂

4.1·仪器：血液流变分析仪。

4.2·试剂：清洗液、加强清洗液。

5. 性能参数

5.1·切变率 $200s^{-1}$,所测得变异系数不大于 3.0%。

5.2·切变率 $3s^{-1}$,所测得变异系数不大于 8.0%。

5.3·血浆黏度的重复性,所测得变异系数不大于 3.0%。

6. 校准

6.1·校准时机：血流变分析仪校准周期为每年一次。血流变分析仪投入使用前（新安装或旧仪器重新启用）、更换部件维修后可能对检测结果准确性有影响时、仪器搬动后需确认检测结果可靠性时、室内质控显示系统检测结果有漂移时（排除仪器故障和试剂影响因素后）、比对结果超出允许范围、实验室认为需进行校准的其他情况等。

6.2·校准操作：具体操作见《血流变分析仪校准操作规程》。

7. 操作步骤

仪器操作参阅《血液流变分析仪标准操作规程》。

8. 质量控制

详见《室内质量控制程序》。

9. 被测量值的测量不确定度

不适用。

10. 生物参考区间

血液流变学生物参考区间见表1。

表1　血液流变学生物参考区间

参　　数	单　位	男　性	女　性
全血切变率200s^{-1}	mPa·s	4.4～6.24	3.98～5.56
全血切变率30s^{-1}	mPa·s	5.92～8.71	5.36～7.7
全血切变率3s^{-1}	mPa·s	8.5～13.04	7.68～11.42
全血切变率1s^{-1}	mPa·s	10.1～15.81	9.12～13.97
血浆黏度值	/	1.15～1.75	1.15～1.75
血细胞比容	%	0.41～0.52	0.34～0.42

11. 检验结果的可报告区间

11.1·全血黏度测量范围：切变率200s^{-1}测量范围1.92～20 mPa·s。切变率3s^{-1}测量范围：3.63～20 mPa·s。

11.2·血浆黏度测量范围：0.3～20。

12. 危急值

不适用。

13. 临床意义

13.1·血液黏度增高：见于心血管疾病，如冠心病、心肌梗死、高血压病和脑血栓形成等；见于血液性疾病，如红细胞增多症、白血病、遗传性球形红细胞增多症、血红蛋白病和高凝状态等；见于恶性肿瘤、糖尿病、慢性肝炎、肝硬化、高脂血症、肾功能衰竭等其他疾病。

13.2·血液黏度降低：见于各种类型的贫血及血液被稀释。

14. 注意事项

14.1·在检测时应防止加入的样本中混入气泡影响检测结果。

14.2·标本不能在0℃以下保存，在冰冻条件下，将影响血液的生理状态和流变特性。所以血样一般在室温（15～25℃）贮存。

14.3·放置时间：在室温条件下标本一般在4 h内完成测试工作，但若取血后立即进行测试，则所测结果偏低，因此，取血后静置20 min后进行测定为适宜。

参考文献

[1] 尚红,王毓三,申子瑜.全国临床检验操作规程[M].4版.北京：人民卫生出版社,2015.

（沈 薇）

疟原虫检查标准操作规程

××医院检验科临检实验室作业指导书	文件编号：××-JYK-××-××-×××
版次/修改：第　　版/第　　次修改	生效日期：　　　　共　页 第　页
编写人：	审核人：　　　　批准人：

1. 目的

建立疟原虫检查的标准操作规程,确保疟原虫检查的正确性和规范性。

2. 原理

2.1·方法：染色镜检法。

2.2·原理：把血液制成细胞分布均匀的薄膜涂片,用复合染料染色,根据疟原虫的染色特点观察疟原虫的数量、形态,有助于疟疾的诊断。

3. 标本采集

3.1·标本类型：静脉血或手指末梢血。

3.2·标本要求：标本采集应使用 EDTA 抗凝剂,静脉血采集后 1 h 内同时制备厚片和薄片。或临床采集末梢血液后推片 2～4 张(含厚片和薄片)。

注意：① 室温运送,样本宜在采集后 8 h 内完成检测;② 标本拒收标准：溶血、凝固、血量少、无条码或标识的血液样本。

4. 仪器和试剂

4.1·仪器：显微镜。

4.2·试剂：瑞氏-吉姆萨染色液、镜油。

5. 性能参数

不适用。

6. 校准

不适用。

7. 操作步骤

7.1·薄血片法：以常法推制成薄片。血膜完全干燥后即可进行瑞氏染色。

7.2·厚血膜法

7.2.1　在清洁玻片上滴 2 滴患者血液,用推片将血液由内向外转涂成厚薄均匀的血膜,室温中自然干燥。在干燥血膜上滴加蒸馏水数滴,完全覆盖血膜,溶血数分钟,脱去血红蛋白后呈浅灰色,倾去溶血液。不必待干,进行瑞氏染色。

7.2.2　染色结果：染色好的薄血片是粉红色的。成熟红细胞镜下成粉红色。疟原虫细胞质呈天蓝色,核呈鲜红色,疟色素呈黄绿色或棕黄色。

7.3·染色观察：同时制作厚薄血片,油镜下找寻疟原虫。薄血片上疟原虫的形态学特点见表1。

8. 质量控制

8.1·使用的显微镜在校准周期内。

表1 薄血片上3种疟原虫形态特点

	形态特点	间日疟原虫	三日疟原虫	恶性疟原虫
早期滋养体	环状体			
	虫体大小	较大,约为红细胞的1/3	较大,约为红细胞的1/3	较小,约为红细胞的1/6
	细胞质	浅蓝色,呈较薄之环状	浅蓝色,呈较厚之环状	浅蓝色,环状较细薄,常位于细胞之边缘,有时1个细胞内有2个环状体
	染色质	为红色小点,一般为1个环状体	与间日疟原虫同	红色小点,1个环状体具有1~2个或更多
晚期滋养体	虫体大小	可长得很大,甚至充满整个红细胞	较小	
	细胞质	呈阿米巴状,变化很多	呈坚实带状,变化不多	在末梢血液中查不到
	疟色素	棕黄色,呈微小短杆状,四散分布	黄绿色,呈较粗颗粒状,四散分布	
	斑点	薛氏小点,鲜红细小,均匀分布	齐氏小点,红色	
裂殖体	虫体大小	很大	较小	
	细胞质	松散,比较不规则	坚实较圆	
	裂殖子数目	12~24个,平均16个	6~12个	在末梢血液中查不到
	裂殖子形态	排列不规则	排列不规则或呈花朵状	
配子母体	虫体大小	圆形,约为红细胞1/2以上	圆形与红细胞等大或较小	半月形,两端钝圆(雄),两端较尖(雌)
	细胞质	深蓝色	深蓝色	蓝色
	染色质	结实,深红色,位于一边	结实,深红色,位于一边	结实,深红色,位于中央
	疟色素	沿边分布	沿边分布	黑褐色,密集于中央
	红细胞	胀大	正常或缩小	正常,偶然缩小,色深

8.2·人员应有细胞形态学相关资质,有辨色力检查,人员定期进行形态学培训考核。

9. 被测量值的测量不确定度

不适用。

10. 生物参考区间

正常人外周血找不到疟原虫。

11. 检验结果的可报告区间

不适用。

12. 危急值

不适用。

13. 临床意义

13.1·疟疾:由疟原虫寄生于人体引起的传染性寄生虫病,主要有间日疟、恶性疟、三日疟、卵形疟等。

13.2·重症疟疾：疟疾确诊病例，出现昏迷、重度贫血、急性肾功能衰竭、肺水肿或急性呼吸窘迫综合征、低血糖症、循环衰竭或休克、代谢性酸中毒等一项或多项临床表现。

13.3·无症状感染者：血液中有疟原虫而无临床症状者。

14. 注意事项

14.1·采血时间：间日疟原虫及三日疟原虫患者应在发作后数小时至 10 余小时采血，此时，早期滋养体已发育至易于鉴别形态的晚期；恶性疟原虫患者，应在发作后 20 h 左右采血。

14.2·染色后，水洗时不要先倒去染液，应让清水流进染液，使沉渣飘浮冲走。

14.3·薄片油镜检查，须找 300 个或 300 以上个视野报告"未检出疟原虫"。

14.4·疟原虫必须分类报告，找到环状体后，须再仔细寻找更为成熟的阶段，以便分类。如确实未找到更为成熟阶段的疟原虫，可报告为"检出环状体疟原虫"。

14.5·有可能出现 2 种或 3 种疟原虫混合感染时，以间日疟与恶性疟原虫混合感染为常见，须注意鉴别。

14.6·注意区别易与疟原虫混淆的其他杂物。特别是厚血膜检查时，缺乏经验者必须在薄血片上仔细寻找证实，才可以报告。

14.7·我国本土传播疟原虫已经消灭，要结合患者旅行经历、有无疫区接触史判断，要知道其他少见类型如卵形疟原虫的形态特点。卵形疟原虫的形态基本上与三日疟原虫相似，但虫体稍大，受感染的红细胞略胀大，滋养体后期及裂殖体前期的原虫呈圆形或卵圆形。

14.8·发报告前需与临床医生联系病史资料，根据医生建议发出报告并记录，阳性上报防保科，并保存血片 2 年。

14.9·进行疟原虫检查的静脉血标本应在采集后 1 h 内同时制备厚片和薄片。如果超过 1 h，应提示处理时间。

参考文献

[1] 陈允硕,周华文,张有康.实用检验医学指南[M].上海：上海科学普及出版社,2000.
[2] 尚红,王毓三,申子瑜.全国临床检验操作规程[M].4 版.北京：人民卫生出版社,2015.

（沈　薇）

微丝蚴检查标准操作规程

××医院检验科临检实验室作业指导书	文件编号：××-JYK-××-××-×××		
版次/修改：第　　版/第　　次修改	生效日期：	共　　页 第　　页	
编写人：	审核人：	批准人：	

1. 目的

建立微丝蚴检查的标准操作规程,确保微丝蚴检查的正确性和规范性。

2. 原理

2.1·方法：显微镜法(试管浓集法)。

2.2·原理：丝虫感染患者后,血、尿或各种积液中均可查见微丝蚴。其中,班氏丝虫及马来丝虫感染后寄生在人体淋巴系统内,雌雄虫交配后,产出微丝蚴,周期性地出现于周围末梢血液中,利用显微镜检察血片中是否有微丝蚴。

3. 标本采集

3.1·标本类型：静脉血。

3.2·标本要求：标本采集可使用 EDTA 真空采血管,静脉血量标本量应达到 1～2 mL。

注意：① 室温运送,样本宜在采集后 8 h 内完成检测；② 标本拒收标准：溶血、凝固、血量少、无条码或标识的血液样本；③ 晚上睡眠状态下进行；④ 采血时间以晚上 9～12 点前后为宜。

4. 仪器和试剂

4.1·仪器：显微镜。

4.2·试剂：瑞氏-吉姆萨染色液、镜油。

5. 性能参数

不适用。

6. 校准

不适用。

7. 操作步骤

7.1·EDTA 真空采血管静脉采血抗凝送检。

7.2·取 1～2 mL 抗凝血,加入 8～10 mL 蒸馏水,颠倒混合,使红细胞全部溶解,然后以 1500 r/min 离心 3～5 min。

7.3·倒去上清液,取沉淀镜检,寻找微丝蚴。如需鉴定虫种,可干燥固定后染色。

7.4·丝虫种类很多,我国常见的有班氏丝虫和马来丝虫,其微丝蚴形态特征见表 1。

8. 质量控制

8.1·使用的显微镜在校准周期内。

8.2·人员应有细胞形态学相关资质,有辨色力检查,人员定期进行形态学培训考核。

9. 被测量值的测量不确定度

不适用。

表 1　马来微丝蚴和班氏微丝蚴的鉴别

鉴 别 点	马来微丝蚴	班氏微丝蚴
长短	$177\sim260\ \mu m$,平均 $220\ \mu m$	$230\sim296\ \mu m$,平均 $260\ \mu m$
外形	卷曲迂回,曲线多生硬,不规则,较粗短	曲线自然,平滑而少,较马来微丝蚴细长
细胞核	拥挤,彼此重叠	排列较均匀,清楚可数
头部	较长,为身体宽度的 2 倍	较短,与身体宽度相等
尾核	有 $1\sim2$ 个尾核,后者位于尾部末端,似惊叹号	无尾核
检出部位	周围血液内	周围血液内,鞘膜腔积液内

10. 生物参考区间

正常人外周血找不到丝虫。

11. 检验结果的可报告区间

不适用。

12. 危急值

按危急值流程处理,立即通知临床医生及预防保健科,作好记录。血片及血标本均需保存。

13. 临床意义

急慢性丝虫病可查见微丝蚴,慢性期阻塞性病变由于阻塞部位不同,患者产生的临床表现也因之而异,包括淋巴水肿和象皮肿、睾丸鞘膜积液、乳糜尿等。

14. 注意事项

14.1・未染色标本要与棉花纤维相鉴别,棉花纤维长短大小不一致,且其中无体柱细胞。

14.2・采血时间以晚上 $9\sim12$ 点为宜,采血前让患者躺卧片刻。

14.3・对夜间采血有困难的患者可采用诱出法,即在白天口服海群生 $2\sim6\ mg/kg$,15 min 后取血检查。

参考文献

[1] 尚红,王毓三,申子瑜.全国临床检验操作规程[M].4 版.北京:人民卫生出版社,2015.

（沈　薇）

α-丁酸萘酚酯酶(α-NBE)染色标准操作规程

××医院检验科临检实验室作业指导书	文件编号：××-JYK-××-××-×××
版次/修改：第　　版/第　　次修改	生效日期：　　　　　共　　页　第　　页
编写人：	审核人：　　　　　　批准人：

1. 目的

规范 α-丁酸萘酚酯酶(α-NBE)染色标准操作规程,确保染色结果准确、可靠。

2. 原理

2.1·方法：重氮盐偶联法。

2.2·原理：血细胞中的 α-丁酸萘酚酯酶在碱性条件下,可水解基质中的 α-丁酸萘酚酯,产生 α-萘酚,与重氮盐偶联生成不溶性有色沉淀,定位于细胞质中。本染色对酯酶无特异性,故又称非特异性酯酶染色。此酶主要存在于单核细胞系统,可被氟化钠抑制,故常同时作氟化钠抑制试验。

3. 标本采集

3.1·标本类型：新鲜含骨髓小粒的骨髓涂片。

3.2·标本要求：骨髓应采集后即刻制片。

注意：① 室温运送；② 标本拒收标准：骨髓涂片无条码或标识。

4. 仪器和试剂

4.1·仪器：光学显微镜,染液缸。

4.2·试剂：使用自配试剂或商品化试剂盒。

4.2.1　自配试剂组成包括：甲醇固定液；基质液[0.1 mol/L 磷酸盐缓冲液(pH 8.0)]95 mL,加底物溶液(α-丁酸萘酚 100 mg 溶于 5 mL 乙二醇-甲醚),再加入六偶氮对品红溶液[4%对品红溶液(4 g 对品红溶于 2 mol/L 盐酸 100 mL)和 4%亚硝酸钠水溶液(新鲜配制)各0.125 mL 等量混合 1 min]0.5 mL,充分混匀,过滤后均置于两个染色缸中,其中一染缸加氟化钠 75 mg；复染液(10 g/L 甲基绿)。

4.2.2　商品化试剂(注：染色使用贝索试剂)组成：α-丁酸萘酚酯酶染色液：固定剂(A液)、偶氮溶液(B液)、亚硝酸钠溶液(C液)、磷酸盐缓冲溶液(D液)、α-丁酸萘酚溶液(E液)、甲基绿溶液(F液)、NaF溶液。

4.2.3　储存和稳定性：自配试剂需新鲜配制。商品化试剂未开封试剂于 2~8℃保存至有效期。开封启用后可稳定 3 个月。

4.2.4　试剂准备：商品化试剂配套包装,使用前应恢复室温,摇匀试剂。

5. 性能参数

不适用。

6. 校准

不适用。

7. 操作步骤

7.1·自配试剂染色：涂片甲醛蒸气固定 5 min，流水冲洗，晾干；置入染色基质液，37.0℃温育 45 min，流水冲洗；10 g/L 甲基绿溶液复染 10 min，水洗；晾干。

7.2·商品化试剂染色

7.2.1 浸染工作液配制：重氮盐溶液的准备：B 液 0.1 mL 与 C 液 0.1 mL 混匀，静置 2 min；染缸内加入 D 液 40 mL；再将重氮盐溶液倒入染缸内，混匀；再加 E 液 2 mL 入染缸内，轻轻混匀。NaF 抑制试验：配制方法同上，加 NaF 液 1 mL（表 1）。

表 1　浸染工作液配制

	B 液	C 液	D 液	E 液	NaF 液
A 染缸	0.1 mL	0.1 mL	40 mL	2 mL	—
B 染缸 （抑制试验）	0.1 mL	0.1 mL	40 mL	2 mL	1.3 mL

注：可根据染缸容积大小及标本量，按此比例等比扩大或缩小浸染工作液配制量

7.2.2 滴染工作液配制：于试管内加 B 液 5 μL、C 液 5 μL，混匀，静置 1 min；再加 D 液 2 mL，E 液 100 μL 混匀。NaF 抑制试验：配制方法同上。加 NaF 液 1 滴（表 2）。

表 2　浸染工作液配制

	B 液	C 液	D 液	E 液	NaF 液
A 管	5 μL	5 μL	2 mL	100 μL	—
B 管 （抑制试验）	5 μL	5 μL	2 mL	100 μL	1 滴

注：100 测试/盒中的 D 液（浓缩缓冲液）20 mL 用蒸馏水稀释成 200 mL 缓冲液使用

7.2.3 染色步骤

7.2.3.1 干燥涂片，滴加 A 液（用前复温，并摇匀）布满涂片固定 30～60 s，蒸馏水冲洗，待干或滤纸吸干。

7.2.3.2 滴加或浸入工作液布满涂片，室温下染色 60 min（如冬天室温低，须用 37℃水浴孵育），蒸馏水冲洗，待干或滤纸吸干。

7.2.3.3 F 液复染 1～2 min，蒸馏水冲洗，待干后镜检。

8. 质量控制

8.1·使用的显微镜在校准周期内。人员定期进行形态学培训考核。

8.2·在染色时，最好同时选用前 1～2 日骨髓检查保存的 α-NBE 阳性白血病标本作为质控对照。镜检中，更需要注意标本自身质控对照的细胞是否为阳性或阴性。

8.3·为提高实验室内员工间检验结果一致性，实验室应建立骨髓细胞化学染色能力比对及教育培训程序、判别标准和执行标准的管理程序。

9. 被测量值的测量不确定度

不适用。

10. 生物参考区间

10.1 · 染色结果：细胞质内红色或棕红色颗粒为阳性。

10.2 · 单核细胞系统：原始单核细胞部分呈阳性反应,幼单核细胞及单核细胞呈阳性反应,其反应可被氟化钠抑制。

10.3 · 粒细胞系统：各阶段粒细胞一般呈阴性反应,也可见细小点状阳性。

10.4 · 成熟 T 淋巴细胞呈点状阳性,B 淋巴细胞及浆细胞为阴性反应。

10.5 · 巨核细胞及血小板为阴性反应。

10.6 · 单核细胞源性的组织细胞、巨噬细胞呈强阳性反应、戈谢细胞、海蓝组织细胞为阳性反应。

11. 检验结果的可报告区间

不适用。

12. 危急值

不适用。

13. 临床意义

13.1 · α-NBE 有助于急性白血病的类型鉴别,是鉴定急性单核细胞白血病、急性粒单核细胞白血病和慢性粒单核细胞白血病中原始、幼稚单核细胞增多的有效指标,临床意义同酸性非特异性脂酶(α-NAE)染色。敏感性不如 α-NAE 染色,特异性较 α-NAE 染色高。

13.2 · 急性单核细胞白血病阳性,急性粒单核细胞白血病单核系细胞阳性,可被氟化钠抑制。

13.3 · AML 不伴成熟型、AML 伴成熟型和急性早幼粒细胞白血病常为阴性,但可见点状阳性反应,不被氟化钠抑制。

13.4 · 急性淋巴细胞白血病原始及幼稚淋巴细胞一般呈阴性反应。

14. 注意事项

14.1 · 自配试剂基质液含酶量高,37.0℃水浴后需连缸冲洗 3 min 左右,保持涂片背景干净。

14.2 · 商品试剂使用前应复温,充分摇匀,使用容器洁净。

14.3 · 甲基绿溶液(F 液)需常温储存。正常工作液颜色应为较混浊的乳白色,若工作液配制后发现液体清亮不浑浊或呈乳紫红色且有絮状杂质,提示偶氮溶液(B 液)、亚硝酸钠溶液(C 液)没有充分混匀。

14.4 · 基质液或工作液于染色前新鲜配制,并在 10 min 内使用,应采用新鲜涂片做染色,否则阳性率可能减低或出现假阴性结果。

参考文献

[1] 尚红,王毓三,申子瑜.全国临床检验操作规程[M].4 版.北京：人民卫生出版社,2015.

[2] 中华医学会血液学分会实验诊断血液学学组.血细胞形态学分析中国专家共识(2013 年版)[J].中华血液学杂志,2013,34(6)：558-560.DOI：10.3760/cma.j.issn.0253-2727.2013.06.026.

（金　红）

中性粒细胞碱性磷酸酶(NAP)染色标准操作规程

××医院检验科临检实验室作业指导书	文件编号：××-JYK-××-××-×××
版次/修改：第　　版/第　　次修改	生效日期：　　　　共　　页　第　　页
编写人：	审核人：　　　　　批准人：

1. 目的

规范中性粒细胞碱性磷酸酶(NAP)染色标准操作规程,确保染色结果准确。

2. 原理

2.1·偶氮偶联法。

2.2·原理:在 pH 9.2～9.8 的碱性环境下,细胞中的碱性磷酸酶能将底物萘酚 AS-BI 磷酸水解,生成 α-萘酚,α-萘酚与稳定的重氮盐偶联生成不溶性有色偶氮染料沉淀,定位于细胞质中。

3. 标本采集

3.1·标本类型:新鲜含骨髓小粒的骨髓涂片。

3.2·标本要求:骨髓应采集后即刻制片。

注意:① 室温运送;② 标本拒收标准:骨髓涂片无条码或标识。

4. 仪器和试剂

4.1·仪器:光学显微镜,染液缸。

4.2·试剂:使用自配试剂或商品化试剂盒。

4.2.1　自配试剂组成包括:10％甲醛-甲醇固定液(甲醛 10 mL、甲醇 90 mL,混合后置 4℃冰箱);0.05 mol/L 缓冲液(二氨基-二甲基-1,3 丙二醇 2.625 g,蒸馏水 500 mL 溶解混合后置 4℃冰箱);基质液(α-磷酸萘酚 35 mg 溶于 0.05 mol/L 缓冲液 35 mL,再加入重氮盐坚牢蓝 B 35 mg 溶解);复染液(1％苏木精溶液)。

4.2.2　商品化试剂(注:染色使用贝索试剂)组成包括:固定剂(A 液)、偶氮溶液(B 液)、亚硝酸钠溶液(C 液)、萘酚 AS-BI 磷酸溶液(D 液)、中性红溶液(E 液)。

4.2.3　储存和稳定性:自配试剂需新鲜配制。商品化试剂未开封试剂于 2～8℃ 保存至有效期。开封启用后可稳定 3 个月。

4.2.4　试剂准备:商品化试剂配套包装,使用前应恢复室温,摇匀试剂。

5. 性能参数

不适用。

6. 校准

不适用。

7. 操作步骤

7.1·自配试剂染色:将新鲜涂片浸于 4℃固定液中 30 s,水洗后晾干;置入基质液中温育 30 min,水洗 5 min 后晾干;复染液复染 2 min,水洗后,晾干镜检。

7.2·商品化试剂染色

7.2.1　浸染工作液配制(50 mL 容积的染缸配制为例,一份浸染工作液量为 43 mL,至少可同时放置 8～10 张涂片）：① 重氮盐溶液的准备：B 液 1 mL 与 C 液 1 mL 彻底混匀,静置 2 min；② 染缸内加入 40 mL 蒸馏水,将重氮盐溶液倒入染缸内,混匀；再加 D 液 1 mL 入染缸内,轻轻混匀。

注意：可根据染缸容积大小及标本量,按比例等比扩大或缩小浸染工作液配制量。

7.2.2　滴染工作液配制（一份滴染工作液为 2.15 mL）：① 使用器材：一次性塑料试管、微量移液器、一次性吸管、滴管；② 于试管内加入 B 液 50 μL 和 C 液 50 μL,混匀,静置 2 min；再加蒸馏水 2 mL,加 D 液 50 μL 混匀。

7.2.3　染色步骤

7.2.3.1　涂片充分干燥后,滴加固定剂 A 液（用前恢复室温,并充分摇匀）固定 30～60 s,蒸馏水冲洗,甩干。

7.2.3.2　滴加或浸入工作液 15 min（如冬天室温低,须用 37℃ 水浴孵育）,蒸馏水冲洗 10～30 s,甩干。

7.2.3.3　E 液（使用前摇匀）复染 1～2 min,蒸馏水稍冲洗（冲水时间不宜过长,易致核淡染）,干后镜检。

7.3・镜检并计算积分：染色结果以阳性百分比及积分值报告,油镜下计数 100 个中性杆状核、分叶核粒细胞,分别记录阳性百分比及其分级情况,所有阳性细胞积分相加即为 NAP 积分。

8. 质量控制

8.1・使用的显微镜在校准周期内。人员定期进行形态学培训考核。

8.2・每次操作均设阴、阳性对照,以正常人新鲜血涂片中的淋巴细胞作为阴性标准细胞,选取当天细菌感染患者新鲜血涂片中的中性粒细胞作为阳性标准细胞。

8.3・为提高实验室内员工间检验结果一致性,实验室应建立骨髓细胞化学染色能力比对及教育培训程序、判别标准和执行标准的管理程序。

9. 被测量值的测量不确定度

不适用。

10. 生物参考区间

10.1・染色结果：NAP 阳性颗粒为蓝色。

10.2・判断标准：

（−）0 分：细胞质中无阳性染色颗粒。

（＋）1 分：细胞质中含少量颗粒或呈弥漫浅蓝色。

（＋＋）2 分：细胞质中含中等量的颗粒或呈弥漫蓝色。

（＋＋＋）3 分：细胞质中含较多颗粒或呈弥漫较深蓝色。

（＋＋＋＋）4 分：细胞质中充满粗大颗粒或呈弥漫深蓝色。

10.3・检验结果的报告：积分计数法——观察 100 个成熟中性粒细胞,按本程序 10.2 的标准评分算出阳性率及积分。

$$阳性率(\%) = (＋) + (＋＋) + (＋＋＋) + (＋＋＋＋)$$

$$积分 = (＋) × 1 + (＋＋) × 2 + (＋＋＋) × 3 + (＋＋＋＋) × 4$$

10.4・参考区间：NAP 阳性率 30%～70%；NAP 积分 35～100 分。

注意：所用的试剂、试剂盒、实验室条件及观察人员的判断标准等均影响 NAP 结果判断，各个实验室的参考值差异较大，建议建立本实验室参考值。

11. 检验结果的可报告区间

参考区间阳性率为 30%～70%，阳性细胞积分为 35～100 分。积分为各阳性细胞分值百分比的乘积之和。

12. 危急值

不适用。

13. 临床意义

13.1·鉴别慢性粒细胞性白血病与类白血病反应：前者 NAP 积分降低，后者常明显增高，在慢性粒细胞性白血病加速期和急变期 NAP 积分增高。

13.2·辅助鉴别急性白血病类型：急性淋巴细胞白血病 NAP 活性常增高，急性髓系白血病 NAP 积分常不增高。

13.3·辅助鉴别间变性大细胞淋巴瘤骨髓浸润与反应性组织细胞增多症，前者 NAP 积分降低，后者一般增高。

13.4·辅助细菌性和病毒性感染的鉴别：细菌性感染 NAP 积分增高，球菌性较杆菌性感染为高，病毒性感染时 NAP 积分无明显变化。

13.5·鉴别真性与继发性红细胞增多症：前者 NAP 积分增高，后者一般无明显变化。

13.6·其他疾病：NAP 积分增高见于再生障碍性贫血、骨髓纤维化、原发性血小板增多症、慢性淋巴细胞白血病、恶性淋巴瘤、骨转移瘤、肾上腺糖皮质激素及雄激素治疗后等。NAP 积分下降见于阵发性睡眠型血红蛋白尿症、骨髓增生异常综合征恶性组织细胞病等。

14. 注意事项

14.1·固定液保持 4℃使用，否则易使细胞破碎、酶扩散，致积分下降；试剂使用前应复温，充分摇匀，使用容器洁净。

14.2·E 液常温储存。正常工作液颜色为浅黄色或金黄色，若工作液配制后液体呈浅棕色或暗棕色，提示 B 液、C 液没有充分混匀或试剂失效，可致使染色失败。

14.3·应采用新鲜涂片做 NAP 染色，涂片放置过久会导致酶活性降低；使用抗凝血涂片染色阳性结果不稳定。

14.4·工作液需临用前新鲜配制，10 min 内使用，以免影响染色效果。

14.5·每次操作均应设阴、阳性对照。

14.6·涂片经工作液染完后，用水充分冲洗，将片上残留的工作液冲洗干净，避免影响 E 液对细胞核的复染效果；E 液复染后，用蒸馏水稍洗片子即可，不宜冲洗时间过长。

14.7·工作液对涂片有一定的脱片作用，冲洗时注意水流力度，以免涂片脱落。

14.8·涂片厚薄对结果有影响，通常涂片薄处的阳性细胞其积分低于涂片厚的区域。

参考文献

[1] 尚红，王毓三，申子瑜.全国临床检验操作规程[M].4 版.北京：人民卫生出版社，2015.

[2] 中华医学会血液学分会实验诊断血液学学组.血细胞形态学分析中国专家共识(2013 年版)[J].中华血液学杂志，2013，34(6)：558-560.DOI：10.3760/cma.j.issn.0253-2727.2013.06.026.

（金 红）

铁染色标准操作规程

××医院检验科临检实验室作业指导书	文件编号：××-JYK-××-××-×××	
版次/修改：第　　版/第　　次修改	生效日期：	共　　页　第　　页
编写人：	审核人：	批准人：

1. 目的

规范铁染色标准操作规程,确保染色结果的质量。

2. 原理

2.1·方法：普鲁士蓝反应。

2.2·原理：骨髓内含铁血黄素的铁离子和幼红细胞内的铁,在盐酸环境下与亚铁氧化钾作用,生成蓝色的亚铁氰化铁沉淀(普鲁士蓝反应),定位于含铁粒的部位。

3. 标本采集

3.1·标本类型：新鲜含骨髓小粒的骨髓涂片。

3.2·标本要求：骨髓应采集后即刻制片。

注意：① 室温运送；② 标本拒收标准：骨髓涂片无条码或标识。

4. 仪器和试剂

4.1·仪器：光学显微镜,染液缸。

4.2·试剂：使用自配试剂或商品化试剂盒。

4.2.1　自配试剂组成包括：200 g/L 亚铁氰化钾溶液 5 份加浓盐酸 1 份混合；复染液为 1 g/L沙黄溶液。

4.2.2　商品化试剂(注：染色使用贝索试剂)组成包括：固定剂、亚铁氰化钾溶液(A 液)、盐酸溶液(B 液)、沙黄复染液(C 液)。

4.2.3　储存和稳定性：自配试剂需新鲜配制。商品化试剂未开封试剂于 2～8℃保存至有效期。开封启用后可稳定 3 个月。

4.2.4　试剂准备：商品化试剂配套包装,使用前应恢复室温,摇匀试剂。

5. 性能参数

不适用。

6. 校准

不适用。

7. 操作步骤

7.1·自配试剂染色：取新鲜含骨髓小粒的骨髓涂片,于铁染色架上,滴满铁染色液；室温下染色 30 min,流水冲洗,复染液避开骨髓小粒复染 30 s,流水冲洗,晾干后镜检。

7.2·商品化试剂染色：

7.2.1　工作液配制：① 浸染工作液：A 液 20 mL、B 液 20 mL 各倒入染液缸,混匀(注意：可根据染缸或标本量,按此比例等比扩大或缩小浸染工作液配制量)；② 滴染工作液：于试管内加入 A 液、B 液各 1 mL,混匀。

7.2.2 染色步骤

7.2.2.1 骨髓片在室温干燥后，滴加固定剂，布满涂片固定 30～60 s，蒸馏水冲洗，待干或用滤纸吸干。

7.2.2.2 滴加或浸入工作液布满涂片染色 60 min（如冬天气温低，须用 37℃ 水浴孵育），蒸馏水充分冲洗 5 min，待干或滤纸吸干。

7.2.2.3 用 C 液避开骨髓小粒室温复染 1～2 min，蒸馏水冲洗，干后镜检。

8. 质量控制

8.1·使用的显微镜在校准周期内。人员定期进行形态学培训考核。

8.2·在染色时，需同时选用前 1 周内骨髓检查确认的铁染色阴性和阳性的骨髓涂片标本作为质控对照。

8.3·为提高实验室内员工间检验结果一致性，实验室应建立骨髓细胞化学染色能力比对及教育培训程序、判别标准和执行标准的管理程序。

9. 被测量值的测量不确定度

不适用。

10. 生物参考区间

10.1·染色结果：铁可染成蓝色颗粒、小珠或小块，细胞外铁主要存在于巨噬细胞胞质内，有时也见于巨噬细胞外。

10.1.1 细胞外铁：先用低倍观察未完全展开的骨髓小粒，再用油镜判断，至少观察 3 颗小粒。

"－"涂片骨髓小粒全无蓝色反应。

"＋"骨髓小粒呈浅蓝色反应或偶见少许蓝染的铁小珠。

"＋＋"骨髓小粒有许多蓝染的铁粒、小珠和蓝色的片状或弥散性阳性物。

"＋＋＋"骨髓小粒有许多蓝染的铁粒、小珠和蓝色的密集小块或呈片状阳性物。

"＋＋＋＋"骨髓小粒铁粒极多，密集成片。

10.1.2 细胞内铁：计数 100 个有核红细胞，记录胞质中有蓝色颗粒的阳性细胞的百分率。铁粒幼细胞为幼红细胞胞质内出现蓝色细小颗粒（Ⅰ型含有 1～2 颗铁粒，Ⅱ型含有 3～5 颗，Ⅲ型含 6～10 颗，Ⅳ型含有 10 颗以上）。环形铁粒幼红细胞为胞质中含有铁粒≥6 粒，围绕核周排列成 1/3 圈以上者；WHO 标准为沉积于胞质铁粒≥10 颗，环核周排列≥1/3 者。

10.2·参考区间：细胞外铁染色阳性＋～＋＋，幼红细胞有铁粒的阳性率为 12%～44%（不同实验室参考值差异较大，建议应建立自己实验室的参考值）。

11. 检验结果的可报告区间

不适用。

12. 危急值

不适用。

13. 临床意义

13.1·缺铁性贫血：骨髓贮存铁耗尽，细胞外铁呈阴性。细胞内铁减少，甚至为 0。

13.2·铁利用障碍性贫血：如再生障碍性贫血、巨幼细胞性贫血、铁粒幼细胞性贫血、MDS、红血病等，外铁增加（部分正常），内铁增加（Ⅲ型、Ⅳ型增多，可见环形铁粒幼细胞）。铁粒幼细胞性贫血因血红蛋白合成障碍,铁利用不良,环形铁粒幼红细胞>15%。

13.3·铁代谢反常性慢性贫血:如慢性炎性贫血外铁增加(也可正常),而内铁减少。

14. 注意事项

14.1·商品试剂使用前应恢复室温,用前摇匀试剂;充分混匀 A 液、B 液,所用容器、玻片应洁净,事先经除铁处理,保证无铁污染。

14.2·工作液于临用前新鲜配制,新鲜配制的亚铁氰化钾溶液为淡黄色,放置后亚铁被氧化成三价铁离子而变成绿色时,不宜使用。

14.3·亚铁氰化钾暴露于空气或见光易变质,应密闭并储存于棕色瓶中。

14.4·应选择骨髓小粒较多的骨髓涂片做铁染色,同一涂片上既观察细胞外铁也观察细胞内铁。

14.5·复染前,涂片应充分冲洗,否则会产生较多针状结晶体。

14.6·铁染色液配制,组成的亚铁氨化钾溶液和盐酸的比例取决于后者的实际浓度,当久用的浓盐酸浓度下降时,需要适当增加浓盐酸溶液的量。

参考文献

[1] 尚红,王毓三,申子瑜.全国临床检验操作规程[M].4 版.北京:人民卫生出版社,2015.

[2] 中华医学会血液学分会实验诊断血液学学组.血细胞形态学分析中国专家共识(2013 年版)[J].中华血液学杂志,2013,34(6):558 - 560.DOI:10.3760/cma.j.issn.0253 - 2727.2013.06.026.

(金 红)

糖原染色(PAS)标准操作规程

××医院检验科临检实验室作业指导书	文件编号：××-JYK-××-××-×××
版次/修改：第　　版/第　　次修改	生效日期：　　　　　共　页　第　页
编写人：	审核人：　　　　　批准人：

1. 目的

规范糖原染色(PAS)标准操作规程,确保染色结果的准确。

2. 原理

2.1·方法：高碘酸-席夫反应法。

2.2·原理：高碘酸是一种氧化剂,细胞内含有乙二醇基的糖类物质(PAS)在过碘酸的作用下氧化产生双醛基,后者与无色品红染料结合,使无色品红变为紫红色化合物,定位于细胞内含有乙二醇的部位。细胞胞质中糖原含量多少不同,可呈粗细不等红色颗粒、块状物或均匀红色等阳性反应。

3. 标本采集

3.1·标本类型：新鲜含骨髓小粒的骨髓涂片。

3.2·标本要求：骨髓应采集后即刻制片。

注意：① 室温运送；② 标本拒收标准：骨髓涂片无条码或标识。

4. 仪器和试剂

4.1·仪器：光学显微镜。

4.2·试剂：使用自配试剂或商品化试剂盒。

4.2.1　自配试剂组成包括：固定液(95％乙醇)；10 g/L 过碘酸溶液；Schiff 试剂(碱性品红 1 g 溶于 200 mL 煮沸的蒸馏水,冷却至 60℃时加入 1 mol/L 盐酸 40 mL,冷却至 25℃时置于棕色瓶内再加入偏重亚硫酸钠 2 g,避光过夜,加入 1 g 活性炭,吸附过滤后为无色透明液体,保存于 4℃冰箱)；复染液(20 g/L 甲基绿溶液)。

4.2.2　商品化试剂(注：染色使用贝索试剂)组成包括：固定剂(A 液)、高碘酸溶液(B 液)、席夫(Schiff)试剂(C 液)、甲基绿溶液(D 液)。

4.2.3　储存和稳定性：自配试剂需新鲜配制。商品化试剂未开封试剂于 2～8℃保存至有效期。开封启用后可稳定 3 个月。

4.2.4　试剂准备：商品化试剂配套包装,使用前应恢复室温,摇匀试剂。

5. 性能参数

不适用。

6. 校准

不适用。

7. 操作步骤

7.1·自配试剂染色：涂片置入固定液固定 10 min,流水冲洗,晾干；浸入过碘酸溶液氧化 10 min,流水冲洗,晾干；置于 Schiff 试剂作用 1 h,流水冲洗；复染液复染 10 min,流水冲洗,晾干。

7.2・商品化试剂染色：干燥涂片，滴加 A 液布满涂片固定 30～60 s，蒸馏水冲洗，待干或滤纸吸干。滴加 B 液布满涂片作用 5～10 min，蒸馏水冲洗，待干或滤纸吸干。滴加 C 液布满涂片作用 10～15 min，蒸馏水冲洗 5 min。D 液复染 2～5 min，蒸馏水冲洗，晾干后镜检。

8. 质量控制

8.1・使用的显微镜在校准周期内。人员定期进行形态学培训考核。

8.2・在染色时，需同时选用前 1～2 日骨髓检查保存的 PAS 阳性的白血病标本作为质控对照。在镜检中，更需要注意标本中自身质控对照的细胞是否应该阳性或阴性。

8.3・为提高实验室内员工间检验结果一致性，实验室应建立骨髓细胞化学染色能力比对及教育培训程序、判别标准和执行标准的管理程序。

9. 被测量值的测量不确定度

不适用。

10. 生物参考区间

10.1・染色结果：胞质中出现红色或紫红色颗粒沉积或弥散者为阳性，其判断标准随细胞不同而稍有差异。

10.2・原始粒细胞糖原含量低，随细胞成熟而逐渐增加。

10.3・中性粒细胞和嗜酸性粒细胞的 PAS 阳性颗粒可被淀粉酶水解呈阴性。

10.4・嗜碱性粒细胞的 PAS 阳性颗粒不能被淀粉酶水解为糖胶聚糖呈阳性。

10.5・单核细胞糖原含量较少，呈细粒状阳性。

10.6・淋巴细胞糖原常凝聚成颗粒或块状阳性。

10.7・巨核细胞和血小板含有丰富的糖原，PAS 反应呈粗大的紫色颗粒或团块状阳性。

10.8・正常红系细胞不含糖原呈阴性。

11. 检验结果的可报告区间

不适用。

12. 危急值

不适用。

13. 临床意义

13.1・试剂使用前应恢复室温，充分摇匀，使用容器洁净。

13.2・保存良好的陈旧涂片、已做过瑞氏染色的涂片，均可进行 PAS 染色。做过瑞氏染色的涂片做 PAS 前，最好先用乙醇脱色。

13.3・席夫试剂使用时不要暴露于空气中过久，否则溶液中的 SO_2 挥发，导致溶液变红而失效。

13.4・染色时，席夫反应最好在室温下进行。

13.5・PAS 染色后的涂片应及时镜检观察结果，放置 1 周后，阳性反应开始逐渐褪色。

14. 注意事项

糖原染色主要用于白血病的鉴别诊断。

14.1・急性巨核细胞白血病，白血病原始细胞呈显著的块状或弥漫性强阳性。

14.2・鉴别急性红白血病和巨幼细胞性贫血：M6 幼红细胞 PAS 染色多呈阳性反应，而巨幼细胞性贫血的幼红细胞几乎全为阴性。

14.3·鉴别原始粒细胞、原始淋巴细胞与原始单核细胞白血病,糖原成分以原始粒细胞最低,原始淋巴细胞最高,原始单核细胞最强。

14.4·MDS幼红细胞可出现 PAS 阳性;Gaucher 细胞 PAS 强阳性,Niemann‐Pick 细胞 PAS 为阴性或弱阳性,可用于鉴别两类细胞。

参考文献

[1] 尚红,王毓三,申子瑜.全国临床检验操作规程[M].4版.北京:人民卫生出版社,2015.

[2] 中华医学会血液学分会实验诊断血液学学组.血细胞形态学分析中国专家共识(2013年版)[J].中华血液学杂志,2013,34
(6):558‐560.DOI:10.3760/cma.j.issn.0253‐2727.2013.06.026.

(金　红)

过氧化物酶(POX)染色标准操作规程

××医院检验科临检实验室作业指导书		文件编号：××-JYK-××-××-×××		
版次/修改：第　　版/第　　次修改		生效日期：		共　页　第　页
编写人：		审核人：		批准人：

1. 目的

规范过氧化物酶(POX)染色标准操作规程,确保染色结果准确。

2. 原理

2.1·方法：过氧化物酶染色联苯胺法、过氧化物酶染色氧化 WG-KI 法。

2.1.1　过氧化物酶染色联苯胺法：细胞内过氧化物酶能将无色的二氨基联苯胺的氢原子转移给过氧化氢,使前者变为有色染料沉积在细胞质酶所在部位。

2.1.2　过氧化物酶染色氧化 WG-KI 法：细胞中的过氧化物酶分解过氧化物产生新生态氧,新生态氧与 KI(碘化钾)作用产生碘,碘与 WG 等显色剂中的有效成分结合,形成有色颗粒定位于细胞质中。

3. 标本采集

3.1·标本类型：新鲜含骨髓小粒的骨髓涂片。

3.2·标本要求：骨髓应采集后即刻制片。

注意：① 室温运送；② 标本拒收标准：骨髓涂片无条码或标识。

4. 仪器和试剂

4.1·仪器：光学显微镜。

4.2·试剂：使用自配试剂或商品化试剂盒。

4.2.1　自配试剂(联苯胺法)组成包括：联苯胺溶液(又称 POX1 液)：取联苯胺 0.3 g,加 360 g/L 亚硝基铁氢化钠溶液(用蒸馏水配制)1 mL,溶解于 95％乙醇并加至 100 mL,储存于棕色瓶中,可保存数月。过氧化氢溶液(又称 POX2 液)：即 5 mL 蒸馏水中滴加 3％过氧化氢 1 滴,或在 25 mL 蒸馏水中加入 3％过氧化氢 0.3 mL 配制而成。

4.2.2　商品化试剂(注：染色使用贝索试剂)组成

4.2.2.1　联苯胺法试剂：联苯胺液(A 液)、H_2O_2(B 液)、瑞氏-吉姆萨染液(C 液)、磷酸盐缓冲液(D 液)。

4.2.2.2　氧化 WG-KI 法试剂：快速染液 A(A 液)、快速染液 B(B 液)、碘化钾溶液(C 液)、WG 溶液(D 液)。

4.2.3　储存和稳定性：自配试剂需新鲜配制。商品化试剂未开封试剂于 2～8℃保存至有效期。开封启用后可稳定 3 个月。

4.2.4　试剂准备：商品化试剂配套包装,使用前应恢复室温,摇匀试剂。

5. 性能参数

不适用。

6. 校准

不适用。

7. 操作步骤

7.1·自配试剂染色：新鲜涂片用冷甲醛-丙酮缓冲液固定 30 s(4℃)，流水冲洗；置入基质液温育 10～15 min(20℃±5℃)，流水冲洗；吉姆萨染液复染 30 min，流水冲洗，晾干，镜检。

7.2·商品化试剂联苯胺法操作步骤

7.2.1 新鲜涂片滴加 A 液数滴(覆盖涂片为宜)，再滴加 B 液数滴(A 液：B 液＝1：1)，混合后室温染色 5～10 min，流水冲洗 2 min。

7.2.2 瑞氏-吉姆萨染色：瑞氏-吉姆萨染液(C 液)与磷酸盐缓冲液(D 液)1：2 比例混合染色 3～5 min，流水冲洗，干后镜检。

7.3·商品化试剂氧化 WG-KI 法操作步骤

7.3.1 工作液配制：试管内加 C 液 2.0 mL，D 液 400 μL，混匀，2 h 内使用。

7.3.2 核染色：干燥的骨髓涂片滴加 A 液覆盖标本，再滴加 B 液[A 液：B 液为 1：(1～2)]混匀，染色 20～30 s，流水冲洗，甩干或滤纸吸干。

7.3.3 滴加工作液于涂片上，染色 40～60 s 后倾去(不用水冲洗)，滤纸吸干，镜检。

8. 质量控制

8.1·使用的显微镜在校准周期内。人员定期进行形态学培训考核。

8.2·在染色时，需同时选用前 1～2 日骨髓检查保存的 POX 阳性的白血病标本作为质控对照。镜检中，更需要注意标本自身质控对照的细胞是否为阳性或阴性。

8.3·为提高实验室内员工间检验结果一致性，实验室应建立骨髓细胞化学染色能力比对及教育培训程序、判别标准和执行标准的管理程序。

9. 被测量值的测量不确定度

不适用。

10. 生物参考区间

10.1·联苯胺法染色结果

10.1.1 结果观察：阳性反应呈棕黄色或蓝黑色颗粒。"－"为胞质中无阳性颗粒；"±"为胞质中细小阳性颗粒；"＋"胞质中阳性颗粒较粗大，常呈局限性分布；"＋＋"为阳性颗粒粗大密集，约占胞质 1/2～2/3；"＋＋＋"为阳性颗粒粗大几乎布满胞质；"＋＋＋＋"阳性颗粒呈团块状，充满胞质，可覆盖核上。

10.1.2 粒细胞系统：中性粒细胞除早期原始粒细胞外，下阶段细胞均为阳性反应；嗜酸性粒细胞着色最强；嗜碱性粒细胞为阴性反应。

10.1.3 单核细胞系统：部分细胞为弱阳性反应，颗粒细小疏松，弥散分布；部分细胞可呈阴性反应。

10.1.4 部分巨噬细胞可呈不同程度的阳性反应。

10.1.5 淋巴细胞、浆细胞、有核红细胞、巨核细胞均为阴性反应。

10.2·氧化 WG-KI 法染色结果

10.2.1 结果观察：呈阳性反应时，可见胞质中有红棕色至蓝黑色颗粒。弱阳性时，阳性反应呈红棕色；强阳性时，阳性反应呈紫黑色或蓝黑色颗粒状，可充满整个胞质，甚至覆盖细胞核;阴性反应时细胞质为蓝色,无阳性颗粒;细胞核着色为均匀的紫红色。嗜酸性粒细胞着色最快最强,阳性反应呈蓝黑色,部分细胞颗粒可弥散至细胞外,使细胞周围呈毛刺状。

10.2.2 粒细胞系统:中性粒细胞除早期原始粒细胞外,下阶段细胞均为阳性反应;嗜酸性粒细胞着色最强;嗜碱性粒细胞为阴性反应。

10.2.3 单核细胞系统:部分细胞为弱阳性反应,颗粒细小疏松,弥散分布;部分细胞可呈阴性反应。

10.2.4 部分巨噬细胞可呈不同程度的阳性反应。

10.2.5 淋巴细胞、浆细胞、红细胞、巨核细胞均为阴性反应。

10.3·结果判断:油镜下,计数 100 个白血病细胞,观察 POX 阳性白血病细胞的百分比。

11. 检验结果的可报告区间

不适用。

12. 危急值

不适用。

13. 临床意义

POX 染色是辅助判断急性白血病类型的细胞化学染色。

13.1·通常阳性＞3％考虑为 AML,＜3％考虑为 ALL,但 AML 的 M0、M7 阳性细胞也为＜3％,在 M5a 中亦易见阴性病例。

13.2·在 AML 中,M3 白血病细胞强阳性,AML 的 M2、M4 阳性,M1 弱阳性或阳性,M5 弱阳性或阴性。

13.3·成熟粒细胞或单核细胞 POX 阴性或活性降低为过氧化物酶缺乏。

14. 注意事项

14.1·试剂使用前室温复温,充分摇匀,使用容器洁净。

14.2·涂片要新鲜,需在厚薄适宜处阅片。氧化 WG‐KI 法若出现细胞过多,使反应减弱或着色不理想,可用工作液对涂片进行再次染色,以增强染色效果。

14.3·联苯胺法反应完毕,应直接在自来水下冲洗,不应将反应液倒掉后冲洗造成杂质沉积。

14.4·氧化 WG‐KI 法 POX 染色阳性颗粒易溶于水,应避免用水冲洗。

14.5·复染时间要充分,复染效果佳者细胞形态基本同瑞氏-吉姆萨染色。

14.6·POX 染色阴性患者不等于白血病细胞中不存在过氧化物酶,需用流式细胞术确认。

参考文献

[1] 尚红,王毓三,申子瑜.全国临床检验操作规程[M].4 版.北京:人民卫生出版社,2015.

[2] 中华医学会血液学分会实验诊断血液学学组.血细胞形态学分析中国专家共识(2013 年版)[J].中华血液学杂志,2013,34(6):558‐560.DOI:10.3760/cma.j.issn.0253‐2727.2013.06.026.

(金 红)

酸性 α-醋酸萘酚酯酶(α-NAE)染色标准操作规程

××医院检验科临检实验室作业指导书	文件编号：××-JYK-××-××-×××
版次/修改：第　　版/第　　次修改	生效日期：　　　　　共　　页　第　　页
编写人：	审核人：　　　　批准人：

1. 目的

规范 α-醋酸萘酚脂酶(α-NAE)染色标准操作规程,确保染色结果准确。

2. 原理

2.1·方法：重氮盐偶联法。

2.2·原理：细胞内醋酸萘酚脂酶(NAE)在 pH 中性条件下可将基质液中的 α-醋酸萘脂水解产生 α-萘酚,α-萘酚与盐酸副品红与亚硝酸钠反应生成的六偶氮副品红(重氮盐)结合生成棕红色沉淀,定位于细胞质中。单核系细胞此酶能被氟化钠抑制,所以作 α-NAE 染色时,需同时做氟化钠抑制试验。

3. 标本采集

3.1·标本类型：新鲜含骨髓小粒的骨髓涂片。

3.2·标本要求：骨髓应采集后即刻制片。

注意：① 室温运送；② 标本拒收标准：骨髓涂片无条码或标识。

4. 仪器和试剂

4.1·仪器：光学显微镜、染缸。

4.2·试剂：使用自配试剂或商品化试剂盒。

4.2.1　自配试剂组成包括：固定液(10％甲醛生理盐水溶液)；1％ α-醋酸萘酯溶液(α-醋酸萘酯 1 g 溶于 50 mL 丙酮和 50 mL 蒸馏水)；0.05 mol/L(pH 7.4)磷酸盐缓冲液和重氮盐(坚牢蓝 RR 或其他相应重氮盐,如坚牢蓝 B)；基质液[0.05 mol/L(pH 7.4)磷酸盐缓冲液100 mL,一边充分振荡,一边缓慢滴入 2 mL α-醋酸萘酯溶液,最后加入重氮盐 100 mg,溶解后过滤,分为两份,一份加入氟化钠,终浓度为 1.5 g/L；或采用以下方法配制：α-醋酸萘酯100 mg 溶解于 50％丙酮水溶液后,加入 0.05 mol/L(pH 7.4)磷酸盐缓冲液 100 mL,最后加入重氮盐 100 mg 溶解]；复染液(10 g/L甲基绿溶液或 1 g/L沙黄溶液)。

4.2.2　商品化试剂(注：染色使用贝索试剂)组成包括：固定剂(A液)、偶氮溶液(B液)、亚硝酸钠溶液(C液)、磷酸盐缓冲溶液(D液)、α-醋酸萘酚溶液(E液)、甲基绿溶液(F液)、NaF液。

4.2.3　储存和稳定性：自配试剂需新鲜配制。商品化试剂未开封试剂于 2～8℃保存至有效期。开封启用后可稳定 3 个月。

4.2.4　试剂准备：商品化试剂配套包装,使用前应恢复室温,摇匀试剂。

5. 性能参数

不适用。

6. 校准

不适用。

7. 操作步骤

7.1·自配试剂染色：取新鲜涂片 2 张,10％甲醛生理盐水溶液固定 5 min,流水冲洗,晾干;1 张置入基质液,另 1 张置于加入氟化钠的基质液,各温育 1 h;流水冲洗,复染液复染 2 min,流水冲洗。

7.2·商品化试剂染色

7.2.1 浸染工作液配制：重氮盐溶液的准备,即 B 液 1 mL 与 C 液 1 mL 彻底混匀,静置 2 min;染缸内加入 D 液 30 mL;再将重氮盐溶液倒入染缸内,混匀;再加 E 液 1 mL 入染缸内,轻轻混匀。NaF 抑制试验：配制方法同上,加 NaF 液 1 mL(表 1)。

表 1 浸染工作液配制

	B 液	C 液	D 液	E 液	NaF 液
A 染缸	1 mL	1 mL	30 mL	1 mL	—
B 染缸 (抑制试验)	1 mL	1 mL	30 mL	1 mL	1 mL

注：可根据染缸容积大小及标本量,按此比例等比扩大或缩小浸染工作液配制量

7.2.2 滴染工作液配制：于试管内加 B 液 50 μL、C 液 50 μL,彻底混匀,静置 1 min,再加 D 液 1.5 mL,E 液 50 μL,混匀。NaF 抑制试验：配制方法同上,加 NaF 液 1 滴(表 2)。

表 2 滴染工作液配制

	B 液	C 液	D 液	E 液	NaF 液
A 管	50 μL	50 μL	1.5 mL	50 μL	—
B 管 (抑制试验)	50 μL	50 μL	1.5 mL	50 μL	1 滴

注：100 测试/盒中的 D 液(浓缩缓冲液)15 mL 用蒸馏水稀释成 150 mL 缓冲液使用

7.2.3 染色步骤

7.2.3.1 干燥涂片,直接滴加工作液或滴加 A 液(用前复温,并摇匀)布满涂片固定约 30～60 s,蒸馏水冲洗,待干或滤纸吸干。

7.2.3.2 滴加或浸入工作液布满涂片染色 30 min(如冬天气温低,须用 37℃水浴孵育),蒸馏水冲洗,待干或滤纸吸干。

7.2.3.3 F 液复染 1～2 min,蒸馏水冲洗,待干后镜检。

8. 质量控制

8.1·使用的显微镜在校准周期内。人员定期进行形态学培训考核。

8.2·在染色时,最好同时选用前 1～2 日骨髓检查保存的 α-NAE 阳性的白血病标本作为质控对照。镜检中,更需要注意标本自身质控对照的细胞是否为阳性或阴性。

8.3·为提高实验室内员工间检验结果一致性,实验室应建立骨髓细胞化学染色能力比对及教育培训程序、判别标准和执行标准的管理程序。

9. 被测量值的测量不确定度

不适用。

10. 生物参考区间

10.1·自配试剂染色结果：在基质液中以坚牢蓝 RR 为重氮盐，阳性反应为胞质内出现灰黑色至棕黑色弥散性或颗粒状沉积。"－"为胞质中无阳性颗粒；"±"为胞质中可见细小阳性颗粒；"＋"为胞质显现均匀浅色阳性反应，占胞质<1/4，"＋＋"为胞质显现均匀灰黑色阳性颗粒，占胞质<1/2；"＋＋＋"为胞质充满棕黑色阳性产物；"＋＋＋＋"为胞质充满致密黑色阳性产物呈团块状。

10.2·商品化试剂染色结果：细胞质内红色或棕红色颗粒为阳性。点样型：主要见于成熟 T 淋巴细胞，阳性反应呈棕色或棕红色 1～4 个圆形、团块、边界清楚的大点状颗粒定位于细胞质中。弥散型：阳性反应呈棕红色尘粒状，弥散分布，可位于粒细胞或单核细胞质的某一局部，边界不清。单核细胞型：阳性反应为均匀棕红色弥漫性遍布整个细胞质。

10.3·单核细胞系统：呈强阳性反应，其反应可被氟化钠抑制。

10.4·粒细胞系统：各期粒细胞多呈阴性反应，有时少数粒细胞可呈弱阳性反应，其反应不被氟化钠抑制。

10.5·巨核细胞及血小板为细小颗粒状阳性。

10.6·T 淋巴细胞多呈点状阳性，B 淋巴细胞及浆细胞为阴性反应。

10.7·单核细胞源性的组织细胞、巨噬细胞呈强阳性反应，戈谢细胞、海蓝组织细胞为阳性。

10.8·幼红细胞呈阴性反应。

11. 检验结果的可报告区间

不适用。

12. 危急值

不适用。

13. 临床意义

α－NAE 染色用于辅助鉴定急性髓系白血病类型。

13.1·当白血病细胞 α－NAE 呈明显的阳性反应，且其阳性产物被氟化钠抑制时，应考虑为急性单核细胞白血病，部分阳性并被氟化钠抑制时应考虑为急性粒单细胞白血病。

13.2·急性粒细胞白血病、急性淋巴细胞白血病呈阴性或阳性，阳性反应不被氟化钠抑制。

13.3·急性早幼粒细胞白血病呈强阳性，阳性反应不被氟化钠抑制。

14. 注意事项

14.1·自配试剂：配制基质液时滴入 α-醋酸萘酯溶液需要缓慢地一滴滴地滴入，要小心防止滴入的试管触及母液或在振荡中母液沾污试管头。氟化钠抑制试验中，氟化钠浓度很重要，微量称取要准。

14.2·商品化试剂使用前应复温，充分摇匀，使用容器洁净。甲基绿溶液（F 液）常温储存。正常工作液颜色为较混浊的乳黄色，若工作液配制后液体清亮不浑浊，说明 B 液、C 液没有充分混匀，致使染色失败。

14.3·试剂于用前新鲜配制，并在 10 min 内使用，应采用新鲜涂片做染色。

参考文献

[1] 尚红,王毓三,申子瑜.全国临床检验操作规程[M].4版.北京:人民卫生出版社,2015.
[2] 中华医学会血液学分会实验诊断血液学学组.血细胞形态学分析中国专家共识(2013年版)[J].中华血液学杂志,2013,34(6):558-560.DOI:10.3760/cma.j.issn.0253-2727.2013.06.026.

（金　红）

苏丹黑 B(SBB)染色标准操作规程

××医院检验科临检实验室作业指导书	文件编号：××-JYK-××-××-×××
版次/修改：第　版/第　次修改	生效日期：	共　页 第　页
编写人：	审核人：	批准人：

1. 目的

规范苏丹黑 B(SBB)染色标准操作规程,确保染色结果准确。

2. 原理

2.1·方法：苏丹黑 B 染色法。

2.2·原理：苏丹黑 B 是一种脂溶性重氮染料,可溶解细胞质内的含脂结构(如中性脂肪、磷脂、糖脂和类固醇),将细胞内的脂类物质显示出来,呈棕黑色颗粒状定位于细胞质中。

3. 标本采集

3.1·标本类型：新鲜含骨髓小粒的骨髓涂片。

3.2·标本要求：骨髓应采集后即刻制片。

注意：① 室温运送；② 标本拒收标准：骨髓涂片无条码或标识。

4. 仪器和试剂

4.1·仪器：光学显微镜、染缸。

4.2·试剂：使用自配试剂或商品化试剂盒。

4.2.1　自配试剂(联苯胺法)组成包括：固定液(40％甲醛或 10％甲醛生理盐水)；SBB 贮存液(SBB 0.3 g 溶于 100 mL 无水乙醇)；SBB 缓冲液(苯酚 16 g 溶于 30 mL 无水乙醇,取 12 水分子磷酸氢二钠 0.3 g 溶于 100 mL 蒸馏水中,两液等量混合)；SBB 染色液(取贮存液 60 mL,SBB 缓冲液 40 mL 混合)；复染液(Wright-Giemsa 染液或 1 g/L 沙黄溶液)。

4.2.2　商品化试剂(注：染色使用贝索试剂)组成包括：固定剂、苏丹黑 B 溶液、瑞吉染液、磷酸盐缓冲液粉剂。

4.2.3　储存和稳定性：自配试剂需新鲜配制。商品化试剂未开封试剂于 2～8℃保存至有效期。开封启用后可稳定 3 个月。

4.2.4　试剂准备：商品化试剂配套包装,使用前应恢复室温,摇匀试剂。

5. 性能参数

不适用。

6. 校准

不适用。

7. 操作步骤

7.1·自配试剂染色：涂片 40％甲醛蒸气固定或 10％甲醛生理盐水中固定 5～10 min；流水冲洗,晾干后置入 SBB 染色液温育 1～2 h；取出快速流水冲洗后复染；流水冲洗,晾干。

7.2·商品化试剂染色

7.2.1　磷酸盐缓冲液配制：磷酸盐缓冲液粉剂 1 包,溶于 1 000 mL 蒸馏水中,彻底溶解后,常温密闭保存,用时取出。

7.2.2　干燥的骨髓涂片或血涂片用固定剂固定 30～60 s,蒸馏水冲洗,待干。

7.2.3　苏丹黑 B 溶液倒入染缸,浸入涂片,37℃水浴孵育 20～30 min,蒸馏水冲洗,待干或滤纸吸干。

7.2.4　瑞氏-吉姆萨染液(瑞氏-吉姆萨染液与配制好的磷酸盐缓冲液 1：2 比例混合)染色 3～5 min,蒸馏水冲洗,干后镜检。

8. 质量控制

8.1·使用的显微镜在校准周期内。人员定期进行形态学培训考核。

8.2·在染色时,需同时选用前 1～2 日骨髓检查保存的 SB 阳性的白血病标本作为质控对照。镜检中,更需要注意标本自身质控对照的细胞是否为阳性或阴性。

8.3·为提高实验室内员工间检验结果一致性,实验室应建立骨髓细胞化学染色能力比对及教育培训程序、判别标准和执行标准的管理程序。

9. 被测量值的测量不确定度

不适用。

10. 生物参考区间

10.1·染色结果:阳性反应呈棕黑色颗粒状,定位于胞质中。

10.2·粒细胞系统:粒细胞系统除早期原始粒细胞外,下阶段细胞均为阳性反应。

10.3·单核细胞系统:部分细胞为弱阳性反应,颗粒细小疏松,弥散分布;部分细胞可呈阴性反应。

10.4·巨噬细胞可呈不同程度的阳性反应。

10.5·淋巴细胞、浆细胞、有核红细胞、巨核细胞均为阴性反应。

10.6·结果判断:油镜下,计数 100 个白血病细胞,观察 SBB 阳性白血病细胞的百分比。SBB 阳性:阳性反应细胞≥3%。SBB 阴性:阳性反应细胞<3%。

11. 检验结果的可报告区间

不适用。

12. 危急值

不适用。

13. 临床意义

苏丹黑 B 染色主要用于急性白血病类型之间的鉴别诊断。

13.1·SBB 的阳性率高于过氧化物酶(POX)染色,在急性髓细胞白血病(AML)的急性单核细胞白血病(M5)中可见 POX 阴性而 SBB 阳性,因此两者可以互补。

13.2·急性粒细胞白血病:白血病原始粒细胞可出现阳性反应,阳性颗粒较粗大,颗粒数目也较多。

13.3·急性单核细胞白血病:白血病性原始单核细胞一般为阴性反应,少数原始单核细胞可呈阳性反应,但与白血病原始粒细胞比较,阳性颗粒少而细小,弥散分布。

13.4·急性淋巴细胞白血病:白血病性原始淋巴细胞和幼淋巴细胞均呈阴性反应。

14. 注意事项

14.1·试剂使用前充分摇匀试剂,所用容器必须洁净。

14.2·SBB 反应温度为 37℃,染液达到反应温度后开始计入时间。

14.3·SBB 染液需浸染;染液用完后常温密闭保存,防止挥发,可反复多次使用。

14.4·骨髓涂片可不固定,直接浸入 SBB 溶液孵育。

参考文献

［1］尚红,王毓三,申子瑜.全国临床检验操作规程［M］.4 版.北京:人民卫生出版社,2015.

［2］中华医学会血液学分会实验诊断血液学学组.血细胞形态学分析中国专家共识(2013 年版)［J］.中华血液学杂志,2013,34(6):558 - 560.DOI:10.3760/cma.j.issn.0253 - 2727.2013.06.026.

（金　红）

氯乙酸 AS - D 萘酚酯酶(NAS - DCE)染色标准操作规程

××医院检验科临检实验室作业指导书	文件编号：××-JYK-××-××-×××
版次/修改：第　　版/第　　次修改	生效日期：　　　　共　页 第　页
编写人：	审核人：　　　批准人：

1. 目的

规范氯乙酸 AS - D 萘酚酯酶(NAS - DCE)染色标准操作规程,确保染色结果准确。

2. 原理

2.1·重氮盐偶联法。

2.2·原理：氯乙酸 AS - D 萘酚能被酯酶水解生成 AS - D 萘酚,AS - D 萘酚再与稳定的重氮盐偶联,生成不溶性的红棕色沉淀定位于细胞质中。阳性反应通常仅出现于粒细胞中,故又称特异性酯酶染色。

3. 标本采集

3.1·标本类型：新鲜含骨髓小粒的骨髓涂片。

3.2·标本要求：骨髓应采集后即刻制片。

注意：① 室温运送;② 标本拒收标准：骨髓涂片无条码或标识。

4. 仪器和试剂

4.1·仪器：光学显微镜,染液缸。

4.2·试剂：使用自配试剂或商品化试剂盒。

4.2.1 自配试剂组成包括：固定液(10%甲醛甲醇溶液,4℃保存);六偶氮对品红(或六偶氮副品红)溶液[4%对品红溶液(4 g 对品红溶于 2 mol/L 盐酸 100 mL)和 4%亚硝酸钠水溶液(临时配制)各 0.125 mL 等量混合 1 min];底物溶液(取底物氯乙酸 ASD 萘酚 5 mg,溶于 2.5 mL N,N 二甲基甲酰胺溶剂);0.067 mol/L(pH 6.7)磷酸盐缓冲液;基质液(先将临时配制的 2.5 mL 底物溶液加到 47.5 mL 磷酸盐缓冲液中,然后加入临时配制的 0.25 mL 六偶氮对品红溶液);复染液(10 g/L 甲基绿溶液)。

4.2.2 商品化试剂(注：染色使用贝索试剂)组成包括：固定剂(A 液)、偶氮溶液(B 液)、亚硝酸钠溶液(C 液)、磷酸盐缓冲溶液(D 液)、氯醋酸 AS - D 萘酚溶液(E 液)、甲基绿溶液(F 液)。

4.2.3 储存和稳定性：自配试剂需新鲜配制。商品化试剂未开封试剂于 2~8℃保存至有效期。开封启用后可稳定 3 个月。

4.2.4 试剂准备：商品化试剂配套包装,使用前应恢复室温,摇匀试剂。

5. 性能参数

不适用。

6. 校准

不适用。

7. 操作步骤

7.1·自配试剂染色：将涂片用固定液固定 30 s,或蒸气固定 5 min,流水冲洗,晾干;放入基质液中 37℃温育 1 h,流水冲洗;复染液复染 5 min,流水冲洗,晾干。

7.2·商品化试剂染色

7.2.1　浸染工作液配制重氮盐溶液的准备:B 液 0.4 mL 与 C 液 0.4 mL 混匀,静置 2 min;染缸内加入 D 液 40 mL;再将重氮盐溶液倒入染缸内,混匀;再加 E 液 2 mL 入染缸内,轻轻混匀。

注意:可根据染缸容积大小及标本量,按此比例等比扩大或缩小浸染工作液配制量。

7.2.2　滴染工作液配制:于试管内加 B 液 20 μL,C 液 20 μL 混匀、静置 1 min;再加 D 液 2 mL、E 液 100 μL,混匀。

注意:100 测试/盒中的 D 液(浓缩缓冲液)20 mL 用蒸馏水稀释成 200 mL 缓冲液使用。

7.2.3　染色步骤

7.2.3.1　干燥涂片,滴加 A 液(用前恢复室温,充分摇匀)布满涂片固定 30~60 s,蒸馏水冲洗,待干或滤纸吸干。

7.2.3.2　滴加或浸入工作液室温(如冬天室温低,须用 37℃水浴孵育)染色 15~20 min,蒸馏水冲洗,待干。

7.2.3.3　F 液复染 1~2 min,蒸馏水冲洗,晾干后镜检。

8. 质量控制

8.1·使用的显微镜在校准周期内。人员定期进行形态学培训考核。

8.2·在染色时,选用前 1~2 日骨髓检查保存的 NAS-DCE 阳性的白血病标本作为质控对照。在镜检中,更需要注意标本中自身质控对照的细胞是否应该阳性或阴性。

8.3·为提高实验室内员工间检验结果一致性,实验室应建立骨髓细胞化学染色能力比对及教育培训程序、判别标准和执行标准的管理程序。

9. 被测量值的测量不确定度

不适用。

10. 生物参考区间

10.1·染色结果:阳性反应呈红色颗粒状,定位于细胞质中。

10.2·急性粒细胞白血病时原始粒细胞呈阳性或阴性反应,染色结果为阴性者不能排除急粒可能性。

10.3·急性早幼粒细胞白血病时早幼粒细胞呈强阳性。

10.4·急性单核细胞白血病时原始单核及幼稚单核细胞几乎均呈阴性,个别细胞弱阳性。

10.5·急性粒单核细胞白血病时原始粒细胞及早幼粒细胞呈阳性,原始单核及幼稚单核细胞呈阴性反应。

10.6·急性淋巴细胞白血病和急性巨核细胞白血病均呈阴性反应。

11. 检验结果的可报告区间

不适用。

12. 危急值

不适用。

13. 临床意义

13.1·AML 的 AML 不伴成熟型和 AML 伴成熟型原始细胞呈阳性反应,阳性常在 30%

以上,急性早幼粒细胞白血病颗粒过多的早幼粒细胞强阳性,急性单核细胞白血病和急性淋巴细胞白血病呈阴性,急性粒单核细胞白血病粒系细胞阳性,单核细胞阴性。

13.2·NAS-DCE 肥大细胞呈强阳性反应,有助于肥大细胞疾病的诊断和鉴别诊断。

13.3·NAS-DCE 染色可以帮助鉴别嗜碱性粒细胞与肥大细胞,前者阳性或阴性,后者强阳性。

14. 注意事项

14.1·试剂使用前应复温,充分摇匀,使用容器洁净。

14.2·F 液常温储存。正常工作液颜色为淡红色或红色,如为极深的红色,则说明 B 液、C 液没有充分混匀或试剂已失效。

14.3·试剂盒中 E 液应避光保存。

14.4·工作液于临用前新鲜配制,并在 10 min 内使用,以免影响染色效果。

参考文献

[1] 尚红,王毓三,申子瑜.全国临床检验操作规程[M].4 版.北京:人民卫生出版社,2015.
[2] 中华医学会血液学分会实验诊断血液学学组.血细胞形态学分析中国专家共识(2013 年版)[J].中华血液学杂志,2013,34(6):558-560.DOI:10.3760/cma.j.issn.0253-2727.2013.06.026.

(金 红)

骨髓细胞形态学检验标准操作规程

××医院检验科临检实验室作业指导书	文件编号：××-JYK-××-××-×××
版次/修改：第　　版/第　　次修改	生效日期：　　　　　共　页　第　页
编写人：	审核人：　　　　　批准人：

1. 目的

为确保骨髓细胞形态学检验的正确性和规范性,特制定此规程。

2. 原理

2.1·方法：显微镜检查法。

2.2·原理：骨髓细胞形态学检测是通过光学显微镜观察骨髓涂片中细胞的形态及细胞间的比例关系反映骨髓细胞量和质的变化,是诊断造血系统疾病最常用的方法。制备骨髓涂片经瑞氏-吉姆萨染色,瑞氏染液中的碱性亚甲蓝、酸性伊红两种染料与细胞内的各种物质亲和力不同,使之显现不同的色彩,以利于分辨各类细胞。吉姆萨染色原理与瑞氏染色相似,瑞氏染液对胞质成分着色较佳,吉姆萨染液对胞核着色较佳,故采用两者混合染色可使细胞着色获得较为满意的效果。

3. 标本采集

3.1·标本类型：骨髓穿刺液。

3.2·标本要求：骨髓标本通常由临床医师采集后送检。通常取髂后上棘,必要时可取髂前上棘或胸骨,儿童还可以选择胫骨。骨髓液涂于清洁干燥、无油脂的载玻片上,血膜呈"舌状"位于涂片中央位置,分为头、体、尾三部分,细胞分布均匀,一般涂片 10 张。

3.3·标本标记：每张骨髓涂片应清晰注明患者姓名、标本来源、取材日期,并附有唯一的条形码标识。

3.4·标本送检：涂片应自然干燥,以免细胞变性,干燥后室温运送。

3.5·标本拒收标准：血膜过厚、涂片过于弥漫分布、出现凝块,均属于不合格标本。拒收无条码或标识的骨髓穿刺液样本。

4. 仪器和试剂

4.1·仪器：光学显微镜。

4.2·试剂：瑞氏-吉姆萨染色液、磷酸盐缓冲液。

5. 性能参数

不适用。

6. 校准

不适用。

7. 操作步骤

7.1·涂片染色：选取 2 张或以上合格骨髓涂片,选取瑞氏-吉姆萨染液,室温染色 15～30 min,流水冲去染液,干燥后贴上纸质标签,注明患者姓名、标本来源、取材日期及唯一的骨髓条形码标识。

7.2·光学显微镜下细胞形态学观察

7.2.1 低倍镜观察

7.2.1.1 判断取材、涂片、染色是否满意：良好的涂片细胞应该是恰好分开又不太分离、细胞染色后红蓝分明。

7.2.1.2 判断有核细胞增生程度：根据骨髓中有核细胞及成熟红细胞的大致比例将骨髓细胞增生程度分为5级,增生程度与疾病关系见表1。

表1 骨髓有核细胞增生程度分级标准

增 生 程 度	成熟红细胞∶有核细胞	有核细胞均数/HPF	常 见 病 例
增生极度活跃	1∶1	>100	各种白血病
增生明显活跃	10∶1	50～100	各种白血病、增生性贫血
增生活跃	20∶1	20～50	正常骨髓象、某些贫血
增生减低	50∶1	5～10	造血功能低下
增生极度减低	200∶1	<5	再生障碍性贫血

7.2.2.3 评估骨髓小粒和油滴量：① 小粒(-)：涂片不见小粒；"＋"小粒稀小,肉眼观涂片尾部隐约可见,镜下有明显的小粒结构；"＋＋"小粒较密集,涂片尾端明显可见；"＋＋＋"小粒很多,涂片尾部彼此相连。②（-）：无油滴；（＋）：油滴少且小,呈细沙状,均匀分布,血膜尾部有少量油滴；（＋＋）：油滴稍多且大,有的直径达1 mm以上,血膜尾部有油滴,不易干燥；（＋＋＋）：油滴聚集成片。

7.2.2.4 大体观有无体积较大或成团细胞：包括是否有瘤细胞团(如淋巴瘤、骨髓瘤、转移瘤)及少见细胞(如肥大细胞、朗格汉斯细胞和戈谢细胞等)。不成熟细胞成堆分布则提示转移瘤,应报告为"不能分类细胞",并通过骨髓活检和免疫细胞化学染色加以确认。

7.2.2.5 观察计数巨核细胞：用低倍镜计数"标准"涂片面积(1.5 cm×3.0 cm)中的巨核细胞数。

7.2.2.6 骨髓涂片稀释判断标准：① 完全稀释：与血涂片的细胞成分完全一样；② 部分稀释：骨髓小粒和油滴少或不见,骨髓特有细胞少,有核细胞少,成熟细胞∶幼稚细胞>3∶5。

7.3·油镜观察：观察从血膜体尾交界处开始,迂回向尾端移动涂片,进行有核细胞(ANC)分类计数,计数细胞包括粒系、单核系、淋巴系、浆细胞和有核红细胞,不包括巨核细胞、巨噬细胞和非造血系统细胞。共计数500个有核细胞(细胞数量过少可计数2张涂片或计数200个有核细胞),根据髓系细胞总数∶红系细胞总数计算出髓∶红比例。各系统细胞形态观察特征具体如下。

7.3.1 粒细胞系统：包括6个阶段的细胞,原粒细胞、早幼粒细胞、中幼粒细胞、晚幼粒细胞、杆状核粒细胞、分叶核粒细胞。需观察每一阶段细胞比值、细胞大小、细胞核形态及成熟度、胞质的颜色及内容物(空泡、吞噬物、颗粒、Auer小体等)。

7.3.2 红细胞系统：包括5个阶段的细胞,原红细胞、早幼红细胞、中幼红细胞、晚幼红细胞、红细胞。需观察各阶段细胞比值,形态有无异常(如巨幼样变、多核、核出芽等),胞质量及颜色,是否有点彩、H-J小体等,成熟红细胞大小及形态改变等。

7.3.3 单核细胞系统：包括3个阶段的细胞,原单核细胞、幼单核细胞、单核细胞。需观察各阶段细胞的比值、细胞的大小、胞核形态及成熟度,胞质的颜色和内容物(空泡、包涵体、Auer 小体等)。

7.3.4　淋巴细胞系统:包括 3 个阶段的细胞,原淋巴细胞、幼淋巴细胞、淋巴细胞。需观察各阶段细胞比值、大小形态及胞质量和颜色变化、胞质内有无空泡、包涵体等。如淋巴细胞呈聚集性分布,此类淋巴细胞不计入 ANC,在报告中加以描述。

7.3.5　浆细胞系统:包括 3 个阶段的细胞,原浆细胞、幼浆细胞、浆细胞。需观察浆细胞占有核细胞的百分数,浆细胞有无病理改变。

7.3.6　巨核细胞系统:包括原巨核细胞、幼巨核细胞、颗粒型巨核细胞、产血小板型巨核细胞、裸核型巨核细胞及血小板。需单独分类计数 25 个巨核细胞,计算各分化成熟阶段巨核细胞数。需观察巨核细胞的大小、形态、成熟程度、胞质中的颗粒及有无空泡变性,血小板多少及形态、分布。

7.3.7　骨髓小粒:判断有核细胞占骨髓小粒的面积和骨髓小粒内造血细胞与非造血细胞比例。

7.3.8　特殊细胞及分类不明细胞:观察到成团和巨大病理细胞,如转移肿瘤或者个别有核细胞形态异常,不能归入某一确定系统,可归类分类不明细胞,需对其形态进行详细描述。

7.3.9　非造血细胞:计数有核细胞时,观察到非造血细胞,如肥大细胞、网状细胞、成骨细胞、破骨细胞、脂肪细胞、退化细胞、纤维细胞等,不计入有核细胞计数,但需在骨髓报告中进行描述。

7.3.10　寄生虫:如疟原虫、黑热病小体等。

7.4·外周血细胞分类计数:在骨髓穿刺的同时应取外周血涂片、染色,进行有核细胞分类计数(200 个细胞)和细胞形态分析。

7.5·骨髓细胞形态学检查报告

7.5.1　报告应包括:患者 ID 号、患者姓名、性别、年龄、主要症状、体征、临床初步诊断、骨穿日期、穿刺部位、穿刺情况、外周血细胞计数,以及外周血涂片细胞形态学描述、诊断意见或建议。

7.5.2　骨髓报告中应描述骨髓涂片制备和染色满意度、是否有骨髓小粒、是否"干"抽。

7.5.3　对所有系别细胞和观察到的任何异常细胞均应做出量和质的描述,粒细胞系和红细胞系应说明其增生情况、成熟情况和细胞形态描述。其他系无明显异常只需简述,有异常改变,需和粒、红细胞系一样详述。

7.5.4　诊断意见:依据形态学能做出明确诊断的则写出诊断,不能做出明确诊断需对异常特征做出描述。对疾病进行监测,需与前次骨穿进行比较,对变化做出描述。

7.6·结果报告及审核:由具有执业医师资格证的资深专业人员负责检验结果的报告及审核。

7.7·骨髓涂片的保存:骨髓涂片或血片镜检完成核对样本信息无误后,室温存档保存。

8. 质量控制

8.1·使用的显微镜在校准周期内。人员定期进行形态学培训考核。

8.2·显微镜和图像技术的要求:显微镜成像应达到在各种规格镜头下细胞结构清晰,从低倍镜转到油镜的视野点基本正确、两镜头物相无差异或仅需微调即可。

8.3·细胞形态学检查把握的基本思路：细胞的阶段划分是人为的、机械的，细胞的演进是自然的。镜检中发现的异常细胞形态需要密切结合临床症状、体征及相关实验室信息进行综合判断。

9. 被测量值的测量不确定度

不适用。

10. 生物参考区间

10.1·油滴与小粒：正常骨髓涂片油滴为"＋～＋＋"；骨髓小粒为"＋"。

10.2·有核细胞增生程度：增生活跃至明显活跃。

10.3·巨核细胞数量及分类：7～35 个/标准涂片面积(1.5 cm×3.0 cm)；原始巨核细胞 0%，幼巨核细胞＜5%，颗粒型巨核细胞 10%～27%，产板型巨核细胞 44%～60%，裸核型巨核细胞 8%～30%。

10.4·粒红比为 2∶1～4∶1(国内外缺乏统一标准，建议实验室建立健康人参考范围)。

10.5·骨髓有核细胞(ANC)分类

10.5.1 粒细胞百分比 50%～60%，原始粒细胞＜2%，早幼粒细胞＜5%，中性中幼粒细胞 10%～15%，中性晚幼粒细胞约 10%，中性杆状核粒细胞约 20%，中性分叶核粒细胞约 12%。嗜酸性粒细胞＜5%，嗜碱性粒细胞＜1%。

10.5.2 淋系细胞百分比 12%～24%，原始淋巴细胞罕见，幼稚淋巴细胞偶见。

10.5.3 单核巨噬细胞百分比≤2%，原始单核细胞罕见、幼稚单核细胞偶见。

10.5.4 浆细胞百分比＜2%，原始浆细胞罕见、幼稚浆细胞偶见。

10.5.5 有核红细胞百分比 20%～35%，中、晚幼红细胞各占 10%，早幼红细胞＜5%，原始红细胞＜1%。

10.5.6 基质细胞和少见的其他细胞：网状细胞、纤维细胞、内皮细胞、组织细胞、成骨细胞、吞噬细胞等偶见，分裂象细胞少见，不见寄生虫和异常细胞。

11. 危急值

11.1·实验室可与临床医生协商确定危急值，如急性早幼粒白血病等若不及时干预，可直接危及患者生命的疾病，告知临床初步结果，并记录。

11.2·危急值结果报告参照《危急值报告程序》执行。

12. 临床意义

12.1·粒系形态异常

12.1.1 异常原始粒细胞：形态分为两类，原粒细胞Ⅰ型和原粒细胞Ⅱ型，比例明显增高＞20%，见于急性粒细胞白血病。幼单核细胞、急性早幼粒细胞白血病的粗颗粒和细颗粒早幼粒细胞、急性粒细胞部分分化型(M2b)的异常中幼粒细胞为原始细胞等同细胞，归入原始细胞计数中。

12.1.2 异常早幼粒细胞：见于急性早幼粒细胞白血病。

12.1.3 异常中性中幼粒细胞：见于 M2b、骨髓增生异常综合征、化疗后等。

12.1.4 巨晚幼粒细胞、巨杆状核粒细胞、环形杆状中性粒细胞、中性多分叶核粒细胞：见于巨幼细胞性贫血、骨髓增生异常综合征、白血病化疗后等。

12.1.5 毒性变粒细胞：见于严重传染性疾病、各种化脓性感染、败血症、恶性肿瘤、中毒等疾病。

12.1.6　粒系病态造血细胞：包括多核粒细胞、双核粒细胞、核质发育不同步幼粒细胞、颗粒缺乏中性粒细胞、Pelger-Huet异常粒细胞、双核粒细胞、环形杆状核粒细胞、多分叶核粒细胞、核染质疏松菊花样中性粒细胞、胞质红染幼粒细胞、不典型巨幼变粒细胞，见于骨髓增生异常综合征、急性髓细胞白血病、原发性骨髓纤维化、MDS-MPN、化疗后、苯中毒、重症酒精中毒等。

12.1.7　遗传性中性粒细胞形态异常：Chediak-Higashi畸形、May-Hegglin畸形、Alder-Reilly畸形，为常染色体隐性遗传性疾病；Pelger-Huet畸形，为常染色体显性遗传性疾病。

12.2·红系形态异常

12.2.1　巨幼红细胞：见于叶酸或维生素 B_{12} 缺乏。

12.2.2　类巨幼红细胞：与叶酸或维生素 B_{12} 缺乏无明显关系，见于骨髓增生异常综合征、红血病、红白血病、铁粒幼红细胞性贫血、溶血性贫血、再生障碍性贫血、化疗后等。

12.2.3　炭核幼红细胞：见于缺铁性贫血、铁粒幼细胞性贫血、急性再生障碍性贫血和珠蛋白生成障碍性贫血等。

12.2.4　双核、多核幼红细胞：见于骨髓增生异常综合征、红白血病、红血病，也可见于特殊感染、重症感染、化疗后等。

12.2.5　核碎裂和核出芽幼红细胞：见于骨髓增生异常综合征、红白血病、红血病、巨幼细胞性贫血、溶血性贫血、重症感染、淋巴组织肿瘤等。

12.2.6　Howell-Jolly小体幼红细胞：见于巨幼细胞性贫血、溶血性贫血、骨髓无效造血，也可见于缺铁性贫血及某些特殊感染。

12.2.7　嗜碱性点彩幼红细胞：见于重金属离子中毒、部分溶血性贫血、慢性肾功能不全、骨髓增生异常综合征、巨幼细胞性贫血和重症感染等。

12.2.8　空泡变性幼红细胞：见于药物、酒精和化合物中毒，也可见于红血病、红白血病、巨幼细胞性贫血等。

12.2.9　红系病态造血细胞：见于增生性贫血、化疗后恢复期、红白血病、红血病、骨髓增生异常综合征等。

12.2.10　铁粒幼红细胞和环形铁粒幼红细胞：见于环形铁粒幼细胞性贫血、MDS-RA、急性再生障碍性贫血、巨幼细胞性贫血、地中海性贫血等。

12.2.11　有核红细胞造血岛：见于增生性贫血、红血病、红白血病、重症感染、巨幼细胞性贫血、缺铁性贫血、急性溶血后、骨髓增生异常综合征等。

12.3·单核系及巨噬细胞形态异常

12.3.1　白血病性原、幼单核细胞：见于急性单核细胞白血病、急性粒单细胞白血病、慢性粒单核细胞白血病、骨髓增生异常综合征等。

12.3.2　刺激性异型和转化中单核细胞：多见于感染或见于应激反应显著时。

12.3.3　印戒状巨噬细胞：见于伤寒等感染性疾病。

12.3.4　吞噬异常巨噬细胞：见于细菌和病毒感染所致的噬血细胞综合征或淋巴瘤、癌症等伴随的噬血细胞综合征。

12.3.5　Gaucher细胞：见于Gaucher病，慢性粒细胞白血病等疾病可见不典型形态。

12.3.6　Niemann‐Pick 细胞：见于 Niemann‐Pick 病,慢性粒细胞白血病等疾病可见不典型形态。

12.3.7　海蓝组织细胞：见于特发性和继发性海蓝组织细胞增多症,也可见于特发性血小板减少性紫癜、慢性粒细胞性白血病、镰状细胞性贫血、地中海性贫血、真性红细胞增多症等。

12.3.8　朗格汉斯组织细胞：见于朗格汉斯组织细胞增生症。

12.4·淋系形态异常

12.4.1　白血病性原始淋巴细胞：见于急性淋巴细胞白血病。

12.4.2　原、幼淋巴瘤细胞：见于非霍奇金原、幼淋巴瘤和霍奇金原、幼淋巴瘤。

12.4.3　肿瘤性成熟 T 细胞：见于 Sezary 综合征、T 细胞型慢性淋巴细胞白血病和成人 T 细胞白血病等。

12.4.4　肿瘤性成熟 B 细胞：见于 B 细胞型慢性淋巴细胞白血病、幼淋巴细胞白血病、多毛细胞白血病、脾性淋巴瘤、淋巴样浆细胞、Brukitt 淋巴瘤等。

12.4.5　不典型淋巴细胞(异型淋巴细胞)：主要见于病毒感染,最多见的疾病是传染性单核细胞增多症、流行性出血热和某些肠道病毒感染。

12.4.6　变异淋巴细胞：多见于感染性疾病,也可见于非霍奇金淋巴瘤。

12.5·浆细胞系形态异常

12.5.1　反应性增生浆细胞：见于嗜血细胞综合征、免疫性疾病、风湿性疾病、慢性肝病、药物中毒、粒细胞缺乏症、溶血性贫血、特发性血小板减少性紫癜等。

12.5.2　肿瘤性浆细胞：见于多发性骨髓瘤、浆细胞白血病及意义未明单克隆免疫球蛋白病等。

12.6·巨核系异常

12.6.1　病态巨核细胞：包括微小巨核细胞、淋巴样小巨核细胞、单圆核小巨核细胞、大单圆核巨核细胞、多圆核巨核细胞。见于骨髓增生异常综合征、急性髓细胞白血病、慢性粒细胞白血病、巨幼细胞性贫血、特发性血小板减少性紫癜等。

12.6.2　空泡变性巨核细胞：见于特发性血小板减少性紫癜、骨髓增生异常综合征和感染等。

12.6.3　紫红色颗粒增多的巨核细胞：慢性特发性血小板减少性紫癜。

12.6.4　颗粒过少巨核细胞：见于巨幼细胞性贫血。

12.6.5　巨大型巨核细胞：见于特发性血小板增多症、巨幼细胞性贫血等。

12.6.6　核染色质疏松巨核细胞：见于巨幼细胞性贫血。

12.6.7　白血病性原始巨核细胞：见于巨核细胞白血病、慢性粒细胞性白血病、骨髓增生异常综合征、急性髓细胞性白血病等。

13. 注意事项

13.1·染色注意

13.1.1　未干透的血膜不能染色,否则染色时血膜易脱落。

13.1.2　染色时间与染液浓度、染色时温度成反比,与细胞数量成正比。

13.1.3　冲洗时不能先倒掉染液,应用流水冲去,以防染料沉淀在血膜上。

13.1.4 染色过淡时，可以复染。染色偏酸或偏碱时，应更换缓冲液重染。

13.2·分类计数注意

13.2.1 细胞分类和计数时应选择厚薄均匀、细胞结构清楚、红细胞呈淡红色、背景干净的部位进行计数，一般在体尾交界处。厚血膜部位细胞胞体小、结构不清楚，易做出错误的判断，片尾胞体大的细胞和破碎细胞偏多，会造成分类误差。

13.2.2 计数要按一定的次序，避免出现某些视野重复计数的现象。

13.2.3 计数的细胞为除巨核细胞、破碎细胞、分裂象细胞以外的其他有核细胞，巨核细胞要单独进行计数和分类。

13.2.4 细胞计数一般至少要 500 个有核细胞。

13.3·细胞识别注意

13.3.1 细胞形态多变，观察细胞时避免抓住某一两个特点做出肯定或否定的判断。应全面观察细胞的胞体大小、形态；胞核大小、形态、位置、核染色质、核仁（包括数量、大小、清晰度）；胞质量、胞质颜色、颗粒、空泡等；同时要注意与周围细胞进行比较。

13.3.2 血细胞的发育是一个连续不断的过程，通常将各系细胞人为地划分若干阶段，实际观察中常会遇到一些细胞，既具有上一阶段的某些特征，又有下一阶段的某些特征，一般将这种细胞归于下一阶段。

13.3.3 个别细胞介于两个系统之间发育，故采用大数归类法。

13.4·骨髓诊断报告应注意

13.4.1 对于急性白血病等患者，细胞分类计数应在细胞化学染色后再进行。

13.4.2 有核细胞分类计数百分比是指所有有核细胞百分比。在某些白血病中，还要计算出非红系细胞百分比（NEC）。

13.4.3 急性白血病时，各系原始细胞的特征有时极为相似，需观察伴随出现的幼稚细胞、成熟细胞，结合细胞化学染色、外周血细胞形态检验确定原始细胞归属。

13.4.4 见到难以识别的细胞，可综合涂片其他细胞后做出判断，仍不能确定可归于"分类不明"细胞。

13.4.5 骨髓涂片中血小板减少与患者血小板数量不符，要排除标本凝固的可能性，标本凝固可见显微镜下呈条索状，夹有有核细胞和大量聚集的血小板，使其他部位血小板明显减少或不见。

参考文献

[1] 尚红,王毓三,申子瑜.全国临床检验操作规程[M].4 版.北京：人民卫生出版社,2015.

[2] 中华医学会血液学分会实验诊断血液学学组.血细胞形态学分析中国专家共识(2013 年版)[J].中华血液学杂志,2013,34(6)：558 - 560.DOI：10.3760/cma.j.issn.0253 - 2727.2013.06.026.

[3] 许文荣,王建中.临床血液学检验[M].北京：人民卫生出版社,2012.

（金 红）

凝血酶原时间(PT)测定标准操作规程

××医院检验科临检实验室作业指导书		文件编号：××-JYK-××-××-×××	
版次/修改：第　　版/第　　次修改		生效日期：	共　　页　第　　页
编写人：	审核人：		批准人：

1. 目的

规范凝血酶原时间(PT)测定的操作过程,确保检验结果准确、可靠。

2. 原理

2.1·方法：凝固法。

2.2·原理：在乏血小板血浆中,加入足够量的组织凝血活酶和适量的钙离子,使凝血酶原转变成凝血酶,凝血酶使纤维蛋白原转变成纤维蛋白,从而促使血浆凝固。从加入钙离子到血浆凝固所需要的时间即称为血浆凝血酶原时间,是外源性凝血途径的筛查试验。

3. 标本采集

3.1·标本类型：静脉血。

3.2·标本要求

3.2.1　推荐采用含抗凝剂的真空采血装置,如果使用注射器,需要使用小容量注射器(≤20 mL),材质为不激活凝血因子的塑料制品或硅化玻璃容器。

3.2.2　建议使用浓度为 109 mmol/L(3.2％)枸橼酸钠抗凝剂,考虑到国际敏感指数 ISI 容易受到抗凝剂影响,不建议采用 129 mmol/L(3.8％)枸橼酸钠抗凝剂采集血液。抗凝剂/血液体积比为 1：9,采血量为 1.8 mL,采集量偏离应<10％。血细胞比容(HCT)≥0.55 时,应对患者血液样本中的枸橼酸钠终浓度进行调整,公式为：$X = (100 - HCT \times 100)/(595 - HCT \times 100)$,其中 X 为单位体积血液所需的抗凝剂体积数。对于 HCT≤0.20,目前无足够数据用于确定枸橼酸浓度的调节。

3.2.3　止血带不可束缚过紧,时间不超过 1 min,不可反复拍打采血部位和反复穿刺,尽量避免组织液混入血液中。同一患者采集多管血液样本时顺序如下：血培养瓶、枸橼酸钠抗凝管、血清采血管、肝素抗凝管、EDTA 抗凝管和葡萄糖酵解抑制采集管。使用蝶翼针且仅采集枸橼酸钠抗凝标本时,应使用一管无添加剂采血管在枸橼酸钠抗凝管前用于预充采血管路,预充管无需完全充满并在采血完成后弃去。

3.2.4　标本采集完至少颠倒混匀 4 次。标本宜置于室温(18～24℃)保存,宜在标本采集 1 h 内分离血浆。使用乏血小板血浆进行检测,实验室应每 6 个月验证乏血小板血浆的血小板浓度至少一次,血小板浓度应<10×10⁹/L(离心力 2 000 g,离心时间至少 10 min),离心机温度应在 18～24℃,建议使用水平式转子离心机减少血小板重新混悬。

3.2.5　采血到测定不得超过 4 h。如果无法在采集后 4 h 内检测,保存在 2～4℃条件下,可能导致凝血因子激活而影响 PT 结果,推荐分离血浆冰冻保存,冷冻前应离心 2 次,尽可能去除血小板。-20℃(最多可保存 2 周)或-70℃(最多可保存 6 个月),禁止使用自动除霜冰箱。冰冻标本在实验室间运转,温度需要保持在-20℃或以下,冷冻血浆应在 37℃水浴中迅速融化后轻轻混匀立即测定。

3.2.6　溶血、黄疸、脂血和凝固标本影响结果,应重新采血。重采仍不能改变的溶血和较明显的黄疸及脂血标本可改用手工法或非比浊法凝血仪测定,应有程序说明处理干扰因素的替代方案。

3.2.7　血液中含有某些高浓度的抗生素如β-内酰胺类药物,也能导致 PT 时间延长,影响因素可同时备注。

4. 仪器和试剂

4.1·仪器:凝血分析仪。

4.2·试剂:凝血活酶试剂、氯化钙。

4.2.1　储存和稳定性:未开封试剂于 2~8℃ 保存至有效期,使用前宜在室温下回温,按说明书要求进行配制。

4.2.2　试剂准备:试剂使用去离子水或专用复溶液按说明书进行复溶,室温静置 30 min 完全溶解后,上机前试剂轻轻颠倒混匀,应避免形成气泡。试剂复溶后的稳定和储存应符合试剂说明要求,保存和使用不当将影响测试结果。

5. 性能参数

5.1·精密度

5.1.1　方法

5.1.1.1　批内精密度:取 3 个浓度水平(包含正常、中度异常、高度异常)的临床样本或质控品各一支,每支样本按常规方法重复测 11 次,计算后 10 次检测结果的算术平均值和标准差,计算变异系数。

5.1.1.2　日间精密度:至少使用 2 个浓度水平(包含正常和异常水平),在检测当天至少进行一次室内质控,剔除失控数据后按批号或者月份计算在控数据的变异系数。

5.1.2　判断标准(表 1)

表 1　PT 检测精密度要求

检 测 项 目	检测项目(PT)	变异系数
批内精密度要求	正常样本	≤3.0%
	异常样本	≤8.0%
日间精密度要求	正常样本	≤6.5%
	异常样本	≤10.0%

5.2·准确度

5.2.1　方法:至少使用 5 份不同水平临床标本或质评物分别进行单次检测,计算每份结果与靶值偏差。

5.2.2　判断标准:以总误差为评价指标,以相对偏差表示。相对偏差应≤15%,符合相对偏差的要求的比例应≥80%。

6. 校准

6.1·校准时机:凝血分析仪校准周期为每年一次。① 凝血分析仪投入使用前(新安装或旧仪器重新启用)、更换部件维修后可能对检测结果准确性有影响时、仪器搬动后需确认检测结果可靠性时、室内质控显示系统检测结果有漂移时(排除仪器故障和试剂影响因素后)、比对结果超出允许范围、实验室认为需进行校准的其他情况等;② 用于凝血分析的离心机至少每6个月校准一次。离心机维修后,应验证离心力和离心时间,以确保离心后血浆血小板的数量在可接受范围内。

6.2·校准操作:具体操作见《凝血分析仪校准标准操作规程》。

7. 操作步骤

仪器操作参阅《凝血分析仪标准操作规程》。

8. 质量控制

详见《室内质量控制程序》。

9. 被测量值的测量不确定度

$$U = \sqrt{(k_1 \times SD_1)^2 + (k_2 \times SD_2)^2 + (k_3 \times SD_3)^2 + \cdots\cdots}$$

式中:U,日常检测中的扩展不确定度;k_1、k_2、k_3,合适的修正因子(95%置信水平通常为2);SD_1、SD_2、SD_3,测量结果的标准差。

10. 生物参考区间

10.1·报告方式

10.1.1 凝血酶原时间PT(s):超过正常对照3s以上为延长。

10.1.2 凝血酶原时间比值PTR=受检PT/参比血浆PT。

10.1.3 国际标准化比值INR=(受检PT/参比血浆PT)^{ISI},被推荐用于维生素K拮抗剂的抗凝治疗。

10.2·参考区间

10.2.1 PT:男性11~13.7s;女性11~14.3s;男女平均为12s±1s。

10.2.2 PTR:0.82~1.15(1.00±0.05)。

10.2.3 INR:依据ISI不同而异,一般在1.0~2.0之间。

注意:① 不同来源和制备方法的组织凝血活酶试剂、不同仪器对检测结果影响大,差异较大,各实验室应根据自己的特定人群、仪器及试剂,参照WS/T 402建立实验室参考区间(详见《生物参考区间和临床决定限管理程序》);② 当条件有变化时,如试剂敏感度差异明显,应重新建立或验证新试剂批号的参考区间。

11. 检验结果的可报告区间

可报告区间及复检条件由各实验室根据仪器设备、试剂、人群特征和科室情况自行确立,合理应用。

12. 危急值

12.1·临界值依赖于临床表现和临床需求,每个实验室应确定适当的阈值,根据试剂性能并结合利益相关者(如血液科医生、麻醉科医生、外科医生等)共同制定。

12.2·危急值范围由各实验室根据仪器设备、试剂、人群特征和科室情况自行确立,合理应用,制定与应用参考ICSH指南。如遇危急值,应上报临床科室,并记录在《危急值报告记录表》,电话上报时接听者需复述。危急值结果报告参照《危急值报告管理程序》执行。

13. 临床意义

13.1·PT 延长：可见于 Ⅱ、Ⅴ、Ⅶ、Ⅹ 因子或纤维蛋白的先天性缺乏或后天缺乏。肝脏疾病、肾脏疾病、DIC、原发性纤溶、口服抗凝剂、维生素 K 缺乏、循环抗凝物（如肝素、FDP 等）可使 PT 延长。

13.2·PT 缩短：高凝状态，如血栓疾病、DIC 早期、静脉炎、口服避孕药、凝血因子 Ⅴ 增多症均可使 PT 缩短。

13.3·口服抗凝剂监控：华法林治疗窗窄，其使用依赖于 INR 常规监测。当 INR 大于 4 时，出血危险性增加。一般维持 PT 值在参考值的 2 倍左右（1.3～2.5 倍）即 25～30 s，INR 为 2.0～3.0 为宜，老年患者应与成年人采取相同 INR 值。推荐预防深静脉血栓（DVT），INR 为 1.5～2.5；治疗 DVT、肺梗死（PE）、一过性脑缺血发作，INR 为 2.0～2.8；心肌梗死、动脉血栓、人工心瓣膜置换术、反复发作 DVT 和 PE 患者，INR 为 2.5～3.0。手术前处理：非髋部手术 INR 为 1.5～2.5，髋部外科手术 INR 为 2.0～3.0。

14. 注意事项

14.1·采血量不足可以导致 PT 时间假性延长。

14.2·饮食中维生素 K 不足可以导致 PT 时间延长。

14.3·血浆中有微量凝固可能导致 PT 时间缩短，大量凝固可能导致 PT 时间延长。

14.4·采血时混入组织液，或枸橼酸钠不足，混合不均匀，无法得到正确结果。

14.5·血浆不可保存在 2～8℃，此温度下 Ⅶ 因子可能被激肽酶激活。

14.6·INR 值的计算，实验室使用的 ISI 值与特定的试剂-仪器组合及凝血检测方法相匹配，当 PT 更换试剂或者更换仪器时，应使用相匹配的 ISI 计算结果。

14.7·标本采集后的全血标本宜在 18～24℃尽快送检。

14.8·脂血标本可使用高速离心法（室温下 10 000 g，离心 10 min）减少干扰，或换不同检测系统。

参考文献

[1] 许文荣，林东红.临床基础检验学技术[M].6 版.北京：人民卫生出版社，2015.

[2] 尚红，王毓三，申子瑜.全国临床检验操作规程[M].4 版.北京：人民卫生出版社，2015.

[3] 中国合格评定国家认可委员会.医学实验室质量和能力认可准则的应用要求：CNAS-CL02-A001：2023[S/OL].（2023-08-01）[2023-09-26].https://www.cnas.org.cn/rkgf/sysrk/rkyyzz/2023/08/912141.shtml.

[4] 国家卫生健康委员会.临床血液与体液检验基本技术标准：WS/T 806—2022[S/OL].（2022-11-02）[2023-09-26].http://www.nhc.gov.cn/wjw/s9492/202211/a52a0547d22741ff956af0cf7a4ca66d.shtml.

[5] International Council for Standardization in Haematology（ICSH）. International Council for Standardization in Haematology Recommendations for Hemostasis Critical Values, Tests, and Reporting[J]. Seminars in Thrombosis and Hemostasis, 2020, 46（4）: 398-409.

[6] International Council for Standardization in Haematology (ICSH). Laboratory guidance for the evaluation of haemostasis analyser-reagent test systems. Part 1: Instrument-specific issues and commonly used coagulation screening tests[J]. International journal of Laboratory Hematology, 2021, 43: 169-183.

[7] ICSH. International Council for Standardization in Haematology（ICSH）recommendations for processing of blood samples for coagulation testing[J]. Int J Lab Hematol, 2021, 43: 1272-1283.

（李　丽）

活化部分凝血活酶时间(APTT)测定标准操作规程

××医院检验科临检实验室作业指导书		文件编号：××-JYK-××-××-×××		
版次/修改：第　　版/第　　次修改		生效日期：		共　　页　第　　页
编写人：		审核人：		批准人：

1. 目的

规范活化部分凝血活酶时间(APTT)测定的操作过程,保证检测结果的准确性。

2. 原理

2.1·方法：凝固法。

2.2·原理：在乏血小板血浆中,加入足够量的特定激活物(硅土、白陶土或鞣花酸等)和磷脂(代替血小板),经过37℃孵育后接触因子(XII因子、激肽释放酶原、高分子激肽原)被激活,再加入适量的钙离子即可满足内源抗凝血途径的全部条件,从加入钙离子到纤维蛋白凝块形成的时间,即为活化部分凝血活酶时间(APTT)。

3. 标本采集

3.1·标本类型：静脉血。

3.2·标本要求

3.2.1　使用对凝血因子无激活作用的塑料制品或者硅化玻璃容器。如果使用注射器,需要使用小容量注射器≤20 mL,推荐采用含抗凝剂的真空采血装置。

3.2.2　标本采集推荐使用109 mmol/L(3.2％)枸橼酸钠抗凝剂,抗凝剂/血液体积比为1∶9,采集量偏离应小于10％。血细胞比容(HCT)≥0.55时,需对患者血液样本中的枸橼酸钠终浓度进行调整。公式为：$X = (100 - HCT \times 100)/(595 - HCT \times 100)$,其中 X 为单位体积血液所需的抗凝剂体积数。对于 HCT≤0.20,目前无足够数据用于确定枸橼酸浓度的调节。

3.2.3　止血带使用时间不宜超过1 min,不应反复拍打采血穿刺部位和反复穿刺,尽量避免组织液混入血液中。同一患者采集多管血液样本时,顺序如下：血培养瓶、枸橼酸钠抗凝管、血清管、肝素抗凝管、EDTA抗凝管和葡萄糖酵解抑制采集管。使用蝶翼针且仅采集一管枸橼酸钠抗凝标本时,应使用一管无添加剂采血管在枸橼酸钠抗凝管前用于预充采血管路,预充管无需完全充满并在采血完成后弃去。

3.2.4　标本采集完至少颠倒混匀4次。标本宜置于室温(18～24℃),分离血浆宜在采血后1 h内完成,离心机温度应在18～24℃,使用乏血小板血浆(离心力2 000 g,离心时间10 min)进行检测,离心机应使用甩平式转头减少血小板的重新混合。实验室应每6个月验证乏血小板血浆的血小板浓度,血小板浓度应<10×10^9/L。

3.2.5　采血到测定不得超过4 h。如果无法在采集后4 h内检测,推荐分离血浆移入洁净、干燥、不导致接触激活的容器(如聚丙烯材质),－20℃(最多可保存2周)或－70℃(最多可保存6个月)保存。冷冻前应离心2次,尽可能去除血小板,冰冻标本在实验室间运转,温度需要保持在－20℃或以下,冷冻血浆应在37℃水浴中迅速融化后轻轻混匀立即测定。禁止使用自动除霜冰箱冻存标本。

3.2.6 溶血、黄疸、脂血和凝固标本影响结果,应重新采血。重采仍不能改变的溶血和较明显的黄疸及脂血标本可改用手工法或非比浊法凝血仪测定,应有程序说明处理干扰因素的替代方案。

4. 仪器和试剂

4.1·仪器:凝血分析仪。

4.2·试剂:白陶土或鞣花酸-脑磷脂混悬液、氯化钙。

4.2.1 储存和稳定性:未开封试剂于 2～8℃保存至有效期,使用前宜在室温下回温,按说明书要求进行配制。

4.2.2 试剂准备:试剂使用去离子水或专用复溶液按说明书进行复溶,室温静置 30 min 完全溶解后,上机前试剂轻轻颠倒混匀,应避免形成气泡。试剂复溶后的稳定和储存应符合试剂说明要求,保存和使用不当将影响测试结果。

5. 性能参数

5.1·精密度

5.1.1 方法

5.1.1.1 批内精密度:取 3 个浓度水平(包含正常、中度异常、高度异常)的临床样本或者质控品各一支,每支样本按常规方法重复测 11 次,计算后 10 次检测结果的算术平均值和标准差,计算变异系数。

5.1.1.2 日间精密度:至少使用 2 个浓度水平(包含正常和异常水平),在检测当天至少进行一次室内质控,剔除失控数据后按批号或者月份计算在控数据的变异系数。

5.1.2 判断标准(表 1)

表 1 APTT 检测精密度要求

检 测 项 目	检测项目(APTT)	变异系数
批内精密度要求	正常样本	≤4.0%
	异常样本	≤8.0%
日间精密度要求	正常样本	≤6.5%
	异常样本	≤10.0%

5.2·准确度

5.2.1 方法:至少使用 5 份不同水平临床标本或质评物分别进行单次检测,计算每份结果与靶值偏差。

5.2.2 判断标准:以总误差为评价指标,以相对偏差表示。相对偏差应≤15%,符合相对偏差的要求的比例应≥80%。

6. 校准

6.1·校准时机:凝血分析仪校准周期为每年一次。① 凝血分析仪投入使用前(新安装或旧仪器重新启用)、更换部件维修后可能对检测结果准确性有影响时、仪器搬动后需确认检测结果可靠性时、室内质控显示系统检测结果有漂移时(排除仪器故障和试剂影响因素后)、比对结果超出允许范围、实验室认为需进行校准的其他情况等;② 用于凝血分析的离心机至少每 6 个月校准一次。离心机维修后,应验证离心力和离心时间,以确保离心后血浆血小板的数量在可接受范围内。

6.2·校准操作:具体操作见《凝血分析仪校准标准操作规程》。

7. 操作步骤

仪器操作参阅《凝血分析仪标准操作规程》。

8. 质量控制

详见《室内质量控制程序》。

9. 被测量值的测量不确定度

$$U = \sqrt{(k_1 \times SD_1)^2 + (k_2 \times SD_2)^2 + (k_3 \times SD_3)^2 + \cdots\cdots}$$

式中:U,日常检测中的扩展不确定度;k_1、k_2、k_3,合适的修正因子(95％置信水平通常为 2);SD_1、SD_2、SD_3,测量结果的标准差。

10. 生物参考区间

10.1·报告方式

10.1.1 活化部分凝血活酶原时间 APTT(s):超过正常对照 10 s 为延长。

10.1.2 即时纠正试验:APTT 延长时,患者血浆与正常混合血浆 1∶1 混合后立即测定 APTT,同步检测正常混合血浆 APTT 和患者血浆 APTT。Rosner 指数 =(1∶1 混合血浆 APTT − 正常混合血浆 APTT)×100/患者血浆 APTT。建议即刻纠正结果的 RI 截断值范围为 10％～15％,＜10％提示因子缺乏,＞15％提示存在凝血抑制物,10％～15％为临界值(灰区)。

10.1.3 孵育试验:患者血浆与正常混合血浆 1∶1 混合后 37℃孵育 2 h,测定 APTT;患者血浆与正常混合血浆分别 37℃孵育 2 h,再立刻 1∶1 混合后测定 APTT;如果前者 APTT − 后者 APTT＞3 s:提示为时间/温度依赖型抑制物。

10.2·参考区间:男性 31.5～43.5 s;女性 32～43 s。

注意:① 不同来源和制备方法的试剂、不同仪器对检测结果影响大,差异较大,各实验室应根据自己的特定人群、仪器及试剂,参照 WS/T 402 建立实验室参考区间(详见《生物参考区间和临床决定限管理程序》);② 当条件有变化时,如试剂敏感度差异明显,应重新建立或验证新试剂批号的参考区间。

11. 检验结果的可报告区间

可报告区间及复检条件由各实验室根据仪器设备、试剂、人群特征和科室情况自行确立,合理应用。

12. 危急值

12.1·临界值依赖于临床表现和临床需求,每个实验室应确定适当的阈值,根据试剂性能并结合利益相关者(如血液科医生、麻醉科医生、外科医生等)共同制定。

12.2·危急值范围由各实验室根据仪器设备、试剂、人群特征和科室情况自行确立,合理应用,制定与应用参考 ICSH 指南。如遇危急值,应上报临床科室,并记录在《危急值报告记录表》,电话上报时接听者需复述。危急值结果报告参照《危急值报告管理程序》执行。

13. 临床意义

13.1·APTT 延长:可见于Ⅷ、Ⅸ、Ⅺ、Ⅻ因子先天性或者获得性缺乏,如血友病 A 和血友病 B 及部分血管性血友病患者;消耗性凝血病,严重的凝血酶原缺乏,因子 V 和 Ⅹ 减少及低(无)纤维蛋白血症;肝脏疾病;血液纤溶活性增强,如继发性 DIC;血液循环中存在因子抗体或狼疮性抗凝物质;使用肝素或者水蛭素治疗。

13.2·纠正试验:APTT 延长,即时纠正试验能够纠正到正常对照值附近,提示因子缺乏。即时纠正试验不能纠正,提示可能存在干扰物质,狼疮抗凝物常见;孵育试验不能纠正,提示可能存在时间/温度依赖型抗体,如Ⅷ因子抗体。

13.3·APTT 缩短:高凝状态或血栓疾病。

13.4·监测普通肝素抗凝治疗:使用中等以上剂量的肝素时,以 APTT 为正常对照1.5~2.3 倍为佳,超过 2.5 倍出血概率增加。

14. 注意事项

14.1·血浆中有微量凝固可能导致 APTT 时间缩短,大量凝固可能导致 APPT 时间延长。APTT 低于参考值范围下限 4 s 以上时,应仔细检查是否存在凝块,出现任何程度的凝块应予拒收标本。

14.2·采血时混入组织液,采血量填充不足,或抗凝剂不足,混合不均匀,无法得到正确结果。不应对标本采集、运送和处理过程中发生溶血的标本检查 APTT。体内溶血标本可以检测,有条件的实验室应确认标本是否存在体外溶血,最好使用自动溶血监测系统以标准化。

14.3·肝素和 EDTA 抗凝血浆不宜作本试验。

14.4·标本采集后的全血标本宜在 18~24℃尽快送检。新鲜标本采血离心后及时进行测试,4℃冰箱内保存不应超过 4 h,冷冻标本冷冻前需离心 2 次,尽可能去除血浆中血小板。

14.5·用于 APTT 检测的含普通肝素的标本,或者检测狼疮抗凝物,应进行 2 次离心后检测或冷冻,并在采集完 4 h 内完成检测。不适用周期自动除霜的冰箱保存。

14.6·脂血标本可使用高速离心法(室温下 10 000 g 离心 10 min)减少干扰,或换不同检测系统。

参考文献

[1] 许文荣,林东红.临床基础检验学技术[M].6 版.北京:人民卫生出版社,2015.

[2] 尚红,王毓三,申子瑜.全国临床检验操作规程[M].4 版.北京:人民卫生出版社,2015.

[3] 中国合格评定国家认可委员会.医学实验室质量和能力认可准则的应用要求:CNAS-CL02-A001:2023[S/OL].(2023-08-01)[2023-09-26].https://www.cnas.org.cn/rkgf/sysrk/rkyyzz/2023/08/912141.shtml.

[4] Kershaw G, Orellana D. Mixing tests: diagnostic aides in the investigation of prolonged prothrombin times and activated partial thromboplastin times[J]. Semin Thromb Hemost, 2013, 39(3): 283-90.

[5] 国家卫生健康委员会.临床血液与体液检验基本技术标准:WS/T 806—2022[S/OL].(2022-11-02)[2023-09-26].http://www.nhc.gov.cn/wjw/s9492/202211/a52a0547d22741ff956af0cf7a4ca66d.shtml.

[6] International Council for Standardization in Haematology (ICSH). International Council for Standardization in Haematology recommendations for hemostasis critical values, tests, and reporting[J]. Seminars in Thrombosis and Hemostasis, 2020, 46(4): 398-409.

(李　丽)

凝血酶时间(TT)测定标准操作规程

××医院检验科临检实验室作业指导书	文件编号：××-JYK-××-××-×××		
版次/修改：第 版/第 次修改	生效日期：	共 页 第 页	
编写人：	审核人：	批准人：	

1. 目的

规范凝血酶时间测定的操作过程,保证检测结果的准确性。

2. 原理

2.1 · 方法：凝固法。

2.2 · 原理：在乏血小板血浆中,加入一定量的标准化凝血酶,凝血酶使纤维蛋白原转变成纤维蛋白,从而促使血浆凝固。从加入凝血酶到血浆凝固所需要的时间即称为血浆凝血酶时间(TT)。

3. 标本采集

3.1 · 标本类型：静脉血。

3.2 · 标本要求

3.2.1 使用对凝血因子无激活作用的塑料制品或者硅化玻璃容器。如果使用注射器,需要使用小容量注射器(≤20 mL),推荐采用含抗凝剂的真空采血装置。

3.2.2 建议使用浓度为 109 mmol/L(3.2％)枸橼酸钠抗凝剂,血液和抗凝剂的比例为 9∶1,采集量偏离应小于 10％。血细胞比容(HCT)≥0.55 时,应对患者血液样本中的枸橼酸钠终浓度进行调整。公式为：$X=(100-HCT×100)/(595-HCT×100)$,其中 X 为单位体积血液所需的抗凝剂体积数。对于 HCT≤0.20,目前无足够数据用于确定枸橼酸浓度的调节。

3.2.3 止血带不可束缚过紧,时间不超过 1 min,不可反复拍打采血部位和反复穿刺,尽量避免组织液混入血液中。同一患者采集多管血液样本时顺序如下：血培养瓶、枸橼酸钠抗凝管、血清采血管、肝素抗凝管、EDTA 抗凝管和葡萄糖酵解抑制采集管。使用蝶翼针且仅采集枸橼酸钠抗凝标本时,应使用一管无添加剂采血管在枸橼酸钠抗凝管前用于预充采血管路,预充管无需完全充满并在采血完成后弃去。

3.2.4 标本采集完至少颠倒混匀 4 次。标本宜置于室温(18～24℃),分离血浆宜在采血后 1 h 内完成,离心机温度应在 18～24℃,使用乏血小板血浆(离心力 2 000 g,离心时间 10 min)进行检测,离心机应使用甩平式转头减少血小板的重新混合。实验室应每 6 个月验证乏血小板血浆的血小板浓度,血小板浓度应<10×10⁹/L。

3.2.5 采血到测定不得超过 4 h。如果无法在采集后 4 h 内检测,应将分离血浆移入洁净、干燥、不导致接触激活的容器(如聚丙烯材质),-20℃(最多可保存 2 周)或-70℃(最多可保存 6 个月)保存,冷冻血浆应在 37℃水浴中迅速融化后轻轻混匀立即测定。

3.2.6 溶血、黄疸、脂血和凝固标本影响结果,应重新采血。重采仍不能改变的溶血和较明显的黄疸及脂血标本可改用手工法或非比浊法凝血仪测定,应有程序说明处理干扰因素的替代方案。

4. 仪器和试剂

4.1·仪器：凝血分析仪。

4.2·试剂：凝血酶试剂。

4.2.1 储存和稳定性：未开封试剂于 2～8℃保存至有效期，使用前宜在室温下回温，按说明书要求进行配制。

4.2.2 试剂准备：试剂使用去离子水或专用复溶液按说明书进行复溶，室温静置 30 min 完全溶解后，上机前试剂轻轻颠倒混匀，应避免形成气泡。试剂复溶后的稳定和储存应符合试剂说明要求，保存和使用不当将影响测试结果。

5. 性能参数

5.1·精密度

5.1.1 方法

5.1.1.1 批内精密度：取正常和异常的临床样本或者质控品各 1 支，每支样本按常规方法重复测 11 次，计算后 10 次检测结果的算术平均值和标准差，计算变异系数。

5.1.1.2 日间精密度：至少使用 2 个浓度水平（包含正常和异常水平），在检测当天至少进行 1 次室内质控，剔除失控数据后按批号或者月份计算在控数据的变异系数。

5.1.2 判断标准：批内精密度 CV≤5％。日间精密度：CV≤10％。

5.2·准确度

5.2.1 方法：至少使用 5 份不同水平临床标本或质评物分别进行单次检测，计算每份结果与靶值偏差。

5.2.2 判断标准：以总误差为评价指标，以相对偏差表示。相对偏差应≤15％，符合相对偏差的要求的比例应≥80％。

6. 校准

6.1·校准时机：凝血分析仪校准周期为每年 1 次。① 凝血分析仪投入使用前（新安装或旧仪器重新启用）、更换部件维修后可能对检测结果准确性有影响时、仪器搬动后需确认检测结果可靠性时、室内质控显示系统检测结果有漂移时（排除仪器故障和试剂影响因素后）、比对结果超出允许范围、实验室认为需进行校准的其他情况等；② 用于凝血分析的离心机至少每 6 个月校准一次。离心机维修后，应验证离心力和离心时间，以确保离心后血浆血小板的数量在可接受范围内。

6.2·校准操作：具体操作见《凝血分析仪校准标准操作规程》。

7. 操作步骤

仪器操作参阅《凝血分析仪标准操作规程》。

8. 质量控制

详见《室内质量控制程序》。

9. 被测量值的测量不确定度

$$U = \sqrt{(k_1 \times SD_1)^2 + (k_2 \times SD_2)^2 + (k_3 \times SD_3)^2 + \cdots\cdots}$$

式中：U，日常检测中的扩展不确定度；k_1、k_2、k_3，合适的修正因子（95％置信水平通常为 2）；SD_1、SD_2、SD_3，测量结果的标准差。

10. 生物参考区间

10.1·报告方式：凝血酶时间(s)，超过正常对照 3 s 以上者为异常。

10.2·参考区间：16～18 s。

注意：① 不同来源和制备方法的试剂、不同仪器对检测结果影响大，差异较大，各实验室应根据自己的特定人群、仪器及试剂，参照 WS/T 402 建立实验室参考区间（详见《生物参考区间和临床决定限管理程序》）；② 当条件有变化时，如试剂敏感度差异明显，应重新建立或验证新试剂批号的参考区间。

11. 检验结果的可报告区间

可报告区间及复检条件由各实验室根据仪器设备、试剂、人群特征和科室情况自行确立，合理应用。

12. 危急值

12.1·临界值依赖于临床表现和临床需求，每个实验室应确定适当的阈值，根据试剂性能并结合利益相关者（如血液科医生、麻醉科医生、外科医生等）共同制定。

12.2·危急值范围由各实验室根据仪器设备、试剂、人群特征和科室情况自行确立，合理应用，制定与应用参考 ICSH 指南。如遇危急值，应上报临床科室，并记录在《危急值报告记录表》，电话上报时接听者需复述。危急值结果报告参照《危急值报告管理程序》执行。

13. 临床意义

13.1·TT 延长：低纤维蛋白血症/无纤维蛋白血症、可见于肝素/类肝素抗凝物质增多、FDP/D-二聚体增多。原发和继发性纤溶亢进、药物治疗（肝素、水蛭素、阿加曲班）、溶栓治疗、严重肝病、肝移植、恶性肿瘤、骨髓瘤，SLE、过敏性休克等均可导致 TT 延长。肝素治疗时 TT 宜控制在参考区间 4 倍以内(64～72 s)。溶栓治疗 TT 参考范围在正常参考值 1.5～2.5 倍范围内。

13.2·TT 缩短：血液样本中存在微小凝块和少量钙离子存在。

14. 注意事项

14.1·采血管填充不足可以导致 TT 时间假性延长。

14.2·血浆中有微量凝固可能导致 TT 时间缩短，大量凝固可能导致 TT 时间延长。

14.3·采血时混入组织液，或枸橼酸钠不足，混合不均匀，无法得到正确结果。

14.4·标本采集后的全血标本宜在 18～24℃尽快送检，分离血浆宜在采血后 1 h 内完成，4℃冰箱内保存不应超过 4 h。

14.5·溶血、黄疸、脂血和凝固标本影响结果，应重新采血。

14.6·肝素和 EDTA 抗凝血浆不宜作本试验。

14.7·FDP 增加时可导致 TT 延长。

14.8·血浆纤维蛋白原浓度和结构、抗凝血酶物质存在影响 TT。

参考文献

[1] 尚红，王毓三，申子瑜.全国临床检验操作规程[M].4 版.北京：人民卫生出版社，2015.

[2] 国家卫生健康委员会.临床血液与体液检验基本技术标准：WS/T 806—2022[S/OL].(2022 - 11 - 02)[2023 - 09 - 26].http://www.nhc.gov.cn/wjw/s9492/202211/a52a0547d22741ff956af0cf7a4ca66d.shtml.

（李 丽）

纤维蛋白原(FIB)测定标准操作规程

××医院检验科临检实验室作业指导书	文件编号：××-JYK-××-××-×××	
版次/修改：第　　版/第　　次修改	生效日期：	共　页　第　页
编写人：	审核人：	批准人：

1. 目的

规范纤维蛋白原(FIB)测定的操作过程,保证检测结果的准确性。

2. 原理

2.1·方法：凝固法。

2.2·原理：在乏血小板血浆中,加入足够量的标准化凝血酶,血浆凝固时间与纤维蛋白原含量呈负相关,以纤维蛋白原标准品作标准曲线,查阅标准曲线得出样本纤维蛋白原的含量。

3. 标本采集

3.1·标本类型：静脉血。

3.2·标本要求

3.2.1　使用对凝血因子无激活作用的塑料制品或者硅化玻璃容器。如果使用注射器,需要使用小容量注射器(≤20 mL),推荐采用含抗凝剂的真空采血装置。

3.2.2　标本采集推荐使用109 mmol/L(3.2%)枸橼酸钠抗凝剂,抗凝剂/血液体积比为1∶9。采集量偏离应小于10%。血细胞比容(HCT)≥0.55时,应对患者血液样本中的枸橼酸钠终浓度进行调整。公式为：$X = (100 - HCT \times 100)/(595 - HCT \times 100)$,其中X为单位体积血液所需的抗凝剂体积数。对于HCT≤0.20,目前无足够数据用于确定枸橼酸浓度的调节。

3.2.3　止血带不可束缚过紧,时间不超过1 min,不可反复拍打采血部位和反复穿刺,尽量避免使组织液混入血液中。同一患者采集多管血液样本时,顺序如下：血培养瓶、枸橼酸钠抗凝管、血清采血管、肝素抗凝管、EDTA抗凝管和葡萄糖酵解抑制采集管。使用蝶翼针且仅采集一管枸橼酸钠抗凝标本时,应使用一管无添加剂采血管在枸橼酸钠抗凝管前用于预充采血管路,预充管无需完全充满并在采血完成后弃去。

3.2.4　标本采集完至少颠倒混匀4次。标本宜置于室温(18～24℃),分离血浆宜在采血后1 h内完成,离心机温度应在18～24℃,使用乏血小板血浆(离心力2 000 g,离心时间10 min)进行检测,离心机应使用甩平式转头减少血小板的重新混合。实验室应每6个月验证乏血小板血浆的血小板浓度,血小板浓度应<10×10^9/L。

3.2.5　采血到测定不得超过4 h。如果无法在采集后4 h内检测,应将分离血浆移入洁净、干燥、不导致接触激活的容器(如聚丙烯材质),-20℃(最多可保存2周)或-70℃(最多可保存6个月)保存,冷冻血浆应在37℃水浴中迅速融化后轻轻混匀立即测定,禁止反复冻融导致纤维蛋白变性。

3.2.6　溶血、黄疸、脂血和凝固标本影响结果,应重新采血。重采仍不能改变的溶血和较明显的黄疸及脂血标本可改用手工法或非比浊法凝血仪测定,应有程序说明处理干扰因素的替代方案。

4. 仪器和试剂

4.1·仪器:凝血分析仪。

4.2·试剂:凝血酶试剂、纤维蛋白原标准品。

4.2.1 储存和稳定性:未开封试剂于 2～8℃ 保存至有效期,使用前宜在室温下回温,按说明书要求进行配制。

4.2.2 试剂准备:试剂使用去离子水或专用复溶液按说明书进行复溶,室温静置 30 min 完全溶解后,上机前试剂轻轻颠倒混匀,应避免形成气泡。试剂复溶后的稳定和储存应符合试剂说明要求,保存和使用不当将影响测试结果。

5. 性能参数

5.1·精密度

5.1.1 方法

5.1.1.1 批内精密度:取正常和异常的临床样本或者质控品各 1 支,每支样本按常规方法重复测 11 次,计算后 10 次检测结果的算术平均值和标准差,计算变异系数。

5.1.1.2 日间精密度:至少使用 2 个浓度水平(包含正常和异常水平),在检测当天至少进行 1 次室内质控,剔除失控数据后按批号或者月份计算在控数据的变异系数。

5.1.2 判断标准(表 1)

表 1 FIB 检测精密度要求

检 测 项 目	检测项目(FIB)	变异系数
批内精密度要求	正常样本	≤6.0%
	异常样本	≤12.0%
日间精密度要求	正常样本	≤9.0%
	异常样本	≤15.0%

注:FIB 异常标本的浓度要求>6 g/L 或<1.5 g/L

5.2·准确度

5.2.1 方法:至少使用 5 份不同水平临床标本或质评物分别进行单次检测,计算每份结果与靶值偏差。

5.2.2 判断标准:以总误差为评价指标,以相对偏差表示。相对偏差应≤20%,符合相对偏差的要求的比例应≥80%。

5.3·线性验证:线性回归方程的斜率在 1±0.5 范围内,相关系数 r≥0.975,标本稀释后实际检测值与理论值的偏差应≤15.0%;除应符合试剂生产厂商说明书规定的线性范围内外也应满足上述要求。

6. 校准

6.1·校准时机:凝血分析仪校准周期为每年 1 次。① 凝血分析仪投入使用前(新安装或旧仪器重新启用)、更换部件维修后可能对检测结果准确性有影响时、仪器搬动后需确认检测结果可靠性时、室内质控显示系统检测结果有漂移时(排除仪器故障和试剂影响因素后)、比对结果超出允许范围、实验室认为需进行校准的其他情况等;② 用于凝血分析的离心机至少每 6 个月校准一次。离心机维修后,应验证离心力和离心时间,以确保离心后血浆血小板的数量在可接受范围内。

6.2·校准操作:具体操作见《凝血分析仪校准标准操作规程》。

7. 操作步骤

仪器操作参阅《凝血分析仪标准操作规程》。

8. 质量控制

详见《室内质量控制程序》。

9. 被测量值的测量不确定度

$$U = \sqrt{(k_1 \times SD_1)^2 + (k_2 \times SD_2)^2 + (k_3 \times SD_3)^2 + \cdots\cdots}$$

式中:U,日常检测中的扩展不确定度;k_1、k_2、k_3,合适的修正因子(95%置信水平通常为 2);SD_1、SD_2、SD_3,测量结果的标准差。

10. 生物参考区间

10.1·报告方式:纤维蛋白含量 FIB(g/L)。

10.2·参考区间:2~4 g/L。

注意:① 不同来源和制备方法的试剂、不同仪器对检测结果影响大,差异较大,各实验室应根据自己的特定人群、仪器及试剂,参照 WS/T 402 建立实验室参考区间(详见《生物参考区间和临床决定限管理程序》);② 当条件有变化时,如试剂敏感度差异明显,应重新建立或验证新试剂批号的参考区间。

11. 检验结果的可报告区间

可报告区间及复检条件由各实验室根据仪器设备、试剂、人群特征和科室情况自行确立,合理应用。

12. 危急值

12.1·临界值依赖于临床表现和临床需求,每个实验室应确定适当的阈值,根据试剂性能并结合利益相关者(如血液科医生、麻醉科医生、外科医生等)共同制定。

12.2·危急值范围由各实验室根据仪器设备、试剂、人群特征和科室情况自行确立,合理应用,制定与应用参考 ICSH 指南。如遇危急值,应上报临床科室,并记录在《危急值报告记录表》,电话上报时听者需复述。危急值结果报告参照《危急值报告管理程序》执行。

13. 临床意义

13.1·FIB 增高:见于糖尿病和糖尿病酸中毒、急性心肌梗死、心脑血管病变、结缔组织病、高脂血症、肾炎和尿毒症等,亦见于急性传染病、急性感染、休克、烧伤、放射治疗后、大手术后、恶性肿瘤和妊娠期高血压等。

13.2·FIB 降低:见于 DIC、原发性纤溶症,重症肝炎,肝硬化,低纤维蛋白原血症或无纤维蛋白原血症等,也见于溶栓治疗,可作为溶栓治疗监测指标。

14. 注意事项

14.1·采血管填充不足、血浆中有微量凝固、采血时混入组织液,或枸橼酸钠不足,混合不均匀，无法得到正确结果。采血时避免产生过多泡沫，可能导致 FIB 的变性。

14.2·了解患者的近期用药和特殊生理情况。是否使用阿司匹林或者避孕药等。

14.3·标本采集后的全血标本宜在 18～24℃尽快送检。分离血浆宜在采血后 1 h 内完成，采血到测定不得超过 4 h。

14.4·溶血、黄疸、脂血和凝固标本影响结果，应重新采血。

14.5·急性炎症反应可致纤维蛋白原增高；注意血浆中出现可能出现肝素、FDP 或罕见的异常纤维蛋白原导致假性纤维蛋白减少，需要其他试验进一步证实，如 FIB‑PT 演算法。

14.6·试剂中使用叠氮钠作为保护剂，倒废液时应使用大量的水冲洗管道。

参考文献

［1］许文荣，林东红.临床基础检验学技术［M］.6 版.北京：人民卫生出版社，2015.

［2］尚红，王毓三，申子瑜.全国临床检验操作规程［M］.4 版.北京：人民卫生出版社，2015.

［3］中国合格评定国家认可委员会.医学实验室质量和能力认可准则的应用要求：CNAS‑CL02‑A001：2023［S/OL］.（2023‑08‑01）［2023‑09‑26］.https://www.cnas.org.cn/rkgf/sysrk/rkyyzz/2023/08/912141.shtml.

［4］国家卫生健康委员会.临床血液与体液检验基本技术标准：WS/T 806—2022［S/OL］.（2022‑11‑02）［2023‑09‑26］.http://www.nhc.gov.cn/wjw/s9492/202211/a52a0547d22741ff956af0cf7a4ca66d.shtml.

［5］International Council for Standardization in Haematology（ICSH）.International Council for Standardization in Haematology recommendations for hemostasis critical values, tests, and reporting［J］.Seminars in Thrombosis and Hemostasis，2020，46（4）：398‑409.

（李　丽）

纤维蛋白(原)降解产物(FDP)测定标准操作规程

××医院检验科临检实验室作业指导书	文件编号：××-JYK-××-××-×××	
版次/修改：第　版/第　次修改	生效日期：	共　页　第　页
编写人：	审核人：	批准人：

1. 目的

规范纤维蛋白(原)降解产物测定的操作过程,保证检测结果的准确性。

2. 原理

2.1·方法:乳胶免疫比浊法。

2.2·原理:纤维蛋白(原)降解产物是纤维蛋白原或纤维蛋白的降解产物总称。一般采用乳胶免疫比浊法检测。抗人 FDP 单克隆抗体胶乳颗粒与样本中的 FDP 发生抗原抗体反应,胶乳颗粒凝集使得反应体系浊度增加。通过测定吸光度变化可反映浊度变化,求得样本中 FDP 含量。

3. 标本采集

3.1·标本类型:静脉血。

3.2·标本要求

3.2.1　使用对凝血因子无激活作用的塑料制品或者硅化玻璃容器。如果使用注射器,需要使用小容量注射器(≤20 mL),推荐采用含抗凝剂的真空采血装置。

3.2.2　标本采集推荐使用 109 mmol/L(3.2%)枸橼酸钠抗凝剂,抗凝剂/血液体积比为1:9。采集量偏离应小于 10%。血细胞比容(HCT)≥0.55 时,应对患者血液中的枸橼酸钠终浓度进行调整。公式为:$X = (100 - HCT \times 100)/(595 - HCT \times 100)$,其中 X 为单位体积血液所需的抗凝剂体积。对于 HCT≤0.20,目前无足够数据用于确定枸橼酸浓度的调节。

3.2.3　止血带不可束缚过紧,时间不超过 1 min,不可反复拍打穿刺部位和反复穿刺,尽量避免组织液混入血液中。同一患者采集多管血液样本时,顺序如下:血培养瓶、枸橼酸钠抗凝管、血清采血管、肝素抗凝管、EDTA 抗凝管和葡萄糖酵解抑制采集管。使用蝶翼针且仅采集一管枸橼酸钠抗凝标本时,应使用一管无添加剂采血管在枸橼酸钠抗凝管前用于预充采血管路,预充管无需完全充满并在采血完成后弃去。

3.2.4　标本采集完至少颠倒混匀 4 次。标本宜置于室温(18~24℃),分离血浆宜在采血后 1 h 内完成,离心机温度应在 18~24℃,使用乏血小板血浆(离心力 2 000 g,离心时间10 min)进行检测,离心机应使用甩平式转头减少血小板的重新混合。实验室应每 6 个月验证乏血小板血浆的血小板浓度,血小板浓度应<10×10^9/L。

3.2.5　采血到测定不得超过 4 h。如果无法在采集后 4 h 内检测,应将分离血浆移入洁净、干燥、不导致接触激活的容器(如聚丙烯材质),可加螺旋封口的管子,-20℃(最多可保存 2 周)或-70℃(最多可保存 6 个月)保存,冷冻血浆应在 37℃水浴中迅速融化后轻轻混匀立即测定。

3.2.6　溶血、黄疸、脂血和凝固标本影响结果,应重新采血。重采仍不能改变的溶血和较明显的黄疸及脂血标本可改用手工法或非比浊法凝血仪测定,应有程序说明处理干扰因素的替代方案。

4. 仪器和试剂

4.1 · 仪器：凝血分析仪。

4.2 · 试剂：抗人 FDP 单克隆抗体、FDP 标准品。

4.2.1 储存和稳定性：未开封试剂于 2～8℃ 保存至有效期，使用前宜在室温下回温，按说明书要求进行配制。

4.2.2 试剂准备：试剂使用去离子水或专用复溶液按说明书进行复溶，室温静置 30 min 完全溶解后，上机前试剂轻轻颠倒混匀，应避免形成气泡。试剂复溶后的稳定和储存应符合试剂说明要求，保存和使用不当将影响测试结果。

5. 性能参数

5.1 · 精密度

5.1.1 方法

5.1.1.1 批内精密度：取 2 个浓度水平（包含正常、异常）的临床样本或者质控品各 1 支，每支样本按常规方法重复测 11 次，计算后 10 次检测结果的算术平均值和标准差，计算变异系数。

5.1.1.2 日间精密度：至少使用 2 个浓度水平（包含正常和异常水平），在检测当天至少进行 1 次室内质控，剔除失控数据后按批号或者月份计算在控数据的变异系数。

5.1.2 判断标准：批内精密度 CV≤5％。日间精密度 CV≤10％。

5.2 · 准确度

5.2.1 方法：至少使用 5 份不同水平临床标本或质评物分别进行单次检测，计算每份结果与靶值偏差。

5.2.2 判断标准：以总误差为评价指标，以相对偏差表示。相对偏差应≤15％，符合相对偏差的要求的比例应≥80％。

6. 校准

6.1 · 校准时机：凝血分析仪校准周期为每年一次。① 凝血分析仪投入使用前（新安装或旧仪器重新启用）、更换部件维修后可能对检测结果准确性有影响时、仪器搬动后需确认检测结果可靠性时、室内质控显示系统检测结果有漂移时（排除仪器故障和试剂影响因素后）、比对结果超出允许范围、实验室认为需进行校准的其他情况等；② 用于凝血分析的离心机至少每 6 个月校准一次。离心机维修后，应验证离心力和离心时间，以确保离心后血浆血小板的数量在可接受范围内。

6.2 · 校准操作：具体操作见《凝血分析仪校准标准操作规程》。

7. 操作步骤

仪器操作参阅《凝血分析仪标准操作规程》。

8. 质量控制

详见《室内质量控制程序》。

9. 被测量值的测量不确定度

$$U = \sqrt{(k_1 \times SD_1)^2 + (k_2 \times SD_2)^2 + (k_3 \times SD_3)^2 + \cdots\cdots}$$

式中：U，日常检测中的扩展不确定度；k_1、k_2、k_3，合适的修正因子（95％置信水平通常为 2）；SD_1、SD_2、SD_3，测量结果的标准差。

10. 生物参考区间

10.1·报告方式：纤维蛋白(原)降解产物 FDP(mg/L)。

10.2·参考区间：≤5 mg/L。

注意：① 不同来源和制备方法的试剂、不同仪器对检测结果影响大，差异较大，各实验室应根据自己的特定人群、仪器及试剂，参照 WS/T 402 建立实验室参考区间（详见《生物参考区间和临床决定限管理程序》）；② 当条件有变化时，如试剂敏感度差异明显，应重新建立或验证新试剂批号的参考区间。

11. 检验结果的可报告区间

可报告区间及复检条件由各实验室根据仪器设备、试剂、人群特征和科室情况自行确立，合理应用。

12. 危急值

12.1·临界值依赖于临床表现和临床需求，每个实验室应确定适当的阈值，根据试剂性能并结合利益相关者(如血液科医生、麻醉科医生、外科医生等)共同制定。

12.2·危急值范围由各实验室根据仪器设备、试剂、人群特征和科室情况自行确立，合理应用，制定与应用参考 ICSH 指南。如遇危急值，应上报临床科室，并记录在《危急值报告记录表》，电话上报时接听者需复述。危急值结果报告参照《危急值报告管理程序》执行。

13. 临床意义

13.1·FDP 升高：见于原发性纤溶亢进及继发性纤溶亢进如 DIC、深静脉血栓、肺栓塞、急性早幼粒细胞白血病、溶栓治疗、器官移植排斥反应等，FDP 可达 40 mg/L 以上。也可见于某些恶性肿瘤、肾肝疾病及某些急性感染、妊娠期高血压、外伤及外科手术后，FDP 常轻度增高 20～40 mg/L。

13.2·FDP 降低：遗传性纤溶性降低，纤溶酶原异常或纤溶酶原活化素释放异常，α_2 抗纤溶酶增多。

14. 注意事项

14.1·采血时混入组织液，采血管填充不足，或枸橼酸钠不足，混合不均匀，无法得到正确结果。血清标本可使用凝血酶和含抑肽酶的 FDP 专用采血管。

14.2·类风湿因子强阳性、异嗜性抗体存在可能导致 FDP 假阳性。

14.3·标本采集后的全血标本宜在 18～24℃尽快送检。新鲜标本采血离心后及时进行测试，4℃冰箱内保存不应超过 4 h，冷冻标本冷冻前需 2 次离心，尽可能去除血浆中血小板。

14.4·脂血标本可使用高速离心法(室温下 10 000 g 离心 10 min)减少干扰。

参考文献

[1] 许文荣，林东红.临床基础检验学技术[M].6 版.北京：人民卫生出版社，2015.

[2] 尚红，王毓三，申子瑜.全国临床检验操作规程[M].4 版.北京：人民卫生出版社，2015.

[3] 中国合格评定国家认可委员会.医学实验室质量和能力认可准则的应用要求：CNAS-CL02-A001：2023[S/OL].(2023-08-01)[2023-09-26].https://www.cnas.org.cn/rkgf/sysrk/rkyyzz/2023/08/912141.shtml.

（李　丽）

抗凝血酶(AT)测定标准操作规程

××医院检验科临检实验室作业指导书		文件编号：××-JYK-××-××-×××	
版次/修改：第　　版/第　　次修改		生效日期：	共　页　第　页
编写人：		审核人：	批准人：

1. 目的

规范抗凝血酶(AT)测定的操作过程,确保检验结果准确、可靠。

2. 原理

2.1·方法：发色底物法,ELISA法或免疫透射比浊法。

2.2·原理：AT是体内主要的生理性抗凝蛋白,主要作用于凝血酶和因子Ⅹa发挥抗凝活性。抗凝血酶测定分血浆中AT的活性检测和AT定量检测。常用的AT活性水平检测是在乏血小板血浆中,加入肝素和过量的凝血酶,待测血浆与肝素和过量凝血酶共同孵育,剩余凝血酶通过对合成产色底物的酶促反应来定量,此时凝血酶与血浆中AT活性水平成反比。

3. 标本采集

3.1·标本类型：静脉血。

3.2·标本要求

3.2.1　使用对凝血因子无激活作用的塑料制品或者硅化玻璃容器。如果使用注射器,需要使用小容量注射器($\leqslant$20 mL),推荐采用含抗凝剂的真空采血装置。

3.2.2　标本采集推荐使用109 mmol/L(3.2%)枸橼酸钠抗凝剂,抗凝剂/血液体积比为1：9。采集量偏离应小于10%。血细胞比容(HCT)$\geqslant$0.55时,应对患者血液中的枸橼酸钠终浓度进行调整。公式为：$X = (100 - HCT \times 100)/(595 - HCT \times 100)$,其中X为单位体积血液所需的抗凝剂体积数。对于HCT$\leqslant$0.20,目前无足够数据用于确定枸橼酸浓度的调节。

3.2.3　止血带不可束缚过紧,时间不超过1 min,不可反复拍打采血部位和反复穿刺,尽量避免组织液混入血液中。同一患者采集多管血液样本时,顺序如下：血培养瓶、枸橼酸钠抗凝管、血清采血管、肝素抗凝管、EDTA抗凝管和葡萄糖酵解抑制采集管。使用蝶翼针者且仅采集一管枸橼酸钠抗凝标本时,应使用一管无添加剂采血管在枸橼酸钠抗凝管前用于预充采血管路,预充管无需完全充满并在采血完成后弃去。

3.2.4　标本采集完至少颠倒混匀4次。标本宜置于室温(18~24℃),分离血浆宜在采血后1 h内完成,离心机温度应在18~24℃,使用乏血小板血浆PPP(离心力2 000 g,离心时间10 min)进行检测,离心机应使用甩平式转头减少血小板的重新混合。实验室应每6个月验证乏血小板血浆的血小板浓度,血小板浓度应＜10×10⁹/L。

3.2.5　采血到测定不得超过4 h。如果无法在采集后4 h内检测,应将分离血浆移入洁净、干燥、不导致接触激活的容器(如聚丙烯材质),可加螺旋封口的管子,-20℃(最多可保存2周)或-70℃(最多可保存6个月)保存,冷冻血浆应在37℃水浴中迅速融化后轻轻混匀立即测定,禁止反复冻融。

3.2.6　溶血、黄疸、脂血和凝固标本影响结果,应重新采血。重采仍不能改变的溶血和较明显的黄疸及脂血标本可改用手工法或非比浊法凝血仪测定,应有程序说明处理干扰因素的替代方案。

4. 仪器和试剂

4.1·仪器:凝血分析仪。

4.2·试剂:凝血酶试剂、发色底物、肝素、定标血浆。

4.2.1　储存和稳定性:未开封试剂于 2~8℃ 保存至有效期,使用前宜在室温下回温,按说明书要求进行配制。

4.2.2　试剂准备:试剂使用去离子水或专用复溶液按说明书进行复溶,室温静置 30 min 完全溶解后,上机前试剂轻轻颠倒混匀,应避免形成气泡。试剂复溶后的稳定和储存应符合试剂说明要求,保存和使用不当将影响测试结果。

5. 性能参数

批内和日间精密度要求达到试剂生产厂商的说明书要求。

6. 校准

6.1·校准时机:凝血分析仪校准周期为每年 1 次。① 凝血分析仪投入使用前(新安装或旧仪器重新启用)、更换部件维修后可能对检测结果准确性有影响时、仪器搬动后需确认检测结果可靠性时、室内质控显示系统检测结果有漂移时(排除仪器故障和试剂影响因素后)、比对结果超出允许范围、实验室认为需进行校准的其他情况等;② 用于凝血分析的离心机至少每 6 个月校准一次。离心机维修后,应验证离心力和离心时间,以确保离心后血浆血小板的数量在可接受范围内。

6.2·校准操作:具体操作见《凝血分析仪校准标准操作规程》。

7. 操作步骤

仪器操作参阅《凝血分析仪标准操作规程》。

8. 质量控制

详见《室内质量控制程序》。

9. 被测量值的测量不确定度

$$U = \sqrt{(k_1 \times SD_1)^2 + (k_2 \times SD_2)^2 + (k_3 \times SD_3)^2 + \cdots\cdots}$$

式中:U,日常检测中的扩展不确定度;k_1、k_2、k_3,合适的修正因子(95% 置信水平通常为 2);SD_1、SD_2、SD_3,测量结果的标准差。

10. 生物参考区间

10.1·报告方式:AT 活性水平(%)。

10.2·参考区间:80%~120%。

注意:① 不同来源和制备方法的试剂、不同仪器对检测结果影响大,差异较大,各实验室应根据自己的特定人群、仪器及试剂,参照 WS/T 402 建立实验室参考区间(详见《生物参考区间和临床决定限管理程序》);② 当条件有变化时,如试剂敏感度差异明显,应重新建立或验证新试剂批号的参考区间。

11. 检验结果的可报告区间

可报告区间及复检条件由各实验室根据仪器设备、试剂、人群特征和科室情况自行确立,合理应用。

12. 危急值

12.1·临界值依赖于临床表现和临床需求,每个实验室应确定适当的阈值,根据试剂性能并结合利益相关者(如血液科医生、麻醉科医生、外科医生等)共同制定。

12.2·危急值范围由各实验室根据仪器设备、试剂、人群特征和科室情况自行确立,合理应用,制定与应用参考 ICSH 指南。如遇危急值,应上报临床科室,并记录在《危急值报告记录表》,电话上报时接听者需复述。危急值结果报告参照《危急值报告管理程序》执行。

13. 临床意义

13.1·AT 活性水平降低:见于遗传性 AT 缺陷和获得性 AT 缺陷,获得性 AT 缺陷见于严重的肝脏疾病,消耗过多如 DIC、VTE 等。丢失过多见于肾病综合征。AT 活性<50%有利于血栓形成,可以肝病的早期预防和诊断血栓性疾病依据。血透患者长期肝素治疗后血浆 AT 消耗增多,可导致 AT 活性下降。

13.2·AT 活性升高:血友病、口服抗凝药、使用黄体酮类药物。

13.3·诊断 DIC:AT 活性水平为非显性 DIC 诊断的特殊指标,比 PT、APTT、FIB 具有更高的敏感性,用于动态监测 DIC。急性白血病 AT 活性水平降低可视为 DIC 发生的信号。

13.4·临床肝素治疗监测:AT 活性下降,肝素抗凝活性降低,AT 活性低于 30%,肝素基本无作用,避免不必要的肝素治疗及治疗无效。

14. 注意事项

14.1·采血时混入组织液,采血管填充不足,或枸橼酸钠不足,混合不均匀,无法得到正确结果。标本采集后的全血标本宜在 18~24℃尽快送检,4 h 内检测。冰冻血浆应足够时间以完全溶解,避免反复冻融。

14.2·脂血标本可使用高速离心法(室温下 10 000 g,离心 10 min)减少干扰。

14.3·标本内的凝血酶抑制物(如水蛭素、阿加曲班等)可导致 AT 活性水平增高。

14.4·不能使用肝素抗凝管抗凝。

14.5·AT 活性水平和抗原定量同时检测,可用于先天性 AT 缺陷分型。

参考文献

[1] 许文荣,林东红.临床基础检验学技术[M].6 版.北京:人民卫生出版社,2015.
[2] 尚红,王毓三,申子瑜.全国临床检验操作规程[M].4 版.北京:人民卫生出版社,2015.
[3] 中国合格评定国家认可委员会.医学实验室质量和能力认可准则的应用要求:CNAS-CL02-A001:2023[S/OL].(2023-08-01)[2023-09-26].https://www.cnas.org.cn/rkgf/sysrk/rkyyzz/2023/08/912141.shtml.
[4] 国家卫生健康委员会.临床血液与体液检验基本技术标准:WS/T 806—2022[S/OL].(2022-11-02)[2023-09-26].http://www.nhc.gov.cn/wjw/s9492/202211/a52a0547d22741ff956af0cf7a4ca66d.shtml.

(李　丽)

D-二聚体测定标准操作规程

××医院检验科临检实验室作业指导书		文件编号：××-JYK-××-××-×××	
版次/修改：第　　版/第　　次修改		生效日期：	共　　页　第　　页
编写人：	审核人：		批准人：

1. 目的

规范 D-二聚体测定的操作过程，保证检测结果的准确性。

2. 原理

2.1·方法：ELISA 法、乳胶免疫比浊法等。

2.2·原理：纤维蛋白原在凝血酶和Ⅷa作用下形成交联纤维蛋白，D-二聚体是交联纤维蛋白的纤溶产物。抗 D-二聚体单克隆抗体与待检血浆中的 D-二聚体特异性结合，产生凝集使得反应体系浊度增加，通过测定吸光度变化可反映受检血浆中 D-二聚体的含量。以 D-二聚体标准品连续稀释后测定绘制标准曲线，查阅标准曲线得到样本 D-二聚体的含量。

3. 标本采集

3.1·标本类型：静脉血。

3.2·标本要求

3.2.1　使用对凝血因子无激活作用的塑料制品或者硅化玻璃容器。如果使用注射器，需要使用小容量注射器（≤20 mL），推荐采用含抗凝剂的真空采血装置。

3.2.2　标本采集推荐使用 109 mmol/L（3.2%）枸橼酸钠抗凝剂，抗凝剂/血液体积比为1∶9。采集量偏离应小于 10%。血细胞比容（HCT）≥0.55 时，应对患者血液中的枸橼酸钠终浓度进行调整。公式为：$X = (100 - HCT \times 100)/(595 - HCT \times 100)$，其中 X 为单位体积血液所需的抗凝剂体积数。对于 HCT≤0.20，目前无足够数据用于确定枸橼酸浓度的调节。

3.2.3　止血带不可束缚过紧，时间不超过 1 min，不可反复拍打采血部位，不可使组织液混入血液中。同一患者采集多管血液样本时，顺序如下：血培养瓶、枸橼酸钠抗凝管、血清采血管、肝素抗凝管、EDTA 抗凝管和葡萄糖酵解抑制采集管。使用蝶翼针者且仅采集一管枸橼酸钠抗凝标本时，应使用一管无添加剂采血管在枸橼酸钠抗凝管前用于预充采血管路，预充管无需完全充满并在采血完成后弃去。

3.2.4　标本采集完至少颠倒混匀 4 次。标本宜置于室温下（18～24℃），分离血浆宜在采血后 1 h 内完成，离心机温度应在 18～24℃，使用乏血小板血浆（离心力 2 000 g，离心时间10 min）进行检测，离心机应使用甩平式转头减少血小板的重新混合。实验室应每 6 个月验证乏血小板血浆的血小板浓度，血小板浓度应＜10×10^9/L。

3.2.5　采血到测定不得超过 4 h。如果无法在采集后 4 h 内检测，应将分离血浆移入洁净、干燥、不导致接触激活的容器（如聚丙烯材质），可加螺旋封口的管子，-20℃（最多可保存 2 周）或-70℃（最多可保存 6 个月）保存，冷冻血浆应在 37℃水浴中迅速融化后轻轻混匀立即测定。

3.2.6　溶血、黄疸、脂血和凝固标本影响结果，应重新采血。重采仍不能改变的溶血和较明显的黄疸及脂血标本可改用手工法或非比浊法凝血仪测定，应有程序说明处理干扰因素的替代方案。

4. 仪器和试剂

4.1·仪器：凝血分析仪。

4.2·试剂：抗人 D-二聚体的单克隆抗体、D-二聚体标准品。

4.2.1 储存和稳定性：未开封试剂于 2～8℃保存至有效期，使用前宜在室温下回温，按说明书要求进行配制。

4.2.2 试剂准备：试剂使用去离子水或专用复溶液按说明书进行复溶，室温静置 30 min 完全溶解后，上机前试剂轻轻颠倒混匀，应避免形成气泡。试剂复溶后的稳定和储存应符合试剂说明要求，保存和使用不当将影响测试结果。

5. 性能参数

5.1·精密度

5.1.1 方法

5.1.1.1 批内精密度：取正常和异常的临床样本或者质控品各 1 支，每支样本按常规方法重复测 11 次，计算后 10 次检测结果的算术平均值和标准差，计算变异系数。

5.1.1.2 日间精密度：至少使用 2 个浓度水平（包含正常和异常水平），在检测当天至少进行 1 次室内质控，剔除失控数据后按批号或者月份计算在控数据的变异系数。

5.1.2 判断标准，批内和日间精密度除要求达到试剂生产厂商的说明书要求外（表1）。

表1 D-二聚体检测精密度要求

检 测 项 目	D-二聚体	变异系数
批内精密度要求	正常样本	≤15.0%
	异常样本	≤10.0%
日间精密度要求	正常样本	≤15.0%
	异常样本	≤15.0%

注：当 D-二聚体用于 VTE 排除诊断时，临界值水平检测结果的日间精密度应≤7.5%

5.2·敏感度和阴性预测值：使用 D-二聚体排除 VTE，其临界值分析应符合下表要求。

敏感度	≥97%
阴性预测值	≥98%
阴性预测值 95%可信区间下限	≥95%

5.3·线性验证：线性回归方程的斜率在 $1±0.5$ 范围内，相关系数 $r≥0.975$，标本稀释后实际检测值与理论值的偏差应≤15%；除应符合试剂生产厂商说明书规定的线性范围内外也应满足上述要求。

6. 校准

6.1·校准时机：凝血分析仪校准周期为每年 1 次。① 凝血分析仪投入使用前（新安装或旧仪器重新启用）、更换部件维修后可能对检测结果准确性有影响时、仪器搬动后需确认检测结果可靠性时、室内质控显示系统检测结果有漂移时（排除仪器故障和试剂影响因素后）、比对结果超出允许范围、实验室认为需进行校准的其他情况等;② 用于凝血分析的离心机至少每 6 个月校准一次。离心机维修后,应验证离心力和离心时间,以确保离心后血浆血小板的数量在可接受范围内。

6.2·校准操作:具体操作见《凝血分析仪校准标准操作规程》。

7. 操作步骤

仪器操作参阅《凝血分析仪标准操作规程》。

8. 质量控制

详见《室内质量控制程序》。

9. 被测量值的测量不确定度

$$U = \sqrt{(k_1 \times SD_1)^2 + (k_2 \times SD_2)^2 + (k_3 \times SD_3)^2 + \cdots\cdots}$$

式中:U,日常检测中的扩展不确定度;k_1、k_2、k_3,合适的修正因子(95% 置信水平通常为 2);SD_1、SD_2、SD_3,测量结果的标准差。

10. 生物参考区间

10.1·报告方式:D-二聚体结果采用的方式纤维蛋白原当量单位(Fibrinogen equivalent unit,FEU)或 D-二聚体单位(D-dimerunit,DDU),单位选择(mg/L、μg/mL 或 ng/mL),实验室宜使用厂家推荐的报告方式,不宜进行不同报告方式的转换(表 2)。

表 2　D-二聚体测定转换单位和转换系数

厂 家 单 位	最终单位	转化系数	计 算 公 式
FEU ng/mL	DDU ng/mL	0.5	1 FEU ng/mL = 0.5 DDU ng/mL
FEU ng/mL	DDU μg/mL	0.000 5	1 FEU ng/mL = 0.000 5 DDU μg/mL
FEU μg/mL	FEU ng/mL	1 000	1 FEU μg/mL = 1 000 FEU ng/mL
DDU ng/mL	FEU ng/mL	2	1 DDU ng/mL = 2 FEU ng/mL
DDU μg/mL	FEU ng/mL	2 000	1 DDU μg/mL = 2 000 FEU ng/mL
DDU μg/mL	DDU ng/mL	1 000	1 DDU μg/mL = 1 000 DDU ng/mL

10.2·参考区间:DDU 的参考范围为 1.0 μg/mL,FEU 参考范围为 0.5 μg/mL,正常成人 0.02~0.4 mg/L,>0.5 mg/L 有临床意义。

注意:① 不同来源和制备方法的试剂、不同仪器对检测结果影响大,差异较大,各实验室应根据自己的特定人群、仪器及试剂,参照 WS/T 402 建立实验室参考区间(详见《生物参考区间和临床决定限管理程序》);② 当条件有变化时,如试剂敏感度差异明显,应重新建立或验证新试剂批号的参考区间;③ 妊娠或老年人,D-二聚体含量升高,宜对特定人群的参考区间进行验证。

11. 检验结果的可报告区间

可报告区间及复检条件由各实验室根据仪器设备、试剂、人群特征和科室情况自行确立,合理应用。

12. 危急值

12.1·临界值依赖于临床表现和临床需求,每个实验室应确定适当的阈值,根据试剂性能并结合利益相关者(如血液科医生、麻醉科医生、外科医生等)共同制定。

12.2 · 危急值范围由各实验室根据仪器设备、试剂、人群特征和科室情况自行确立,合理应用,制定与应用参考 ICSH 指南。如遇危急值,应上报临床科室,并记录在《危急值报告记录表》,电话上报时接听者需复述。危急值结果报告参照《危急值报告管理程序》执行。

13. 临床意义

13.1 · D-二聚体增高:可见于深静脉血栓、DIC、肺栓塞、重症肝炎和溶栓药物治疗、输血反应等,也可见于手术后、肿瘤、烧伤、创伤、自身免疫病、妊娠、先兆子痫和高龄人群。

13.2 · 血栓疾病诊断:血栓前状态和血栓性疾病,D-二聚体都增高。D-二聚体有较高的阴性预测值,可用于排除血栓性疾病 VTE,但陈旧性血栓患者或纤溶活性低下可以不高。

13.3 · 抗凝药物监测:血栓溶解,D-二聚体初期升高;溶解完毕,可逐渐降低。

13.4 · 鉴别原发性和继发性纤溶亢进:原发性纤溶亢进 D-二聚体阴性,继发性纤溶 D-二聚体阳性。

14. 注意事项

14.1 · 采血时混入组织液,采血管填充不足,或枸橼酸钠不足,混合不均匀,无法得到正确结果。如需血清标本可使用凝血酶和含抑肽酶的 FDP 专用采血管。

14.2 · 较高的 FDP 和类风湿因子浓度、血浆中存在异嗜性抗体、副蛋白血症(如多发性骨髓瘤)可能使 D-二聚体水平假性增高。稀释法、异嗜性抗体封闭剂或更换检测系统可排除部分干扰因素。

14.3 · 试剂中使用叠氮钠作为保护剂,倒废液时应使用大量的水冲洗管道。

14.4 · 在选择 D-二聚体试剂和仪器时,应考虑检测结果的实际用途,宜选择配套的符合标准的检测系统,用于 VTE 诊断的试剂应有临界值标示且经产品注册审批部门批准。半定量方法和 POCT 检测方法不适用于 VTE 的排除诊断。

14.5 · D-二聚体宜使用厂家推荐的报告单位,不进行转换。参考区间和临界值应在报告中注明。更换不同试剂后,应注意报告方式、参考区间、临界值的改变和验证,与临床及时沟通。

14.6 · 溶血可以导致 D-二聚体检测结果假性升高,如果结果在临界值以下可不拒收,如在临界值以上,应拒收重测。标本中低浓度的游离血红蛋白 <3.0 g/L 对 D-二聚体检测的干扰一般是可以接受的。对此类标本的拒收原则建议结合制造商声明和实验室的质量规则或操作程序决定。

14.7 · 标本浓度值超过检测范围时,可用生理盐水稀释后重新检测。

14.8 · 脂血标本可使用高速离心法(室温下 10 000 g 离心 10 min)减少干扰,或换不同检测系统。

参考文献

[1] 尚红,王毓三,申子瑜.全国临床检验操作规程[M].4 版.北京:人民卫生出版社,2015.

[2] 中国合格评定国家认可委员会.医学实验室质量和能力认可准则的应用要求:CNAS-CL02-A001:2023[S/OL].(2023-08-01)[2023-09-26].https://www.cnas.org.cn/rkgf/sysrk/rkyyzz/2023/08/912141.shtml.

(李 丽)

凝血因子活性测定标准操作规程

××医院检验科临检实验室作业指导书	文件编号：××-JYK-××-××-×××
版次/修改：第　　版/第　　次修改	生效日期：　　　　　共　页　第　页
编写人：	审核人：　　　　　批准人：

1. 目的

规范凝血因子活性测定的操作过程,确保检验结果的准确。

2. 原理

2.1·方法：凝固法或发色底物法。

2.2·原理

2.2.1　一期法原理：基于待检血浆对于乏因子血浆所导致凝固时间(PT 或 APTT)延长的纠正能力,将稀释后的待测血浆与乏因子血浆混合后进行 PT 或者 APTT 测。通过标准已知凝血因子活性的血浆进行系列稀释与乏因子血浆混合后进行 PT 或 APTT 检测建立的标准曲线,可以得出待测血浆凝血因子活性,是最常用的凝血因子活性检测方法。基于 PT 检测的凝血因子：Ⅱ、Ⅴ、Ⅶ、Ⅸ。基于 APTT 检测的凝血因子：Ⅷ、Ⅸ、Ⅺ、Ⅻ。

2.2.2　二期法原理：适用因子Ⅷ和Ⅸ活性测定。因子Ⅷ与Ⅸa 形成复合物活化 X 因子,通过检测生成的因子 Xa 的量可以计算因子Ⅷ水平。待测标本与含磷脂、钙离子、Ⅸa 和 X 的试剂进行孵育,然后加入过量凝血酶和纤维蛋白原,检测纤维蛋白凝块形成的时间,通过对已知凝血因子建立的定标曲线获得待测标本的凝血因子活性(或加入因子 Xa 的发色底物,测定吸光度值经过计算得到凝血因子的活性)。

3. 标本采集

3.1·标本类型：静脉血。

3.2·标本要求

3.2.1　使用对凝血因子无激活作用的塑料制品或者硅化玻璃容器。如果使用注射器,需要使用小容量注射器≤20 mL,推荐采用含抗凝剂的真空采血装置。

3.2.2　标本采集推荐使用 109 mmol/L(3.2%)枸橼酸钠抗凝剂,抗凝剂/血液体积比为1:9。采集量偏离应小于10%。血细胞比容(HCT)≥0.55 时,应对患者血液中的枸橼酸钠终浓度进行调整。公式为：$X = (100 - HCT \times 100)/(595 - HCT \times 100)$,其中 X 为单位体积血液所需的抗凝剂体积数。对于 HCT≤0.20,目前无足够数据用于确定枸橼酸浓度的调节。

3.2.3　止血带不可束缚过紧,时间不超过 1 min,不可反复拍打采血部位和反复穿刺,尽量避免组织液混入血液中。同一患者采集多管血液样本时,顺序如下：血培养瓶、枸橼酸钠抗凝管、血清采血管、肝素抗凝管、EDTA 抗凝管和葡萄糖酵解抑制采集管。使用蝶翼针且仅采集一管枸橼酸钠抗凝标本时,应使用一管无添加剂采血管在枸橼酸钠抗凝管前用于预充采血管路,预充管无需完全充满并在采血完成后弃去。

3.2.4　标本采集完至少颠倒混匀 4 次。标本宜置于室温(18~24℃),分离血浆宜在采血后 1 h 内完成,离心机温度应在 18～24℃,使用乏血小板血浆(离心力 2 000 g,离心时间 10 min)进行检测,离心机应使用甩平式转头减少血小板的重新混合。实验室应每 6 个月验证乏血小板血浆的血小板浓度,血小板浓度应＜10×10⁹/L。

3.2.5 采血到测定不得超过 4 h。如果无法在采集后 4 h 内检测,应将分离血浆移入洁净、干燥、不导致接触激活的容器(如聚丙烯材质),-20℃(最多可保存 2 周)或-70℃(最多可保存 6 个月)保存,冷冻血浆应在 37℃ 水浴中迅速融化后轻轻混匀立即测定,禁止反复冻融。

3.2.6 溶血、黄疸、脂血和凝固标本影响结果,应重新采血。重采仍不能改变的溶血和较明显的黄疸及脂血标本可改用手工法或非比浊法凝血仪测定,应有程序说明处理干扰因素的替代方案。

4. 仪器和试剂

4.1·仪器:凝血分析仪。

4.2·试剂:PT 试剂、APTT 试剂、氯化钙、乏因子血浆、定标血浆、发色底物等。

4.2.1 储存和稳定性:未开封试剂于 2～8℃ 保存至有效期,使用前宜在室温下回温,按说明书要求进行配制。

4.2.2 试剂准备:试剂使用去离子水或专用复溶液按说明书进行复溶,室温静置 30 min 完全溶解后,上机前试剂轻轻颠倒混匀,应避免形成气泡。试剂复溶后的稳定和储存应符合试剂说明要求,保存和使用不当将影响测试结果。

5. 性能参数

5.1·精密度

5.1.1 方法

5.1.1.1 批内精密度:取正常和异常的临床样本或者质控品各 1 支,每支样本按常规方法重复测 11 次,计算后 10 次检测结果的算术平均值和标准差,计算变异系数。

5.1.1.2 日间精密度:至少使用 2 个浓度水平(包含正常和异常水平),在检测当天至少进行 1 次室内质控,剔除失控数据后按批号或者月份计算在控数据的变异系数。

5.1.2 判断标准(表 1)

表 1 凝血因子检测精密度要求

检测项目	检测项目	变 异 系 数	
		内源性凝血因子 (APTT 途径)	外源性凝血因子 (PT 途径)
批内精密度要求	正常样本	≤10.0%	≤10.0%
	异常样本	≤10.0%	≤10.0%
日间精密度要求	正常样本	≤15.0%	≤15.0%
	异常样本	≤15.0%	≤15.0%

5.2·准确度

5.2.1 方法:将标准物质稀释至预期浓度水平并至少重复检测 10 次,计算检测结果的均值与靶值的相对偏差。

5.2.2 判断标准：以国际或商业标准物质与理论值的偏倚为评价指标，以相对偏差表示。相对偏差应≤15％。

5.3·定标曲线：定标曲线的线性回归方程 r 值应在 $0.998\sim1.000$，斜率应在 $0.9\sim1.1$。采用手工法或者半自动方法进行因子测定时，每批次需建立本批次的定标曲线，全自动检测方法需在设备调整、室内质控失控、试剂批号更换的情况下重新建立定标曲线。对低值标本（凝血因子活性水平＜5％）应建立低值标准曲线。

6. 校准

6.1·校准时机：凝血分析仪校准周期为每年一次。① 凝血分析仪投入使用前（新安装或旧仪器重新启用）、更换部件维修后可能对检测结果准确性有影响时、仪器搬动后需确认检测结果可靠性时、室内质控显示系统检测结果有漂移时（排除仪器故障和试剂影响因素后）、比对结果超出允许范围、实验室认为需进行校准的其他情况等；② 用于凝血分析的离心机至少每 6 个月校准一次。离心机维修后，应验证离心力和离心时间，以确保离心后血浆血小板的数量在可接受范围内。

6.2·校准操作：具体操作见《凝血分析仪校准标准操作规程》。

7. 操作步骤

仪器操作参阅《凝血分析仪标准操作规程》。

8. 质量控制

详见《室内质量控制程序》。

9. 被测量值的测量不确定度

$$U = \sqrt{(k_1 \times SD_1)^2 + (k_2 \times SD_2)^2 + (k_3 \times SD_3)^2 + \cdots\cdots}$$

式中：U，日常检测中的扩展不确定度；k_1、k_2、k_3，合适的修正因子（95％置信水平通常为 2）；SD_1、SD_2、SD_3，测量结果的标准差。

10. 生物参考区间

10.1·报告方式：凝血因子活性（％或 IU/mL）。

10.2·各因子参考区间：Ⅱ 97.7％±16.7％，Ⅴ 102.4％±30.9％，Ⅶ 103％±17.3％，Ⅸ 103％±19.0％，Ⅷ 103％±25.7％，Ⅸ 98.1％±30.4％，Ⅺ 100％±18.4％，Ⅻ 92.4％±20.7％。

注意：① 不同来源和制备方法的试剂、不同仪器对检测结果影响大，差异较大，各实验室应根据自己的特定人群、仪器及试剂，参照 WS/T 402 建立实验室参考区间（详见《生物参考区间和临床决定限管理程序》）；② 当条件有变化时，如试剂敏感度差异明显，应重新建立或验证新试剂批号的参考区间。

11. 检验结果的可报告区间

可报告区间及复检条件由各实验室根据仪器设备、试剂、人群特征和科室情况自行确立，合理应用。

12. 危急值

12.1·临界值依赖于临床表现和临床需求，每个实验室应确定适当的阈值，根据试剂性能并结合利益相关者（如血液科医生、麻醉科医生、外科医生等）共同制定。

12.2·危急值范围由各实验室根据仪器设备、试剂、人群特征和科室情况自行确立,合理应用,制定与应用参考 ICSH 指南。如遇危急值,应上报临床科室,并记录在《危急值报告记录表》,电话上报时接听者需复述。危急值结果报告参照《危急值报告管理程序》执行。

13. 临床意义

13.1·因子Ⅸ活性降低:可见于血友病 B、维生素 K 缺乏症和肝脏疾病,或存在因子Ⅸ抑制物。血友病 BⅨ活性<1％为重度血友病,1％～5％为中度血友病,5％～25％为轻度血友病。维生素缺乏见维生素 K 拮抗剂、营养不良、维生素 K 吸收障碍或者代谢失调、抗生素使用、胆汁淤积等。

13.2·因子Ⅶ活性降低:先天性Ⅶ因子缺乏、维生素 K 拮抗剂、营养不良、维生素 K 吸收障碍或者代谢失调、抗生素使用、胆汁淤积等;可以见于口服抗凝药物、肝素治疗紊乱、纤溶及 DIC。

13.3·因子Ⅷ活性降低:见于血友病 A 或者存在Ⅷ因子抑制物。Ⅷ因子活性<1％为重度血友病,1％～5％为中度血友病,5％～40％为轻度血友病。因子Ⅷ活性增高:可见于血栓并发症、冠状动脉粥样硬化、肾衰、综合性炎症等。

13.4·因子Ⅴ活性降低:见于先天性 FV 缺乏或者存在 FV 抑制物;获得性Ⅴ因子缺乏伴其他凝血因子缺乏可见于肝脏疾病、纤溶或 DIC。

14. 注意事项

14.1·标本在室温 18～24℃运输和保存,4 h 内完成检测,全血标本 2～8℃保存,可导致Ⅷ因子冷激活而减低。如不能及时送检,应在分离血浆后置于 4℃冰箱 4 h 内完成检测。若使用冷藏标本,检测前应将标本于室温放置 15～20 min,使其恢复至室温。

14.2·采集前患者应处于平静和空腹状态。剧烈运动和应激反应可使Ⅷ活化,脂血可使Ⅶ因子活化。以光学原理的凝血仪器检测结果受干扰时,可改用手工或者磁珠原理凝血仪进行检测。

14.3·脂血标本可使用高速离心法(室温下 10 000 g,离心 10 min)减少干扰,或换不同检测系统。

14.4·采血时混入组织液,或枸橼酸钠不足、采血量不够(与标示相差>10％)、混合不均匀,或标本接受时间超过检测时间、采血量未达标、抗凝剂使用错误、溶血或凝固的标本应拒收。

14.5·乏因子血浆目标凝血因子活性应<0.01 IU/mL,其他凝血因子活性<0.5 IU/mL,定标血浆凝血因子活性为 1±0.2 IU/mL。实验室需对每个批次乏因子血浆进行验证。乏因子血浆应在冷藏(冻干形式)或冰冻(贮存－70℃冰箱)条件下妥善保存。

14.6·因子Ⅱ、Ⅴ、Ⅶ、Ⅷ、Ⅸ、Ⅹ、Ⅺ、Ⅻ的活性均可使用一期法进行检测,因子Ⅷ/Ⅸ活性检测还可使用二期法和发色底物法。若一期检测结果(如部分Ⅷ基因突变)与临床出血表现不符,可以改为二期法和发色底物法进行检查。当凝血因子存在结构异常时,可考虑抗原检测。

14.7·对于凝血因子基因改变、新疗法的应用、抑制物的产生及可能存在狼疮抗凝物等复杂情况,在对血友病的初诊和疗效监测中,单一的检测方法可能导致漏诊,应选择合适的试剂和方法学进行检测。样本中有抑制物存在时,受检测血浆稀释后形成的标本结果曲线可与定标曲线不平行,应做相关检查确定抑制物的存在情况,使用对抑制物不敏感的试剂进行检测。严重凝血因子缺乏应使用低值定标曲线进行测定。

14.8·冷冻血浆在实验室内运转必须保持在－20℃以下,避免反复冻融,因子ⅩⅢ受反复冻融的影响很大。

参考文献

［1］许文荣,林东红.临床基础检验学技术［M］.6 版.北京:人民卫生出版社,2015.
［2］尚红,王毓三,申子瑜.全国临床检验操作规程［M］.4 版.北京:人民卫生出版社,2015.
［3］中国合格评定国家认可委员会.医学实验室质量和能力认可准则的应用要求:CNAS－CL02－A001:2023［S/OL］.(2023－08－01)［2023－09－26］.https://www.cnas.org.cn/rkgf/sysrk/rkyyzz/2023/08/912141.shtml.
［4］国家卫生健康委员会.临床血液与体液检验基本技术标准:WS/T 806—2022［S/OL］.(2022－11－02)［2023－09－26］.http://www.nhc.gov.cn/wjw/s9492/202211/a52a0547d22741ff956af0cf7a4ca66d.shtml.

(李　丽)

血小板聚集功能测定标准操作规程

××医院检验科临检实验室作业指导书		文件编号：××-JYK-××-××-×××	
版次/修改：第　　版/第　　次修改		生效日期：	共　　页　第　　页
编写人：	审核人：		批准人：

1. 目的

规范血小板聚集功能测定的操作过程,保证检测结果的准确性。

2. 原理

2.1・方法：光学比浊法。

2.2・原理

2.2.1　血小板在体内通过黏附、聚集在血管内损伤部位,参与初级血栓形成。此可以在体外进行模拟,将诱导剂(胶原、花生四烯酸、腺苷二磷酸、肾上腺素和瑞斯托霉素)加入到有磁力搅拌的富血小板的待测血浆中。血小板聚集后出现透光度的增加(乏血小板血浆的透光率设定为100%),血小板聚集仪可以通过连续的光电信号转换而将血小板的聚集过程记录并显示,获得血小板聚集曲线的最大聚集率、不同时间的聚集百分比率等。

2.2.2　血小板聚集曲线分为初级和二期聚集波。在加入诱导剂之前,可见微小波动,加入诱导剂后,可见反应延迟或者垂直振荡,接着出现血小板的形态变化。血小板从开始聚集到出现大的聚集团块,聚集曲线不断上升为初级聚集波,当曲线上升接近停止时,出现曲线走势改变曾继续上升趋势,如产生血小板释放反应,则出现二期聚集波,如无释放反应,则血小板走势相反出现下降趋势(解聚)。初级聚集波是可逆而二期聚集波不可逆。

3. 标本采集

3.1・标本类型：静脉血。

3.2・标本要求

3.2.1　使用对凝血因子无激活作用的塑料制品或者硅化玻璃容器。如果使用注射器,需要使用小容量注射器($\leqslant$20 mL),推荐采用含抗凝剂的真空采血装置。

3.2.2　标本采集推荐使用109 mmol/L(3.2%)枸橼酸钠抗凝剂,抗凝剂/血液体积比为1：9。采集量偏离应小于10%。血细胞比容(HCT)$\geqslant$0.55时,应对患者血液中的枸橼酸钠终浓度进行调整。公式为：X=(100-HCT×100)/(595-HCT×100),其中X为单位体积血液所需的抗凝剂体积数。对于HCT$\leqslant$0.20,目前无足够数据用于确定枸橼酸浓度的调节。

3.2.3　标本采集使用19～21G针头。推荐不宜使用止血带,如需要止血带,止血带不可束缚过紧,见回血后立即释放止血带,不可反复拍打采血部位和反复穿刺,不可使组织液混入血液中。同一患者采集多管血液样本时,顺序如下：血培养瓶、枸橼酸钠抗凝管、血清采血管、肝素抗凝管、EDTA抗凝管和葡萄糖酵解抑制采集管。使用蝶翼针且仅采集一管枸橼酸钠抗凝标本时,应使用一管无添加剂采血管在枸橼酸钠抗凝管前用于预充采血管路,预充管无需完全充满并在采血完成后弃去。

3.2.4　标本采集完后颠倒混匀至少6次,不宜过度混匀或者搅拌。标本宜置于室温下

（18～24℃）加盖保存，标本不宜通过气动管道运输，标本检测宜在采血后 30 min 至 4 h 完成，不能冷冻或冷藏，离心机温度应在 18～24℃。使用富血小板血浆（离心力 200～250 g，离心时间 10 min）进行检测，当血小板计数超过 $600×10^9/L$ 时，应同时制备乏血小板血浆（离心力 2000 g，离心时间 10 min），使用自体乏血小板血浆应调整至 $(250～300)×10^9/L$，离心机应使用甩平式转头减少血小板的重新混合。实验室应每 6 个月验证乏血小板血浆的血小板浓度，血小板浓度应 $<10×10^9/L$。

3.2.5　溶血、黄疸、脂血和凝固标本影响结果，应重新采血。应有程序说明处理干扰因素的替代方案。

4. 仪器和试剂

4.1·仪器：血小板聚集仪或凝血分析仪。

4.2·试剂：胶原、花生四烯酸、腺苷二磷酸、肾上腺素、瑞斯托霉素等。

4.2.1　储存和稳定性：未开封试剂于 2～8℃保存至有效期，使用前宜在室温下回温，按说明书要求进行配制。花生四烯酸应避光保存。

4.2.2　试剂准备：试剂使用去离子水或专用复溶液按说明书进行复溶，室温静置 30 min 完全溶解后，上机前试剂轻轻颠倒混匀，应避免形成气泡。诱导剂配制后按日需用量进行分装后冻存。试剂复溶后的稳定和储存应符合试剂说明要求，保存和使用不当将影响测试结果。

5. 性能参数

5.1·精密度：批内和日间精密度要求应达到试剂生产厂商的说明书要求。

5.2·线性验证：线性回归方程的斜率在 $1±0.5$ 范围内，相关系数 $r≥0.98$，应符合试剂生产厂商说明书规定的线性范围要求。

6. 校准

6.1·校准时机：不同检测系统的检测结果存在较大差别，仪器性能评估、仪器校准/定标程序遵循产品说明书，校准周期至少每年一次，可根据科室仪器的实际使用情况和产品说明书要求确定校准周期，当产品说明书高于卫生行业标准时应遵循产品说明书。离心机至少每 6 个月校准一次。离心机维修后，应验证离心力和离心时间，以确保离心后血浆血小板的数量在可接受范围内。

6.2·校准操作：具体操作见《凝血分析仪校准标准操作规程》。

7. 操作步骤

仪器操作参阅《凝血分析仪标准操作规程》。

8. 质量控制

详见《室内质量控制程序》。

9. 被测量值的测量不确定度

$$U=\sqrt{(k_1×SD_1)^2+(k_2×SD_2)^2+(k_3×SD_3)^2+\cdots\cdots}$$

式中：U，日常检测中的扩展不确定度；k_1、k_2、k_3，合适的修正因子（95％置信水平通常为 2）；SD_1、SD_2、SD_3，测量结果的标准差。

10. 生物参考区间

血小板聚集功能可以提供报告参数或者提供图形参数。

10.1·报告方式

10.1.1 血小板最大聚集率（MAR）：用于判断有无聚集，公式为 $MAR = h1/h0 \times 100\%$（h1 为测量最大聚集时 PRP 基线的高度，h0 为 PRP 基线与 PPP 基线之间的高度）。

10.1.2 二相聚集：显示不可逆性聚集。

10.1.3 解聚：一相聚集后未发生血小板释放反应，聚集的血小板散开。

10.1.4 形态变化：添加诱导剂后，血小板产生形态变化。

10.2·参考区间：因检测系统、诱导剂种类和浓度不同，MAR 参考区间有显著差别。

注意：① 不同来源和制备方法的试剂、不同仪器对检测结果影响大，差异较大，各实验室应根据自己的检测体系、特定人群、仪器及试剂，参照 WS/T 402 建立实验室参考区间（详见《生物参考区间和临床决定限管理程序》）；② 当条件如诱导剂浓度、生产厂家和配制方式等有变化时，应重新建立参考区间。

11. 检验结果的可报告区间

可报告区间及复检条件由各实验室根据仪器设备、试剂、人群特征和科室情况自行确立，合理应用。

12. 危急值

12.1·临界值依赖于临床表现和临床需求，每个实验室应确定适当的阈值，根据试剂性能并结合利益相关者（如血液科医生、麻醉科医生、外科医生等）共同制定。

12.2·危急值范围由各实验室根据仪器设备、试剂、人群特征和科室情况自行确立，合理应用，制定与应用参考 ICSH 指南。如遇危急值，应上报临床科室，并记录在《危急值报告记录表》，电话上报时接听者需复述。危急值结果报告参照《危急值报告管理程序》执行。

13. 临床意义

13.1·遗传性血小板功能缺陷

13.1.1 血小板无力症：ADP、COL、AA 诱导的血小板聚集减低或者不聚集，RIS 诱导的血小板聚集正常。

13.1.2 血小板储存池缺陷：致密颗粒缺陷，ADP 诱导的血小板聚集减低，表现为二期聚集波缺失，甚至解聚；COL、AA 诱导的血小板聚集正常，α 颗粒缺陷，血小板聚集正常。

13.1.3 巨大血小板综合征：ADP、COL、AA 诱导的血小板聚集正常，RIS 诱导的血小板聚集减低或不聚集。

13.1.4 花生四烯酸减低：ADP 诱导的血小板聚集减低，COL、AA 不能诱导血小板聚集，RIS 诱导的血小板聚集正常。

13.1.5 低浓度 RIS 诱导血小板聚集增高对 2B 型血管性血友病（vWD）和血小板型 vWD 的诊断具有特异性。

13.2·获得性血小板功能缺陷：如肝硬化、尿毒症、部分骨髓增殖性肿瘤、部分白血病等。

13.3·药物影响：阿司匹林、氯吡格雷等影响血小板聚集。

13.4·血栓前和血栓性疾病：心肌梗死、脑血栓形成、动脉粥样硬化、高血压、高血脂、糖尿病等，ADP/COL/AA 诱导的血小板聚集率可增高。

13.5·抗血小板治疗监测：阿司匹林可选 AA 作为诱导剂，氯吡格雷选择 ADP 作为诱导剂，替罗非班导致除 RIS 诱导的血小板聚集率降低。

14. 注意事项

14.1·采血时混入组织液,采血管填充不足,或枸橼酸钠不足,混合不均匀,无法得到正确结果。

14.2·静脉采血使用至少 21 号针头,抽血时患者保持平静且空腹,避免剧烈运动,采血前避免进食高脂食物,采血前 2 h 禁止饮含咖啡因的饮料,采血前 30 min 内禁止吸烟,7~10 日不应使用影响血小板功能的药物如丹参、红花等中成药。注意经期、妊娠等生理因素对血小板功能的影响。

14.3·当血小板计数大于 600×10^9/L 时,应使用自体乏血小板血浆调整至($250 \sim 300$)$\times 10^9$/L。

14.4·标本处理应在 15~30 min 开始,2 h 内完成检查,最多不超过 4 h,或根据制造商说明。

14.5·待测标本需要在离心后静置 15 min 后进行检测。

14.6·标本不应该使用气动管道进行运输。

14.7·实验室应拒收存在严重溶血、采血时间过长、凝血的标本并有记录,离心后的血浆不应有溶血、黄疸、乳糜等浑浊物质,脂血标本要备注干扰因素。

14.8·离心后血浆取样要注意不要触及白膜层及红细胞。

参考文献

[1] 许文荣,林东红.临床基础检验学技术[M].6 版.北京:人民卫生出版社,2015.

[2] 尚红,王毓三,申子瑜.全国临床检验操作规程[M].4 版.北京:人民卫生出版社,2015.

[3] 中国合格评定国家认可委员会.医学实验室质量和能力认可准则的应用要求:CNAS‐CL02‐A001:2023[S/OL].(2023‐08‐01)[2023‐09‐26].https://www.cnas.org.cn/rkgf/sysrk/rkyyzz/2023/08/912141.shtml.

[4] 国家卫生健康委员会.临床血液与体液检验基本技术标准:WS/T 806—2022[S/OL].(2022‐11‐02)[2023‐09‐26].http://www.nhc.gov.cn/wjw/s9492/202211/a52a0547d22741ff956af0cf7a4ca66d.shtml.

[5] International Council for Standardization in Haematology. ICSH recommendations for processing of blood samples for coagulation testing[J].Int J Lab Hematol,2021,43:1272‐1283.

(李　丽)

蛋白 C/蛋白 S 测定标准操作规程

××医院检验科临检实验室作业指导书	文件编号：××-JYK-××-××-×××	
版次/修改：第　　版/第　　次修改	生效日期：	共　　页　第　　页
编写人：	审核人：	批准人：

1. 目的

规范蛋白 C/蛋白 S 测定操作过程,确保蛋白 C/蛋白 S 测定结果准确性。血浆蛋白 C(PC)和蛋白 S(PS)是抗凝系统中的重要蛋白,PS 是 PC 活化中重要的辅因子,当抗凝蛋白活性降低时易引起血栓性疾病。

2. 原理

方法：发色底物法,凝固法。

2.1·蛋白 C：激活剂作用于 PC,变成 PCa,PCa 作用于发色底物,通过颜色吸光度的变化,根据定标曲线,标本中吸光度线性降低与 PC 出现呈线性关系。

2.2·蛋白 S：PS 为 PC 辅因子,可活化蛋白 C(APC),灭活凝血因子 V 和 VIII,使凝血时间延长。在乏 PS 因子血浆试剂中加入待检测标本,检测凝固时间,如果待检标本中 PS 活性减低,则凝固时间缩短,反之则延长,通过标准曲线,可获知待检标本中 PS 活性。

3. 标本采集

3.1·标本类型：静脉血。

3.2·标本要求

3.2.1　使用对凝血因子无激活作用的塑料制品或者硅化玻璃容器。

3.2.2　标本采集应使用 109 mmol/L(浓度 3.2%)枸橼酸钠抗凝剂,抗凝剂/血液体积比为 1∶9,采血量为 2 mL。血细胞比容(HCT)>0.55 时,需对患者血液中的枸橼酸钠终浓度进行调整。公式为：$X = (100 - HCT \times 100)/(595 - HCT \times 100)$,其中 X 为单位体积血液所需的抗凝剂体积数。对于 HCT<0.20,目前无足够数据用于调节。

3.2.3　止血带不可束缚过紧,时间不超过 1 min,不可反复拍打采血部位,不可使组织液混入血液中。同一患者采集多管血液标本检测时,顺序如下：血培养瓶、枸橼酸钠抗凝管、血清采血管、肝素抗凝管、EDTA 抗凝管和葡萄糖酵解抑制采集管。使用蝶翼针或者仅采集一管枸橼酸钠抗凝标本时,应使用一管无添加剂采血管在枸橼酸钠抗凝管前用于预充采血管路,预充管无需完全充满并在采血完成后弃去。

3.2.4　标本采集完至少 180°轻轻颠倒混匀 4 次。标本宜置于室温(18~24℃),分离血浆宜在采血后 1 h 内完成,离心机温度应在 18~24℃,使用乏血小板血浆(离心力 2 000 g,离心时间 10 min)进行检测,离心机应使用甩平式转头减少血小板的重新混合。实验室应每 6 个月验证乏血小板血浆的血小板浓度,血小板浓度应<10×10^9/L。

3.2.5　采血到测定不得超过 4 h。如果无法在采集后 4 h 内检测,应将分离血浆移入洁净、干燥、不导致接触激活的容器(如聚丙烯材质),可加螺旋封口的管子,-20℃(最多可保存 2 周)或者-70℃(最多可保存 6 个月)保存,冷冻血浆应在 37℃水浴中迅速融化后轻轻混匀立即测定,禁止反复冻融导致纤维蛋白变性。

3.2.6　溶血、黄疸、脂血和凝固标本影响结果,应重新采血。重采仍不能改变的溶血和较明显的黄疸及脂血标本可改用手工法或非比浊法凝血仪测定,应有程序说明处理干扰因素的替代方案。

4. 仪器和试剂

4.1·仪器:凝血分析仪。

4.2·试剂:PC 试剂盒,PS 试剂盒。

4.2.1　储存和稳定性:未开封试剂于 2～8℃保存至有效期,使用前宜在室温下回温,按说明书要求进行配制。

4.2.2　试剂准备:试剂使用去离子水或专用复溶液按说明书进行复溶,室温静置 30 min 完全溶解后,上机前试剂轻轻颠倒混匀,应避免形成气泡。试剂复溶后的稳定和储存应符合试剂说明要求,保存和使用不当将影响测试结果。

5. 性能参数

5.1·最大检测范围:PC 0％～140％(未稀释标本);PS 10％～150％(未稀释标本)。

5.2·精密度:用正常质控血浆联系重复 10 次,PC/PS 的 CV≤10％,PC 批间精密度 CV≤10％,PC 批间精密度 CV≤15％。

5.3·准确度:用定值正常和异常浓度血浆,所得结果应在允许范围内;通过室间质量评价。

6. 校准

6.1·校准时机:凝血分析仪校准周期为每年 1 次。① 凝血分析仪投入使用前(新安装或旧仪器重新启用)、更换部件维修后可能对检测结果准确性有影响时、仪器搬动后需确认检测结果可靠性时、室内质控显示系统检测结果有漂移时(排除仪器故障和试剂影响因素后)、比对结果超出允许范围、实验室认为需进行校准的其他情况等;② 离心机至少每 6 个月校准 1 次。离心机维修后,应验证离心力和离心时间,以确保离心后血浆血小板的数量在可接受范围内。

6.2·校准操作:具体操作见《凝血分析仪校准标准操作规程》。

7. 操作步骤

仪器操作参阅《凝血分析仪标准操作规程》。

8. 质量控制

详见《室内质量控制程序》。

9. 被测量值的测量不确定度

$$U = \sqrt{(k_1 \times SD_1)^2 + (k_2 \times SD_2)^2 + (k_3 \times SD_3)^2 + \cdots\cdots}$$

式中:U,日常检测中的扩展不确定度;k_1、k_2、k_3,合适的修正因子(95％置信水平通常为 2);SD_1、SD_2、SD_3,测量结果的标准差。

10. 生物参考区间

10.1·报告方式:蛋白 S、蛋白 C 活性(％)。

10.2·参考区间:PC 70％～140％。PS 63.5％～149％。

注意：① 不同来源和制备方法的试剂、不同仪器对检测结果影响大，差异较大，各实验室应根据自己的特定人群、仪器及试剂，参照 WS/T 402 建立实验室参考区间（详见《生物参考区间和临床决定限管理程序》）；② 当条件有变化时，如试剂敏感度差异明显，应重新建立或验证新试剂批号的参考区间。

11. 检验结果的可报告区间

不适用。

12. 危急值

12.1·临界值依赖于临床表现和临床需求，每个实验室应确定适当的阈值，根据试剂性能并结合利益相关者（如血液科医生、麻醉科医生、外科医生等）共同制定。

12.2·危急值范围由各实验室根据仪器设备、试剂、人群特征和科室情况自行确立，合理应用，制定与应用参考 ICSH 指南。如遇危急值，应上报临床科室，并记录在《危急值报告记录表》，电话上报时接听者需复述。危急值结果报告参照《危急值报告管理程序》执行。

13. 临床意义

13.1·PC 和 PS 均由肝脏合成，严重肝病时活性减低。

13.2·遗传性 PC 缺乏症 PC 活性降低，有一定的家族史，是易栓症的高危因素之一。遗传性 PS 缺乏症 PS 活性降低，但家族史不明显，也是易栓症的高危因素之一。

13.3·PS 活性生物变异度较大，孕产妇中晚期常见降低。炎症情况下 PS 活性也可降低，男女差异较大，男性 PS 活性总体高于女性。

13.4·PS 活性采用凝固法，影响凝固活性药物会造成 PS 活性假性增高和降低。

13.5·PC 和 PS 活性增高，一般无太大临床意义，需排除药物影响。

14. 注意事项

14.1·严重溶血、黄疸、脂血等标本影响结果，应重新采血。

14.2·PS 试剂稳定性略差，应严格按照试剂盒说明书条件进行检测。

参考文献

[1] 尚红,王毓三,申子瑜.全国临床检验操作规程[M].4 版.北京：人民卫生出版社,2015.

（沈 薇）

血栓弹力图测定标准操作规程

××医院检验科临检实验室作业指导书		文件编号：××-JYK-××-××-×××	
版次/修改：第 版/第 次修改		生效日期：	共 页 第 页
编写人：	审核人：		批准人：

1. 目的

规范血栓弹力图测定的操作过程,确保检验结果准确、可靠。

2. 原理

2.1·方法：悬垂丝法。

2.2·原理

2.2.1 血栓弹力图(thromboela-stogram，TEG)能够反应血液凝固动态变化,从凝血因子激活、纤维蛋白形成、血小板聚集到纤溶的整个过程,可对凝血、纤溶、血小板功能进行全面检测。其原理是在37℃下将抗凝全血置于圆柱形的检测杯中,加入激活剂和钙离子启动凝血,检测杯以4°45′的角度和每9秒一周的速度匀速转动,接触血液的悬垂丝穿过杯盖连接扭力传感器,当血液凝固时,纤维蛋白-血小板黏附产生阻力影响悬垂丝的运动,当血块回缩或者溶解时,阻力解除,检测杯的运动不影响悬垂丝。悬垂丝的运动幅度通过机电传感器描绘呈图形即血栓弹力图。

2.2.2 通过检测杯中加入试剂类型和检测目的分为以下几种：普通TEG(高岭土)、快速TEG(高岭土、组织因子)、肝素酶杯(高岭土、肝素酶)、血小板图(AA、ADP、AA+ADP)。

3. 标本采集

3.1·标本类型：静脉血。

3.2·标本要求

3.2.1 使用对凝血因子无激活作用的塑料制品或者硅化玻璃容器。如果使用注射器,需要使用小容量注射器(≤20 mL),推荐采用含抗凝剂的真空采血装置。

3.2.2 标本采集应使用109 mmol/L(浓度3.2%)枸橼酸钠抗凝剂,抗凝剂/血液体积比为1∶9,采血量偏离应<10%。血细胞比容(HCT)≥0.55时,需对患者血液中的枸橼酸钠终浓度进行调整。公式为：$X=(100-HCT\times100)/(595-HCT\times100)$,其中X为单位体积血液所需的抗凝剂体积数。对于HCT≤0.20,目前无足够数据用于确定枸橼酸浓度的调节。

3.2.3 止血带不可束缚过紧,时间不超过1 min,不可反复拍打采血部位和反复穿刺,不可使组织液混入血液中。同一患者采集多管血液标本检测时,顺序如下：血培养瓶、枸橼酸钠抗凝管、血清采血管、肝素抗凝管、EDTA抗凝管和葡萄糖酵解抑制采集管。使用蝶翼针且仅采集一管枸橼酸钠抗凝标本时,应使用一管无添加剂采血管在枸橼酸钠抗凝管前用于预充采血管路,预充管无需完全充满并在采血完成后弃去。

3.2.4 标本采集完至少180°轻轻颠倒混匀4次,动作轻柔。

3.2.5 标本运送宜置于室温(18~24℃),注意保温和防止震动,严禁将标本放置低温冰箱保存,不适用气动管道系统进行传输。

4. 仪器和试剂

4.1 · 仪器：血栓弹力图分析仪。

4.2 · 试剂：仪器配套试剂（高岭土、组织因子、肝素酶、AA、ADP、氯化钙）。

4.2.1 储存和稳定性：未开封试剂于2～8℃保存至有效期，使用前宜在室温下回温，按说明书要求进行配制。

4.2.2 试剂准备：试剂使用去离子水或专用复溶液按说明书进行复溶，室温静置30 min完全溶解后，上机前试剂轻轻颠倒混匀，应避免形成气泡。试剂复溶后的稳定和储存应符合试剂说明要求，保存和使用不当将影响测试结果。

5. 性能参数

5.1 · 精密度

5.1.1 方法

5.1.1.1 批内精密度：取正常和异常的临床样本或者质控品各1支，每支样本按常规方法重复测11次，计算后10次检测结果的算术平均值和标准差，计算变异系数。

5.1.1.2 日间精密度：至少使用2个浓度水平（包含正常和异常水平），在检测当天至少进行一次室内质控，剔除失控数据后按批号或者月份计算在控数据的变异系数。

5.1.2 判断标准

5.1.2.1 批内精密度：应满足厂商承诺的仪器性能参数及能力验证/室间质评评价的1/4允许总误差：R≤6.25％，K≤6.25％，Angle≤5.00％，MA≤5.00％。

5.1.2.2 日间精密度：应满足厂商承诺的仪器性能参数及能力验证/室间质评评价的1/3允许总误差：R≤8.33％，K≤8.33％，Angle≤6.67％，MA≤6.67％。

5.2 · 准确度

5.2.1 方法：至少使用5份不同水平临床标本或质评物分别进行单次检测，计算每份结果与靶值偏差。

5.2.2 判断标准：应符合厂商承诺的仪器性能参数及能力验证/室间质评评价的允许总误差：R≤25.0％，K≤25.0％，Angle≤20.0％，MA≤20.0％，符合相对偏差的要求的比例应≥80％。

6. 校准

6.1 · 校准时机：血栓弹力图分析仪校准周期为每年1次。血栓弹力图分析仪投入使用前（新安装或旧仪器重新启用）、更换部件维修后可能对检测结果准确性有影响时、仪器搬动后需确认检测结果可靠性时、室内质控显示系统检测结果有漂移时（排除仪器故障和试剂影响因素后）、比对结果超出允许范围、实验室认为需进行校准的其他情况等。

6.2 · 校准操作：具体操作见《血栓弹力图分析仪校准标准操作规程》。

7. 操作步骤

参阅《血栓弹力图分析仪标准操作规程》。

8. 质量控制

详见《室内质量控制程序》。

9. 被测量值的测量不确定度

$$U = \sqrt{(k_1 \times SD_1)^2 + (k_2 \times SD_2)^2 + (k_3 \times SD_3)^2 + \cdots\cdots}$$

式中：U，日常检测中的扩展不确定度；k_1、k_2、k_3，合适的修正因子（95％置信水平通常为2）；SD_1、SD_2、SD_3，测量结果的标准差。

10. 生物参考区间

10.1·报告方式：结合TEG参数和TEG图形报告，并标注参数异常临床意义。

10.1.1　TEG参数

10.1.1.1　凝血反应时间（R，单位 min）：凝血启动到纤维蛋白凝块形成（振幅达20 mm）时间，反映凝血因子储备和活性。

10.1.1.2　血液凝固时间（K，单位 min）：R时间终点到振幅达20 mm所需时间，反应纤维蛋白原功能。

10.1.1.3　α角：从血凝块形成至描计图最大曲线弧度做切线与水平线的夹角，反应纤维蛋白原功能。

10.1.1.4　MA值（mm）：TEG图的最大幅度，反映血小板功能。

10.1.1.5　Ly30值（％）：MA值确定后30 min内血凝块消融的速率。

10.1.1.6　EPL（％）：MA值确定后30 min内血凝块消融的百分比。

10.1.1.7　凝血综合指数（CI）：反映凝血综合状态。

10.2·TEG图形：典型的TEG图改变可以快速得到诊断结果。

注意：① 不同来源和制备方法的试剂、不同仪器对检测结果影响大，差异较大，各实验室应根据自己的特定人群、仪器及试剂，参照WS/T 402建立实验室参考区间（详见《生物参考区间和临床决定限管理程序》）；② 当条件有变化时，如试剂敏感度差异明显，应重新建立或验证新试剂批号的参考区间。

11. 检验结果的可报告区间

可报告区间及复检条件由各实验室根据仪器设备、试剂、人群特征和科室情况自行确立，合理应用。

12. 危急值

12.1·临界值依赖于临床表现和临床需求，每个实验室应确定适当的阈值，根据试剂性能并结合利益相关者（如血液科医生、麻醉科医生、外科医生等）共同制定。

12.2·危急值范围由各实验室根据仪器设备、试剂、人群特征和科室情况自行确立，合理应用，制定与应用参考ICSH指南。如遇危急值，应上报临床科室，并记录在《危急值报告记录表》，电话上报时接听者需复述。危急值结果报告参照《危急值报告管理程序》执行。

13. 临床意义

13.1·反映凝血因子活性：R<4 min，高凝血因子活性；11 min<R<14 min，低凝血因子活性；R>14 min，极低凝血因子活性。

13.2·反映纤维蛋白原功能：α角<45°，低纤维蛋白原水平/功能低下；K<1 min，α角>72°，纤维蛋白原水平/功能增高；K>3 min，α角<53°，纤维蛋白原水平/功能降低。

13.3·反映血小板功能：41 mm<MA<45 mm，血小板功能重度减低；46 mm<MA<54 mm，较低血小板功能；MA≤40 mm 极低血小板功能；MA>73 mm，血小板功能亢进。R<4 min 和MA>73 mm，高凝血因子活性和血小板功能亢进。

13.4·反应高凝和纤溶状态：CI<－3 为低凝、>－3 且<＋3 为正常、>＋3 为高凝；

Ly30≥7.5％,CI＜1.0,原发性纤维蛋白溶解亢进;Ly30≥7.5％,CI＞3.0,继发性纤维蛋白溶解亢进;Ly30＜7.5％,CI＞3.0,血栓前状态。

13.5·典型的 TEG 图改变

TEG 图形	诊　断
	正常,R 值、K 值、MA 值、α 角、Ly30 均正常
	使用抗凝剂或者凝血因子缺乏,R 值、K 值延长,MA 值、α 角减小
	纤维蛋白原水平/功能低下,K 值延长,α 角减小
	血小板数量或者功能缺陷,MA 值降低
	高凝状态,R 值、K 值减小;MA 值、α 角增大
	溶栓治疗或者原发性纤溶亢进,R 值正常、MA 值减小,Ly30＞7.5％
	继发性纤溶亢进,R 值减小、MA 值增大,Ly30＞7.5％
	低凝血因子功能、低纤维蛋白原功能、低血小板功能

13.6·TEG 的临床应用:TEG 可在短时间内判断患者凝血状态,基于其特点有以下临床作用:判断凝血异常类型,找出出血原因;指导成分输血;判断高凝状态,血栓预防治疗;判断肝素残留状况;判断血液制品治疗效果;判断鉴别原发性纤溶亢进和继发性纤溶亢进;协助DIC 进行分期诊断治疗;在产科、儿科输血治疗、围手术期血液管理、重症患者凝血功能障碍、急性出血性凝血功能障碍、抗血栓药物治疗监测、抗血小板药物治疗管理、心外科体外循环抗凝手术监测等各方面得到广泛应用。

14. 注意事项

14.1·严重脂血、溶血标本可导致 R 值缩短,K 值延长,MA 值降低;气动管道运输的标本有明显的 R 值缩短和 α 角变大。

14.2·血浆中有微量凝固或凝块一般不用于血栓弹力图的检测,需重采。

14.3·采血时血液稀释、混入组织液,或枸橼酸钠不足、混合不均匀、采血量不足、采血不顺畅,均无法得到正确结果,需重新采集标本。禁止从留置针或管中采血。

14.4·标本采集后需有充分的枸橼酸化时间,需在采集标本 15 min 后进行检测,最佳检测在静脉穿刺后 30 min 至 2 h,一般 3 h 内完成检测。

14.5·血样严禁低温保存。标本检测时应置于远离震动源的平台上,低温环境下如冬天注意保温,环境需保持稳定的湿度、温度、无风环境。

14.6·标本的预激活和处理必须在室温下进行。

14.7·应使用和仪器配套的试剂进行检测,试剂按说明书进行存储,禁用变质、超有效期的试剂。

14.8·检测杯中加入血样时尽量避免出现气泡。

14.9·TEG 出报告前应结合患者病情和临床用药等情况,以佐证 TEG 检测结果的准确性,防止误差误诊出现。

14.10·血栓弹力图检测用于绘制血小板图时,另需使用肝素抗凝血,肝素抗凝管需要肝素>14.5 IU/mL。

14.11·患者血液钙离子浓度升高应注意可能引起的结果异常,高钙血症患者考虑加大抗凝剂用量。

14.12·标本怀疑肝素污染时,需加肝素酶杯对照,判断是否有肝素污染导致异常结果。

参考文献

[1] International Council for Standardization in Haematology. ICSH recommendations for processing of blood samples for coagulation testing[J]. Int J Lab Hematol,2021,43：1272 - 1283.

[2] 尚红,王毓三,申子瑜.全国临床检验操作规程[M].4 版.北京:人民卫生出版社,2015.

[3] 中国合格评定国家认可委员会.医学实验室质量和能力认可准则的应用要求：CNAS - CL02 - A001：2023[S/OL].(2023 - 08 - 01)[2023 - 09 - 26].https://www.cnas.org.cn/rkgf/sysrk/rkyyzz/2023/08/912141.shtml.

[4] 国家卫生健康委员会.临床血液与体液检验基本技术标准：WS/T 806—2022[S/OL].(2022 - 11 - 02)[2023 - 09 - 26].http://www.nhc.gov.cn/wjw/s9492/202211/a52a0547d22741ff956af0cf7a4ca66d.shtml.

[5] 缪颖波,赵强,宋颖,等.血栓弹力图性能规范研究[J].检验医学,2022,37(7)：680 - 683.

(李　丽)

血管性血友病因子(vWF)测定标准操作规程

××医院检验科临检实验室作业指导书	文件编号：××-JYK-××-××-×××	
版次/修改：第　　版/第　　次修改	生效日期：	共　　页　第　　页
编写人：	审核人：	批准人：

1. 目的

规范血管性血友病因子(vWF)测定操作过程,确保 vWF 测定结果的准确性。

2. 原理

2.1·方法：乳胶免疫比浊法。

2.2·原理：vWF 测定包含抗原检测和活性检测。

2.2.1　vWF 抗原检测：当与含有 von Willebrand 抗原的标本混合时,特异性抗体能和小分子聚苯乙烯颗粒共价结合。然后,因聚集使浑浊度升高并通过浊度仪检出,与实验标本中抗原水平成正比。

2.2.2　vWF 活性检测：含有抗 GPIb 单克隆抗体的聚苯乙烯颗粒与重组的 GPIb 相结合,形成抗原抗体复合物。此抗原抗体复合物在样本中 vWF 的作用下发生凝聚反应使浑浊度升高并通过浊度仪检出,与标本中 vWF 活性水平成正比。

3. 标本采集

3.1·标本类型：静脉血。

3.2·标本要求

3.2.1　使用对凝血因子无激活作用的塑料制品或者硅化玻璃容器。

3.2.2　标本采集应使用 109 mmol/L(浓度 3.2％)枸橼酸钠抗凝剂,抗凝剂/血液体积比为 1:9,采血量为 2 mL。血细胞比容(HCT)＞0.55 时,需对患者血液中的枸橼酸钠终浓度进行调整。公式为：$X = (100 - HCT \times 100)/(595 - HCT \times 100)$,其中 X 为单位体积血液所需的抗凝剂体积数。对于 HCT＜0.20,目前无足够数据用于调节。

3.2.3　止血带不可束缚过紧,时间不超过 1 min,不可反复拍打采血部位,不可使组织液混入血液中。同一患者采集多管血液标本检测时,顺序如下：血培养瓶、枸橼酸钠抗凝管、血清采血管、肝素抗凝管、EDTA 抗凝管和葡萄糖酵解抑制采集管。使用蝶翼针或者仅采集一管枸橼酸钠抗凝标本时,应使用一管无添加剂采血管在枸橼酸钠抗凝管前用于预充采血管路,预充管无需完全充满并在采血完成后弃去。

3.2.4　标本采集完至少 180°轻轻颠倒混匀 4 次。标本宜置于室温(18～24℃),分离血浆宜在采血后 1 h 内完成,离心机温度应在 18～25℃,使用乏血小板血浆(离心力 2 000 g,离心时间 10 min)进行检测,离心机应使用甩平式转头减少血小板的重新混合。实验室应每 6 个月验证乏血小板血浆的血小板浓度,血小板浓度应＜10×10^9/L。

3.2.5　采血到测定不得超过 4 h。如果无法在采集后 4 h 内检测,应将分离血浆移入洁净干燥不导致接触激活的容器(如聚丙烯材质),可加螺旋封口的管子,-20℃(最多可保存 2 周)或者-70℃(最多可保存 6 个月)保存,冷冻血浆应在 37℃水浴中迅速融化后轻轻混匀立即测定,禁止反复冻融导致纤维蛋白变性。

3.2.6 溶血、黄疸、脂血和凝固标本影响结果,应重新采血。重采仍不能改变的溶血和较明显的黄疸及脂血标本可改用手工法或非比浊法凝血仪测定,应有程序说明处理干扰因素的替代方案。

4. 仪器和试剂

4.1·仪器:凝血分析仪。

4.2·试剂:vWF抗原检测试剂盒,vWF活性检测试剂盒。

4.2.1 储存和稳定性:未开封试剂于2~8℃保存至有效期,使用前宜在室温下回温。

4.2.2 试剂准备:室温静置30 min后,上机前试剂轻轻颠倒混匀,应避免形成气泡。

5. 性能参数

5.1·最大检测范围

5.1.1 vWF抗原检测范围:在试剂盒的测试范围内,线性相关系数 r 应大于0.980。

5.1.2 vWF活性检测范围:4%~150%未稀释样本,稀释后最大的检测范围可至600%。

5.2·精密度:用正常质控血浆联系重复10次,vWF抗原和活性检测的CV≤10%。

5.3·准确度:用定值正常和异常浓度血浆,所得结果应在允许范围内;通过室间质量评价。

6. 校准

6.1·校准时机:凝血分析仪校准周期为每年1次。① 凝血分析仪投入使用前(新安装或旧仪器重新启用)、更换部件维修后可能对检测结果准确性有影响时、仪器搬动后需确认检测结果可靠性时、室内质控显示系统检测结果有漂移时(排除仪器故障和试剂影响因素后)、比对结果超出允许范围、实验室认为需进行校准的其他情况等;② 离心机至少每6个月校准一次。离心机维修后,应验证离心力和离心时间,以确保离心后血浆血小板的数量在可接受范围内。

6.2·校准操作:具体操作见《凝血分析仪校准标准操作规程》。

7. 操作步骤

仪器操作参阅《凝血分析仪标准操作规程》。

8. 质量控制

详见《室内质量控制程序》。

9. 被测量值的测量不确定度

$$U = \sqrt{(k_1 \times SD_1)^2 + (k_2 \times SD_2)^2 + (k_3 \times SD_3)^2 + \cdots\cdots}$$

式中:U,日常检测中的扩展不确定度;k_1、k_2、k_3,合适的修正因子(95%置信水平通常为2);SD_1、SD_2、SD_3,测量结果的标准差。

10. 生物参考区间

10.1·报告方式:vWF抗原(%或 U/mL)、vWF活性(%或 U/mL)。

10.2·参考区间:vWF抗原50%~160%。vWF活性63.5%~149%。

注意:① 不同来源和制备方法的试剂、不同仪器对检测结果影响大,差异较大,各实验室应根据自己的特定人群、仪器及试剂,参照 WS/T 402 建立实验室参考区间(详见《生物参考区间和临床决定限管理程序》）；② 当条件有变化时，如试剂敏感度差异明显，应重新建立或验证新试剂批号的参考区间。

11. 检验结果的可报告区间

11.1·vWF 抗原：在试剂盒的测试范围内，线性相关系数 r 应大于 0.980。

11.2·vWF 活性：4%～600%。

12. 危急值

12.1·临界值依赖于临床表现和临床需求，每个实验室应确定适当的阈值，根据试剂性能并结合利益相关者（如血液科医生、麻醉科医生、外科医生等）共同制定。

12.2·危急值范围由各实验室根据仪器设备、试剂、人群特征和科室情况自行确立，合理应用，制定与应用参考 ICSH 指南。如遇危急值，应上报临床科室，并记录在《危急值报告记录表》，电话上报时接听者需复述。危急值结果报告参照《危急值报告管理程序》执行。

13. 临床意义

13.1·vWF 是由内皮细胞和巨核细胞分泌入血浆的一种糖蛋白 1。它是一种多聚体形式，分子量可达 15 000 kDa。分泌后，可被纤溶酶消化，除非贮存在内皮细胞吞噬的血小板 α 颗粒中。

13.2·vWF 在初期止血形成血凝栓子中起重要作用，因其血小板黏附和聚集的功能，以及在凝血过程中能稳定因子Ⅷ。vWF 质或量的缺乏会引起 von Willebrand 病（vWD）。vWD 是一种最常见的常染色体显性遗传的出血性疾病，估计发生率高达 1%。

13.3·vWD 有 3 种主要类型。vWD 1 型是最常见的亚型，约占所有 vWD 的 70%～80%。其特征是 vWF 抗原和活性降低。2 型为 vWF 活性水平降低，而抗原水平仍然是正常的。vDW 3 型的特征是血浆和细胞内 vWF 都减少。

13.4·应该指出的是，vWF 缺乏可能与其他多种疾病有关，如系统性红斑狼疮（SLE）、骨髓瘤、淋巴瘤等。这些疾病是获得性 von Willebrand 病。在所有的感染过程中，vWF 抗原和活性都可因血管内皮损伤而升高。心肌梗死的患者也可出现 vWF 水平升高。

14. 注意事项

14.1·严重溶血、黄疸、脂血等标本影响结果，应重新采血。

14.2·PS 试剂稳定性略差，应严格按照试剂盒说明书条件进行检测。

14.3·活性检测

14.3.1　样本的浊度和颗粒可能会干扰检测。这些样品必须在检测前进行离心。不能通过离心澄清（离心力 2 000 g，离心时间 10 min）的脂血或浑浊的样品，不能进行检测。

14.3.2　患者样本可能含有异嗜性抗体[如人抗鼠抗体（HAMA）和类风湿因子]或病变蛋白。使用小鼠单克隆抗体，这类蛋白可以在比浊检测中反应，从而造成虚假的升高或者不好的结果。通过加入阻断剂，本检测被设计为尽量减少异嗜性抗体的干扰。直到 940 IU/mL 时，未观察到类风湿因子的干扰。然而，不能保证所有患者样本中已彻底消除这种干扰。

14.4·抗原检测时，在极少数情况下，某些患者体内抗牛白蛋白和（或）抗兔抗体出现，会导致 vWF 抗原过高。而且，类风湿因子出现导致 vWF 抗原过高。

14.5·用叠氮化钠（<1 g/L）作为防腐剂。叠氮化钠与排水管线中的铜或铅管反应，形成爆炸性的化合物。按照当地法规妥善处置。

参考文献

［1］许文荣,林东红.临床基础检验学技术［M］.6 版.北京：人民卫生出版社,2015.

［2］尚红,王毓三,申子瑜.全国临床检验操作规程［M］.4 版.北京：人民卫生出版社,2015.

［3］中国合格评定国家认可委员会.医学实验室质量和能力认可准则的应用要求：CNAS－CL02－A001：2023［S/OL］.(2023－08－01)［2023－09－26］.https://www.cnas.org.cn/rkgf/sysrk/rkyyzz/2023/08/912141.shtml.

［4］国家卫生健康委员会.临床血液与体液检验基本技术标准：WS/T 806—2022［S/OL］.(2022－11－02)［2023－09－26］.http://www.nhc.gov.cn/wjw/s9492/202211/a52a0547d22741ff956af0cf7a4ca66d.shtml.

（宋　颖　赵　强）

尿液干化学分析标准操作规程

××医院检验科临检实验室作业指导书		文件编号：××-JYK-××-××-×××	
版次/修改：第　　版/第　　次修改		生效日期：	共　　页　第　　页
编写人：	审核人：		批准人：

1. 目的

规范尿液干化学分析的标准操作规程,确保检验结果准确、可靠。

2. 原理

2.1·方法：干化学试带法。

2.2·原理：尿液中相对的化学成分使尿多联试带上各种含特殊试剂的模块发生颜色变化,颜色深浅与尿液中相应的物质浓度成正比。

2.2.1　酸碱度(pH)：采用双指示剂法,模块中含溴麝香草酚蓝(pH 6.0～7.6)和甲基红(pH 4.6～6.2),变色范围为橙红色(pH 4.5)—黄绿色(pH 7.0)—蓝色(pH 9.0),检测结果多由仪器判读,也可肉眼目测与标准色板比较来判断。

2.2.2　蛋白质(PRO)：采用 pH 指示剂蛋白质误差原理。在 pH 3.2 的条件下,酸碱指示剂(溴酚蓝)产生的阴离子与带阳离子的蛋白质结合生成复合物,引起指示剂进一步发生电离,当超越缓冲范围时,指示剂发生颜色变化。颜色的深浅与蛋白质含量成正比。

2.2.3　葡萄糖(GLU)：采用葡萄糖氧化酶法-过氧化物酶法,尿液葡萄糖经试带葡萄糖氧化酶催化,生成葡萄糖酸内酯和 H_2O_2。在有过氧化物酶的情况下,以 H_2O_2 为电子受体使色素原氧化而呈现颜色变化,颜色深浅与葡萄糖含量成正比。

2.2.4　酮体(KET)：采用亚硝基铁氰化钠法,乙酰乙酸或丙酮与亚硝基铁氰化钠反应生成紫色化合物,颜色深浅与酮体含量成正比。此反应仅乙酰乙酸和丙酮这两种酮体特异,与β-羟丁酸不发生反应。

2.2.5　胆红素(BIL)：采用偶氮法,在强酸介质中,结合胆红素与重氮盐发生偶联反应呈红色,颜色深浅与胆红素含量成正比。

2.2.6　尿胆原(URO)：采用醛反应法或偶氮法。醛反应法是在酸性溶液中尿胆原与对二甲氨基苯甲醛发生醛化反应,生成樱红色缩合物。偶氮法是尿胆原在强酸条件下与对-四氧基苯重氮四氟化硼发生偶联反应,生成胭脂红色化合物。两种方法的呈色深浅与尿胆原含量成正比。

2.2.7　隐血(BLD)：采用过氧化物酶法。血红蛋白的血红素基团含有过氧化物酶活性,能催化 H_2O_2 为电子受体使色素原氧化而呈现颜色变化,颜色深浅与血红蛋白含量成正比。

2.2.8　亚硝酸盐(NIT)：采用亚硝酸盐还原法,反应依赖于尿液中革兰阴性细菌把硝酸盐还原成亚硝酸盐,亚硝酸盐与对氨基苯砷酸反应生成重氮化合物,重氮化合物再与萘基乙二胺二盐酸结合呈现出桃红色。

2.2.9　白细胞酯酶(LEU)：采用中性粒细胞酯酶法,中性粒细胞胞质中含有特异性酯酶,能使试带中吲哚酚酯产生吲哚酚,吲哚酚与重氮盐形成紫红色缩合物,其呈色深浅与中性粒细胞的多少成正比。

2.2.10　比重(SG)：采用折射计法,尿比重测定是在测量池中进行,在吸入标本过程中测量池中充满了尿标本。光电二极管发出的光线照射到测量池。比较尖端的光电元件电荷耦合器测定总反射光的角度。标本的折射指数是反射光与标准曲线反射光角度进行比较(贮存于仪器的曲线图),再转换成尿液比重。

2.2.11　维生素 C：采用还原法,在酸性条件下,维生素 C 能将试带模块中氧化态粉红色的 2,6 -二氯酚靛酚还原为无色的 2,6 -二氯二对酚胺。呈色反应由绿色或深蓝色至粉红色变化,其呈色深浅与中性粒细胞的多少成正比。

3. 标本采集

3.1·标本类型：尿液。

3.2·标本要求

3.2.1　使用一次性清洁有盖容器,容器上应贴有唯一识别号条码或标签。

3.2.2　应留取新鲜尿,以清晨第一次尿为宜,较浓缩,条件恒定便于对比。急诊患者可随时留取。

3.2.3　尿量为 10 mL,不得少于 4 mL。室温运送,及时送检,样本宜在采集后 2 h 内完成检测。不能及时送检的标本可存放 2～8℃冰箱,但不得超过 6 h,以免细菌繁殖、细胞溶解。

3.2.4　尿标本应避免经血、白带、精液、粪便等混入。此外,还应注意避免烟灰、糖质等异物混入。

4. 仪器和试剂

4.1·仪器：尿液干化学分析仪。

4.2·试剂：配套尿十联或十一联试纸条。

4.2.1　储存和稳定性：未开封试剂于 2～30℃保存至有效期。开封启用后可稳定 60 日。

4.2.2　试剂准备：试剂配套包装,打开包装后直接使用。

5. 性能参数

5.1·重复性：分析仪反射率测试结果的变异系数≤1.0%。

5.2·正确度：检测结果与相应参考溶液标示值相差同向不超过一个量级,不得出现反向相差。阳性参考溶液不得出现阴性结果,阴性参考溶液不得出现阳性结果。

5.3·稳定性：分析仪开机 8 h 内,反射率测试结果的变异系数≤1.0%。

5.4·携带污染：检测除比重和 pH 外各测试项目最高浓度结果的阳性样本,随后检测阴性样本,阴性样本不得出现阴性。

6. 校准

6.1·校准时机：尿液干化学分析仪应每 28 日使用校准条进行校准,厂商对仪器校准的周期为每半年一次。尿液干化学分析仪投入使用前(新安装或旧仪器重新启用)、更换部件维修后可能对检测结果准确性有影响时、仪器搬动后需确认检测结果可靠性时、室内质控显示系统检测结果有漂移时(排除仪器故障和试剂影响因素后)、比对结果超出允许范围、实验室认为需进行校准的其他情况等。

6.2·校准操作：具体操作见《尿液干化学分析仪校准操作规程》。

7. 操作步骤

仪器操作参阅《尿液干化学分析仪标准操作规程》。

8. 质量控制

详见《室内质量控制程序》。

9. 被测量值的测量不确定度

不适用。

10. 生物参考区间

参考《全国临床检验操作规程》(第 4 版)文件要求(表 1)。

表 1 尿液干化学分析项目生物参考区间

参　　数	缩　写	参　考　区　间
酸碱度	pH	4.5～8.0
比重	SG	成人随机尿：1.003～1.030 晨尿：>1.020 新生儿：1.002～1.004
蛋白质	PRO	阴性
葡萄糖	GLU	阴性
酮体	KET	阴性
胆红素	BIL	阴性
尿胆原	URO	阴性
隐血	BLD	阴性
亚硝酸盐	NIT	阴性
白细胞酯酶	LEU	阴性

11. 检验结果的可报告区间

依据仪器的技术要求制定检验结果的可报告区间(表 2)。

表 2 尿液干化学分析项目检验结果的可报告区间

参　数	缩　写	可　报　告　区　间
酸碱度	pH	5～9
比重	SG	1.002～1.050
蛋白质	PRO	阴性、25 mg/dL、75 mg/dL、150 mg/dL、500 mg/dL 阴性、+、++、+++、++++
葡萄糖	GLU	阴性、50 mg/dL、100 mg/dL、300 mg/dL、1 000 mg/dL 阴性、+、++、+++、++++
酮体	KET	阴性、5 mg/dL、15 mg/dL、50 mg/dL、150 mg/dL 阴性、+、++、+++、++++
胆红素	BIL	阴性、1 mg/dL、3 mg/dL、6 mg/dL 阴性、+、++、+++
尿胆原	URO	正常、1 mg/dL、4 mg/dL、8 mg/dL、12 mg/dL 阴性、+、++、+++、++++
隐血	BLD	0～250 RBC/μL 阴性、+、++、+++、++++、+++++

（续表）

参　数	缩　写	可　报　告　区　间
亚硝酸盐	NIT	0～0.5 mg/dL 阴性、阳性
白细胞酯酶	LEU	0～500 WBC/μL 阴性、+、＋＋、＋＋＋

12. 危急值

不适用。

13. 临床意义

13.1·pH 可以了解体内酸碱平衡状况，或用于监测尿液酸碱度变化指导用药。降低见于：① 酸中毒、慢性肾小球肾炎；② 代谢性疾病，如糖尿病、痛风；③ 尿酸盐或胱氨酸尿结石。pH 增高见于：① 碱中毒，如呼吸性碱中毒；② 尿路感染，如膀胱炎、肾盂肾炎；③ 尿内混入较多脓、血、细菌。

13.2·白细胞主要与泌尿系统炎症有关。增高见于肾盂肾炎、膀胱炎、尿道炎、前列腺炎等；女性生殖系统炎症分泌物污染尿液时，也可见白细胞增多。

13.3·葡萄糖增高：尿少时比重可增高，见于急性肾炎、高热、心功能不全、脱水等；尿多且比重增加，见于糖尿病。

13.4·葡萄糖降低：慢性肾小球肾炎、肾功能不全、尿崩症等。连续测定尿比重比一次测定要更有价值，慢性肾功能不全呈持续低比重尿。

13.5·胆红素检测对肝胆系统疾病诊断有重要价值。

13.6·胆红素检测有助于诊断黄疸。在败血症、蚕豆病、异型输血等情况下红细胞大量破坏，产生溶血性黄疸，此时虽胆红素大量增加，但大部分是非结合胆红素，因此，尿中胆红素还是阴性。

13.7·胆素原族检测可敏感反映肝细胞功能，在病毒性肝炎早期未出现黄疸前，尿中胆素原族就已明显增加。与胆红素结合可为黄疸类型诊断提供依据。

13.8·尿胆原阴性除见于正常人外，还见于完全阻塞性黄疸，尿胆原反应正常时不能排除肝病。溶血性黄疸（各种原因所致的溶血性贫血、血管内溶血）尿胆原阳性而尿胆红素阴性；肝细胞性黄疸尿胆原与尿胆红素均阳性；阻塞性黄疸尿胆原阴性，而胆红素阳性。

13.9·尿蛋白升高代表肾小球和肾小管的功能出现损害，但不一定是肾脏疾病。常见于：① 肾小球性蛋白尿：见于急性肾小球肾炎、肾盂肾炎、肾病综合征、肾肿瘤等；② 肾小管性蛋白尿：见于间质性肾炎、药物损害等；③ 混合性蛋白尿：见于慢性肾炎、糖尿病肾病、狼疮肾炎等。

13.10·糖尿病酮症酸中毒。糖利用减少，脂肪分解产生过量酮体，尿酮体检查对未控制或治疗不当糖尿病出现酸中毒或昏迷诊断很有价值，可与低血糖、心脑疾病酸中毒或高血糖渗透性糖尿病昏迷相区别。

13.11·感染性疾病（如肺炎、伤寒、败血症、结核等发热期），严重呕吐、腹泻，长期饥饿、禁食，全身麻醉后等可出现酮尿。另外，妇女孕期因妊娠反应呕吐多、进食少、体脂代谢明显增多，也可出现酮尿。

13.12 · 氯仿、乙醚麻醉后、磷中毒等情况也能出现酮尿。

13.13 · 服用双胍类降糖药如苯乙双胍(降糖灵),由于药物抑制细胞呼吸,也可出现酮尿。

13.14 · 葡萄糖增高见于：① 代谢性糖尿如糖尿病；② 内分泌性糖尿如甲状腺功能亢进,进餐后血糖升高,餐后尿糖阳性。腺垂体功能亢进、嗜铬细胞瘤、库欣综合征,均可致血糖增高、尿糖阳性；③ 血糖正常性糖尿,因肾小管重吸收葡萄糖能力减低,肾糖阈减低所致,如家族性糖尿、新生儿糖尿、妊娠或哺乳期。

13.15 · 葡萄糖暂时性增高见于：① 摄入性：如进食大量含糖食品、碳水化合物、饮料或静脉输注大量高渗葡萄糖溶液后；② 应激性：情绪激动、脑血管意外、颅脑外伤、脑出血、急性心肌梗死、延髓血糖中枢受刺激,或肾上腺素、胰高血糖素分泌过多,呈现暂时性高血糖和一过性糖尿。

13.16 · 尿隐血是临床血尿或血红蛋白尿的诊断指标。血尿：见于肾结石、肾小球肾炎、肾结核、肾盂肾炎、膀胱炎、肿瘤、创伤、化学或药物中毒、剧烈运动。血红蛋白尿：见于输血反应、溶血性贫血、严重烧伤、阵发性睡眠性血红蛋白尿。

13.17 · 尿亚硝酸盐主要用于尿路感染的快速筛查。与大肠埃希菌感染的符合相关性较高,阳性结果常提示有细菌存在,但阳性程度不与细菌数量成正比。

14. 注意事项

14.1 · 从冰箱中取出标本应在室温中放置一定时间,平衡至室温后再检测。

14.2 · 尿液标本须新鲜,标本放置和保存不当可导致产尿素类细菌大量繁殖,从而引起pH升高；给予患者大剂量碱性物质(药物治疗,碱化尿液)也会导致pH升高。

14.3 · 尿液pH对尿蛋白和尿比重膜块影响较大,因此,尿液pH升高或降低时,要考虑同时确认检测尿比重、尿蛋白结果的可靠性。

14.4 · 浸入过量尿液会导致蛋白质试带中缓冲液污染而使pH降低,应严格遵守试带浸泡尿液时间。

14.5 · 甲醛和药物(亚胺培南、美罗培南、克拉维酸)会造成假阳性反应。如尿液标本本身有颜色(如有胆红素、呋喃妥因),反应颜色可能由于叠加效应而增强。尿蛋白排泄超过500 mg/dL,尿糖排泄超过1 g/dL会减弱反应强度,高剂量头孢氨苄、庆大霉素或硼酸也会造成这种情况。

14.6 · 尿白细胞酯酶只能检测粒细胞,而不与淋巴细胞发生反应。

14.7 · 试带法白细胞酯酶阳性时,宜采用病原生物学检查来排除尿路感染可能,采用显微镜检查法来确认菌尿或白细胞尿。

14.8 · 干化学试带法检测尿比重结果变异较大,细微的比重变化无法反映出来,因此不适用于浓缩稀释试验。

14.9 · 强碱、强酸等会直接影响试带测定尿比重结果。

14.10 · 不同药物可导致尿比重升高或降低,如造影剂、蔗糖等可引起尿比重增高；氨基糖苷类、甲氧氟烷可使尿比重减低。

14.11 · 如尿中存在大量抗坏血酸和亚硝酸盐,可能会出现假阴性。如尿中存在大量尿胆原、5-羟基吲哚乙酸(5-HIAA),可能会出现假阳性。服用依托度酸制剂和代谢物苯酚衍生物反应,呈粉红色,因此可能会出现假阳性。

14.12·避免潮湿、直射阳光、高温,按指定贮存方法保存。

14.13·如保存方法完备,试纸不会变色,一旦变色,请勿使用。勿使用过期试剂。

14.14·阳性结果并不能说明标本中一定存在尿胆原。Ehrlich 试剂可与内源性物质产生颜色反应,如与吲哚类化合物产生红色物质;与药物,如磺胺类、对氨基水杨酸类产生金黄色沉淀,应对尿胆原阳性尿样进一步鉴别,判定其是否存在尿胆原。

14.15·尿胆原膜块灵敏度比 Harrison 手工法低。

14.16·尿蛋白试纸带测定的是白蛋白,对球蛋白和本周蛋白均不敏感。

14.17·尿蛋白膜块灵敏度比磺基水杨酸法测定手工法低得多。

14.18·尿液 pH>9 可致假阳性;尿液 pH<3 可致假阴性。最适宜尿液 pH 5~6,必要时可先调节尿液 pH。

14.19·试带浸渍时间过长,反应颜色变深导致假阳性结果;试带浸渍时间过短、反应不完全,或浸渍时间过长使膜块中试剂流失会导致假阴性。

14.20·多种药物会干扰干化学法检测尿蛋白,出现假阳性或假阴性结果。

14.21·如尿中存在大量苯基丙酮酸、丙酮酸、草酰乙酸、α 酮戊二酸、酚红(PSP),可能会出现假阴性或异常显色。服用有 SH 基药物(谷胱甘肽制剂、布西拉明等)时,可能会出现假阳性。

14.22·避免潮湿、直射阳光、高温,按指定贮存方法进行保存。

14.23·尽量避免在冷库内进行保存(但为了长期保存,不得已在冷库内进行保存时,务必恢复至室温后再使用)。

14.24·请勿直接用手触摸试纸部分。

14.25·葡萄糖假阳性见于:① 尿液标本容器有残留(如漂白粉、次氯酸、盐酸等强氧化性物质)或尿液比重过低,或当尿液葡萄糖浓度低,维生素 C(>500 mg/L)可与试带中试剂发生竞争性抑制反应;② 尿液含左旋多巴、大量水杨酸盐等。假阴性见于标本久置后葡萄糖被细菌分解,或尿液酮体浓度过高(>0.4 g/L),或尿液含有氟化钠。

14.26·当结果出现阳性时,应用手工法进行复核,结果不一致时需考虑试纸条是否因过期或储存不当造成。

14.27·抗坏血酸使尿隐血结果出现假阴性。某些品牌试纸条有抗坏血酸作用,因此不受此物质影响。当尿液感染时某些细菌会产生过氧化物酶,导致结果假阳性。

14.28·为获得准确的尿亚硝酸盐结果,尿液须在膀胱内长时间潴留(4~8 h),检测前 3 日应停止服用抗生素或化学药物,大量抗坏血酸会降低检测灵敏度,大气中氧化氮类化合物对亚硝酸检测垫稳定性有影响。

参考文献

[1] 许文荣,林东红.临床基础检验学技术[M].6 版.北京：人民卫生出版社,2015.

[2] 尚红,王毓三,申子瑜.全国临床检验操作规程[M].4 版.北京：人民卫生出版社,2015.

[3] 中国合格评定国家认可委员会.医学实验室质量和能力认可准则的应用要求：CNAS-CL02-A001：2023[S/OL].(2023-08-01)[2023-09-26].https://www.cnas.org.cn/rkgf/sysrk/rkyyzz/2023/08/912141.shtml.

(宋 颖 赵 强)

尿液有形成分分析标准操作规程

××医院检验科临检实验室作业指导书		文件编号：××-JYK-××-××-×××	
版次/修改：第　　版/第　　次修改		生效日期：	共　　页　第　　页
编写人：	审核人：		批准人：

1. 目的

规范尿液有形成分分析的标准操作规程,确保检验结果的准确、可靠。

2. 原理

2.1·方法：显微成像分析法、流式细胞计数法。

2.2·原理

2.2.1　显微成像分析法：有形成分分析用于尿液中颗粒的定量、半定量和定性测定。将样本通过注入孔加入到计数板中,然后分布在计数板的整个成像区域。计数板的毛细作用可确保样本平均分布。离心操作将收集计数板一层中的颗粒,然后在显微镜下成像,使用形状识别和图像评估软件识别和定量测定各种颗粒。

2.2.2　流式细胞计数法：基于流式细胞仪原理,采用将激光照射至细胞等粒子的方法测定产生的散射和荧光以确定粒子的特性。对细胞中的特定物质进行荧光染色,将细胞置于悬浮状态并包裹在鞘液中,继而通过喷嘴排出。然后用紧密聚焦的激光束照射到细胞上,这会产生散射光和荧光。使用这些光信号作为参数,可以生成基于光强度的一维直方图及基于荧光强度和散射光强度的二维散点图,从而对细胞进行详细的测定。前向和侧向散射的入射激光被称为散射光,散射光的强度可指示细胞的大小和表面状况。根据从细胞中染色元素发出的荧光可基于荧光标记抗体和荧光颜料的属性对细胞表面、胞质属性和细胞核（RNA 和 DNA 数量）等细胞特性进行定量测定。

3. 标本采集

3.1·标本类型：尿液。

3.2·标本要求

3.2.1　使用一次性清洁有盖容器,容器上应贴有唯一识别号条码或标签。

3.2.2　应留取新鲜尿,以清晨第一次尿为宜,较浓缩,条件恒定便于对比。急诊患者可随时留取。

3.2.3　尿量为 10 mL,不得少于 4 mL。室温运送,及时送检,样本宜在采集后 2 h 内完成检测。不能及时送检的标本可存放 2～8℃冰箱,但不得超过 6 h,以免细菌繁殖、细胞溶解。

3.2.4　尿标本应避免经血、白带、精液、粪便等混入。此外,还应注意避免烟灰、糖质等异物混入。

4. 仪器和试剂

4.1·仪器：尿液有形成分分析仪。

4.2·试剂：尿沉渣计数板、去蛋白液。

4.2.1　储存和稳定性：未开封试剂于 2～30℃保存至有效期。开封启用后可稳定 60 日。

4.2.2 试剂准备：试剂配套包装，打开包装后直接使用。

5. 性能参数

5.1·重复性：① 细胞数≤50 个/μL 时，CV≤25.0%；② 细胞数≤200 个/μL 时，CV≤15.0%。

5.2·正确度：与人工镜检符合率，红细胞≥70%、白细胞≥80%、管型≥50%。

5.3·假阴性率：分析仪开机 8 h 内，细胞计数结果的变异系数≤15.0%。

5.4·携带污染：分析仪对细胞的携带污染率应≤0.05%。

5.5·检出限：分析仪应能检出浓度水平为 5 个/μL 的红细胞、白细胞样本。

6. 校准

6.1·校准时机：尿液有形成分分析仪校准的周期为每半年一次（工程师负责校准）。尿液有形成分分析仪投入使用前（新安装或旧仪器重新启用）、更换部件维修后可能对检测结果准确性有影响时、仪器搬动后需确认检测结果可靠性时、室内质控显示系统检测结果有漂移时（排除仪器故障和试剂影响因素后）、比对结果超出允许范围、实验室认为需进行校准的其他情况等。

6.2·校准操作：具体操作见《尿液有形成分分析仪校准操作规程》。

7. 操作步骤

仪器操作参阅《尿液有形成分分析仪标准操作规程》。

8. 质量控制

详见《室内质量控制程序》。

9. 被测量值的测量不确定度

不适用。

10. 生物参考区间

红细胞 0.5～13.9/μL。白细胞 0.6～15.7/μL。上皮细胞 0.1～8.9μL。管型 0～1.86/μL。细菌 6.3～173.4/μL。

11. 检验结果的可报告区间

红细胞计数 1～9 000/μL。白细胞计数 1～9 000/μL。

12. 危急值

不适用。

13. 临床意义

13.1·尿液颜色：正常尿液因含尿色素可呈淡黄色。尿浓缩时可呈深黄色，并受药物和食物的影响。病理性尿色可呈无色、深黄色、浓茶色、红色、紫红色、棕黑色、绿蓝色、乳白色等。尿色深红如浓茶样见于胆红素尿；红色见于血尿、血红蛋白尿；紫红色见于卟啉尿；棕黑色见于高铁血红蛋白尿、黑色素尿；绿蓝色见于胆绿素尿；乳白色可能为乳糜尿、脓尿。

13.2·白细胞增多见于尿路炎症、肾盂肾炎等。

13.3·红细胞增多见于肾小球肾炎、泌尿系结石、结核、恶性肿瘤等。

13.4·鳞状上皮细胞：感染或器械刺激时可大量出现，阴道分泌物污染时可增多。

13.5·小圆上皮细胞（肾小管上皮细胞）：见于肾小管病变、急性肾小球肾炎、肾小管坏死可大量出现。

13.6·真菌：提示尿道念珠菌感染，多见于糖尿病患者。女性阴道念珠菌感染者的被污染的尿液中也可查见。

13.7·滴虫：提示尿道滴虫感染。

13.8·透明管型：偶见于正常人清晨浓缩尿中，当有轻度或暂时性肾或循环功能改变时，可出现少量透明管型。

13.9·病理管型

13.9.1　颗粒管型：见于肾实质性病变如肾小球肾炎时。

13.9.2　红细胞管型：见于急性肾小球肾炎等。

13.9.3　脂肪管型：见于慢性肾炎肾病型及类脂性肾病。

13.9.4　宽幅管型（肾衰竭管型）：见于慢性肾功能不全，提示预后不良。

13.9.5　蜡样管型：肾脏长期而严重病变，见于慢性肾小球肾炎晚期和肾淀粉样变。

13.10·病理结晶

13.10.1　亮氨酸结晶：不存在于正常尿液中，当体内组织急剧破坏时，肝脏脱氨基作用不全，尿液中可出现，常与酪氨酸结晶同时存在，见于急性磷、氯仿和四氯化碳中毒及急性肝坏死与肝硬化。

13.10.2　胱氨酸结晶：正常尿内少见，在先天性氨基酸代谢异常，如胱氨酸病时，可大量出现。

13.10.3　胆固醇结晶：见于肾盂肾炎、膀胱炎、肾淀粉样变、乳糜尿和脓尿。

13.10.4　胆红素结晶：见于阻塞性黄疸、急性肝坏死、肝硬化、急性磷中毒等。

13.10.5　磺胺类药物结晶：磺胺结晶的析出与服用过量药物有关，新鲜尿中如有大量磺胺结晶伴红细胞或管型，表明肾脏已受损害。

14. 注意事项

14.1·用于尿液有形成分分析的容器、离心管、尿沉渣计数板应清洁，在一般情况下，由患者自己采集中段尿。女性患者应清洗外阴部后留取。

14.2·离心管应采用带刻度、容积大于 12 mL 的离心管。

14.3·为了保持尿沉渣中细胞成分维持原来的形态特征，要求迅速送检。

14.4·最佳检测尿液是晨尿，不用防腐剂，及时送检，以保持尿液细胞成分维持原来的形态特征。

14.5·试剂应在失效期前使用，开封后应在试剂外包装上注明开封日期和失效期。及时检测添加试剂。

14.6·每天开机后先做质控，质控结果在控时方可进行标本分析和结果的报告。如质控失控，应及时查找原因，质控正常后再做标本。

14.7·质控品摇匀后放置 30 s 后，应混匀后立即测定，避免时间过久沉淀将产生分布不均现象，导致测定误差。

14.8·仪器检测出尿液内病理管型、结晶阳性时，应进行显微镜观察，明确管型、结晶的类型，以便为临床诊断提供更准确的参考指标。

14.9·仪器检测出尿液中 WBC、RBC 的结果与尿液干化学分析中的隐血、白细胞的检测结果差距悬殊时应仔细分析散点图,同时复查干化学,必要时进行手工显微镜观察,以显微镜检查的结果报告,并做好复核记录。尿液严重混浊标本需直接离心镜检。

参考文献

[1] 许文荣,林东红.临床基础检验学技术[M].6 版.北京:人民卫生出版社,2015.

[2] 尚红,王毓三,申子瑜.全国临床检验操作规程[M].4 版.北京:人民卫生出版社,2015.

[3] 中国合格评定国家认可委员会.医学实验室质量和能力认可准则的应用要求:CNAS-CL02-A001:2023[S/OL].(2023-08-01)[2023-09-26].https://www.cnas.org.cn/rkgf/sysrk/rkyyzz/2023/08/912141.shtml.

[4] 吴后男.流式细胞术原理与应用教程[M].北京:北京大学医学院出版社,2008.

（宋　颖　赵　强）

尿沉渣显微镜检查标准操作规程

××医院检验科临检实验室作业指导书	文件编号：××-JYK-××-××-×××		
版次/修改：第　　版/第　　次修改	生效日期：	共　页　第　页	
编写人：	审核人：	批准人：	

1. 目的

规范尿沉渣显微镜检查的标准操作规程,确保检验结果准确、可靠。

2. 原理

2.1·方法：显微镜法。

2.2·原理：用离心沉淀法和借助显微镜等工具对尿液沉渣成分进行观察分析,找出能够有临床代表性意义的结果,如白细胞、红细胞、管型、结晶等。

3. 标本采集

3.1·标本类型：尿液。

3.2·标本要求

3.2.1　使用一次性清洁有盖容器,容器上应贴有唯一识别号条码或标签。

3.2.2　应留取新鲜尿,以清晨第一次尿为宜,较浓缩,条件恒定便于对比。急诊患者可随时留取。

3.2.3　尿量为 10 mL,不得少于 4 mL。室温运送,及时送检,样本宜在采集后 2 h 内完成检测。不能及时送检的标本可存放 2～8℃冰箱,但不得超过 6 h,以免细菌繁殖、细胞溶解。

3.2.4　尿标本应避免经血、白带、精液、粪便等混入。此外,还应注意避免烟灰、糖质等异物混入。

4. 仪器和试剂

4.1·仪器：离心机、显微镜。

4.2·试剂：无。

5. 性能参数

不适用。

6. 校准

不适用。

7. 操作步骤

7.1·取刻度离心管,倒入混合后的新鲜尿液 10 mL,400 g 离心 5 min。待离心停止后,取出离心管,弃去上清液,留下离心管底部液体 0.2 mL。

7.2·充分混匀尿沉渣液,取适量滴入尿沉渣板后镜检,或涂薄片加盖玻片（20 mm×20 mm）后镜检。

7.3·结果判断：尿沉渣镜检观察,用 10×10 镜头,观察其中有形成分的全貌及管型。用 10×40 镜头观察鉴定细胞成分和计算数量,应观察 10 个视野所见最低值和最高值,记录结果。管型用高倍镜鉴定,但计算数量按低倍镜观察 20 个视野,算出一个视野的平均值,记录结果。

8. 质量控制

8.1·使用的离心机和显微镜在校准周期内。人员定期进行形态学培训考核。

8.2·人员比对

8.2.1　频次：至少每半年一次，每次 20 个标本。

8.2.2　范围：从事尿液检验相关人员参加，以 2 位具备 3 年以上形态学操作经验，经验丰富并取得相关专业技术职称的工作人员的镜检结果为基准，其余工作人员的结果与其进行比对。

8.2.3　尿沉渣镜检的项目为：白细胞、红细胞、上皮细胞、管型。由于尿沉渣镜检的形态学判断标准为分级判断，因此比对符合的判断依据为阴性样本不能为阳性，分级检测结果上下一个档次，并做好记录，比对结果符合率达 80％即判定通过。

8.2.4　尿沉渣镜检以 10 个视野的平均值（高倍视野 HPF、低倍镜视野 LPF）判断，不包括酵母菌、菌丝、滴虫或精子等成分，具体判断分级见表 1。

表 1　尿液有形成分判断分级

有形成分类型	判　　断	镜下数量(个)
白细胞(HPF)	阴性 阳性(分级范围)	0～5 5～10、10～25、25～50、50～100
红细胞(HPF)	阴性 阳性(分级范围)	0～5 5～10、10～25、25～50、50～100
上皮细胞(HPF)	阴性 阳性(罕见、少数、中等、大量)	0～5 5～20、20～100、>100
管型(LPF)	阴性 阳性(分级范围)	0 0～2、2～5、5～10、>10

9. 被测量值的测量不确定度

不适用。

10. 生物参考区间

10.1·细胞成分：正常人每高倍视野所见的最低至最高值：红细胞 0～5/HP；白细胞 0～5/HP；上皮细胞男性偶见，女性以鳞状上皮细胞为主。

10.2·管型(透明管型)：每低倍视野所见的最低至最高值：0～1/LP。

10.3·尿结晶、盐类、细菌和真菌等正常均为阴性。

11. 检验结果的可报告区间

不适用。

12. 危急值

不适用。

13. 临床意义

13.1·尿内白细胞增加，表示泌尿系统有化脓性炎症。红细胞增加，常见于肾小球肾炎、泌尿系结石、结核或恶性肿瘤。

13.2·透明管型：可偶见于正常人清晨浓缩尿中，当有轻度或暂时性肾或循环功能改变时，尿内可有少量透明管型。

13.3·颗粒管型：可见于肾实质性病变，如肾小球肾炎时。

13.4·红细胞管型：常见于急性肾小球肾炎等。

13.5·白细胞管型：常见于急性肾盂肾炎。

13.6·脂肪管型：见于慢性肾炎肾病型及类脂性肾病。

13.7·宽形管型：可见于慢性肾衰竭，提示预后不良。

13.8·蜡样管型：提示肾脏有长期而严重的病变，见于慢性肾小球肾炎的晚期和肾淀粉样变时。

14. 注意事项

14.1·用于尿沉渣分析的容器、离心管、玻片、盖玻片应清洁。

14.2·离心管应采用带刻度、容积大于 12 mL 的离心管。

14.3·为了保持尿沉渣中细胞成分维持原来的形态特征，要求迅速送检。

14.4·见到各种上皮细胞也应报告，报告方式参照白细胞。

参考文献

[1] 许文荣，林东红.临床基础检验学技术[M].6版.北京：人民卫生出版社，2015.

[2] 尚红，王毓三，申子瑜.全国临床检验操作规程[M].4版.北京：人民卫生出版社，2015.

[3] 中国合格评定国家认可委员会.医学实验室质量和能力认可准则的应用要求：CNAS-CL02-A001：2023[S/OL].(2023-08-01)[2023-09-26].https://www.cnas.org.cn/rkgf/sysrk/rkyyzz/2023/08/912141.shtml.

（宋　颖　赵　强）

尿妊娠试验标准操作规程

××医院检验科临检实验室作业指导书	文件编号：××-JYK-××-××-×××
版次/修改：第　　版/第　　次修改	生效日期：　　　　　共　页　第　页
编写人：	审核人：　　　　　批准人：

1. 目的

规范尿妊娠试验的标准操作规程,确保检验结果准确、可靠。

2. 原理

2.1·方法：双抗体夹心法。

2.2·原理：采用双抗体夹心法定性检测尿液中 HCG。在薄膜的检测区包被有抗 IICG 抗体,对照区包被有抗鼠抗体。被检尿液与预先固定在薄膜的单克隆抗鼠抗体-胶体金结合物反应,该反应混合物通过毛细管作用,沿膜向上层析移动。如果反应呈阳性,那么在与预先包被有特异性抗体的检测区会形成粉红色条带。检测区不出现粉红色条带,则该反应呈阴性。无论尿样中是否有 HCG,混合物经过薄膜到达包被抗鼠抗体的对照区,总有粉色条带出现。

3. 标本采集

3.1·标本类型：尿液。

3.2·标本要求

3.2.1　使用一次性清洁有盖容器,容器上应贴有唯一识别号条码或标签。

3.2.2　应留取新鲜尿,以清晨第一次尿为宜,较浓缩,条件恒定便于对比。急诊患者可随时留取。室温运送,及时送检。

3.2.3　尿标本应避免经血、白带、精液、粪便等混入。此外,还应注意避免烟灰、糖质等异物混入。

4. 仪器和试剂

4.1·仪器：无。

4.2·试剂：人绒毛膜促性腺激素(HCG)诊断试纸条。

4.2.1　储存和稳定性：HCG 诊断试纸盒(胶体金法)应在 4～30℃环境避光干燥处保存,在规定有效期内使用,忌冷冻储存。

4.2.2　试剂准备：打开包装后直接使用。

5. 性能参数

5.1·重复性：使用阴性及阳性质控品重复检测 20 次,检测结果与相应质控溶液结果相符。阳性不得出现阴性结果,阴性不得出现阳性结果。

5.2·正确度：检测结果与相应质控溶液结果相符。阳性不得出现阴性结果,阴性不得出现阳性结果。

6. 校准

不适用。

7. 操作步骤

7.1 · 沿 HCG 诊断试纸盒包装铝袋切口部分撕开,取出试纸条。

7.2 · 将试纸条标"MAX"一端浸入到待测尿液中,尿液液面不得超过"MAX"标志线。

7.3 · 待尿液爬至观察区后取出试纸条平放,等待紫红色条带的出现,测试结果应在 3 min 时读取(10 min 后显示的结果无效)。

7.4 · 检测结果的解释

7.4.1 阳性:两条红色反应线:检测区(T)及对照区(C)各出现一条红色反应线。

7.4.2 阴性:一条红色反应线:仅在对照区(C)出现一条红色反应线。

7.4.3 无效:对照区(C)无红色反应线出现,表示测试失效或无效。

8. 质量控制

详见《室内质量控制程序》。

9. 被测量值的测量不确定度

不适用。

10. 生物参考区间

阴性。

11. 检验结果的可报告区间

阴性、阳性。

12. 危急值

不适用。

13. 临床意义

13.1 · 主要用于妊娠的诊断。一般在受孕后月经过期 1 日可检出阳性。

13.2 · 用于与妊娠相关的疾病和肿瘤的诊断及鉴别诊断;更年期患者也可能会出现阳性结果。

13.3 · 过期流产或不完全流产,子宫内仍有活胎盘组织时,本试验仍呈阳性。

13.4 · 人工流产后,如果仍呈阳性,提示宫内尚有残存胚胎组织。

13.5 · 宫外孕时,HCG 低于正常妊娠,仅为 60% 阳性。

14. 注意事项

14.1 · 应严格掌握结果判断的时间。

14.2 · 浑浊的尿液应离心后取上清操作。

14.3 · 孕妇末次月经后 30～40 日,尿液阳性率可达 98% 以上。如反应不清晰,可等数日后复查。

参考文献

[1] 许文荣,林东红.临床基础检验学技术[M].6 版.北京:人民卫生出版社,2015.

[2] 尚红,王毓三,申子瑜.全国临床检验操作规程[M].4 版.北京:人民卫生出版社,2015.

[3] 中国合格评定国家认可委员会.医学实验室质量和能力认可准则的应用要求:CNAS - CL02 - A001:2023[S/OL].(2023 - 08 - 01)[2023 - 09 - 26].https://www.cnas.org.cn/rkgf/sysrk/rkyyzz/2023/08/912141.shtml.

(宋 颖 赵 强)

粪便常规检验标准操作规程

××医院检验科临检实验室作业指导书	文件编号：××-JYK-××-××-×××
版次/修改：第　　版/第　　次修改	生效日期：　　　　　　共　　页 第　　页
编写人：	审核人：　　　　　　批准人：

1. 目的
规范粪便常规检验的标准操作规程,确保检验结果准确、可靠。

2. 原理
2.1 · 方法：显微镜法。

2.2 · 原理：采用生理盐水直接涂片法和借助显微镜等工具对粪便成分进行观察分析,找出能够有临床代表性意义的结果,如白细胞、红细胞、寄生虫卵等。

3. 标本采集
3.1 · 标本类型：粪便。

3.2 · 标本要求：粪便应采集在清洁不漏水的有盖容器内。不得混有尿液、消毒剂、自来水。采样须从粪便表面深处多个部位挑取,并首选有黏液、脓血等病理性成分的部位。采集标本后应及时送检。

4. 仪器和试剂
仪器：显微镜。试剂：0.9%氯化钠。

5. 性能参数
不适用。

6. 校准
不适用。

7. 操作步骤
取洁净玻片加生理盐水 1～2 滴,选择粪便不正常部分,或挑取不同部位的粪便作直接涂片检查。

8. 质量控制
使用的显微镜在校准周期内。人员定期进行形态学培训考核。

9. 被测量值的测量不确定度
不适用。

10. 生物参考区间
10.1 · 性状：正常为黄色软便。

10.2 · 细胞镜检：正常为白细胞不见或偶见;红细胞无;未找到虫卵。

11. 检验结果的可报告区间
不适用。

12. 危急值
不适用。

13. 临床意义

13.1 · 正常粪便因粪胆素而呈棕黄色,但可因食物、药物或病理原因而改变。① 灰白色见于餐饮后、服矽酸铝、阻塞性黄疸、胆汁减少或缺乏;② 绿色见于食用含叶绿素的蔬菜后及含胆绿素时;③ 红色见于下消化道出血,或食用西红柿等。

13.2 · 柏油样便见于上消化道出血等。球形硬便:可见于便秘时。

13.3 · 黏液稀便:肠壁发炎或受刺激,如肠炎、痢疾、血吸虫等。黏液脓血便:多见于细菌痢疾。酱色黏液便:见于阿米巴痢疾。

13.4 · 稀汁样便:见于急性肠胃炎,大量时见于伪膜性肠炎及隐孢子虫感染。米泔样便并有大量肠黏膜脱落:见于霍乱、副霍乱等。

13.5 · 小肠炎症时,白细胞数量较少(<15 个/HP)。细菌性痢疾时见大量白细胞。

13.6 · 上消化道出血时红细胞被破坏。下消化道出血、外伤、肿瘤可见多少不等的红细胞。

13.7 · 粪便中出现巨噬细胞提示为急性细菌痢疾,也可见于急性出血性肠炎或偶见于溃疡性结肠炎。

13.8 · 肠道发生炎症时可见肠黏膜细胞。

14. 注意事项

粪便要新鲜。粪便中常有一些结构,如植物纤维、巨噬细胞、多型核粒细胞及脂肪滴等,易与虫卵或原虫包囊、滋养体相混淆,应注意鉴别。

参考文献

[1] 许文荣,林东红.临床基础检验学技术[M].6 版.北京:人民卫生出版社,2015.

[2] 尚红,王毓三,申子瑜.全国临床检验操作规程[M].4 版.北京:人民卫生出版社,2015.

[3] 中国合格评定国家认可委员会.医学实验室质量和能力认可准则的应用要求:CNAS - CL02 - A001:2023[S/OL].(2023 - 08 - 01)[2023 - 09 - 26].https://www.cnas.org.cn/rkgf/sysrk/rkyyzz/2023/08/912141.shtml.

(宋 颖 赵 强)

粪便隐血试验标准操作规程

××医院检验科临检实验室作业指导书	文件编号：××-JYK-××-××-×××
版次/修改：第　　版/第　　次修改	生效日期：　　　　　　　共　　页　第　　页
编写人：	审核人：　　　　　　批准人：

1. 目的
规范粪便隐血试验的标准操作规程,确保检验结果准确、可靠。

2. 原理
2.1·方法：化学法、免疫法。

2.2·原理

2.2.1　化学法：含有血红蛋白中的亚铁血红素有类似过氧化物酶的活性,能催化过氧化氢放出新生态氧,将受体邻甲苯胺氧化成邻甲偶氮苯而显蓝色。试剂条的一头是邻甲苯胺试纸片,将化学法检测液(过氧化氢)滴加到已被样品溶液浸湿的试纸片上,1 min内判读结果,试纸片显蓝色为阳性。阳性时,对比标准色卡,判定出血程度。

2.2.2　胶体金免疫法：应用胶体金免疫检测技术,采用单克隆和多克隆抗体的特异性针对粪便样品中的人血红蛋白。检测试纸条的检测区包被有抗人血红蛋白的特异性抗体,质控区包被有羊抗鼠IgG。在试纸条的一端固定有抗人血红蛋白标记的胶体金颗粒,当处理后的患者样品与胶体金颗粒混合后,样品和胶体金混合液依靠毛细管作用向检测线方向运行。当患者样品中存在人血红蛋白时,人血红蛋白可与胶体金颗粒上特异性抗体结合,并且在运行至检测线区时,与检测线区的抗体形成抗体-抗原-胶体金复合物,并产生颜色,结果为阳性。如果样品中不含血红蛋白,在检测区无线条出现,结果为阴性。

3. 标本采集
3.1·标本类型：粪便。

3.2·标本要求

3.2.1　粪便应采集在清洁不漏水的有盖容器内。不得混有尿液、消毒剂、自来水。

3.2.2　采样须从粪便表面深处多个部位挑取,并首选有黏液、脓血等病理性成分的部位。采集标本后应及时送检。

4. 仪器和试剂
4.1·仪器：无。

4.2·试剂：粪便隐血检测试剂组(双联法)。

5. 性能参数
5.1·重复性：使用阴性及阳性质控品重复检测20次,检测结果与相应质控溶液结果相符。阳性不得出现阴性结果,阴性不得出现阳性结果。

5.2·正确度：检测结果与相应质控溶液结果相符。阳性不得出现阴性结果,阴性不得出现阳性结果。

6. 校准

不适用。

7. 操作步骤

7.1・准备：在试管中加蒸馏水 0.5 mL，取粪便 10～50 mg（相当于火柴头大小），用牙签搅拌均匀。

7.2・测定：取出试纸条，将有 MAX 箭头的一段插入待测的样本中（液面不得超过 MAX 标记），5 min 内判断免疫法结果，判读完免疫法结果后，将化学法检测液（过氧化氢）滴加到已被样品溶液浸湿的化学检测试纸片上，1 min 内判读化学法结果，试纸片显蓝色为阳性。在化学法结果阳性时，对比标准色卡，判定出血程度。

7.3・结果判读

7.3.1　免疫法结果判读

阳性：两条红色反应线：检测区（T）及对照区（C）各出现一条红色反应线。

阴性：一条红色反应线：仅在对照区（C）出现一条红色反应线。

无效：对照区（C）无红色反应线出现，表示测试失效或无效。

7.3.2　化学法结果判读

阳性：在滴加化学法检测液 1 min 内试纸片从浅黄色变成蓝色为阳性。同时对比标准色卡，判定出血程度。

阴性：1 min 内不变色，结果为阴性。

无效：若化学试纸片呈花色，则判断无效，请重新取试纸检测。

7.4・检验结果的解释

7.4.1　免疫法和化学法均显示阳性结果时，结果判定为阳性。化学法显示阳性，其试纸片的颜色可对照比色卡判定出血程度，以"＋、＋＋、＋＋＋、＋＋＋＋"表示。

7.4.2　免疫法呈现阳性结果，但是化学法呈现阴性时，判定样品中血红蛋白含量较低，结果为阳性。

7.4.3　免疫法显示阴性结果，化学法显示阳性结果时，可能为血红蛋白含量过高导致抗原过剩，建议将样本高倍数稀释后再用免疫法检测 1 次，如果显示为阳性，可判定结果为阳性。也可能是血红蛋白在胃肠道停留时间过长，被消化酶及细菌作用后分解而使免疫原性减弱、消失或改变，可同时报告免疫法和化学法结果。或使用转铁蛋白检测试纸复检，以确认检测结果。

7.4.4　免疫法和化学法均显示阴性结果时，可判定结果为阴性。

7.4.5　当免疫胶体金试纸出现无效结果时，或者化学试纸片条带显色不佳时，判定整体结果无效，重新检测。

8. 质量控制

详见《室内质量控制程序》。

9. 被测量值的测量不确定度

不适用。

10. 生物参考区间

阴性。

11. 检验结果的可报告区间

－、＋、＋＋、＋＋＋、＋＋＋＋。

12. 危急值

不适用。

13. 临床意义

13.1·消化道出血时（如溃疡病、恶性肿瘤、肠结核、伤寒、钩虫病等），本试验可阳性。一般而言，上消化道出血时化学法比免疫法阳性率高；下消化道出血时免疫法比化学法阳性率高。

13.2·消化道恶性肿瘤时，隐血可持续阳性。溃疡病时呈间断阳性。

13.3·本法可作为消化道恶性肿瘤普查初筛试验。

14. 注意事项

14.1·本法仅用于体外诊断使用。

14.2·所有患者样品及检测过的物品，均应按照传染性物品处理。

14.3·勿使用过期产品。

14.4·化学法检测液需要在 2～8℃下密封避光保存，打开使用后必须立即密封，有效期为 3 个月。

14.5·应指示患者按照样品收集方法收集样品。患者处于月经期，痔疮出血或血尿期间不可收集样品。

参考文献

[1] 许文荣,林东红.临床基础检验学技术[M].6 版.北京：人民卫生出版社,2015.

[2] 尚红,王毓三,申子瑜.全国临床检验操作规程[M].4 版.北京：人民卫生出版社,2015.

[3] 中国合格评定国家认可委员会.医学实验室质量和能力认可准则的应用要求：CNAS－CL02－A001：2023[S/OL].(2023－08－01)[2023－09－26].https://www.cnas.org.cn/rkgf/sysrk/rkyyzz/2023/08/912141.shtml.

（宋　颖　赵　强）

粪便寄生虫检查标准操作规程

××医院检验科临检实验室作业指导书		文件编号：××-JYK-××-××-×××	
版次/修改：第　　版/第　　次修改		生效日期：	共　　页　第　　页
编写人：		审核人：	批准人：

1. 目的

规范粪便寄生虫检查的标准操作规程,确保检验结果准确、可靠。

2. 原理

2.1·方法：显微镜法。

2.2·原理：采用生理盐水直接涂片法和借助显微镜等工具对粪便进行观察分析,检查粪便中是否有寄生虫的出现。

3. 标本采集

3.1·标本类型：粪便。

3.2·标本要求

3.2.1　粪便应采集在清洁不漏水的有盖容器内。不得混有尿液、消毒剂、自来水。采样须从粪便表面深处多个部位挑取,并首选有黏液、脓血等病理性成分的部位。

3.2.2　采集标本后及时送检,若检查阿米巴滋养体,须立即送检。寒冷季节须保温。检查蛲虫卵应于清晨排便前,用专用透明薄膜拭子,在肛门周围皱襞处拭取样品送检。

4. 仪器和试剂

4.1·仪器：显微镜。

4.2·试剂：0.9%氯化钠。

5. 性能参数

不适用。

6. 校准

不适用。

7. 操作步骤

7.1·适用于检查原虫滋养体及蛲虫卵。原虫滋养体在生理盐水涂片中可保持正常的形态和活力。

7.2·在洁净的载玻片中央加1滴生理盐水,用竹签挑取少许粪便(查虫卵时取约半个米粒大,查原虫则仅需粟米粒大),在盐水中均匀涂开。粪便的厚度应以能隐约见到玻片下的字迹为度。

7.3·查原虫时需覆加盖玻片,以便在高倍镜下观察。按一定顺序推动玻片,根据寄生虫的形态特征作出鉴定。

7.4·一般先在低倍镜下观察,遇有可疑结构再转至高倍镜下仔细辨认。光线要适当,亮度过强不利于观察。秋冬季温度低时检查阿米巴滋养体,应先将生理盐水略加温,以保持原虫的活动能力。

7.5·碘液染色直接涂片法：用于检查原虫包囊。以碘液代替生理盐水滴加于载玻片上,挑取粪便少许,调匀涂片,加盖玻片。染色后包囊呈黄色或浅棕黄色,糖原泡为棕红色,囊壁、核仁和拟染色体均不着色。

7.6·报告方式:查见或未查见虫卵。

7.7·结果解释(表 1 和表 2)

表 1　寄生人体常见虫卵形态的鉴别

虫卵名称	大小(μm)	颜色	形状	卵　壳	卵盖	内容物
蛔虫卵(受精)	(45～75)×(35～50)	棕黄色	宽椭圆形	厚,外有一层凹凸不平的蛋白膜	无	1个卵细胞
蛔虫卵(未受精)	(88～94)×(39～44)	棕黄色	长椭圆形	较厚,蛋白膜	无	大小不等屈光颗粒
钩虫卵	(56～60)×(36～40)	无色	椭圆形	很薄,卵壳与卵细胞同时有明显距离	无	分裂的卵细胞
蛲虫卵	(50～60)×(20～30)	无色	椭圆形	厚,一侧较平,一侧稍凸	无	幼虫
鞭虫卵	(50～54)×(20～23)	黄褐色	纺锤形	厚	两端有透明栓	卵细胞
肝吸虫卵	(27～35)×(11～19)	黄褐色	芝麻状	较厚,盖两侧有肩峰,后端有小突起	有	毛蚴
姜片虫卵	(130～140)×(80～85)	淡黄色	椭圆形	薄	有	卵细胞1个,卵黄细胞20～40个
肺吸虫卵	(80～118)×(48～60)	金黄色	椭圆形	厚薄不均,近盖端略薄	有	卵细胞1个,卵黄细胞10多个
日本血吸虫卵	(70～106)×(50～80)	淡黄色	椭圆形	薄,卵壳一侧有小突起,壳外有附着物	无	毛蚴
猪带绦虫卵	31～43	黄褐色	圆形	厚(胚膜有放射状条纹)	无	六钩蚴
微小膜壳绦虫卵	(48～60)×(36～48)	无色	圆形或椭圆形	薄,胚膜两端有细丝4～8条	无	六钩蚴
缩小膜壳绦虫卵	(60～79)×(72～86)	淡黄色	椭圆形	较厚,胚膜两端无丝状物	无	六钩蚴

表 2　寄生人体常见阿米巴形态的鉴别

鉴别项目		溶组织阿米巴	结肠内阿米巴	哈氏内阿米巴	布氏嗜碘阿米巴
滋养体	大小(直径)	大滋养体20～60 μm;小滋养体12～30 μm	20～50 μm	3～12 μm	6～20 μm
	活动力	大滋养体活泼,伪足定向,形成快;小滋养体运动缓慢	迟缓,无定向	迟缓,定向	迟缓,无定向
	细胞质	内外浆分明	内外浆不分明	内外浆分明	内外浆不分明
	细胞核	1个,不易见到	1个,可见	1个,不易见到	1个,偶见
	吞噬物	大滋养体:红细胞小滋养体:细菌	细菌,碎屑物	细菌	细菌

(续表)

	鉴别项目	溶组织阿米巴	结肠内阿米巴	哈氏内阿米巴	布氏嗜碘阿米巴
包囊（碘液染色）	大小(直径)	$10\sim20\ \mu m$	$10\sim35\ \mu m$	$5\sim10\ \mu m$	$5\sim15\ \mu m$
	形状	圆形	圆形	类圆形	不规则或卵圆形
	细胞核	1～4 个，偶见 8 个	1～8 个，偶见 16 个	1～4 个	1 个，大，被挤向一侧
	细胞质	棕黄色，未成熟包囊可见棕色糖原泡	同左	同左	棕黄色，有 1～2 个清晰的棕色糖原泡

8. 质量控制

使用的显微镜在校准周期内。人员定期进行形态学培训考核。

9. 被测量值的测量不确定度

不适用。

10. 生物参考区间

健康成人粪中不见虫卵和原虫。

11. 检验结果的可报告区间

查见虫卵，或未查见虫卵。

12. 危急值

不适用。

13. 临床意义

若检测到虫体或虫卵，说明人体肠道已感染寄生虫。

14. 注意事项

14.1 · 粪便要新鲜，特别是作阿米巴滋养体检查时，要求在粪便排除后 30 min 内进行。无尿液、污水、泥土及药物的污染。容器及竹签清洁干燥。

14.2 · 受检前无外界昆虫或自在生活的蠕虫进入标本的可能。

14.3 · 受检粪量一般为 5～10 g(大拇指末段大小)。若需检查蠕虫成虫或绦虫节片，则需留检 24 h 全部粪便。

14.4 · 注意粪便的性状和颜色，如有脓血或黏液，宜选择这些部分检查；否则应取粪便的不同部位的材料。

14.5 · 粪便中常有一些结构，如植物纤维、巨噬细胞、多型核粒细胞及脂肪滴等，易与虫卵或原虫包囊、滋养体相混淆，应注意鉴别。

参考文献

[1] 许文荣,林东红.临床基础检验学技术[M].6 版.北京：人民卫生出版社,2015.

[2] 尚红,王毓三,申子瑜.全国临床检验操作规程[M].4 版.北京：人民卫生出版社,2015.

[3] 中国合格评定国家认可委员会.医学实验室质量和能力认可准则的应用要求：CNAS - CL02 - A001：2023[S/OL].(2023 - 08 - 01)[2023 - 09 - 26].https://www.cnas.org.cn/rkgf/sysrk/rkyyzz/2023/08/912141.shtml.

(宋 颖 赵 强)

粪便转铁蛋白检测标准操作规程

××医院检验科临检实验室作业指导书	文件编号：××-JYK-××-××-×××	
版次/修改：第　　版/第　　次修改	生效日期：	共　　页　第　　页
编写人：	审核人：	批准人：

1. 目的
规范粪便转铁蛋白检测的标准操作规程,确保检验结果准确、可靠。

2. 原理
2.1·方法：胶体金免疫法。

2.2·原理：采用胶体金免疫检测技术,采用单克隆和多克隆抗体的特异性针对粪便样品中的人转铁蛋白。检测试纸条的检测区包被有抗人转铁蛋白的特异性抗体,质控区包被有羊抗鼠 IgG。在试纸条的一端固定有抗人转铁蛋白标记的胶体金颗粒,当处理后的患者样品与胶体金颗粒混合后,样品和胶体金混合液依靠毛细管作用向检测线方向运行。当患者样品中存在人转铁蛋白时,人转铁蛋白可与胶体金颗粒上特异性抗体结合,并且在运行至检测线区时,与检测线区的抗体形成抗体-抗原-胶体金复合物,并产生颜色,结果为阳性。如果样品中不含转铁蛋白,在检测区无线条出现,结果为阴性。

3. 标本采集
3.1·标本类型：粪便。

3.2·标本要求：粪便应采集在清洁不漏水的有盖容器内。不得混有尿液、消毒剂、自来水。采样须从粪便表面深处多个部位挑取,并首选有黏液、脓血等病理性成分的部位。采集标本后及时送检。

4. 仪器和试剂
4.1·仪器：无。

4.2·试剂：转铁蛋白检测试剂盒(胶体金法)。

5. 性能参数
5.1·重复性：检测结果与相应质控溶液结果相符。阳性不得出现阴性结果,阴性不得出现阳性结果。

5.2·正确度：检测结果与相应质控溶液结果相符。阳性不得出现阴性结果,阴性不得出现阳性结果。

6. 校准
不适用。

7. 操作步骤
7.1·准备：在试管中加蒸馏水 0.5 mL,取粪便 10～50 mg(相当于火柴头大小),用牙签搅拌均匀,尿液标本直接使用。

7.2·取出试纸条,将有 MAX 箭头的一段插入待测的样本中(液面不得超过 MAX 标记),5 min 内判读结果,5 min 后显示结果无效。

7.3・结果判读

7.3.1　阳性：两条红色反应线：检测区（T）及对照区（C）各出现一条红色反应线。

7.3.2　阴性：一条红色反应线：仅在 C 出现一条红色反应线。

7.3.3　无效：C 无红色反应线出现，表示测试失效或无效。

8. 质量控制

详见《室内质量控制程序》。

9. 被测量值的测量不确定度

不适用。

10. 生物参考区间

阴性。

11. 检验结果的可报告区间

阴性，或阳性。

12. 危急值

不适用。

13. 临床意义

13.1・消化道出血时（消化性溃疡、急性胃黏膜损害、食管胃底静脉曲张和胃癌、急性糜烂性胃炎、上消化道肿瘤、消化道溃疡、肠道恶性肿瘤等），本试验可阳性。

13.2・转铁蛋白胶体金免疫检测法对上消化道肿瘤性出血敏感性高于血红蛋白胶体金免疫检测法，转铁蛋白检测适用于上消化道肿瘤的过筛检验。

13.3・转铁蛋白胶体金与血红蛋白胶体金联合检测可提高阳性率。

13.4・转铁蛋白胶体金免疫检测法与血红蛋白胶体金免疫检测法结果联合判断（表1）。

表 1　转铁蛋白和血红蛋白检测结果联合判断

血红蛋白法	阳性（+）	阳性（+）	阴性（−）	阴性（−）
转铁蛋白法	阳性（+）	阴性（−）	阳性（+）	阴性（−）
结果联合判读	阳性（+）	阳性（+）	阳性（+）	阴性（−）
临床意义提示	消化道有出血，血量中等	下消化道微量出血的可能性较大	上消化道出血的可能性较大，或者是消化道出血量较大（血红蛋白出现前滞反应）	消化道无出血

14. 注意事项

14.1・本法仅用于体外诊断使用。

14.2・转铁蛋白胶体金免疫检测试纸不能对胃肠道出血性病变做结论性的诊断，只能作为筛查或辅助诊断用。不能替代内镜、X线和其他临床检查。对于阳性结果，应结合临床做进一步的检查。

14.3・消化道出血在粪便形成过程中与之混合不均匀，而且很多消化道出血具有间断性，出血的间歇期检测结果可能是阴性。建议连续取样3次检测以获得更准确的结果。只要其中有1次结果为阳性，即可高度怀疑有隐性出血的存在，建议进一步检查。

14.4・由于被检测的样本中可能存在干扰检测结果的物质，因此对于可疑的检测结果应进行复检或者使用不同的便隐血检测方法联合检测。

14.5·所有患者样品及检测过的物品,均应按照传染性物品处理。

14.6·转铁蛋白病理性降低的疾病(蛋白质丢失性疾病,如肾病综合征、慢性肾功能衰竭、严重烧伤和蛋白质丢失性胃肠病等;严重肝病;任何感染状态和严重疾病)时可致假阴性结果。

14.7·勿使用过期产品。

参考文献

[1] 许文荣,林东红.临床基础检验学技术[M].6 版.北京:人民卫生出版社,2015.
[2] 尚红,王毓三,申子瑜.全国临床检验操作规程[M].4 版.北京:人民卫生出版社,2015.
[3] 中国合格评定国家认可委员会.医学实验室质量和能力认可准则的应用要求:CNAS-CL02-A001:2023[S/OL].(2023-08-01)[2023-09-26].https://www.cnas.org.cn/rkgf/sysrk/rkyyzz/2023/08/912141.shtml.

（宋　颖　赵　强）

脑脊液常规检查标准操作规程

××医院检验科临检实验室作业指导书		文件编号：××-JYK-××-××-×××		
版次/修改：第　　版/第　　次修改		生效日期：		共　　页　第　　页
编写人：		审核人：		批准人：

1. 目的

规范脑脊液常规检验操作过程,确保脑脊液常规检查结果正确、可靠。

2. 原理

2.1·方法：目测法。

2.2·原理：蛋白定性试验采用 Pandy 原理(脑脊液中的球蛋白与苯酚结合,可形成不溶性蛋白盐而下沉产生白色混浊或沉淀);细胞学检查采用显微镜检查法,细胞学分类采用瑞氏-吉姆萨染色。

3. 标本采集

3.1·标本类型：脑脊液。

3.2·标本要求

3.2.1　脑脊液标本由临床医生进行腰椎穿刺采集,必要时可从小脑延脑池或侧脑室穿刺获得。第 1 管用于化学和免疫学检查(如蛋白质、葡萄糖等),第 2 管用于微生物学检查,第 3 管用于细胞计数和分类计数。如需要做其他检查(细胞病理学检查等),宜采集第 4 管标本。若第 1 管混有穿刺出血,不可用于以蛋白质检查作为主要依据的疾病诊断(如多发性硬化症)。采集的脑脊液标本应尽量避免凝固和混入血液。

3.2.2　标本采集后要立即送到检验科,一般不能超过 1 h,室温保存。因为放置时间过久,其性质可能发生改变,影响检验结果。如标本不能及时送检,可置于 4～8℃冰箱暂时保存,2 h 内送检。

3.2.3　对不合格标本的处理：因脑脊液标本需行穿刺术获得,属于难以获取的标本,患者存在重复穿刺导致创伤和医疗纠纷的风险,脑脊液标本不合格时,需和临床医生沟通,尽量用剩余微生物检测后样本或者生化样本进行。让步检验标本可备注说明标本状况可能对检验结果造成的影响。

4. 仪器和试剂

4.1·仪器：显微镜。

4.2·试剂：5‰苯酚溶液;冰乙酸;瑞氏-吉姆萨染色液、浸镜油。

5. 性能参数

不适用。

6. 校准

不适用。

7. 操作步骤

7.1·一般性状检查观察脑脊液的颜色和透明度。

7.2·潘氏(Pandy)定性试验

7.2.1　5％苯酚溶液(苯酚 500 mL/瓶)：取纯苯酚 25 mL 加蒸馏水至 500 mL,用力振摇,置于 37℃温箱内 1～2 日,待完全溶解后,置棕色瓶内保存。并注明配制日期和有效期。

7.2.2　取 5％苯酚溶液 2～3 mL 置于小试管内,用毛细管滴管滴入脑脊液 1～2 滴衬以黑色背景,立即观察结果。

7.2.3　潘氏试验判断

阴性：清晰透明,不显雾状。

弱阳性(±)：微呈白雾状,在黑色背景下,才能看到。

阳性：(＋),灰白色云雾状。(2＋),白色浑浊。(3＋),白色浓絮状沉淀。(4＋),白色凝块。

7.3·细胞计数

7.3.1　细胞总数：对澄清的脑脊液混匀后用滴管直接滴入一次性计数板,用低倍镜计数全部方格内数;混浊或带血的脑脊液可用细胞稀释液或者生理盐水稀释混匀后滴入一次性计数板内,用低倍镜计数全部方格内细胞数。

7.3.2　有核细胞计数：小试管内放入冰乙酸 1～2 滴,转动试管使内壁粘有冰乙酸后倾之,然后滴加混的脑脊液 3～4 滴,数分钟后,混匀充入一次性计数池内,用低倍镜计数全部方格内白细胞数。

7.4·细胞分类

7.4.1　制片和染色：推荐使用细胞玻片离心机进行制片,离心速度 800 r/min,离心 8～10 min。瑞氏-吉姆萨染色。如果使用试管离心沉淀取沉淀物涂片的方法,制片后注意干透,染色过程要小心,否则极易脱片。

7.4.2　阅片：细胞分类可分为仪器分类法和镜检分类法。镜检分类,先在低倍镜下快速浏览全片,判断涂片细胞收集效果是否满意,并观察有无异常细胞或病原成分,再用油镜分类,结果以百分比形式表示。如见有不能分类的细胞,应另行描述报告,如脑膜白血病或肿瘤时。如全片有核细胞数不足 50 个,可以"全片可见有核细胞多少个,其中××细胞多少个"的形式进行描述。仪器分类法存在一定的局限性,不能完全替代人工镜检分类,当怀疑肿瘤性疾病时,分类结果应以镜检分类为准。

8. 质量控制

8.1·使用的显微镜在校准周期内。人员定期进行形态学培训考核。

8.2·镜检人员比对和形态学考核每年至少需要 2 次。

8.3·苯酚试剂的质量控制：阳性和阴性标本进行定性试验检测,可自制轻微溶血液作为苯酚试剂的阳性对照试验(亦可选取阳性 CSF 标本),选取阴性 CSF 标本作为阴性试验。阳性、阴性标本均在控说明该自配试剂有效方可用。

9. 被测量值的测量不确定度

不适用。

10. 生物参考区间

正常人脑脊液为无色透明;蛋白定性试验为阴性;细胞计数无红细胞,仅有少量白细胞,成人$(0～8)×10^6/L$;儿童$(0～15)×10^6/L$;婴儿$(0～20)×10^6/L$。多为淋巴细胞及大单核细胞,偶见内皮细胞。

11. 检验结果的可报告区间

不适用。

12. 危急值

不适用,如观察有特殊病理意义成分,应及时与临床沟通。

13. 临床意义

13.1·正常人脑脊液为无色透明;红色见于脑出血、蛛网膜下腔出血、出血性脑膜炎、穿刺性损伤。黄色见于陈旧性出血、脑肿瘤、重症黄疸或胡萝卜素血症。白色米汤样见于化脓性脑膜炎;白色毛玻璃样见于结核性或真菌性脑膜炎。绿色见于铜绿假单胞菌、肺炎链球菌、甲型链球菌引起的脑膜炎。褐色或黑色见于中枢神经系统黑色素细胞瘤。

13.2·脑脊液蛋白定性阳性见于中枢神经系统炎症,以化脓性脑膜炎增高为显著,结核性脑膜炎次之,病毒性脑膜炎轻度增高。脑出血时多呈强阳性反应。此外,也见于脑室或蛛网膜下腔出血,脑部肿瘤,其他疾病,如肺炎、尿毒症及中枢神经中毒症状等。

13.3·细胞计数增高:见于细菌性脑膜炎:细胞总数可显著升高,以中性粒细胞为主。结核性脑膜炎:细胞总数可升高,一般情况下不超过 $500 \times 10^6/L$,在起病初期,以中性粒细胞增高为主,但很快下降;后期以淋巴细胞为主;中性粒细胞、淋巴细胞及浆细胞同时存在是结核性脑膜炎的特点。病毒性脑膜炎:细胞总数轻度升高,以淋巴细胞为主。其中流行性乙型脑炎以中性粒细胞为主。真菌性脑膜炎:细胞总数可轻度升高,早期以中性粒细胞增高为主,后期以淋巴细胞为主。寄生虫脑病:可见较多的嗜酸性粒细胞。中枢神经系统肿瘤:细胞总数可正常或轻度增高,以淋巴细胞为主,有时可见肿瘤细胞。脑室、蛛网膜下腔出血及出血性脑炎,可出现均匀性的血性脑脊液,除血细胞大量增加外,脑脊液中也可出现周围血中的各种血细胞,其中以中性粒细胞为主。

14. 注意事项

14.1·计数细胞应及时进行,以免脑脊液凝固,导致结果不准确,遇高蛋白标本时,可用EDTA 盐抗凝。

14.2·应注意新型隐球菌与白细胞的区别。

参考文献

[1] 尚红,王毓三,申子瑜.全国临床检验操作规程[M].4版.北京:人民卫生出版社,2015.

[2] 中国检验科相关专家小组.脑脊液细胞形态学检验中国专家共识(2020)[J].现代检验医学杂志,2020,35(6):9-11,77.

[3] 国家卫生健康委员会.临床血液与体液检验基本技术标准:WS/T 806—2022[S/OL].(2022-11-02)[2023-09-26].http://www.nhc.gov.cn/wjw/s9492/202211/a52a0547d22741ff956af0cf7a4ca66d.shtml.

(沈 薇)

浆膜腔积液常规检查标准操作规程

××医院检验科临检实验室作业指导书	文件编号：××-JYK-××-××-×××		
版次/修改：第　版/第　　次修改	生效日期：	共　　页　第　　页	
编写人：	审核人：	批准人：	

1. 目的

规范浆膜腔积液常规检验操作过程,确保浆膜腔积液常规检查结果的准确性。

2. 原理

2.1·方法：目测法。

2.2·原理：蛋白定性试验采用李凡他沉淀法,浆膜黏蛋白是一种酸性糖蛋白,等电点 pH 范围为 3.0～5.0,因此在稀酸溶液中可出现白色雾状沉淀；细胞学检查采用显微镜检查法,用直接计数法或稀释计数法对浆膜腔积液进行红细胞和有核细胞计数,或进行直接分类或进行涂片染色分类法。

3. 标本采集

3.1·标本类型：浆膜腔积液。

3.2·标本要求

3.2.1　浆膜腔积液标本由临床医生进行穿刺采集,常规检查宜用 EDTA 抗凝,送检标本量 10～15 mL。

3.2.2　标本采集后 2 h 内送到实验室,标本要及时处理,因为放置时间过久,其性质可能发生改变,影响检验结果。采集的浆膜腔液标本应尽量避免凝固和混入血液。未能及时处理的标本,请放入 2～8℃冰箱保存,保存时间不超过 48 h。

4. 仪器和试剂

4.1·仪器：100 mL 量筒,显微镜。

4.2·试剂：冰醋酸；瑞氏-吉姆萨染色液、浸镜油。

5. 性能参数

不适用。

6. 校准

不适用。

7. 操作步骤

7.1·理学检查

7.1.1　颜色：在光线下肉眼直接观察送检标本颜色,根据颜色情况报淡黄色,红色、褐色。

7.1.2　透明度：在送检标本下面垫有文字的纸张,通过标本观察见到的字体清晰度,根据所见的字体清晰度报透明、半透明和混浊。

7.1.3　凝固状况：轻摇送检标本,肉眼直接观察是否有凝块,根据凝块多少可报无疑块、少量和大量。

7.2·李凡他试验（Rivalta 试验）

7.2.1 操作：取 100 mL 量筒，加蒸馏水 100 mL，滴入冰醋酸 0.1 mL(pH 3～5)。2～3滴，充分混匀，静止数分钟，将穿刺液靠近量筒液面逐滴轻轻滴下，在黑色背景下，观察白色雾状沉淀的发生及其下降速度。

7.2.2 结果判断：阴性，清晰不显雾状。弱阳性，渐呈白雾状，下沉约 2/3 量筒处消散。阳性，白色云雾状沉淀很快地下降，且形成较长的沉淀物，直至筒底。

7.3·细胞计数

7.3.1 细胞总数：对澄清的浆膜腔积液混匀后用滴管直接滴入一次性计数板，用低倍镜计数全部方格内数；混浊或带血的脑脊液可用细胞稀释液或者生理盐水稀释混匀后滴入一次性计数板内，用低倍镜计数全部方格内细胞数。

7.3.2 有核细胞计数：小试管内放入冰乙酸 1～2 滴，转动试管使内壁粘有冰乙酸后倾之，然后滴加混的浆膜腔积液 3～4 滴，数分钟后，混匀充入一次性计数池内，用低倍镜计数全部方格内白细胞数。

7.4·细胞分类

7.4.1 制片和染色：接收后标本要及时处理，避免细胞及其他有形成分破坏，相对离心力为 400 g，离心时间为 5～10 min，取贴壁沉淀细胞混匀推片；对于血性标本，离心后吸取"白膜"层，混匀后再次离心；推片要求片膜的头、体、尾层次清晰，厚薄适度；有核细胞数量较少时，推荐使用细胞离心涂片机制片，以提高阳性率。瑞氏-吉姆萨染色注意细胞多时可适当增加染色时间。

7.4.2 阅片：细胞分类可分为仪器分类法(如具有体液模式血细胞分析仪)和镜检分类法。镜检分类，先在低倍镜下快速浏览全片，观察细胞分布与排列，尤其在片尾、两侧及头部观察有无体积较大的细胞、高核质比的细胞及成团细胞；评估染色效果；发现有价值的细胞或其他有形成分，再用油镜观察和分类，以"弓"字从片尾到中间的顺序分类计数 100～200 个有核细胞，分类结果以百分比形式报告。如见有不能分类的细胞，应另行描述报告，如肿瘤细胞时。仪器分类法存在一定的局限性，不能完全替代人工镜检分类，当怀疑肿瘤性疾病时，分类结果应以镜检分类为准。

8. 质量控制

8.1·使用的显微镜在校准周期内。人员定期进行形态学培训考核。

8.2·镜检人员比对和形态学考核每年至少需要 2 次。

9. 被测量值的测量不确定度

不适用。

10. 生物参考区间

阴性。

11. 检验结果的可报告区间

－、＋、＋＋、＋＋＋、＋＋＋＋。

12. 危急值

不适用。

13. 临床意义

13.1·漏出液与渗出液的鉴别

13.1.1 漏出液多为淡黄色,稀薄透明;渗出液可依病因不同而呈不同的颜色或混浊。黄色脓性或脓血性、混浊,一般为化脓性感染;绿色为铜绿假单胞菌感染;红色为急性结核性胸腹膜炎或出血性疾病;乳白色为乳糜性积液。

13.1.2 浆膜腔液蛋白定性阳性见于渗出液;阴性多为漏出液。

13.1.3 漏出液一般细胞较少,常在 $100 \times 10^6 / L$ 以下。而渗出液则细胞较多,常大于 $500 \times 10^6 / L$ 以上。例如:① 急性化脓性炎症时,白细胞数可增高明显,且以中性粒细胞为主;② 结核性胸膜炎时,白细胞数可轻度增高,发病初期以中性粒细胞增高为主,但很快下降;中期以后以淋巴细胞为主。但结核性脓胸时则以中性粒细胞为主;③ 肝硬化患者出现腹水时,白细胞数大多在 $100 \times 10^6 / L$ 以下,且以淋巴细胞为主;④ 肿瘤压迫或其他原因使胸导管及淋巴管阻塞时,可出现乳糜性胸腹水,细胞数不多,以淋巴细胞为主。主要鉴别要点见表1。

表 1 渗出液与漏出液的鉴别

鉴 别 点	漏 出 液	渗 出 液
原因	非炎症所致	炎症、肿瘤,或物理、化学刺激所致
外观	淡黄浆液性	不定,可为黄色、脓性、血性、乳糜性
透明度	透明或微混	大多浑浊
凝固性	不自凝	能自凝
黏蛋白定性试验	阴性	阳性
蛋白总量	常小于 25 g/L	常大于 30 g/L
蛋白总量/血清总蛋白	<0.5	≥0.5
LD 总活性/血清 LD 总活性	<0.6	≥0.6
葡萄糖定量	与血糖相近	常低于血糖水平
蛋白电泳	以白蛋白为主,白/球比高于血浆	电泳谱与血浆相似
有核细胞计数	常<$100 \times 10^6 / L$	常>$500 \times 10^6 / L$
有核细胞分类	以淋巴细胞、间皮细胞为主	依病因不同而异,急性感染以中性粒细胞为主,慢性感染以淋巴细胞为主
细菌分类	无细菌发现	可找到病原菌

13.2·其他

13.2.1 以分叶核白细胞为主:见于脓性炎症或早期结核性积液,在结核性渗出液的吸收期可见嗜酸性粒细胞为主。

13.2.2 以淋巴细胞为主:提示慢性炎症,可见于结核性渗出液、病毒感染、系统性红斑狼疮的多发性浆膜炎等。

13.2.3 以间皮细胞及组织细胞为主:提示膜上皮细胞脱落旺盛,可见于淤血、恶性肿瘤等。

13.2.4 心包积液有核细胞数超过 1 000 个/μL,多提示为心包炎。

13.2.5 腹水有核细胞数超过 500 个/μL,主要为中性粒细胞(>50%),提示为细菌性腹膜炎。

13.2.6 积液中找到癌细胞是诊断恶性肿瘤的有力证据。

14. 注意事项

14.1·浆膜腔积液做李凡他定性试验时,在量筒里加入冰乙酸应与蒸馏水充分混匀,否则会产生假阴性。加冰乙酸不宜过多,以免 pH 远离浆膜黏蛋白的等电点产生假阴性。血性浆膜腔积液经离心沉淀后,用上清液进行检查。加入标本后立即在黑色背景下仔细观察结果。如浑浊不明显,下沉缓慢,中途消失者为阴性。

14.2·浆膜腔积液标本采集后应立即送检,放置过久可因细胞破坏或细胞包裹于凝块中导致细胞数降低及分类不准。

14.3·若不能分类的细胞,可另行概述报告。

参考文献

[1] 尚红,王毓三,申子瑜.全国临床检验操作规程[M].4 版.北京:人民卫生出版社,2015.

[2] 柏世玉,曹科,窦心灵,等.浆膜腔积液细胞形态学检验中国专家共识(2020)[J].现代检验医学杂志,2020,35(6):1 - 3,37.

[3] 国家卫生健康委员会.临床血液与体液检验基本技术标准:WS/T 806—2022[S/OL].(2022 - 11 - 02)[2023 - 09 - 26].http://www.nhc.gov.cn/wjw/s9492/202211/a52a0547d22741ff956af0cf7a4ca66d.shtml.

(沈 薇)

阴道分泌物常规检查标准操作规程

××医院检验科临检实验室作业指导书		文件编号：××-JYK-××-××-×××	
版次/修改：第 版/第 次修改		生效日期：	共 页 第 页
编写人：	审核人：		批准人：

1. 目的

规范阴道分泌物常规检验操作过程，确保阴道分泌物常规检查结果准确。

2. 原理

2.1·方法：显微镜法、细菌性阴道病化学联检法。

2.2·原理

2.2.1 微镜检查：观察阴道清洁度、滴虫、似酵母样菌，以辅助临床诊断真菌性、滴虫性阴道炎。对于各种细胞，也可通过自动化仪器，拍照后通过大数据人工智能（AI）对进行形态学辨别测定。

2.2.2 细菌性阴道病化学联检

2.2.2.1 过氧化氢（H_2O_2）：由阴道乳杆菌产生，可反映乳杆菌数量 H_2O_2 经过氧化物酶作用，释放出新生态氧，后者在氨基安替比林存在下，使 TOOS 氧化呈红色或紫红色，呈色深度与 H_2O_2 浓度成正比。

2.2.2.2 白细胞脂酶：白细胞酯酶为多形核白细胞释放的白细胞酯酶，在发生炎症时，多形核白细胞在病灶聚集而大量释放白细胞酯酶，白细胞酯酶水解 5-溴-4-氯-3-吲哚乙酸盐，释放出溴吲哚基，后者在氧存在的条件下呈蓝色，呈色深度与白细胞酯酶活性成正比。

2.2.2.3 唾液酸苷酶：唾液酸苷酶主要来源于阴道加德纳菌等厌氧菌，唾液酸苷酶水解 5-溴-4-氯-3-吲哚神经氨酸盐，释放出溴吲哚基遇重氮盐起反应，呈红色或紫色，呈色深度与唾液酸苷酶活性成正比。

2.2.2.4 其他化学联检：包括 pH（用干棉签标本进行检测）；β 葡萄糖醛酸酶和凝固酶可反映需氧菌数量，提示需氧菌性阴道炎；脯氨酸氨基肽酶和乙酰氨基葡糖苷酶阳性可提示假丝酵母菌和滴虫感染；近年来，氧化酶和乳酸等新的检测项目也在临床得到应用，实验室可根据检测需求选择不同检测卡。

3. 标本采集

3.1·标本类型：阴道分泌物。

3.2·标本要求

3.2.1 采集器具：采集器具应清洁、干燥、无菌，无润滑剂或化学药品，如酒精、肥皂水等。

3.2.2 采集方法：通常采用无菌拭子于阴道壁上 1/3 处取材，若分泌物较少或需对滴虫进行检测，可在阴道后穹窿处取材。应避免在性交 24～48 h、月经期、阴道灌洗或局部用药、使用润滑剂等情况下时采集标本，以减少对检测结果产生影响。

3.2.3 标本应在室温条件下尽快送检，建议送检时间不超过 1 h。检查滴虫时，标本宜保温送检。标本宜添加生理盐水后送检。

4. 仪器和试剂

4.1·仪器：显微镜或者具有形态识别功能的自动化白带分析仪。

4.2·试剂：细菌性阴道病联合测定试剂板条。

5. 性能参数

自动化仪器应至少验证形态识别水平,在不人工干预的情况下,假阴性率<5%。

6. 校准

不适用。

7. 操作步骤

7.1·将标本直接涂于清洁玻片上加盖玻片,高倍镜观察 10 个视野内的白细胞、上皮细胞、杆菌、球菌数量综合判断清洁度,以及是否有滴虫、真菌、线索细胞存在。仪器法需注意图片或者视频人工复核。

7.2·清洁度判定(表 1):如查见真菌/滴虫,清洁度直接报Ⅳ级。如查见线索细胞,清洁度直接报Ⅲ级以上。

表 1　阴道清洁度判定表

清洁度	杆 菌	球 菌	上皮细胞	脓细胞或白细胞个数
Ⅰ	多	—	满视野	0~5 个/高倍视野
Ⅱ	中	少	1/2 视野	5~15 个/高倍视野
Ⅲ	少	多	少	15~30 个/高倍视野
Ⅳ	—	大量	—	>30 个/高倍视野

7.3·细菌性阴道病化学联检:根据适配的联检比色卡,判读阴阳性,化学检测结果与形态学结果不一致时,应对结果进行复检确认,复检方法可包括图片确认、视频确认、人工镜检等,必要时进行进一步检查,如革兰染色、巴氏染色显微镜检查等,以镜检为准。

8. 质量控制

8.1·使用的显微镜在校准周期内。人员定期进行形态学培训考核。

8.2·化学联检,定性检测的偏差不超过 1 个等级,并且阳性不为阴性,阴性不为阳性。镜检人员比对和形态学考核每年至少需要 2 次。

9. 被测量值的测量不确定度

不适用。

10. 生物参考区间

正常人阴道分泌物清洁度为Ⅰ度或Ⅱ度。过氧化氢阴性(过氧化氢<2 μmol/L 为阳性),白细胞酯酶阴性,唾液酸苷酶阴性。

11. 检验结果的可报告区间

不适用。

12. 危急值

不适用。

13. 临床意义

13.1·上皮细胞：上皮细胞是位于皮肤或腔道表层的细胞，是正常脱落细胞，女性阴道及子宫颈为鳞状上皮，参与机体防御及保护功能。

13.2·白细胞：白细胞是一种在机体产生炎症时会出现的细胞，是一种具有防御能力细胞，当机体发生感染，白细胞在局部就会增多，一般根据多少可以提示炎症的严重程度。

13.3·真菌、菌丝：真菌孢子呈卵圆形，比较像瓜子仁，多数为 2 个或多个成串连在一起，比白细胞小。部分白带中真菌繁殖形成菌丝。发现真菌孢子及菌丝是真菌性阴道炎的诊断依据。

13.4·线索细胞：线索细胞是指细菌性阴道炎患者有许多杆菌凝聚在阴道上皮细胞边缘，在悬滴涂片中见到阴道上皮细胞边缘呈颗粒状或点画状致使模糊不清者即为线索细胞，它是细菌性阴道病的最敏感、最特异的体征，临床医生根据胺试验阳性及有线索细胞即可做出细菌性阴道病的诊断。

13.5·滴虫：滴虫呈梨形，大小为白细胞的 2～3 倍，顶端有鞭毛 4 根，在 25～42℃ 运动活跃，尾部有 1 根鞭毛，借助毛和波动基呈螺旋状前进。发现滴虫是滴虫性阴道炎的诊断依据。

13.6·过氧化氢：与阴道中乳酸杆菌的量相关，阳性代表乳酸杆菌丰富，阴道菌群正常。

13.7·白细胞酯酶：与白带中白细胞的数量相关，白细胞越多，白细胞酯酶阳性率越高。

13.8·唾液酸苷酶：与白带中线索细胞的数量相关，线索细胞越多，唾液酸苷酶阳性率越高。

14. 注意事项

化学检测与形态学结果不一致时，最终报告以形态学结果为准。包括但不限于以下几种情况：① 白细胞酯酶阳性，而白细胞阴性；白细胞酯酶阴性，而白细胞阳性；② 唾液酸苷酶阳性，而线索细胞阴性；唾液酸苷酶阴性，而线索细胞阳性；③ 乙酰氨基糖苷酶阳性，而真菌和滴虫均为阴性；乙酰氨基糖苷酶阴性，而真菌阳性或滴虫阳性；④ 过氧化氢阳性，而乳杆菌大量；过氧化氢阴性，而乳杆菌数量过少（过氧化氢<2 μmol/L 为阳性）；⑤ β 葡萄糖醛酸苷酶阳性，而需氧菌性阴道炎（AV）评分（Donders 评分）低；β 葡萄糖醛酸苷酶阴性，而 AV 评分高。

参考文献

[1] 尚红,王毓三,申子瑜.全国临床检验操作规程[M].4 版.北京：人民卫生出版社,2015.

[2] 中华医学会检验医学分会血液学与体液学学组.阴道分泌物自动化检测与报告专家共识[J].中华检验医学杂志,2023,46(5)：439 - 444.

[3] 中华医学会妇产科学分会感染性疾病协作组.阴道微生态评价的临床应用专家共识[J].中华妇产科杂志,2016,51(10)：721 - 723.

（沈　薇）

阴道分泌物微生态分析标准操作规程

××医院检验科临检实验室作业指导书		文件编号：××-JYK-××-××-×××	
版次/修改：第　　版/第　　次修改		生效日期：	共　　页　第　　页
编写人：	审核人：		批准人：

1. 目的

规范阴道分泌物微生态分析检验操作过程,提供阴道微生态准确评价。

2. 原理

2.1·方法：显微镜法。

2.2·原理

2.2.1　显微镜形态学检测：革兰染色,油镜下观察阴道菌群,同时对病理成分如滴虫、酵母样菌、线索细胞也要识别。也可通过自动化仪器,拍照通过大数据人工智能(AI)对进行形态学辨别测定。

2.2.2　功能学检测联检卡

2.2.2.1　pH：精密 pH 试纸(pH 3.8～5.4),用干棉签标本进行检测。

2.2.2.2　过氧化氢(H_2O_2)：由阴道乳杆菌产生,可反映乳杆菌数量,H_2O_2 经过氧化物酶作用,释放出新生态氧,后者在氨基安替比林存在下,使 TOOS 氧化呈红色或紫红色,呈色深度与 H_2O_2 浓度成正比。

2.2.2.3　白细胞脂酶：白细胞酯酶为多形核白细胞释放的羧酸酯酶,在发生炎症时,多形核白细胞在病灶聚集而大量释放白细胞酯酶,白细胞酯酶水解 X-乙酸盐,释放出溴吲哚基,后者在氧存在的条件下呈蓝色,呈色深度与白细胞酯酶活性成正比。

2.2.2.4　唾液酸苷酶：唾液酸苷酶主要来源于阴道加德纳菌等厌氧菌,唾液酸苷酶水解 X-乙酰神经氨酸,释放出溴吲哚基遇重氮盐起反应,呈红色或紫色,呈色深度与唾液酸苷酶活性成正比。

2.2.2.5　其他：β 葡萄糖醛酸酶和凝固酶可反映需氧菌数量,提示需氧菌性阴道炎;门冬酰胺蛋白酶和乙酰氨基葡糖苷酶阳性可提示白假丝酵母菌感染;胱氨酸蛋白酶,可提示滴虫感染;脯氨酸氨基肽酶,部分阴道加德纳菌、不动弯杆菌及白假丝酵母菌可阳性。

3. 标本采集

3.1·标本类型：阴道分泌物。

3.2·标本要求

3.2.1　采集器具：采集器具应清洁、干燥、无菌,无润滑剂或化学药品,如酒精、肥皂水等。

3.2.2　采集方法：通常采用无菌拭子于阴道壁上 1/3 处取材,若分泌物较少或需对滴虫进行检测,可在阴道后穹窿处取材。应避免在性交 24～48 h、月经期、阴道灌洗或局部用药、使用润滑剂等情况下时采集标本,以减少对检测结果产生影响。

3.2.3　标本应在室温条件下尽快送检,建议送检时间不超过 1 h。检查滴虫时,标本宜保温送检。标本宜添加生理盐水后送检。

4. 仪器和试剂

4.1·仪器：显微镜或者具有形态识别功能的自动化白带分析仪。

4.2·试剂：功能学检测联检卡。

5. 性能参数

5.1·重复性：检测结果与相应质控溶液结果相符。阳性不得出现阴性结果,阴性不得出现阳性结果。

5.2·正确度：检测结果与相应质控溶液结果相符。阳性不得出现阴性结果,阴性不得出现阳性结果。

6. 校准

不适用。

7. 操作步骤

7.1·将革兰染色后标本于油镜下观察。仪器法需注意图片或者视频人工复核。

7.2·微生态观察指标

7.2.1 阴道菌群密集度

Ⅰ级(＋)：每油镜视野细菌数量 1～9 个。

Ⅱ级(＋＋)：每油镜视野细菌数量 10～99 个。

Ⅲ级(＋＋＋)：每油镜视野细菌数量 100 个以上。

Ⅳ级(＋＋＋＋)：每油镜视野细菌聚集成团或密集覆盖黏膜上皮细胞。

7.2.2 阴道菌群的多样性

Ⅰ级(＋)：能辨别 1～3 种细菌。

Ⅱ级(＋＋)：能辨别 4～6 种细菌。

Ⅲ级(＋＋＋)：能辨别 7～9 种细菌。

Ⅳ级(＋＋＋＋)：能辨别 10 种及以上细菌。

7.2.3 优势菌判别：① 革兰阳性杆菌为主,常见为乳杆菌;② 革兰阳性球菌或弧菌为主,常见为链球菌;③ 革兰阴性短杆菌或弧菌为主,常见加德纳菌、普雷沃菌、动弯杆菌;④ 菌群抑制,密集度≤Ⅰ级,多样性≤Ⅰ级;⑤ 菌群增值度：以形态类似乳酸杆菌阳性菌为主,密集度Ⅲ～Ⅳ级,多样性Ⅲ～Ⅳ级,常见于细胞溶解性阴道病。

7.2.4 致病菌检出：发现滴虫、真菌等。

7.2.5 Nugent 评分：是诊断细菌性阴道病(bacterial vaginosis,BV)评分方法,0～3 分为正常,4～分为中间型,≥7 分可诊断 BV(表 1)。

表 1 Nugent 评分表

评　分	乳杆菌	加德纳菌及类杆菌	染色不定的弯曲杆菌
0	4＋	0	—
1	3＋	1＋	1＋或 2＋
2	2＋	2＋	3＋或 4＋
3	1＋	3＋	—
4	0	4＋	—

7.2.6 Donders 评分：是诊断需氧菌性阴道炎(aerobic vaginitis，AV)的评分方法，≥3 分可诊断 BV(表 2)。

表 2 Donders 评分表

评分	乳杆菌分级	白细胞	中毒颗粒白细胞比例	背景菌落	基底旁上皮细胞比例
0	乳杆菌为主	≤10/HP	无	不明显或溶胞性	<1%
1	混合菌群，但乳杆菌较少	>10/HP，但每上皮细胞周围≤10 个	≤50%	大肠埃希菌类的小杆菌	1~10
2	乳杆菌少见或缺失	每上皮细胞周围≥10 个	>50%	球菌状或链状	>10%

7.3・细菌性阴道病化学联检：根据适配的联检比色卡，判读阴阳性，化学检测结果与形态学结果不一致等情况时，应对结果进行复检确认，复检方法可包括图片确认、视频确认、人工镜检等，必要时进行进一步检查，如革兰染色、巴氏染色显微镜检查等，以镜检为准。

8. 质量控制

8.1・使用的显微镜在校准周期内。人员定期进行形态学培训考核。镜检人员比对和形态学考核每年至少需要 2 次。

8.2・革兰染色需要有质控片评价。

9. 被测量值的测量不确定度

不适用。

10. 生物参考区间

正常人阴道分泌物菌群密集度为 Ⅱ～Ⅲ 级，多样性为 Ⅱ～Ⅲ 级，优势菌为乳杆菌，pH 3.8～4.5。

11. 检验结果的可报告区间

不适用。

12. 危急值

不适用。

13. 临床意义

13.1・阴道感染时常伴有微生态系统失衡，微生态评价侧重在于总体评价，有利于发现混合性感染。微生态评价不限于致病菌的检出，恢复平衡是阴道感染的最终目标之一。

13.2・白细胞：白细胞是一种在机体产生炎症时会出现的细胞，是一种具有防御能力细胞，当机体发生感染时，白细胞在局部会增多，一般根据多少可以提示炎症的严重程度。

13.3・真菌、菌丝：真菌孢子呈卵圆形，比较像瓜子仁，多数为 2 个或多个成串连在一起，比白细胞小。部分白带中真菌繁殖形成菌丝。发现真菌孢子及菌丝是真菌性阴道炎的诊断依据。

13.4・线索细胞：线索细胞是指细菌性阴道炎患者有许多杆菌凝聚在阴道上皮细胞边缘，在悬滴涂片中见到阴道上皮细胞边缘呈颗粒状或点画状致使模糊不清者即为线索细胞，它是细菌性阴道病的最敏感最特异的体征，临床医生根据胺试验阳性及有线索细胞即可做出细菌性阴道病的诊断。

13.5·滴虫：滴虫呈梨形，大小为白细胞的2～3倍，顶端有鞭毛4根，在25～42℃运动活跃，尾部有一根鞭毛，借助毛和波动基呈螺旋状前进。发现滴虫是滴虫性阴道炎的诊断依据。

13.6·过氧化氢：与阴道中乳酸杆菌的量相关，阳性代表乳酸杆菌丰富，阴道菌群正常。

13.7·白细胞酯酶：与白带中白细胞的数量相关，白细胞越多，白细胞酯酶阳性率越高。

13.8·唾液酸苷酶：与白带中线索细胞的数量相关，线索细胞越多，唾液酸苷酶阳性率越高。

13.9·上皮细胞：上皮细胞是位于皮肤或腔道表层的细胞，是正常脱落细胞，女性阴道及子宫颈为鳞状上皮，参与机体防御及保护功能。

14. 注意事项

14.1·阴道分泌物自动化检测仪器进行微生态评价时，应对菌群密集度、多样性、优势菌、病原微生物等进行检测，依据以上检测结果进行评价。

14.2·具备自动涂片功能的阴道分泌物自动化检测仪器，应尽量满足细胞在单层平铺状态抓取图片，避免有形成分的漏检。常用染色方法包括革兰染色、瑞氏染色和各种快速染色法。如进行阴道微生态评价，以革兰染色为佳。

14.3·具备有形成分自动识别功能的阴道分泌物自动化检测仪器的识别、检测与报告至少应包括细胞（上皮细胞、白细胞、线索细胞）、细菌（杆菌、球菌）、真菌（孢子、芽生孢子、假菌丝）和滴虫。

14.5·应指示患者按照样品收集方法收集样品。患者处于月经期、痔疮出血或血尿期间不可收集样品。

参考文献

[1] 尚红,王毓三,申子瑜.全国临床检验操作规程[M].4版.北京:人民卫生出版社,2015.
[2] 中华医学会检验医学分会血液学与体液学学组.阴道分泌物自动化检测与报告专家共识[J].中华检验医学杂志,2023,46(5):439-444.
[3] 中华医学会妇产科学分会感染性疾病协作组.阴道微生态评价的临床应用专家共识[J].中华妇产科杂志,2016,51(10):721-723.

（沈　薇）

前列腺液常规检查标准操作规程

××医院检验科临检实验室作业指导书		文件编号：××-JYK-××-××-×××	
版次/修改：第　　版/第　　次修改		生效日期：	共　页　第　页
编写人：		审核人：	批准人：

1. 目的

规范前列腺液常规检验操作过程,确保前列腺液常规检查结果的准确性。

2. 原理

2.1·方法：显微镜法。

2.2·原理：湿片显微镜检查,观察前列腺液内的白细胞、红细胞、卵磷脂小体和精子,以及其他有病理意义的成分。

3. 标本采集

3.1·标本类型：前列腺液。

3.2·标本要求

3.2.1　采集标本前禁欲 3 日;若一次采集失败或检查结果为阴性但临床指征明确者,可于 3～5 日后复查。

3.2.2　前列腺液标本由临床医师行前列腺按摩术采集。前列腺按摩指征要明确,一般用于慢性前列腺炎症。疑有前列腺急性炎症、水肿、结核或肿瘤且压痛明显者,应慎重采集标本。按摩时用力要均匀适当,并按一定方向进行,避免因反复强力按压造成不必要的损伤。

3.2.3　标本处理：将前列腺液标本采集于清洁玻片上,采集时应弃去流出的第一滴前列腺液,并立即送检,无其他特殊处理。

4. 仪器和试剂

4.1·仪器：显微镜。

4.2·试剂：玻片,盖玻片。

5. 性能参数

不适用。

6. 校准

不适用。

7. 操作步骤

将标本加上盖玻片,高倍镜观察 10 个视野内的白细胞、红细胞、卵磷脂小体、淀粉样小体、前列腺颗粒细胞、精子、上皮细胞及其他特殊成分的种类、数量和分布情况。

8. 质量控制

8.1·使用的显微镜在校准周期内。人员定期进行形态学培训考核。

8.2·镜检人员比对和形态学考核每年至少需要 2 次。

9. 被测量值的测量不确定度

不适用。

10. 生物参考区间

正常人卵磷脂小体均匀分布且布满视野,白细胞<10 个/HP,红细胞<5 个/HP,前列腺颗粒细胞为 0~1 个/HP。

11. 检验结果的可报告区间

查见虫卵,或未查见虫卵。

12. 危急值

不适用。

13. 临床意义

13.1·卵磷脂小体:前列腺炎时卵磷脂小体数量减少,聚集成堆或不均匀分布,严重时被吞噬细胞吞噬,从而减少甚至消失。

13.2·白细胞:增多主要见于急、慢性前列腺炎。

13.3·红细胞:增多见于前列腺炎、前列腺结石及前列腺癌等。若前列腺按摩过度,也可出现数量不等的新鲜红细胞。

13.4·前列腺颗粒细胞增多:见于老年人、前列腺炎等。

13.5·淀粉样小体:正常前列腺液中可见,随年龄增长而数量增多,一般无特殊临床意义。

13.6·其他:前列腺癌时,可见癌细胞;前列腺炎时,可找到细菌;滴虫感染者也可找到滴虫。

14. 注意事项

需注意和临床医生沟通,如按摩后发现前列腺液过多,建议留取在试管中送检。如过少,应立即加盖盖玻片,防止液体蒸发。

参考文献

[1] 尚红,王毓三,申子瑜.全国临床检验操作规程[M].4 版.北京:人民卫生出版社,2015.

(沈 薇)

精液常规检查标准操作规程

××医院检验科临检实验室作业指导书		文件编号：××-JYK-××-××-×××	
版次/修改：第　　版/第　　次修改		生效日期：	共　　页　第　　页
编写人：	审核人：		批准人：

1. 目的

规范精液常规检验操作过程,确保精液常规检查结果的准确性。

2. 原理

2.1·方法：显微镜法、计算机辅助精子分析 CASA。

2.2·原理

2.2.1　通过观察记录精液理学指标包括精液量、颜色、透明度、黏稠度、液化状态和酸碱度,显微镜检查包括精子存活率、活动率、活动力、计数和形态观察,用于男性生殖系统功能评估与临床相关疾病辅助诊断。

2.2.2　精子存活率：通过检测精子细胞膜的完整性来评价,常用染料拒染法来鉴别细胞膜完整的精子,从而得出活精子的百分率。

3. 标本采集

3.1·标本类型：精液。

3.2·标本要求：采集标本前禁欲 2～7 日,采集前排尿,手淫法采集,并予以记录。标本收集于光口带盖一次性容器内,应于 5 min 内送达检验,严禁避孕套内标本送检。

4. 仪器和试剂

4.1·仪器：电子分析天平,相差显微镜,改良牛鲍计数板或专用精子计数板。计算机辅助精子分析 CASA。

4.2·试剂：精子稀释液：碳酸氢钠 5 g,40％甲醛溶液 1 mL,蒸馏水 100 mL,待完全溶解过滤后使用。精子存活率染液：伊红-苯胺黑染液。

5. 性能参数

不适用。

6. 校准

不适用。

7. 操作步骤

7.1·精液外观：肉眼观察精液表观(颜色和均质性),并记录结果。

7.2·精液量：使用电子分析天平,称重后按 1.0 g/mL(精液 1.043～1.102 g/mL)比重换算为体积,不推荐将精液吸到移液管或注射器,或倒入量筒来测量体积。

7.3·精液液化：精液射到收集容器后很快呈现典型的半固体凝胶的团块。因此需在 5 min 内标本送达,将标本放在 37℃孵箱内,几分钟精液开始液化(变得稀薄),检验者观察并记录精液标本自采集到完全液化的时间。

7.4·精液 pH：在精液液化后或不液化状态超出实验室规定时间范围后,使用 pH 试纸

(测定范围 6.0～10.0)测试精液标本的 pH。

7.5 · 精液黏稠度：精液液化后，将玻棒插入，提起玻棒看拉丝长度，应不超过 2 cm。或用一次性塑料吸液管(直径 1.5 mm)，吸取精液，借助重力滴下，观察拉丝长度，应不超过 2 cm。

7.6 · 精子活力：取充分混匀液化精液标本 10 μL，加盖 22 mm×22 mm 盖玻片，相差显微镜，高倍视野下观察约 200 个精子，同时观察精子有无聚集及聚集程度。每份标本要求重复取样 2 次，两次之间结果差值应在误差允许范围。首先计数前向运动(PR)和非前向运动(NP)精子，随后在同一视野内计数不活动(IM)精子。先确保完成前向和非前向运动精子的计数，1 h 内完成。

7.6.1　精子活力分级：① 前向运动(PR)：精子主动地呈直线或沿一大圆周运动，不管其速度如何；② 非前向运动(NP)：所有其他非前向运动的形式，如小圆周泳动、尾部动力几乎不能驱使头部移动或只能观察到尾部摆动；③ 不活动(IM)：精子没有运动。

7.6.2　WHO《人类精液检查与处理实验室手册》第 6 版恢复精子活力 4 级分法，分为 a、b、c、d 4 级，a 级为快速前向运动精子，b 级为慢速前向运动精子，c 级为 NP 精子，d 级为 IM 精子。

7.7 · 精子存活率：当 PR＋NP 精子＜40％，该试验比较重要，在载玻片上加新鲜精液和伊红-苯胺黑染液各 1 滴，观察 200 个精子，活精子染为浅粉红色，暗红色为死精子。

7.8 · 精子浓度：使用相差显微镜进行计数，精液中加入精子稀释液，改良牛鲍计数板，2 个稀释浓度，2 次充池，静置 1～2 min，待精子下沉后，以精子头部作为基准进行计数。或者专用精子计数板，不需要精子稀释液，但也需注意重复做 2 次，2 次之间结果差值应在误差允许范围。对于圆细胞同时进行计数。

7.9 · 一次射精精子总数：精子浓度×精液量。

7.10 · 计算机辅助分析 CASA，可提供精子活力等参数，但需复核。

8. 质量控制

8.1 · 使用的显微镜在校准周期内。人员定期进行形态学培训考核。

8.2 · 镜检人员比对和形态学考核每年至少需要 2 次。

9. 被测量值的测量不确定度

不适用。

10. 生物参考区间

正常精液外观呈均质性、灰白色，精液量≥1.5 mL；pH 7.2～8.0；精液标本通常在 15 min 内完全液化，很少超过 60 min；黏稠度＜2 cm；PR≥32％；PR＋NP≥40％；精子存活率≥58％；精子浓度≥15×10^6/mL；一次射精总数≥39×10^6；圆细胞浓度≤2×10^6/mL。

11. 检验结果的可报告区间

不适用。

12. 危急值

不适用。

13. 临床意义

13.1 · 精液外观：精子浓度非常低时，精液略显透明，有红细胞时(血精)精液呈红褐色，黄疸患者和服用维生素或药物者的精液可呈黄色。

13.2·精液量：精液量减少见于射精管阻塞、先天性双侧输精管缺如或精囊腺发育不良、不完全逆行射精或雄激素缺乏,精液量增多见于附性腺活动性炎症。

13.3·精液黏稠度：黏稠度增加干扰精子活力。

13.4·精液液化时间：精液刚射出后,不呈胶状亦属异常,多见于输精管缺陷或先天性精囊缺如。精液不液化或液化不完全,可能是由于前列腺分泌液化因子减少。

13.5·精液 pH：pH<7.0 并伴有精液量减少和精子数量少,可能存在射精管阻塞、先天性双侧输精管缺如或精囊腺发育不良。pH>8.0 提示前列腺炎症。

13.6·精子浓度与活力：精子活动率降低可见于精索静脉曲张,淋病、梅毒等生殖系统感染,高温环境、放射线等物理因素,应用某些抗代谢药、抗疟药、雌激素等,存在抗精子抗体等免疫因素。精子存活率与活动率主要用于男性不育症检查,两者降低示男性生育力下降。前向精子,尤其是 a 级精子活动力的程度与妊娠率相关。精子总数可以衡量睾丸产生精子的能力和男性输精管道畅通的程度。

13.7·圆细胞：主要为中性粒细胞和精子细胞,如需区分,可使用过氧化物酶染色。如白细胞增多,提示感染,如精子细胞增多,提示精子发育障碍。

14. 注意事项

14.1·当精子未查见时候,注意离心后再观察,同时对尿液离心后再观察,以防逆行射精漏检。

14.2·如实验室使用计算机辅助精子分析 CASA,需注意人工复核,以人工评价为准。

参考文献

[1] 尚红,王毓三,申子瑜.全国临床检验操作规程[M].4 版.北京:人民卫生出版社,2015.
[2] 世界卫生组织.人类精液检测与处理实验室手册[M].5 版.北京:人民卫生出版社,2011.
[3] 中国中西医结合学会检验医学专业委员会.临床实验室精液常规检验中国专家共识[J].中华检验医学杂志,2022,45(8):802-812.

（沈　薇）

第七章
检验分析仪标准操作规程

XN - 1000 血液分析仪标准操作规程

××医院检验科临检实验室作业指导书		文件编号：××-JYK-××-××-×××	
版次/修改：第　版/第　次修改		生效日期：	共　页　第　页
编写人：		审核人：	批准人：

1. 目的

规范 Sysmex XN - 1000 血液分析仪标准操作规程,确保血液细胞分析结果的准确性。

2. 原理

白细胞计数,通过采用半导体激光的光学检测部并以流式细胞术进行测定。红细胞计数及血小板计数,通过 RBC 检测部并采用鞘流 DC 检测方法进行测定,血红蛋白含量测量,通过 Hb 检测部并采用 SLS 血红蛋白检测方法进行测定。

3. 运行环境

仪器适合运行的环境温度为 15～30℃,相对湿度为 20％～85％。仪器使用前,请确认环境温度和湿度,如温度和湿度超出允许范围,需采取相应纠正措施。

4. 试剂

专用稀释液(全血稀释液、浓缩全血稀释液、低值 PLT 检测专用全血稀释液),血红蛋白溶血素,溶血剂(WNR 溶血剂、WDF 溶血剂、WPC 溶血剂),染色液(WNR 染色液、WDF 染色液、WPC 荧光染色液、RET 染色液、PLT 荧光染色剂),清洗液,质控品(XN CHECK/XN、CHECK BF)。

5. 操作步骤

5.1 · 工作前检查:确保检测设备和辅助设备的电源受 IPU 控制,故可以始终保持主电源开关打开。确认有足够的试剂,确认打印机内有足够的打印纸,检查分析仪的管路没有弯曲缠绕,电源插座连接良好,确认进样区是空的。

5.2 · 开机

5.2.1 开启仪器的电源,分析仪器将运行自检程序,请等待到自检完成。如果 IPU 登录设定为打开,将显示登录对话框,输入用户名及密码,完成 IPU 登录。

5.2.2 仪器执行空白检查,未通过时,单击帮助对话框中的【执行】,以再次进行自动冲洗和空白检查。空白允许值为:WBC$<0.10\times10^9$/L、RBC$<0.02\times10^{12}$/L、Hb<1 g/L、PLT$<10\times10^9$/L。

5.3 · 定标:不适用。

5.4 · 室内质控

5.4.1 室内质控采用 Sysmex 公司的质控品 XN CHECK。将质控品在室温下放置 15 min 左右,颠倒混匀后进行检测分析。检查数据并确认质控结果。

5.4.2 室内质控初始化:每批质控品分 3 日以上积累 10 个质控数据并完成初始化,计算均值和标准差,以均值作为靶值,采用 1_{3s} 和 2_{2s} 两个分别反映随机误差和系统误差的质控规则开始以后的日常质量控制。每个工作日的质控结果需及时输入质控软件,质控结果在控方可开展当日的检测工作。每次更换质控品批号后应做重新开始初始化。

5.4.3 质控结果如触犯质控规则应查找原因,予以纠正。

5.5·标本检测

5.5.1 手动进样方式:确认分析仪器上的状态指示灯。如果状态指示灯不亮绿灯,请等到亮起。START 样本时无需此步骤。按模式切换开关,管座将伸出。单击控制菜单上的更改测定模式按钮(全血或体液)。选择需检测的样本,单击【OK】。单击控制菜单上的手动分析按钮,输入相关信息。单击【OK】,对话框关闭。混匀样本后,将试管放入管座中。使用微量血时需将盖打开后放入。按下分析仪上的开始开关。测定完成后,管座将滑出。拿开样本,进行下一个样本的检测。所有测定完成后,按下分析仪上的模式切换开关,管座将滑入仪器。

5.5.2 自动进样方式:确认分析仪器上的状态指示灯。如果状态指示灯不亮绿灯,请等到亮起。并确认管座收回在分析仪内。若未收回,按下仪器上的模式切换按钮即可切换至自动模式。单击控制菜单上的进样器分析按钮,在对话框中进行设定,如使用条形码,则不需要此步。单击控制菜单上的进样器分析按钮,在对话框中进行设定,选择需要测定的项目,单击【OK】,对话框关闭。如使用条形码,则不需要此步。将试管架放在进样器右槽中,试管架上的沟滑入右侧突起处,最多可放入 5 架,试管架放置后,检测自动开始。如要终止进样器测定,单击控制菜单中的进样器测定按钮,然后单击对话框中的【是】。测定完成后,取出试管架。

5.6·关机

5.6.1 手动关机

5.6.1.1 确认分析仪器上的状态指示灯。如果状态指示灯不亮绿灯,请等到亮起。单击控制菜单上的分析仪器菜单按钮。显示菜单。显示以下窗口。将 CELLCLEAN AUTO 放入试管座中。请放在前侧的管座中(朝向分析仪器时)。

5.6.1.2 按下分析仪器上的开始开关。试管座缩回分析仪中,并开始吸液。吸液完成时,管座自动伸出。手动关闭 IPU(如需要)。单击菜单画面中的【退出 IPU】。显示对话框。单击【是】。IPU 将关闭。关闭 Windows。计算机将关机。

5.6.2 自动关机

5.6.2.1 确认分析仪器上的状态指示灯。如果状态指示灯不亮绿灯,请等到亮起.确认管座收回到分析仪。如果管座伸出,按分析仪上的模式按钮,切换至自动模式。将 CELLCLEAN AUTO 放到试管架第 10 个位置。

5.6.2.2 将试管架上的沟滑到右侧突起处(当操作人员朝向分析仪时),并开始采样器测定。如自动功能打开,将自动进行运行。自动执行关机。CELLCLEAN AUTO 被吸引到各分析仪中并顺序开始冲洗。所有操作完成时,仪器电源关闭。

6. 维护与保养

6.1·日常维护:参照本程序 5.6 中的关机程序执行。

6.2·其他保养:必要时进行的保养项目。如果发生需要保养的错误,IPU 画面中将显示帮助对话框。请按照帮助对话框的【动作】栏中显示的信息,进行必要的保养操作。出现无法处理的保养及错误,由仪器维修工程师负责。

7. 校准

详见《血液分析仪校准标准操作规程》。

8. 应急处理

实验室突发仪器故障,当班人员必须确认故障情况的性质,并立即通知设备科人员前来检查维修。仪器故障短时间内无法修复的情况下,采用备用仪器进行检测。

9. 注意事项

9.1·试剂应在厂商提供的失效期前使用,开封后应在试剂外包装上注明开封日期,并根据试剂说明书内规定的期限内使用完毕。

9.2·检测前混匀很重要,如果无旋转式混匀器,应颠倒混匀至少8次。

9.3·仪器与计算机连接时,应保证先切断电源,否则可能会导致电击或仪器出现故障。

参考文献 ....

[1] 中国合格评定国家认可委员会.医学实验室质量和能力认可准则的应用要求:CNAS‐CL02‐A001:2023[S/OL].(2023‐08‐01)[2023‐09‐26].https://www.cnas.org.cn/rkgf/sysrk/rkyyzz/2023/08/912141.shtml.

[2] 尚红,王毓三,申子瑜.全国临床检验操作规程[M].4版.北京:人民卫生出版社,2015.

（徐　翀）

BC - 6800 Plus 血液分析仪标准操作规程

××医院检验科临检实验室作业指导书	文件编号：××-JYK-××-××-×××	
版次/修改：第 版/第 次修改	生效日期：	共 页 第 页
编写人：	审核人：	批准人：

1. 目的

规范 BC - 6800 Plus 血细胞分析仪标的使用、维护和保养过程，确保仪器设备处于良好状态，保证检验质量。

2. 原理

BC - 6800 Plus 采用鞘流阻抗法、激光散射结合荧光染色的流式细胞技术（SF - Cube）进行细胞分类、计数；采用比色法进行血红蛋白测定。同时采用激光流式细胞术结合荧光染色的技术手段，对体液中的有核细胞进行识别和检测。

3. 运行环境

环境温度 15～32℃。环境相对湿度 30％～85％。如温、湿度超出允许范围，需采取相应纠正措施。电源电压要求：主机（220 V/230 V）±10％，（50 Hz/60 Hz）±2 Hz；气源 220 V±10％，50 Hz±1 Hz。

4. 试剂

BC - 6800 Plus 血液细胞分析仪专用试剂：M - 68P DS 稀释液、M - 68P DR 稀释液、M - 68P FD 染色液、M - 68P FN 染色液、M - 68P FR 染色液、M - 68P LD 溶血剂、M - 68P LH 溶血剂、M - 68P LN 溶血剂、探头清洁液。

5. 操作步骤

5.1·工作前检查：确保电源、管路连接正常，气源开启，废液桶清空，试剂余量充足。

5.2·开机：打开电源开关，分析仪进入自检初始化程序，自动进行本底计数（本底检测要求 WBC≤$0.1×10^9$/L、RBC≤$0.02×10^{12}$/L、Hb≤1 g/L、PLT≤$5×10^9$/L），本底计数合格后，电源指示灯由橙色变为绿色，进入分析计数界面，并登录操作软件。

5.3·定标：不适用。

5.4·室内质控

5.4.1　室内质控方法

5.4.1.1　室内质控品的选择：可选用迈瑞配套质控品或第三方质控品进行检测。

5.4.1.2　质控品的浓度水平：使用至少 2 个浓度水平（正常和异常水平）的质控品。

5.4.1.3　质控项目：WBC、RBC、Hb、PLT、HCT、MCV、MCH、MCHC。

5.4.1.4　质控频率：检测当天至少 1 次。

5.4.1.5　质控图中心线的确定：血细胞分析质控品的检测要求至少 3 日（每天不同时段进行检测），使用至少 10 个检测结果的均值作为质控图的中心线。

5.4.1.6　标准差的确定：标准差的计算方法参考 WS/T 641《临床检验定量测定室内质量控制》。

5.4.1.7 失控判断规则：至少使用 1_{3s} 和 2_{2s} 规则。

5.4.2 室内质控检测：将质控品室温平衡 15 min 以上，充分混匀后，采用手工进样或流水线专用 QC 架的方式检测。检测完成后，进行质控结果判断。

5.4.3 失控处理：首先进行失控原因分析，进行必要的纠正措施，对措施进行评价。

5.4.4 质控总结：每批质控品使用结束后填写室内质控周期性评价。

5.5·标本检测

5.5.1 手工开盖模式：血液样本（样本量至少 0.5 mL）→检测凝块、充分颠倒混匀→放置样本针下进行检测。

5.5.2 自动进样模式：血液样本（样本量至少 1 mL）→检测标本状态（有无凝块、标本量、条码信息等）→将标本放置进样架进行检测。

5.5.3 体液样本检测：体液标本（浆膜腔积液、滑膜液标本建议使用 EDTA - K2 抗凝；脑脊液标本不建议加入抗凝剂，标本量至少 0.5 mL）→充分颠倒混匀，选择【开放】-【体液】模式→放置样本针下进行检测。

5.6·结果审核与复检：对测定结果进行复核，触发本实验室复检规则的标本按要求进行复检，填写复检记录。

5.7·关机：手动关机：菜单中点击【关机】置探头清洁液于采样针下，按吸样键进行探头液维护。如设置了【预约关机】，分析仪将在指定时间自动关机。

6. 维护与保养

6.1·每日保养：执行每日探头清洁液维护。完成当日分析或者至少每 24 h 执行一次探头清洁液维护操作。

6.2·按需维护：当出现散点图分布异常、本底值偏高、残液盘有废液或结晶时、存在堵孔故障等现象时，可进行相应的维护保养处理。

7. 校准

参考《血液分析仪校准标准操作规程》。

8. 应急处理

实验室突发仪器故障，当班人员必须确认故障情况的性质，并立即通知设备科人员前来检查维修。仪器故障短时间内无法修复的情况下，采用备用仪器进行检测。

9. 注意事项

9.1·仪器新装机、仪器场所发生改变等重大情况发生时，应对仪器性能进行验证，参考《设备验证、使用管理程序》，性能要求遵循产品说明书的要求，同时满足 WS/T 406《临床血液学检验常规项目分析质量要求》的要求。

9.2·院内不同的血细胞分析仪，其检测结果应进行比对，参考《检验仪器间比对程序》。

9.3·临床标本宜在采集后 8 h 内完成检测。检测前混匀很重要，如果无旋转式混匀器，应颠倒混匀至少 8 次。

参考文献

[1] 中国合格评定国家认可委员会.医学实验室质量和能力认可准则的应用要求：CNAS - CL02 - A001：2023[S/OL].(2023 - 08 - 01)[2023 - 09 - 26].https://www.cnas.org.cn/rkgf/sysrk/rkyyzz/2023/08/912141.shtml.

（包叶江）

MEK - 9100 血液分析仪标准操作规程

××医院检验科临检实验室作业指导书	文件编号：××-JYK-××-××-×××
版次/修改：第 版/第 次修改	生效日期： 共 页第 页
编写人：	审核人： 批准人：

1. 目的

规范 MEK - 9100 血细胞分析仪标的使用、维护和保养过程，确保仪器设备处于良好状态，保证检验质量。

2. 原理

白细胞计数、红细胞计数、血小板计数采用电阻抗检测原理，血红蛋白采用表面活性剂比色法，分类采用光学法和流式细胞术法原理。

3. 运行环境

仪器适合运行的环境温度为 $15\sim30℃$，相对湿度为 $30\%\sim85\%$。仪器使用前，请确认环境温、湿度，如温、湿度超出允许范围，需采取相应纠正措施。

4. 试剂

稀释液、清洗液 CBC 溶血剂、DIFF 溶血剂。

5. 操作步骤

5.1·工作前检查：检查试剂是否充足、废液是否倒空，电源是否连接。

5.2·开机：打开电源、登录系统后仪器进行自检。使用空白标本，进行本底检测，所测数据应符合以下数值：$WBC\leqslant0.2\times10^9/L$、$RBC\leqslant0.05\times10^{12}/L$、$Hb\leqslant1.0\ g/L$、$PLT\leqslant10\times10^9/L$、$TOC<100\ count$。

5.3·定标：不适用。

5.4·室内质控

5.4.1　室内质控方法

5.4.1.1　室内质控品的选择：可选用配套 MEK - 5D 质控品或第三方质控品进行检测。

5.4.1.2　质控品的浓度水平：使用至少 2 个浓度水平（正常和异常水平）的质控品。

5.4.1.3　质控项目：WBC、RBC、Hb、PLT、HCT、MCV、MCH、MCHC。

5.4.1.4　质控频率：检测当天至少 1 次。

5.4.1.5　质控图中心线的确定：血细胞分析质控品的检测要求至少 3 日（每天不同时段进行检测），使用至少 10 个检测结果的均值作为质控图的中心线。

5.4.1.6　标准差的确定：标准差的计算方法参考 WS/T 641《临床检验定量测定室内质量控制》。

5.4.1.7　失控判断规则：至少使用 1_{3s} 和 2_{2s} 规则。

5.4.2　室内质控检测：将质控品室温平衡 15 min 以上，充分混匀后，质控品的标本试管放置在标本架的 1 号位置，进行室内质控检测。检测完成后，进行质控结果判断。

5.4.3　失控处理：首先进行失控原因分析，进行必要的纠正措施，对措施进行评价。

5.4.4　质控总结：每批质控品使用结束后填写室内质控周期性评价。

5.5·标本检测

5.5.1　自动模式：检查血液样本状态(需要标本量 1 mL 以上、无凝块)—将血标本放入进样架后放入机器—按下【测定】开关,开始自动测定。

5.5.2　手动模式：检查血液样本状态(需要标本量 1 mL 以上、无凝块)—充分颠倒混匀—编号,将标本放入适配器,点击【测定】开始检测。

5.5.3　结果审核与复检：对测定结果进行复核,触发本实验室复检规则的标本按要求进行复检并记录。

5.6·关机：关闭电源前先检查容器中有足够的试剂,废物容器已倒空。按电源关闭键,仪器开始自动清洗,然后自动关闭电源。

6. 维护与保养

6.1·日保养：每天进行 4 次【自动灌注】。

6.2·按需保养：堵孔报警频繁出现时,执行【强力清洗】。散点图不能显示在最佳区域,执行【清洗流动池】。定期清洗混匀单元、过滤网、标本架等。

7. 校准

详见《血液分析仪校准标准操作规程》。

8. 应急处理

实验室突发仪器故障,当班人员必须确认故障情况的性质,并立即通知设备科人员前来检查维修。仪器故障短时间内无法修复的情况下,采用备用仪器进行检测。

9. 注意事项

9.1·仪器新装机、仪器场所发生改变等重大情况发生时,应对仪器性能进行验证,参考《设备验证、使用管理程序》,性能要求遵循产品说明书的要求,同时满足 WS/T 406《临床血液学检验常规项目分析质量要求》的要求。

9.2·使用手工模式进行检测时,请把采血管插到适配器的底部,必须取下采血管盖子。

9.3·临床标本宜在采集后 8 h 内完成检测。

9.4·检测前混匀很重要,如果无旋转式混匀器,应颠倒混匀至少 8 次。

参考文献

[1] 中国合格评定国家认可委员会.医学实验室质量和能力认可准则的应用要求：CNAS－CL02－A001：2023[S/OL].(2023－08－01)[2023－09－26].https://www.cnas.org.cn/rkgf/sysrk/rkyyzz/2023/08/912141.shtml.

[2] 尚红,王毓三,申子瑜.全国临床检验操作规程[M].4 版.北京：人民卫生出版社,2015.

[3] 国家卫生健康委员会.临床血液与体液检验基本技术标准：WS/T 806—2022[S/OL].(2022－11－02)[2023－09－26].http://www.nhc.gov.cn/wjw/s9492/202211/a52a0547d22741ff956af0cf7a4ca66d.shtml.

(包叶江)

DxII – 900 血细胞分析仪标准操作规程

××医院检验科临检实验室作业指导书	文件编号：××-JYK-××-××-×××
版次/修改：第　　版/第　　次修改	生效日期：　　　　　　共　页 第　页
编写人：	审核人：　　　　　批准人：

1. 目的

规范 DxH – 900 血细胞分析仪标的使用、维护和保养过程,确保仪器设备处于良好状态,保证检验质量。

2. 原理

红细胞、白细胞和血小板计数原理：电阻抗法(库尔特原理)。白细胞五分类与网织红细胞计数原理：VCSn 技术。血红蛋白：氧合高铁血红蛋白比色法。

3. 运行环境

仪器适合运行的环境温度为 15～30℃,相对湿度为 20％～85％。仪器使用前,请确认环境温、湿度,如温、湿度超出允许范围,需采取相应纠正措施。

4. 试剂

DxH 稀释剂、DxH 溶血素、DxH 分类溶血素包、DxH 网织包、DxH 清洗液。

5. 操作步骤

5.1·工作前检查：检查电源和管道是否连接正常。

5.2·开机：打开计算机主机,输入用户名和密码。然后打开仪器电源开关,等待仪器显示【脱机】状态。接下来开始仪器自检,待自检完成,开始正常检测。

5.3·定标：不适用。

5.4·室内质控

5.4.1　室内质控方法

5.4.1.1　室内质控品的选择：可选用 6C 细胞质控品或第三方质控品进行检测。

5.4.1.2　质控品的浓度水平：使用至少 2 个浓度水平(正常和异常水平)的质控品。

5.4.1.3　质控项目：WBC、RBC、Hb、PLT、HCT、MCV、MCH、MCHC。

5.4.1.4　质控频率：检测当天至少 1 次。

5.4.1.5　质控图中心线的确定：血细胞分析质控品的检测要求至少 3 日(每天不同时段进行检测),使用至少 10 个检测结果的均值作为质控图的中心线。

5.4.1.6　标准差的确定：标准差的计算方法参考 WS/T 641《临床检验定量测定室内质量控制》。

5.4.1.7　失控判断规则：至少使用 1_{3s} 和 2_{2s} 规则。

5.4.2　室内质控检测：将质控品室温平衡 15 min 以上,充分混匀后,将质控品混匀插入样本架中,放入自动进样区,仪器自动检测质控样本。检测完成后,进行质控结果判断。

5.4.3　失控处理：首先进行失控原因分析,进行必要的纠正措施,对措施进行评价。

5.4.4　质控总结：每批质控品使用结束后填写室内质控周期性评价。

5.5·标本检测

5.5.1 自动模式：在任一界面点击 ▷，等待仪器显示【联机】状态，按照样本条形码朝向试管匣开口处的方式放置好样本，将试管匣置于仪器右侧进样区前端感应区域，自动检测开始。

5.5.2 手动模式：在任一界面点击 🖐，扫描样本条码或输入样本标识，分配测试请求，选择【确定】，将样本混匀后放置于手工进样台（左侧为闭盖，右侧为开盖），开始进行分析。若选择【退出】，仪器将退出手动模式检测。

5.6·结果审核与复检：对测定结果进行复核，触发本实验室复检规则的标本按要求进行复检并记录。

5.7·关机：在任意界面选择 📅，从本地浏览栏中点击【关机】。

6. 维护与保养
按需进行以下保养：清洗（漂白）微孔、清洗吸样探针、清洗血样阀外部、清洗气源模块风扇滤片、清洗 STM、清洗混合空气温度控制（AMTC）模块、清洗真空缓冲瓶、清洗光传感器、清洗手持式条形码扫描。

7. 校准
详见《血液分析仪校准标准操作规程》。

8. 应急处理
验室突发仪器故障，当班人员必须确认故障情况的性质，并立即通知设备科人员前来检查维修。仪器故障短时间内无法修复的情况下，采用备用仪器进行检测。

9. 注意事项
9.1·仪器新装机、仪器场所发生改变等重大情况发生时，应对仪器性能进行验证，参考《设备验证、使用管理程序》，性能要求遵循产品说明书的要求，同时满足 WS/T 406《临床血液学检验常规项目分析质量要求》的要求。

9.2·院内不同的血细胞分析仪，其检测结果应进行比对，参考《检验仪器间比对程序》。

9.3·临床标本宜在采集后 8 h 内完成检测。

9.4·检测前混匀很重要，如果无旋转式混匀器，应颠倒混匀至少 8 次。

参考文献
[1] 中国合格评定国家认可委员会.医学实验室质量和能力认可准则的应用要求：CNAS－CL02－A001；2023[S/OL].(2023－08－01)[2023－09－26].https://www.cnas.org.cn/rkgf/sysrk/rkyyzz/2023/08/912141.shtml.

[2] 尚红,王毓三,申子瑜.全国临床检验操作规程[M].4 版.北京：人民卫生出版社,2015.

[3] 国家卫生健康委员会.临床血液与体液检验基本技术标准：WS/T 806—2022[S/OL].(2022－11－02)[2023－09－26].http://www.nhc.gov.cn/wjw/s9492/202211/a52a0547d22741ff956af0cf7a4ca66d.shtml.

（包叶江）

DH－76CRP 血细胞分析仪标准操作规程

××医院检验科临检实验室作业指导书	文件编号：××-JYK-××-××-×××
版次/修改：第　　版/第　　次修改	生效日期：　　　　　共　　页　第　　页
编写人：	审核人：　　　　　　批准人：

1. 目的

规范 DH－76CRP 血细胞分析仪标的使用、维护和保养过程,确保仪器设备处于良好状态,保证检验质量。

2. 原理

采用库尔特原理检测白细胞/嗜碱性粒细胞、红细胞和血小板的数目及体积分布;采用比色法测量血红蛋白浓度;采用半导体激光流式细胞技术获得白细胞的五分类统计计数;采用免疫散射比浊法测定 C 反应蛋白含量。

3. 运行环境

仪器适合运行的环境温度为 15～30℃,相对湿度为 30％～90％。仪器使用前,请确认环境温、湿度,如温、湿度超出允许范围,需采取相应纠正措施。

4. 试剂

DIL－B 稀释液、LYB－1 溶血剂、LYB－2 溶血剂、LYB－3 溶血剂、CRP R1 液、CRP R2 液、CLE－P 清洁液。

5. 操作步骤

5.1·工作前检查:检查电源和管道是否连接正常、废液桶是否为空。

5.2·开机:打开计算机主机,输入用户名和密码。仪器进行 CRP 池清洗与 CPR 本底电压储存→开始仪器自检(本底检测要求 $WBC \leqslant 0.2 \times 10^9/L$、$RBC \leqslant 0.02 \times 10^{12}/L$、$Hb \leqslant 1\ g/L$、$PLT \leqslant 10 \times 10^9/L$、$CRP \leqslant 0.2\ mg/L$)→自检完成,开始正常检测。

5.3·定标:更换新批次的 CRP 试剂后,需要进行 CRP 定标。

5.4·室内质控

5.4.1 室内质控方法

5.4.1.1 室内质控品的选择:可选用帝迈配套质控品或第三方质控品进行检测。

5.4.1.2 质控品的浓度水平:使用至少 2 个浓度水平(正常和异常水平)的质控品。

5.4.1.3 质控项目:WBC、RBC、Hb、PLT、HCT、MCV、MCH、MCHC。

5.4.1.4 质控频率:检测当天至少 1 次。

5.4.1.5 质控图中心线的确定:血细胞分析质控品的检测要求至少 3 日(每天不同时段进行检测),使用至少 10 个检测结果的均值作为质控图的中心线。

5.4.1.6 标准差的确定:标准差的计算方法参考 WS/T 641《临床检验定量测定室内质量控制》。

5.4.1.7 失控判断规则:至少使用 1_{3s} 和 2_{2s} 规则。

5.4.2 室内质控检测:将质控品室温平衡 15 min 以上,充分混匀后,将质控品混匀插入样本架中,放入自动进样区,仪器自动检测质控样本。检测完成后,进行质控结果判断。

5.4.3　失控处理:首先进行失控原因分析,进行必要的纠正措施,对措施进行评价。

5.4.4　质控总结:每批质控品使用结束后填写室内质控周期性评价。

5.5·标本检测

5.5.1　自动进样模式:在仪器设置自动进样参数→仪器状态为绿色长亮时,点击【模式】,选择【自动、静脉全血】→将标本放置在进样架,并放置在仪器进样右侧→点击【启动】或仪器上【RUN】键→等待检测完成。

5.5.2　手动进样模式:仪器状态为绿色长亮时,点击【模式】,选择【开放-静脉全血】→将全血标本充分颠倒混匀,放置吸样针下→点击【启动】或仪器上【吸样】键→等待检测完成。

5.6·结果审核与复检:对测定结果进行复核,触发本实验室复检规则的标本按要求进行复检。

5.7·关机:单击仪器软件【关机】按钮→进行清洁仪维护→关闭电源→退出软件。

6. 维护与保养

6.1·定时维护:在到达系统设定的清洁液维护时间后,如果分析仪已连续开机超过 24 h 且没有执行过清洁液维护,系统会提示是否立即执行清洁液浸泡,以防止污染累积。

6.2·定量维护:样本计数次数累计达 100 次后,分析仪将自动执行一次清洗操作,并在界面提示仪器正在执行自动清洗。

6.3·按需维护:当仪器出现散点图异常、本底检测异常、采样针脏等情况时,可对相应部位进行维护。

7. 校准

详见《血液分析仪校准标准操作规程》。

8. 应急处理

实验室突发仪器故障,当班人员必须确认故障情况的性质,并立即通知设备科人员前来检查维修。仪器故障短时间内无法修复的情况下,采用备用仪器进行检测。

9. 注意事项

9.1·仪器新装机、仪器场所发生改变等重大情况发生时,应对仪器性能进行验证,参考《设备验证、使用管理程序》,性能要求遵循产品说明书的要求,同时满足 WS/T 406《临床血液学检验常规项目分析质量要求》的要求。

9.2·本院内不同的血细胞分析仪,其检测结果应进行比对,参考《检验仪器间比对程序》。

9.3·临床标本宜在采集后 8 h 内完成检测。

9.4·检测前混匀很重要,如果无旋转式混匀器,应颠倒混匀至少 8 次。

参考文献

[1] 中国合格评定国家认可委员会.医学实验室质量和能力认可准则的应用要求:CNAS-CL02-A001:2023[S/OL].(2023-08-01)[2023-09-26].https://www.cnas.org.cn/rkgf/sysrk/rkyyzz/2023/08/912141.shtml.

[2] 尚红,王毓三,申子瑜.全国临床检验操作规程[M].4版.北京:人民卫生出版社,2015.

[3] 国家卫生健康委员会.临床血液与体液检验基本技术标准:WS/T 806—2022[S/OL].(2022-11-02)[2023-09-26].http://www.nhc.gov.cn/wjw/s9492/202211/a52a0547d22741ff956af0cf7a4ca66d.shtml.

(包叶江)

血液分析仪校准标准操作规程

××医院检验科临检实验室作业指导书	文件编号：××-JYK-××-××-×××
版次/修改：第　　　版/第　　次修改	生效日期：　　　　　　共　　页　第　　页
编写人：	审核人：　　　　　　批准人：

1. 目的

规范血液分析仪的校准过程,确保仪器设备处于良好状态,保证检验质量。

2. 依据

2.1·校准应符合 WS/T 347《血细胞分析的校准指南》的要求。

2.2·校准时机：校准频率为每 6 个月至少一次,校准工作一般由厂方工程师定期进行,以确保检测结果正确。在下列情况时可增加校准次数：① 更换试剂批号或出现质控漂移时;② 仪器进行全面保养后;③ 仪器的重要零件更换后。

3. 校准内容

校准前性能检测、校准、校准后验证。

4. 校准物

4.1·制造商提供的配套校准物,校准品必须是具有溯源性的。按仪器说明书规定的程序进行校准。

4.2·新鲜血校准：使用非配套检测系统,只能使用此种校准方案。必须选取至少 1 例经过具有溯源性的仪器定值(定值：手动模式测 10 次,取 1～10 次结果计算均值作为靶值)的正常成人静脉抗凝新鲜血样本(约 20 mL 分装到 10 支 EDTA－K2 抗凝管中)作为校准用血样,取该血样在仪器上采用手动进样模式连续测定 11 次,取 2～11 次结果计算均值,计算测定均值与定值间的偏差。

$$偏差(\%) = \frac{测定均值 - 定值}{定值} \times 100\%$$

4.3·校准需要的试剂：稀释液、溶血剂和清洁剂都为仪器配套产品且都在有效期内。

5. 操作步骤

5.1·校准前性能检测

5.1.1　工作环境：温度 15～32℃;湿度 30％～85％;电源 220/230 V,频率（50/60 Hz）±2 Hz。

5.1.1.1　仪器：评价前仪器内部各通道及测试室均经清洁剂处理 30 min。

5.1.1.2　试剂检查：检查试剂批号和有效期,保证试剂在有效期内。

5.1.2　精密度检测、携带污染率检测及线性均符合仪器说明书要求,否则需请厂家工程师检修。

5.1.2.1　空白计数：用稀释液作为样本在分析仪上连续检测 3 次,3 次检测结果的最大值应符合仪器说明书标示的性能要求。

5.1.2.2 精密度：取一份健康人的新鲜血样本，按照常规方法重复检测 11 次，计算后 10 次检测结果的变异系数，变异系数应符合仪器说明书标示的性能要求，同时应满足临床需要。

5.1.2.3 携带污染率：分别针对不同项目，取一份高浓度（HTV）的临床样本，混合均匀后连续测定 3 次；再取一份低浓度（LTV）的临床样本，混合均匀后连续测定 3 次，携带污染率（%）=（LTV1－LTV3）/（HTV3－LTV3）×100%。高浓度和低浓度样本的浓度应符合表 1。携带污染率应符合仪器说明书标示的性能要求。

表 1 携带污染验证临床样本的浓度要求

检测项目	WBC	RBC	Hb	PLT
高浓度值	$>90\times10^9/L$	$>6.20\times10^{12}/L$	$>220\ g/L$	$>900\times10^9/L$
低浓度值	>0 且 $<3\times10^9/L$	>0 且 $<1.50\times10^{12}/L$	>0 且 $<50\ g/L$	>0 且 $<30\times10^9/L$

5.1.2.4 线性：应符合仪器说明书标示的性能要求，同时应满足临床需要。

5.2·校准：校准项目为 WBC、RBC、Hb、HCT、MCV、PLT。

5.2.1 配套校准物准备

5.2.1.1 校准物从冰箱内 2～8℃取出后，在室温下放置 20 min，使其温度恢复至室温，勿摇动。

5.2.1.2 检查校准物是否超出有效期，是否有变质或污染。将瓶口朝上置双手掌心，双手慢慢来回搓动 8 次；颠倒小瓶，使瓶口朝下置于掌心，来回搓动 8 次；重复进行以上操作步骤 8 次（计 2 min 左右）。

5.2.1.3 瓶底朝上，确认瓶底无沉积物，说明已充分混匀；用软纸拭净瓶口，轻轻打开瓶塞；将两瓶合在一起，混匀后分装 2 管。其中一管用于校准物的检测，另一管用于校准结果的验证。

5.2.1.4 新鲜血校准物：选取至少 1 例经过具有溯源性的仪器定值（定值：手动模式测 10 次，取 1～10 次结果计算均值作为靶值）的正常成人静脉抗凝新鲜血样本，分装于 3 个 EDTA－K2 抗凝管中（每管 2～3 mL），其中 1 管作为校准物，余 2 管用于校准结果的验证。

5.2.2 校准物检测

5.2.2.1 取 1 管校准物，使用手动模式连续检测 11 次，记录检测结果。计算第 2～11 次的各项检测结果均值（X）及其与校准物定值（X₀）的百分数 C（%）。公式如下：

$$C(\%) = \frac{X - X_0}{X_0} \times 100\%$$

5.2.2.2 判断标准：要求各检测项目的差异百分率 C（%）均要在第一列范围内。按照《血液分析仪校准规范化的建议》要求，各参数的偏差（%）见表 2。

5.2.3 校准结果判定

5.2.3.1 情况一：差异百分率 C（%）在第一列范围内，说明仪器准确度较好，无需校准。

5.2.3.2 情况二：差异百分率 C（%）在第一列和第二列之间范围内，说明仪器准确度需要进行调整，需校准。

表2　血细胞分析仪判断标准

检 测 项 目	百分数差异	
	一　列	二　列
WBC	±1.5%	±10%
RBC	±1.0%	±10%
Hb	±1.0%	±10%
HCT	±2.0%	±10%
MCV	±1.0%	±10%
PLT	±3.0%	±15%

5.2.3.3　情况三：差异百分率 C(%)在第二列范围之外，说明仪器准确度较差，须请厂家工程师核查原因并进行处理。

5.2.3.4　当出现5.2.3.2情况时需进行校准，校准步骤如下：

5.2.3.4.1　计算新的校准系数：用校准物定值(X_0)除以检测结果均值(X)，计算出新的校准系数，公式如下：

$$新校准系数 = \frac{X_0}{X} \times 原校准系数$$

5.2.3.4.2　新校准系数应在可接受范围内（表3），如超出范围需要重新校准或请厂家工程师检修。

表3　血细胞分析仪可接受的校准系数

检 测 项 目	可接受的校准系数
WBC	75%～125%
RBC	75%～125%
Hb	75%～125%
HCT	75%～125%
PLT	75%～125%

5.2.3.4.3　输入新校准系数：在仪器中输入各检测项目新校准系数，保存后新校准系数生效。

5.3·校准后验证：将用于校准验证的校准物充分混匀，在仪器上重复检测11次。去除第1次结果，计算第2～11次检测结果的均值，再次与表2中的数值对照。如各参数的差异全部等于或小于第1列数值，证明校准合格。如达不到要求，须请厂家工程师检修。

6. 校准报告

6.1·校准报告由厂家工程师出具，并保留校准原始数据。

6.2·校准报告的内容一般包括（但不限于）：仪器名称；仪器型号；仪器编号或序列号；工作环境状态（温度、湿度、电源是否符合要求）；系统保养、机械检查等的内容；校准物名称、厂家、批号、有效期；校准的项目；对校准结果的评价；校准后的验证；校准人、日期和单位；附页（原始数据、校准人员培训证书和授权书、校准器具的校准合格证书和其他需要说明的内容或材料)。

6.3·校准报告签发后,应由相关负责人进行验收并记录。

7. 注意事项

7.1·应对每个检测系统进行校准。

7.2·应对不同吸样模式(静脉血吸样、末梢血吸样、末梢血预稀释后吸样等)进行校准或结果比对。

7.3·可使用制造商提供的配套校准物或校准实验室提供的定值新鲜血进行校准。

7.4·新仪器在发货前已在工厂进行了校准。工程师在安装机器时对出厂校准进行验证。必须将校准视为故障排除顺序上的最后一步。经常执行不必要的校准可能掩盖设备性能的内在问题。

参考文献

[1] 中国合格评定国家认可委员会.医学实验室质量和能力认可准则的应用要求:CNAS-CL02-A001:2023[S/OL].(2023-08-01)[2023-09-26].https://www.cnas.org.cn/rkgf/sysrk/rkyyzz/2023/08/912141.shtml.

[2] 尚红,王毓三,申子瑜.全国临床检验操作规程[M].4版.北京:人民卫生出版社,2015.

(杨　冀)

红细胞沉降架标准操作规程

××医院检验科临检实验室作业指导书	文件编号：××-JYK-××-××-×××
版次/修改：第　　版/第　　次修改	生效日期：　　　　　　共　页　第　页
编写人：	审核人：　　　　　　批准人：

1. 目的

规范红细胞沉降架使用的标准操作规程,确保红细胞沉降率(ESR)结果的准确性。

2. 原理

手工法红细胞沉降率检测基于魏氏法,指红细胞在一定条件下沉降的速度。将抗凝的血静置于垂直竖立的特定玻璃管中,由于红细胞的比重较大,受重力作用而自然下沉,正常情况下下沉十分缓慢,常以红细胞在第一小时末下沉的距离来表示红细胞沉降的速度,称红细胞沉降率(ESR)。

3. 运行环境

仪器适合运行的环境温度为 $18\sim25℃$,相对湿度为 $20\%\sim80\%$ 。仪器使用前,请确认环境温、湿度,如温、湿度超出允许范围,需采取相应纠正措施。

4. 试剂

红细胞沉降架、配套红细胞沉降管、红细胞沉降质控品。

5. 操作步骤

5.1·工作前检查:确保红细胞沉降管的清洁干燥,确认台面及红细胞沉降架的平稳、洁净。

5.2·开机:不适用。

5.3·定标:不适用。

5.4·室内质控

5.4.1　室内质控采用基于魏氏法的红细胞沉降质控品。根据说明书进行操作,该质控品不需要预先稀释,将质控品充分颠倒混匀后按照常规方法进行检测分析。用无污染的吸水纸擦拭瓶盖内侧和瓶口螺纹处。剩余质控品放置在室温环境中保存。检查数据并确认质控结果。

5.4.2　室内质控初始化:每批质控品分 10 日以上积累 10 个质控数据并完成初始化,计算均值和标准差,以均值作为靶值,采用 1_{3s} 和 2_{2s} 两个分别反映随机误差和系统误差的质控规则开始以后的日常质量控制。每个工作日的质控结果需及时输入质控软件,质控结果在控方可开展当日的检测工作。每次更换质控品批号后应做重新开始初始化。

5.4.3　质控结果如触犯质控规则应查找原因,予以纠正。

5.5·标本检测

5.5.1　将红细胞沉降架安放在水平的桌面上,防止震动,必要时,可在桌面同步放置水平仪以确保操作界面的平稳。

5.5.2　用洗耳球配合红细胞沉降管吸取充分混匀后的抗凝样本至"0"刻度处,拭去管外附着的血液,将红细胞沉降管直立在红细胞沉降架上,室温中静置,定时器倒计时 60 min。

5.5.3　倒计时结束后,读取红细胞上层血浆高度。记录红细胞沉降率结果,单位为 mm/h。

5.5.4　实验完毕,取下红细胞沉降管,清洁红细胞沉降架,使用蒸馏水清洗红细胞沉降管并晾干。

5.6 · 关机(不适用)。

6. 维护与保养

6.1 · 日常维护:确保红细胞沉降架的清洁,以及红细胞沉降管的干燥、洁净。

6.2 · 其他保养:长时间使用磨损导致刻度不清时,应及时更换红细胞沉降管。红细胞沉降架不平整时,应调整水平度。

7. 校准

7.1 · 校准周期:每半年一次。

7.2 · 红细胞沉降管校准参数要求:参照 WS/T 343—2011《红细胞沉降率测定参考方法》相关文件对红细胞沉降管的要求,管壁刻度清晰,刻度间距为 1 mm,全管长度≥200 mm;管的内径不得小于 2.55 mm,管全长孔径的一致性应保持在 ±5% 以内,要正圆,长短轴之差不超过 0.1 mm。不可黏附血细胞,也不得释放影响红细胞沉降率的物质。

8. 应急处理

实验室应确保红细胞沉降管的状态及数量,确保检测顺利进行。如遇红细胞沉降管破损,应及时更换备用红细胞沉降管。红细胞沉降管数量不够时,应及时清洁干燥使用过的红细胞沉降管。

9. 注意事项

9.1 · 使用的红细胞沉降管及沉降架应满足实验基本要求。

9.2 · 检测前混匀很重要,如用无旋转式混匀器,应颠倒混匀至少 8 次。

9.3 · 样本测量时,应尽量同步室内质控,确保检测结果的准确性。

9.4 · 红细胞沉降管放置要平稳,装入血液后保持垂直,倾斜度<2°,并保证血液不从管中泄露。

9.5 · 红细胞在单位时间内下沉的速度与血浆蛋白,血浆中脂类,红细胞的大小与数量,是否呈串钱相聚及红细胞沉降管的内径、清洁度、放置位置是否垂直,室温高低等因素都有关系。

9.6 · 室温过低、过高和贫血时,对结果都有影响。为此,应尽量放在 18～25℃ 室温下测定。室温过高时沉降加快,可以按温度系数校正。室温过低时沉降减慢,无法校正。

9.7 · 标本采集应避免脂血、溶血等,抗凝剂比例要准确,采集后应在 3 h 内完成测定。

9.8 · 应注意血细胞比容对结果的影响。CLSI 参考方法要求调节血细胞比容≤0.35,以消除对结果的影响。

参考文献

[1] 中国合格评定国家认可委员会.医学实验室质量和能力认可准则的应用要求:CNAS‐CL02‐A001:2023[S/OL].(2023‐08‐01)[2023‐09‐26].https://www.cnas.org.cn/rkgf/sysrk/rkyyzz/2023/08/912141.shtml.

[2] 尚红,王毓三,申子瑜.全国临床检验操作规程[M].4版.北京:人民卫生出版社,2015.

(徐翀 赵强)

SD-1000 动态血沉压积测试仪标准操作规程

××医院检验科临检实验室作业指导书	文件编号：××-JYK-××-××-×××
版次/修改：第　　版/第　　次修改	生效日期：　　　　共　　页　第　　页
编写人：	审核人：　　　　批准人：

1. 目的

规范 SD-1000 动态血沉压积测试仪标准操作规程,确保红细胞沉降率(ESR)结果的准确性。

2. 原理

红细胞沉降率检测基于魏氏法,指红细胞在一定条件下沉降的速度。测试仪具有一组光电感应式探测器,该装置对样本通道进行周期性实时监测。当通道内有样本插入时,探测器可立即做出判断并开始进行检测,通过探测器的周期性监测,当液面有位移性变化时,可将位移信号准确拾取,最终转化为红细胞沉降率。

3. 运行环境

仪器适合运行的环境温度为 $10\sim30℃$,相对湿度为 $20\%\sim80\%$。仪器使用前,请确认环境温、湿度,如温、湿度超出允许范围,需采取相应纠正措施。

4. 试剂

配套红细胞沉降管及质控品。

5. 操作步骤

5.1·工作前检查:确保检测设备和辅助设备的电源插座连接良好使用。确认打印机内有足够的打印纸。保证测试孔槽内的清洁及干燥,必要时用棉签清洁。

5.2·开机:打开仪器电源按钮,仪器开始自检,自检完成后,故障的孔位无法被选中测试。检测前应尽量确保各通道自检通过。

5.3·定标:不适用。

5.4·室内质控

5.4.1　室内质控采用基于魏氏法的质控品。根据说明书进行操作,该质控品不需要预先稀释,相应仪器法配套样本管需要先将样品管中的抗凝剂先除去,加入规定量的质控品充分颠倒混匀进行检测。用无污染的吸水纸擦拭瓶盖内侧和瓶口螺纹处。剩余质控品放置在室温环境中保存。检查数据并确认质控结果。

5.4.2　室内质控初始化:每批质控品分 10 日以上积累 10 个质控数据并完成初始化,计算均值和标准差,以均值作为靶值,采用 1_{3s} 和 2_{2s} 两个分别反映随机误差和系统误差的质控规则开始以后的日常质量控制。每个工作日的质控结果需及时输入质控软件,质控结果在控方可开展当日的检测工作。每次更换质控品批号后应重新开始初始化。

5.4.3　质控结果如触犯质控规则应查找原因,予以纠正。

5.5·标本检测

5.5.1　按照样本采集要求,采集静脉血至样本管的刻度线处。

5.5.2　确认测试孔位,输入样本号,样本在检测板上的位置是以字母和数字来标识的,字母 A～J 代表水平行,数字 1～10 代表每一垂直列。

5.5.3 将充分混匀后的样本管插入对应的测试孔位,仪器发出"滴"声后自动开始检测。

5.5.4 测试完毕后,仪器自动保存结果,可进行打印原始结果或上传测试数据至 LIS 中,关机后数据不丢失。

5.5.5 如需终止某孔位的测试,可直接取出红细胞沉降管,系统将自动取消检测。

5.6·关机:不需要使用仪器时,按下电源按钮以关闭仪器。

6. 维护与保养

6.1·日常维护:参照本程序 5.1 和 5.2 执行。

6.2·其他保养:必要时,仪器需定期清洁,数据库定期备份。出现无法处理的保养及错误,由仪器维修工程师负责。

7. 校准

7.1·精密度:取 1 份健康人的新鲜血样本,按照常规方法重复检测 5 次,计算 5 次检测结果的变异系数。要求符合厂商声明的性能要求。

7.2·通道的一致性:取 5 份健康人的新鲜血样本,在比对通道各进行 1 次检测,计算不同通道结果之间的相对偏差。要求符合厂商声明的性能要求。

7.3·准确度:使用厂商配套的标准品或质控品在仪器上进行检测,要求 5 次测量结果在的均值在定标品或质控品可接受范围内。

8. 应急处理

实验室突发仪器故障,当班人员必须确认故障情况的性质,并立即通知设备科人员前来检查维修。样本采用备用仪器或通道进行检测。

9. 注意事项

9.1·耗材应在厂商提供的失效期前使用,开封后应在外包装上注明开封日期,并根据说明书内规定的期限内使用完毕。

9.2·检测前混匀很重要,如用无旋转式混匀器,应颠倒混匀至少 8 次。

9.3·检测前应确保仪器状态,当仪器自检未通过、测试通道温度未达要求等故障时,应及时处理,必要时联系厂商工程师进行维修。

9.4·上机时,样本量、红细胞沉降管及仪器的水平度应符合要求,确保检测结果准确。

9.5·仪器与计算机连接时,应保证先切断电源,否则可能会导致电击或仪器出现故障。

9.6·红细胞在单位时间内下沉的速度与血浆蛋白,血浆中脂类,红细胞的大小与数量,是否呈串钱相聚及红细胞沉降管的内径、清洁度、放置位置是否垂直,室温高低等因素都有关系。

9.7·室温过低、过高和贫血时,对结果都有影响。

9.8·标本采集应避免脂血、溶血等,抗凝剂比例要准确,采集后应在 3 h 内完成测定。

9.9·应注意血细胞比容对结果的影响。CLSI 参考方法要求调节血细胞比容≤0.35,以消除对结果的影响。

9.10·仪器不使用时,应将仪器的测量通道口盖闭合,以免灰尘落入仪器内的探测器上,从而影响探测光耦的透光性,进而影响仪器的检测。

(徐 翀 赵 强)

Monitor-100 红细胞沉降率分析仪标准操作规程

××医院检验科临检实验室作业指导书	文件编号：××-JYK-××-××-×××		
版次/修改：第　　版/第　　次修改	生效日期：	共　　页　第　　页	
编写人：	审核人：	批准人：	

1. 目的

规范 Monitor-100 红细胞沉降率分析仪标准操作规程,确保红细胞沉降率(ESR)结果的准确性。

2. 原理

红细胞沉降率检测基于魏氏法,指红细胞在一定条件下沉降的速度。测试仪具有一组光电感应式探测器,该装置对样本通道进行周期性实时监测,当通道内有样本插入时,探测器可立即做出判断并开始进行检测,通过探测器的周期性监测,当液面有位移性变化时,可将位移信号准确拾取,最终转化为红细胞沉降率。

3. 运行环境

仪器适合运行的环境温度为 15～32℃,相对湿度为 45％～85％。仪器使用前,请确认环境温、湿度,如温、湿度超出允许范围,需采取相应纠正措施。

4. 试剂

配套红细胞沉降管,质控品。

5. 操作步骤

5.1·工作前检查：确保检测设备和辅助设备的电源插座连接良好使用。确认打印机内有足够的打印纸。保证测试孔槽内的清洁及干燥,必要时用棉签清洁。

5.2·开机：打开仪器电源按钮和计算机软件,仪器开始自检,确保各通道自检通过。

5.3·定标：不适用。

5.4·室内质控

5.4.1　室内质控采用基于魏氏法的质控品。根据说明书进行操作,该质控品不需要预先稀释,相应仪器法配套样本管需要先将样品管中的抗凝剂先除去,加入规定量质控品充分颠倒混匀进行检测分析。用无污染的吸水纸擦拭瓶盖内侧和瓶口螺纹处。剩余质控品放置在室温环境中保存。检查数据并确认质控结果。

5.4.2　室内质控初始化：每批质控品分 10 日以上积累 10 个质控数据并完成初始化,计算均值和标准差,以均值作为靶值,靶值应落在质控品标注的允许范围内。可采用 1_{3s} 和 2_{2s} 两个分别反映随机误差和系统误差的质控规则开始以后的日常质量控制,也可根据质控品特点制定上下限进行控制每个工作日的质控结果需及时输入质控软件,质控结果在控方可开展当日的检测工作。每次更换质控品批号后应做重新开始初始化。

5.4.3　质控结果如触犯质控规则应查找原因,予以纠正。

5.5·标本检测：采集样本至 MONOSED 红细胞沉降真空采血管中,采集血量在 1.28 mL 左右。输入或扫描样本号。按照显示屏上的指示将充分混匀后的样本管插入对应的测试孔位。30 min 后仪器自动读取并记录结果,可进行打印原始结果或上传测试数据至 LIS 中。

5.6·关机：不需要使用仪器时，按下电源按钮以关闭仪器，关闭计算机。

6. 维护与保养

6.1·日常维护：参照本程序 5.1 和 5.2 执行。

6.2·其他保养：必要时，仪器需定期清洁，数据库定期备份。出现无法处理的保养及错误，由仪器维修工程师负责。

7. 校准

7.1·精密度：取 1 份健康人的新鲜血样本，按照常规方法重复检测 5 次，计算 5 次检测结果的变异系数。要求符合厂商声明的性能要求。

7.2·通道的一致性：取 5 份健康人的新鲜血样本，在比对通道各进行 1 次检测，计算不同通道结果之间的相对偏差。要求符合厂商声明的性能要求。

7.3·准确度：使用厂商配套的定标品或质控品在仪器上进行检测，要求 5 次测量结果在的均值在定标品或质控品可接受范围内。

8. 应急处理

实验室突发仪器故障，当班人员必须确认故障情况的性质，并立即通知设备科人员前来检查维修。样本采用备用仪器或通道进行检测。

9. 注意事项

9.1·耗材应在厂商提供的失效期前使用，开封后应在外包装上注明开封日期，并根据说明书内规定的期限内使用完毕。

9.2·检测前混匀很重要，如用无旋转式混匀器，应颠倒混匀至少 8 次。

9.3·检测前应确保仪器状态，当仪器自检未通过、测试通道温度未达要求等故障时，应及时处理，必要时联系厂商工程师进行维修。

9.4·上机时，样本量、红细胞沉降管及仪器的水平度应符合要求，确保检测结果准确。

9.5·仪器与计算机连接时，应保证先切断电源，否则可能会导致电击或仪器出现故障。

9.6·红细胞在单位时间内下沉的速度与血浆蛋白，血浆中脂类，红细胞的大小与数量，是否呈串钱相聚及红细胞沉降管的内径、清洁度、放置位置是否垂直，室温高低等因素都有关系。

9.7·室温过低、过高和贫血时，对结果都有影响。

9.8·标本采集应避免脂血、溶血等，抗凝剂比例要准确，采集后应在 3 h 内完成测定。

9.9·应注意血细胞比容对结果的影响。CLSI 参考方法要求调节血细胞比容≤0.35，以消除对血沉结果的影响。

9.10·仪器不使用时，应将仪器的测量通道口盖闭合，以免灰尘落入仪器内的探测器上，从而影响探测光耦的透光性，进而影响仪器的检测。

9.11·若长时间开启仪器，且执行的分析量过高，内部序列号可能超出内存容量，此时可转移数据至中央电脑中。

参考文献

[1] 中国合格评定国家认可委员会.医学实验室质量和能力认可准则的应用要求：CNAS - CL02 - A001：2023[S/OL].(2023 - 08 - 01)[2023 - 09 - 26].https://www.cnas.org.cn/rkgf/sysrk/rkyyzz/2023/08/912141.shtml.

[2] 尚红,王毓三,申子瑜.全国临床检验操作规程[M].4 版.北京：人民卫生出版社,2015.

（徐 翀 赵 强）

ALIFAX TEST1 全自动血沉仪标准操作规程

××医院检验科临检实验室作业指导书	文件编号：××-JYK-××-××-×××	
版次/修改：第　版/第　次修改	生效日期：	共　页　第　页
编写人：	审核人：	批准人：

1. 目的

规范 ALIFAX TEST1 全自动血沉仪标准操作规程,确保红细胞沉降率(ESR)结果的准确性。

2. 原理

采用定量毛细管光度法。血液样本在仪器内部的透明毛细管中流动,并在突然中断血流时分析红细胞的反应性。本仪器的诊断算法在 20 s 的分析中完成的测量转换为"mm/h"表示的光度值,无需等待整个堆叠、沉淀和样本堆积过程。

3. 运行环境

仪器适合运行的环境温度为 10～30℃,相对湿度为 20％～80％。仪器使用前,请确认环境温、湿度,如温、湿度超出允许范围,需采取相应纠正措施。

4. 试剂

智能测试卡,蒸馏水,乳胶质控品。

5. 操作步骤

5.1·工作前检查：确保检测设备和辅助设备的电源插座连接良好使用。确认打印机内有足够的打印纸。

5.2·开机：打开仪器电源按钮和计算机软件,仪器开始自检,检查蒸馏水量及废液量,确认自检结果正常。

5.3·定标：不适用。

5.4·室内质控

5.4.1　室内质控采用 ALIFAX 配套质控品。操作前应先进行 2 次清洗程序,根据质控品说明书进行操作,按照 3 mL 蒸馏水管、质控 2 管、质控 3 管、质控 4 管的顺序放置试管架中,将试管架插入仪器中,启动质控 Latex Control 程序进行质控测试。测试完成后,检查数据并确认质控结果。将剩余质控品放置在 2～8℃环境中保存。

5.4.2　室内质控初始化：每批质控品分 10 日以上积累 10 个质控数据并完成初始化,计算均值和标准差,以均值作为靶值,采用 1_{3s} 和 2_{2s} 两个分别反映随机误差和系统误差的质控规则开始以后的日常质量控制。每个工作日的质控结果需及时输入质控软件,质控结果在控方可开展当日的检测工作。每次更换质控品批号后应做重新开始初始化。

5.4.3　质控结果如触犯质控规则应查找原因,予以纠正。

5.5·标本检测

5.5.1　将 EDTA 抗凝样本管插入试管架中,如有条码,则条码需要对准试管架的插槽侧。

5.5.2　打开"装料门",按住导板,直至脱钩将其拉出,将试管架插入导板中并旋转试管,以使条码标签完全从机架插槽中露出来,然后将导板滑入仪器内部,向上推至将其钩住后关闭滑门。

5.5.3　装入试管架后,仪器将自动进行检测。检测完成后,打印报告单或上传检测数据至 LIS 中。

5.6·关机:不需要使用仪器时,更换蒸馏水、排空废液,关机前须使用 3 支装有蒸馏水的试管执行清洗程序,然后按下电源按钮以关闭仪器,关闭计算机。

6. 维护与保养

6.1·日常维护:参照本程序 5.1 和 5.2 执行。

6.2·其他保养:必要时,仪器需定期清洁,数据库定期备份。出现无法处理的保养及错误,由仪器维修工程师负责。

7. 校准

7.1·精密度:取一份健康人的新鲜血样本,按照常规方法重复检测 6 次,计算后 5 次检测结果的变异系数。要求精密度符合厂商声明的性能要求。

7.2·准确度:使用厂商配套的定标品在仪器上运行定标程序,要求定标结果在定标品可接受范围内。

8. 应急处理

实验室突发仪器故障,当班人员必须确认故障情况的性质,并立即通知设备科人员前来检查维修。样本采用备用仪器或通道进行检测。

9. 注意事项

9.1·耗材应在厂商提供的失效期前使用,开封后应在外包装上注明开封日期,并根据说明书内规定的期限内使用完毕。

9.2·检测前混匀很重要,如用无旋转式混匀器,应颠倒混匀至少 8 次。

9.3·检测前应确保仪器状态,当仪器自检未通过、测试通道温度未达要求等故障时,应及时处理,必要时联系厂商工程师进行维修。

9.4·仪器与计算机连接时,应保证先切断电源,否则可能会导致电击或仪器出现故障。

9.5·仪器使用智能测试卡时,需注意测试卡的余量,不足时需及时更换。

9.6·室温过低、过高和贫血时,对结果都有影响。

9.7·标本采集应避免脂血、溶血等,抗凝剂比例要准确,采集后应在 3 h 内完成测定。

参考文献

[1] 中国合格评定国家认可委员会.医学实验室质量和能力认可准则的应用要求:CNAS‐CL02‐A001:2023[S/OL].(2023‐08‐01)[2023‐09‐26].https://www.cnas.org.cn/rkgf/sysrk/rkyyzz/2023/08/912141.shtml.

[2] 尚红,王毓三,申子瑜.全国临床检验操作规程[M].4 版.北京:人民卫生出版社,2015.

（徐　珊　赵　强）

SRS 100/Ⅱ红细胞沉降率分析仪标准操作规程

××医院检验科临检实验室作业指导书	文件编号：××-JYK-××-××-×××
版次/修改：第　　版/第　　次修改	生效日期：　　　　　共　　页　第　　页
编写人：	审核人：　　　　　批准人：

1. 目的

规范 SRS 100/Ⅱ红细胞沉降率分析仪的开关机、日常使用、维护保养和校准操作,保证红细胞沉降率测定结果准确可靠。

2. 原理

在魏氏法的基础上,根据枸橼酸钠抗凝血红细胞下沉过程中血浆浊度的改变,采用红外线探测技术定时扫描红细胞与血浆界面位置,动态记录沉降全过程,经仪器计算机处理后得出检测结果。

3. 运行环境

温度 15～32℃,相对湿度 45％～85％。电源电压要求：(100～240 V) ± 10％,0.6 A。工作台必须平整,而且要水平放置,不得安放在设置有离心机、振荡式搅拌机等可能有震动干扰的地方。避免阳光直射。

4. 试剂

VACUETTE 公司生产,黑色,9 mm×120 mm(13 mm×75 mm,2 mL),抗凝剂为 3.2％(0.109 mol/L)枸橼酸钠(与血液比例为 1：4)的真空采血管,采血量 1.6 mL。

5. 操作步骤

5.1·开机程序：检查仪器电源,检查分析仪与计算机通信状况。打开仪器,点击"ENT"键,删除前一天检测结果,仪器开始初始化,然后进入仪器自检,仪器自检结束后进入主界面。

5.2·室内质控

5.2.1　质控品：使用伯乐公司提供的质控品,含高值和低值 2 个水平。

5.2.2　质控品频率：在下列情况下需执行质量控制：在样本分析之前；至少在每 8 h 的工作周期后执行一次；在更换试剂后；在维护之后；当对分析值的准确性有疑问时。

5.2.3　质控操作

5.2.3.1　从冰箱内取出质控品,室温平衡 15 min。轻柔颠倒装有质控品的试剂瓶,直至试剂瓶内的质控品混匀；尽量避免产生气泡；不可使用旋涡振荡器振荡。

5.2.3.2　准确吸取质控品 1.6 mL 置于检测专用试管；插入 SRS 100/Ⅱ分析仪的检测孔,进行检测。

5.2.4　质控结果分析：仪器质控结果会自动传送到连接的 LIS 系统,查看 LIS 系统(Levy‐Jennings 质控图),审核质控结果。

5.2.5　质控储存条件及有效期：未开封的条件下 2～8℃储存,有效期 1 年。开封后,室温(18～25℃)可稳定保存 31 日；避免长时间暴露在光线下,试剂瓶应该密封避免蒸发；禁止冷冻,不可长时间暴露在高温环境下。

5.3·样本检测

5.3.1 样本混匀：接收标本后，将标本反复颠倒混匀至少 5 min，混匀时要保证试管内气泡从一端的底部到另一端的底部。

5.3.2 混匀后，将标本立即插入仪器检测孔进行检测。

5.3.3 按照屏幕提示检查标本在检测板上的位置是否正确，标本在检测板上的位置是以字母和数字来标识的，字母 A～J 代表水平行，数字 1～10 代表每一垂直列。

5.3.4 样本检测：仪器自动对插入的标本进行分析。由于红细胞沉降率的检测结果与实验室环境温度有关，因此，检测结果会经过换算为相当于 18℃时的测定值，从而保证了在不同温度条件下检测结果的准确性。

5.3.5 结果报告：检测结果手工记录或自动传输至 LIS 系统。

5.3.6 检测完毕后，相应的检测孔以表示，取出标本后，相应的检测孔以表示，可以进行新的标本检测。空的检测孔也以表示。

5.4·关机程序：仪器检测完标本后，清洁仪器的检测孔，关闭电源，用仪器所附的灰尘罩盖上仪器。

6. 维护与保养

6.1·在正常用户条件下，仪器不需要进行维护，但预防性维护可以减少仪器的自发故障。请注意试管定位板的清洁度，不使用仪器时必须盖好。不要用液体或湿布清洁试管定位板。当液体或固体材料进入读数通道时，可能会对仪器造成相当大的损坏。

6.2·灰尘可以用一个普通的真空吸尘器来去除。因此，每日可使用 0.2%～1.0% 的次氯酸钠溶液对仪器表面进行消毒。试管必须密闭且不能打开盖子。标签必须正确并良好地粘贴在试管表面。标签碎片可能会落入测试通道，并在分析过程中阻碍红外分析功能。

7. 校准

7.1·仪器校准原则：参考 ICSH 和 CLSI 关于红细胞沉降率测定相关文件，以魏氏法为基础，作为校准的原则。SRS100/Ⅱ 与魏氏法有良好的相关性。

7.2·校准频率：6 个月。

7.3·校准步骤

7.3.1 电源检测：测量仪器输入电压，确认电源电压。

7.3.2 光路检测：用光路检测单元对仪器进行光路测试。

7.3.3 温度检测：分别在打开和关闭温度补偿的状态下对定值标本进行测试，确认是否在允许范围内。

7.3.4 准确度检测：将校准品连续检测 6 次，测试仪器准确度。

7.3.5 精密度检测：取高值和低值血沉质控品各 1 份，每份重复测定 20 次，测试仪器精密度。

7.3.6 校准确认：以魏氏法为参考方法，推荐采用 30 cm 长带刻度玻璃或塑料试管，管径不小于 2.55 mm，误差小于 5%，毫米刻度应不超过 20 cm。所检测血样为枸橼酸钠未稀释标本，其血细胞比容为 0.35 或更低(0.33～0.35)。根据该方法学的要求进行检测、比对、验证所得的新鲜血校准品，以此校准品对仪器进行准确性的确认。

8. 应急处理

8.1·电脑与仪器无法联机：检查仪器后方接口是否插紧、插对。

8.2·突发断电：突发断电后，先将仪器电源关闭，等电力恢复后，再打开电源重新进入系统。

8.3·遵循制造商要求：操作人员不得擅自搬运仪器，如需搬运，必须按仪器操作手册进行，非专业人员禁止鲁莽拆卸、随意移动。

8.4·仪器出现现场无法解决的故障后，用户不要强行使用，马上关闭电源，请及时与销售商或厂方联系。

9. 注意事项

9.1·采集足够量的血液标本。

9.2·抗凝血标本应在室温条件(18～25℃)，2 h 内测定。在测定期内温度不可上下波动，稳定在±1℃之内。室温过高时红细胞沉降加快，可按温度系数校正。室温过低时红细胞沉降减慢，无法校正。

9.3·样本存放时间超过 3 h 会导致结果假性增加。

9.4·严格按照厂家说明书进行室内质控、定标及仪器操作。

9.5·应注意血细胞比容对结果的影响。CLSI 参考方法要求调节血细胞比容≤0.35，以消除对检测结果的影响。

参考文献

[1] 中国合格评定国家认可委员会.医学实验室质量和能力认可准则的应用要求：CNAS‐CL02‐A001：2023[S/OL].(2023‐08‐01)[2023‐09‐26].https://www.cnas.org.cn/rkgf/sysrk/rkyyzz/2023/08/912141.shtml.

[2] 尚红，王毓三，申子瑜.全国临床检验操作规程[M].4 版.北京：人民卫生出版社,2015.

（杨大干　叶先飞）

SA-6900血流变分析仪标准操作规程

××医院检验科临检实验室作业指导书		文件编号：××-JYK-××-××-×××	
版次/修改：第　版/第　次修改		生效日期：	共　页　第　页
编写人：	审核人：		批准人：

1. 目的

规范SA-6900血流变分析仪标准操作流程,保证人员安全正确的使用仪器,确保检验结果准确可靠。

2. 原理

SA-6900血流变分析仪采用锥板式、微量毛细管式双测量方式。通过一个低惯性的转矩马达对被测试流体施加一个受控应力,驱动轴由一个低阻力磁浮轴承保持在中心位置,它将施加的应力传递到被测流体上,其测试头为锥板式。整个测量过程由计算机控制自动进行。切变率可在$1\sim200s^{-1}$之间任意设置,并可实时描记切变率与黏度二维曲线。血液是非牛顿流体,其黏度随切变率的变化而变化。

3. 运行环境

3.1·电压220 V±22 V;频率50 Hz±1 Hz;输入功率400 V。工作环境：温度10~30℃,相对湿度45%~85%,大气压力86.0~106.0 kPa。

3.2·测试系统附近无强的电磁场干扰、无剧烈震动、无腐蚀性气体,且应避免阳光直射、远离热源。

4. 试剂

配套清洗液及质控品。

5. 操作步骤

5.1·工作前检查

5.1.1　加样系统：加样针是否沾有脏污、是否弯曲;如有脏污,请在开机后,对加样针进行多次冲洗;如加样针弯曲,联系工程师维修。

5.1.2　清洗液：检查清洗液,如清洗液不足,请及时添加。

5.1.3　废液桶：倒掉废液,清理废液桶。也可于每日工作结束后进行此项工作。

5.2·开机：打开测试仪电源总开关(位于仪器左下侧),仪器处于准备测试状态。接通计算机电源,进入Windows操作桌面,双击血流变应用程序图标,进入SA-6900自动血流变测试仪操作软件。

5.3·室内质控

5.3.1　非牛顿质控检测

5.3.1.1　单击"设置",然后点击"非牛顿质控"菜单项,进入"非牛顿质控界面"。根据非牛顿质控物所在样品盘试管孔位置,输入起始、终止孔位号。

5.3.1.2　根据非牛顿质控物的标称值,在弹框中输入低切变率及高切变率下的质控物黏度范围,单击"增加测试"按钮,仪器开始测试。

5.3.1.3　非牛顿质控物实际测试值显示在弹框空白处，可以使用"删除"按钮，删除不需用的实际测试值。

5.3.2　毛细管标定：在样品盘1号孔内放入空试管并加入3 mL蒸馏水，点击"设置"菜单，选择"毛细管标定"。然后点击"重新标定"—"确定"。仪器将自动进行3次标定，标定结束后，点击"接受"，最后点击"是"保存新的标定参数。

5.3.3　质控物使用注意事项：质控用量需与实际抽血量相同。从冰箱取出后需要预温到室温状态下。测试完成后剩余质控不能回收，必须废弃。

5.4·标本检测：将装有样本的试管，按照试管排序编号（即序号）顺序插入样品盘试管孔内；测试仪的温控器显示温度稳定在37℃±0.5℃时，才可开始样本的测试。

5.4.1　全血黏度测试：根据样品盘中标本排序编号，在软件【主界面】"测试项目设置区"，进行"批量输入"测试设置，选中样本类型为"全血"，仪器按顺序对标本进行连续测试，测试数据自动存入数据库中。

5.4.2　血浆黏度测试：根据样品盘中标本排序编号，在软件【主界面】"测试项目设置区"，进行"批量输入"测试设置，选中样本类型为"用毛细管测血浆"，仪器按顺序开始进行血浆连续测试；测试数据自动存入数据库中。

5.4.3　输入患者基本情况及其他参数：单击【主界面】工具栏中"录入"按钮，进入批量录入界面，显示出患者基本信息录入表格，在表格中可输入患者基本信息。在软件【主界面】的"记录显示区"输入/修改红细胞沉降率、压积或其他结果。

5.4.4　清洗：点击【主界面】中"清洗针""清洗池"和"毛细管维护"按钮各2次。

5.5·关机

5.5.1　在测试主界面，单击右上角的"×"按钮或单击菜单栏［报告］中的"退出"菜单项均可退出测试程序。

5.5.2　关闭计算机电源。按下测试仪按键面板上"电源"开关，关闭测试仪电源总开关。

6. 维护与保养

6.1·清洗

6.1.1　按照仪器后部各个管路接嘴的标识正确连接上清洗液桶和废液桶。

6.1.2　如果怀疑冲洗管路或已测试的标本中有血块出现，可反复点击"维护"按钮进行维护操作。

6.1.3　每天测试结束后，使用清洗液对加样针及液池进行2次冲洗，但不得将其他腐蚀性物质加入液池。

6.1.4　拭加样针，每日仪器关闭电源后用蘸有消毒乙醇的纱布擦拭针的外表。

6.1.5　每日清理废液桶，将废液桶中的废液倒掉，将废液桶清洗干净。每周使用清洗液对加样针及液池进行5次冲洗。

6.2·维护

6.2.1　用户进行正常操作时，应注意保持操作面清洁。

6.2.2　为了保持仪器外观清洁，应随时擦除仪器表面的污物，请使用中性清洗液擦除，不可使用任何溶剂类清洗液。

6.2.3　切血板、驱动轴在测试操作和清洗操作时，要注意不要对这些部件施以重力，以保证测试精度。

6.3·毛细管维护

6.3.1 日常维护：测标本之前以及测完当天标本后，进行毛细管维护操作。点击软件中"毛细管维护"按钮，仪器将自动维护毛细管。

6.3.2 每周维护

6.3.2.1 毛细管强力维护。点击软件中"毛细管维护"下拉三角中"强力维护"选项，并在样品转盘孔位1处放置毛细管维护液，仪器将自动对毛细管进行强力维护操作。

6.3.2.2 毛细管内壁维护。取下毛细管保护盖，首先使用湿棉签轻轻擦拭毛细管上端口内壁，然后使用通针疏通毛细管内壁，直至疏通时无阻力，最后点击软件中"清洗毛细管"按钮，仪器将自动清洗毛细管，完成后再固定保护盖。

7. 校准

7.1·在仪器标定前，应先调整测试机芯的水平位置，将水平仪放置在测试机芯平台上，旋转仪器底部调节旋钮，使气泡置于水平仪的小圈内。

7.2·零点标定：测试液池中不加任何液体，在【标定界面】单击"增加标样"按钮，出现"输入对话框"，输入黏度值：0，单击"确定"，仪器开始进行零点标定测试；根据系统提示保存零点标定结果。

7.3·标准黏度液标定

7.3.1 用移液器向测试液池中加入0.8 mL标准黏度液，在【标定界面】单击"增加标样"按钮，出现"输入对话框"，输入加到测试液池中的标准黏度液的黏度值，单击"确定"按钮，仪器开始进行标准黏度液标定测试。

7.3.2 标定测试结束后，在切变率-黏度坐标中显示绿色的标定曲线；在"标样列表"框中显示出所有标定曲线对应黏度液的黏度及参数。

7.4·删除标定曲线

7.4.1 在"标样列表"框中，用鼠标选中一组水平数据，此时数据被蓝色色条覆盖，对应切变率-黏度坐标中相应曲线变为黄色，单击"删除标样"按钮，则此标定曲线在坐标中消失，"标样列表"框中相应数字消失。

7.4.2 最少保留零点标定曲线、高黏度(27.0 mPa·s左右)标定曲线及低黏度(7.0 mPa·s左右)标定曲线各一条，以保证仪器正常测试。

7.5·毛细管标定：在样品盘1号孔内放入空试管并加入3 mL蒸馏水，点击"设置"菜单，选择"毛细管标定"。然后点击"重新标定""确定"。仪器将自动进行3次标定，标定结束后，点击"接受"，最后点击"是"保存新的标定参数。

8. 应急处理

8.1·实验室突发仪器故障，当班人员无法恢复，请及时联系负责工程师。必要时将标本放置其他备用设备检测。

8.2·影响检测系统的设备维修后，应对仪器性能进行确认，参考《设备维护与维修管理程序》。

9. 注意事项

9.1·标本要求：以肝素(10~20 U/mL血)作为抗凝剂。早晨空腹，采集肘中静脉血

4 mL。

9.1.1　放置时间：临床血流变检测要求在采血后 20 min 至 4 h 内完成。

9.1.2　放置温度：标本应保持在室温 15～35℃。

9.1.3　血浆制备：以 4 500 r/min 离心 10 min。

9.2·严禁使用配套试剂以外的溶液。不得使用丙酮、无水乙醇等酸性或具有化学腐蚀性的液体或溶剂类液体进行冲洗和消毒，以避免破坏液池、切血板的表面镀膜。

9.3·不要擅自进行标定操作，以免使仪器系统内部参数发生混乱，影响测试的准确性及精度。如果必须进行标定操作，请保留原有参数记录，以便恢复原有数据。

参考文献

[1] 中国合格评定国家认可委员会.医学实验室质量和能力认可准则的应用要求：CNAS-CL02-A001：2023[S/OL].(2023-08-01)[2023-09-26].https://www.cnas.org.cn/rkgf/sysrk/rkyyzz/2023/08/912141.shtml.

[2] 尚红,工毓三,申子瑜.全国临床检验操作规程[M].4 版.北京：人民卫生出版社,2015.

（金　宁）

ZL－9000C 全自动血流变测试仪标准操作规程

××医院检验科临检实验室作业指导书		文件编号：××-JYK-××-××-×××		
版次/修改：第　　版/第　　次修改		生效日期：		共　　页　第　　页
编写人：		审核人：		批准人：

1. 目的

规范 ZL－9000C 全自动血流变测试仪标准操作程序，保证人员安全正确的使用仪器，确保检验结果准确可靠。

2. 原理

ZL－9000C 全自动血流变测试仪采用锥/板式测量方式，通过一个低惯性的转矩马达对被测流体施加一个受控应力，驱动轴由一个低阻力的宝石轴承保持在中心位置，它将施加的应力传递到被测流体上，其测试机芯为锥板式。整个测量过程由计算机控制自动进行。切变率可在 $1\sim200s^{-1}$ 之间任意设置，并可实时描记切变率与黏度二维曲线。血液是非牛顿流体，其黏度随切变率的变化而变化。

3. 运行环境

3.1·室内温度应为 10～30℃；相对湿度≤70％；大气压力 86.0～106.0 kPa。

3.2·测试仪附近无强电磁干扰、无剧烈震动、无腐蚀性气体。操作台应尽量平稳坚固，避免晃动，流变仪工作前应调水平。

4. 试剂

配套清洗液及质控品。

5. 操作步骤

5.1·工作前检查：仔细检查加样针是否沾有脏污、是否弯曲，血黏仪各连线（插头、插座、电源线），清洗液存量、废液装置等，保证血黏仪配套的部件或用具能正常工作。

5.2·开机

5.2.1　打开流变仪和计算机电源开关，待仪器温控器显示温度恒定在 37℃后，即可开始样本的测试。

5.2.2　进入测试程序。进入 Windows 操作桌面，双击测试软件图标，进入测试软件，根据"登录"界面的要求，选择注册的"用户名"并输入"密码"后，单击"确定"按钮，进入测试软件【主界面】。

5.3·室内质控

5.3.1　单击"非牛顿质控"菜单项，进入【非牛顿质控界面】；根据非牛顿质控物所在样品盘试管孔位置，输入起始、终止孔位号。

5.3.2　根据非牛顿质控物的标称值，输入低切变率、中切变率及高切变率的质控物黏度范围。非牛顿质控物黏度实际测试值显示在空白处，可以使用"删除"按钮，删除不需用的实际测试值；可以使用"校准"按钮，对仪器自动校准；使用"复位参数"按钮，可以恢复非牛顿质控物黏度实际测试值。

5.3.3 毛细管标定：在工具栏中点击【毛细管标定】，弹出对话框，使用纯净水和标准黏度牛顿流体标定，把装有这两种液体的试管放入对应的孔位，在【黏度值】中输入两种液体的黏度值，选择标定次数，然后单击【开始】，仪器将自动进行标定，结束后点击保存并退出即可保存定标参数，在标定菜单中查看标定参数。

5.4·标本检测

5.4.1 将装有样品的试管，按照试管编号顺序插入样品盘试管孔内。

5.4.1.1 当天每个样品试管必须有唯一的排序编号。样品盘试管孔内样品所对应的基本信息区中"序号"必须与该孔位内样品试管的排序编号一致。

5.4.1.2 同一患者全血及血浆试管的排序编号必须一致。如果测试不同患者的全血及血浆，序号不能重叠。

5.4.2 批量测试

5.4.2.1 在【测试界面】"测试项目设置区"，选择任一区域，单击鼠标右键，则出现【测试选项界面】包括"全血测试""血浆测试""批量输入""取消测试"及"批量取消"选项。

5.4.2.2 点击"批量输入"，进入【批量输入界面】，根据样品试管在样品盘试管孔位号，填写孔位起始号及终止号。孔位起始号及终止号可由键盘输入，也可通过按动对话框中的上、下箭头进行设置。

5.4.2.3 孔位号确定后，根据样品试管排序编号填写起始序号，计算机自动给出终止序号。

5.4.2.4 根据样品类型选择"全血"或"血浆"；点击"确定"，则仪器按顺序开始进行连续测试。

5.4.3 单孔测试：在"测试项目设置区"单击样品试管所在样品位图标，出现【测试选项界面】，根据样品类型，单击"全血测试"或"血浆测试"，则仪器开始测试。如果在单孔测试设置前，任务列表中已经有等待测试的样品，则此样品在任务列表中顺序排序，等待测试。

5.4.4 批量录入患者信息：单击工具栏按钮，进入【录入界面】，页面中显示出患者基本信息、红细胞沉降率、压积等项，可将所需信息录入表格。

5.4.5 测试结果显示：样品测试结束后，在搜索结果中选中患者序号，则在【测试结果显示界面】右侧部分，依次显示患者相关信息按钮，包括"基本信息""测试结果""换算结果"。

5.5·关机：在【主界面】点击右上角的"×"按钮或单击"报告"中的"退出"菜单项均可退出测试程序。退出测试程序后，关闭仪器及计算机电源开关。

6. 维护与保养

6.1·应使用配套的清洗液进行清洗。

6.2·操作时，应注意保持操作面清洁，应及时擦除其表面的污物，请使用干净的软布蘸清水擦拭，不可使用任何腐蚀性清洁液，若不小心将标本或试剂洒在操作平面上，请使用75％的医用酒精进行消毒。

6.3·不能使用与设备零部件或设备内所含材料发生化学反应而引起危险的清洗剂或消毒剂。

6.4·温控器应每年检查。泵管应每年进行检查。

7. 校准

7.1·零点标定：液池中不加任何液体，在【标定界面】单击"增加标样"按钮，出现"输入对话框",输入黏度值：0,单击"确定",仪器开始进行零点标定测试。

7.2·标准黏度液标定：用移液器向液池中加入 0.8 mL 或 0.4 mL 标准黏度液,在【标定界面】单击"增加标样",出现"输入"对话框,输入标准黏度液的黏度值,点击"确定",进行标准黏度液标定测试。标定测试结束后,在切变率-黏度坐标中显示绿色的标定曲线。在"标样列表"框中显示出所有标定曲线对应黏度液的黏度、参数 1 及参数 2。

7.3·毛细管标定：在工具栏中点击【毛细管标定】,弹出对话框,选择纯净水和标准黏度牛顿流体所在的样品盘孔位,把装有这两种液体的试管放入对应的孔位,在【黏度值】中输入两种液体的黏度值,选择标定次数,然后单击【开始】,仪器将自动进行标定,结束后点击保存并退出保存定标参数,可在标定菜单中查看和修改标定参数。

7.4·系统检测操作

7.4.1 单击"系统检测"菜单项,进入【系统检测界面】。应用此项操作,对同一标准黏度液自动进行 5 次测试,以检测仪器的重复性。

7.4.2 向液池中加入标准黏度液,单击"开始"按钮,仪器开始测试,测试过程中,系统随时提示当前的测试进度。测试结束后,在切变率-黏度坐标中出现 5 条测试曲线,在"标样列表"中,显示每遍测试低切（3.0s^{-1}）及高切（200.0s^{-1}）对应的黏度值。

7.4.3 在"重复性误差"框中显示低切（3.0s^{-1}）及高切（200.0s^{-1}）对应的黏度值的重复性误差值（CV 值）,通过左右拖动切变率选择线,可观察不同切变率对应的重复性误差值。

8. 应急处理

8.1·实验室突发仪器故障,当班人员无法恢复,请及时联系负责工程师。必要时将标本放置其他备用设备检测。

8.2·影响检测系统的设备维修后,应对仪器性能进行确认,参考《设备维护与维修管理程序》。

9. 注意事项

9.1·标本要求：标本要求以肝素（$10\sim20$ U/mL 血）作为抗凝剂。早晨空腹,采集肘中静脉血 4 mL。

9.1.1 放置时间：临床血流变检测要求在采血后 20 min 至 4 h 内完成。

9.1.2 放置温度：标本应保持在室温 $15\sim35℃$。

9.1.3 血浆制备：以 4 500 r/min 离心 10 min。

9.2·必须使用原厂配套清洗液。

参考文献

[1] 中国合格评定国家认可委员会.医学实验室质量和能力认可准则的应用要求：CNAS－CL02－A001：2023[S/OL].(2023－08－01)[2023－09－26].https://www.cnas.org.cn/rkgf/sysrk/rkyyzz/2023/08/912141.shtml.

[2] 尚红,王毓三,申子瑜.全国临床检验操作规程[M].4 版.北京：人民卫生出版社,2015.

（金　宁）

South－990 全自动血液黏度动态分析仪标准操作规程

××医院检验科临检实验室作业指导书	文件编号：××-JYK-××-××-×××
版次/修改：第　　版/第　　次修改	生效日期：　　　　　共　页　第　页
编写人：	审核人：　　　　　批准人：

1. 目的

规范 South－990 全自动血液黏度动态分析仪(简称血黏仪)标准操作流程,保证人员安全正确的使用仪器,确保检验结果准确可靠。

2. 原理

全自动血黏仪采用先进的压力传感式测量方式,对样品的检测在封闭的环境中,排除样品与空气界面的二次分流和泰勒涡流的形成,记录样品在检测环境中经历流速缓慢变化的流动过程;采集血黏仪中压力、流速、流量等物理数据;对采集到的数据,根据非牛顿流体的结构方程、流体平衡方程,利用特定的分别适用于牛顿流体及非牛顿流体的表观黏度函数微分方程进行处理,并得到不同切变率下样品的表观黏度。

3. 运行环境

3.1·环境温度 5～37℃;相对湿度≤75%（不结露）;大气压力 450～1 060 hPa;海拔高度<5 000 m。设备的额定电压和频率：220 V,50 Hz;设备的输入功率 400 VA。

3.2·安放在干燥、无强电磁干扰的室内,周围应无大功率用电设备。仪器与墙壁应有20cm 以上距离,保证其良好散热通风。

4. 试剂

清洗液 NF 系列,克凝剂 NF 系列,质控品。

5. 操作步骤

5.1·工作前检查：请仔细检查仪器各连线（插头、插座、电源线）、清洗液存量、废液装置等,保证血黏仪配套的部件或用具能正常工作。

5.2·开机

5.2.1　开机顺序：血黏仪—显示器—计算机—打印机。通电后电源指示灯应长亮。双击桌面上全自动血液黏度动态分析仪检测软件的图标,进入软件主界面,仪器自检并清洗。

5.2.2　血黏仪预热 10～15 min,加温过程中温度指示灯闪烁,检测温度达到 37℃±0.5℃后可开始标本检测。

5.2.3　每次开机后,观察软件上显示的检测温度,若超过 65℃,则过温保护装置失效,需联系售后服务。

5.3·室内质控

5.3.1　主界面内点击"全血质控"或"血浆质控"按钮,进行质控检测。严禁点击"测全血"或"测血浆"按钮。质控检测结果在"质控分析"里查询。

5.3.2　质控液的用量必须与日常临床标本的用量保持一致,否则可能影响临床检测结果值的准确性。

5.4·标本检测

5.4.1 孔位选择

5.4.1.1 定位检测,通过鼠标点击主界面"转盘"上需检测的孔位即可选中检测区域,再次点击已选中孔位将取消选择。

5.4.1.2 全盘检测,"转盘"图标内双击左键将选择全盘孔位,双击右键取消选择。

5.4.2 样本号录入

5.4.2.1 条形码录入扫码枪对准条码扫描输入,此时一个孔位将被选中。手输条形码,在输入框内输入条形码号,按"Enter"回车按键即成功录入一条样本信息,此时一个孔位将被选中。

5.4.2.2 起始样本号输入(适合样本号批量输入):选择多个孔位,点击"Enter"进入输入样本号对话框,选择连续的样本号输入或者不连续的样本号输入。

5.4.3 全血和血浆检测

5.4.3.1 选定标本孔位,点击"测全血"按钮,血黏仪自动进行标本检测。如需中断检测,点击"停止检测"按钮。血黏仪将完成当前样本检测后停止。

5.4.3.2 离心后获得血浆,直接将试管对应全血检测顺序依次放置于转盘孔位中,点击"测血浆",开始检测。

5.4.4 结果查询:在"打印查询"里查询临床标本检测结果。

5.4.5 标本复测

5.4.5.1 点击"重检全血"或"重检血浆"进行检测。重检结果保存的位置在"打印查询"中的"重检"项目下。

5.4.5.2 点击"重检记录"进入重检结果界面。选择"修正全血"或"修正血浆"后,血黏仪才能实现重检标本结果对先前标本检测结果的覆盖。数据一旦修正成功不可撤销。

5.4.6 清洗:标本检测完毕,点击血黏仪软件主界面上的"清洗"按钮,多次清洗仪器管道后,点击"退出"按钮,仪器自动执行 2 次清洗并浸泡管路。

5.5·关机:清洗结束后,关闭 Windows 系统,断开血黏仪的电源。

6. 维护与保养

6.1·常规保养

6.1.1 检查

6.1.1.1 每次开机使用前,请仔细检查血黏仪各连线(插头、插座、电源线)、清洗液存量、废液装置等,保证血黏仪配套的部件或用具能正常工作。

6.1.1.2 定期检查血黏仪管路,防止管路因老化、磨损而漏液,造成检测数据不准,或因漏液损坏血黏仪部件,造成电击危险等。

6.1.2 清洁

6.1.2.1 在日常维护中建议使用浓度 70%～75% 的酒精清洁仪器。在清洁零部件时,确保零部件能与清洁剂充分接触,同时擦除所有残留物。

6.1.2.2 操作时,应注意保持操作台面清洁,及时用清洁剂擦除血黏仪表面污渍。

6.1.2.3 每次开机进入血黏仪检测软件,必须使用原厂专用清洗液清洗血黏仪 2 次以上,以确保血黏仪管路的清洁、畅通。

6.1.2.4　每测完　例标本必须清洗,清洗液必须使用原厂专用清洗液进行清洗。每天关闭血黏仪前,应对血黏仪进行 2～3 次的清洗。

6.1.2.5　仪器产生的废液按医疗废液处理,处理过程中应戴防护手套,废液不能直接排入普通下水管路,对于危险物质及废液的封闭和排放,必须采用防止回流的专用排水系统。如有专用医疗废液处理管路,可直接排入专用管路。

6.1.2.6　在维护时,操作人员可以不接触危险运动零部件。

6.1.3　数据备份,定期的备份保证数据库的安全。数据库至少 1 个月备份 1 次。

6.2 · 日常维护

6.2.1　本血黏仪要求定期用专用的血液流变仪质控液进行血黏仪校准。禁止回收、重复使用质控液。

6.2.2　要求用户每周使用专用克凝剂进行清洗、浸泡,保证血黏仪内部管路通畅,及时去除残留蛋白及脂类等污染物,具体方法见清洗液使用说明书。严禁使用 84 消毒液及强酸、强碱等液体清洗血黏仪管路,否则有可能造成血黏仪管路、电子部件的腐蚀。

6.2.3　保证专用质控液、清洗液、克凝剂在有效期内使用。

6.2.4　定期检查血黏仪管路,防止管路因老化、磨损而漏液,造成检测数据不准,或因漏液损坏血黏仪部件,造成电击危险等。如果发现管路出现问题,请联系售后服务。

7. 校准

7.1 · 进入全自动血液黏度动态分析仪检测软件。

7.2 · 取血液流变仪质控液 4 mL 放入任意测试孔位,待系统温度恒温至 37℃ ± 0.5℃时,即可开始质控测试。

7.3 · 分别点击主界面中"全血质控""血浆质控"按钮进行检测,检测 10 次结束后,在"质控分析"菜单下查看质控检测结果,其全血质控切变率 200/s≤0.8%、30/s≤0.8%、1/s≤1.0%;血浆质控 CV%值应≤1.0%,如符合,则完成系统稳定性(CV%值)校准;若不符合,则联系产品售后服务指导处理。

7.4 · 质控定标值校准

7.4.1　在 CV%值达标后,点击检测界面中"自动定标"按钮,以检测软件默认定标值为标准进行定标,完成后系统提示"自动定标成功"。

7.4.2　点击主界面中"全血质控"和"血浆质控"按钮,分别进行 10 例质控测试,查看质控检测结果是否满足血黏仪的准确度要求的参考范围值,如符合,则完成质控定标校准。若不符合,则联系产品售后服务指导处理。

8. 应急处理

8.1 · 实验室突发仪器故障,当班人员无法恢复,请及时联系负责工程师。必要时将标本放置其他备用设备检测。

8.2 · 影响检测系统的设备维修后,应对仪器性能进行确认,参考《设备维护与维修管理程序》。

9. 注意事项

9.1 · 标本要求:标本要求以肝素(10～20 U/mL 血)作为抗凝剂。早晨空腹,采集肘中静脉血 4 mL。

9.1.1　放置时间：临床血流变检测要求在采血后 20 min 至 4 h 完成。

9.1.2　放置温度：标本应保持在室温 15～35℃。

9.1.3　血浆制备：以 4 500 r/min 离心 10 min。

9.2·血黏仪必须配套使用原厂专用质控液、清洗液及克凝剂。

参考文献

［1］中国合格评定国家认可委员会.医学实验室质量和能力认可准则的应用要求：CNAS－CL02－A001：2023［S/OL］.（2023－08－01）［2023－09－26］.https://www.cnas.org.cn/rkgf/sysrk/rkyyzz/2023/08/912141.shtml.

［2］尚红,王毓三,申子瑜.全国临床检验操作规程［M］.4 版.北京：人民卫生出版社,2015.

（金　宁）

MVIS-2040A 血流变分析仪标准操作规程

××医院检验科临检实验室作业指导书	文件编号：××-JYK-××-××-×××
版次/修改：第　　版/第　　次修改	生效日期：　　　共　　页　第　　页
编写人：	审核人：　　　　　批准人：

1. 目的

规范 MVIS-2040A 血流变分析仪标准操作程序。保证人员安全正确的使用仪器,确保检验结果准确可靠。

2. 原理

运用毛细管黏度计检查法,在固定压力驱动下,通过一定量的不同牛顿流体在一定长度和内径的毛细管里流过时间与等体积的生理盐水通过毛细管所需时间比值,为该液体的黏度。计算公式：对照液体已知黏度乘以待测液体流过时间,再除以已知液体流过时间。

3. 运行环境

3.1·环境温度 15～30℃,相对湿度≤80％,大气压力 750～1 060 hPa,海拔高度 3 000 m以下。

3.2·避免在高温、潮湿、灰尘和太阳直射的地方使用仪器。避免振荡和振动。

3.3·通风要求：避免在封闭环境中使用,仪器与墙壁周围其他设备之间至少预留 15 cm的距离,以保证正常通风和散热。

3.4·避免在发出噪音的设备(如录音机、无线通信设备、离心机等)旁使用仪器。避免在受电子噪声影响的计算监视器旁使用仪器。

4. 试剂

清洗液 MVIS-A,清洗液 MVIS-B,质控品。

5. 操作步骤

5.1·工作前检查：检查管路连接是否脱落或松动；检查仪器进样区和出样区轨道是否有异物阻挡样本架运行；检查废液桶是否清空。

5.2·开机

5.2.1　位于血流变仪背面左下方的电源 I/O 总开关至 I 位,仪器将自动开始启动。启动显示器,可在显示器屏幕上看到主机已经启动,并且控制板上的电源灯点亮,2 min 后仪器进入操作系统界面。

5.2.2　主机在程序控制下,在 30 min 内达到测试温度 37℃,软件下方的提示信息为"空闲",仪器启动完成。这时可以进行正常样品检测,仪器质控等操作。

5.3·室内质控：在"维护"界面点击"仪器质控"按钮,进入"仪器质控"界面。

5.3.1　质控品名称：全自动血流变分析仪质控液。质控频率：每个工作日。质控规则设置：前 20 次结果输入质控软件,算出均值(X)和标准差(SD)。失控规则：1 个超出 3SD 为失控。

5.3.2　全血质控操作

5.3.2.1 从冰箱中取出Ⅰ号、Ⅱ号、Ⅲ号全血质控,平衡至室温保存,开盖后用清洁吸管吸取一定量(3~4 mL),加入至试管中加温至 37℃±1℃。

5.3.2.2 同样本操作步骤,选择"全血"类型,在试管架上放入质控品管,再把试管架放入进样托盘。即可开始全血质控过程。

5.3.3 血浆质控操作

5.3.3.1 取出Ⅳ号血浆质控,开盖后用清洁吸管吸取一定量(3~4 mL),加入至试管中加温至 37℃±1℃。

5.3.3.2 同样本操作步骤,选择"血浆"类型,在试管架上放入质控品管,再把试管架放入进样托盘。即可开始血浆质控过程。

5.4 · 标本检测

5.4.1 按下仪器控制面板左下方的"类型"按钮,可实现全血与血浆测试类型的切换。在按钮下端有显示当前检测状态的指示灯,分别标明"全血"与"血浆"字样。

5.4.2 按下"类型"按钮选中全血模式,把装有全血标本的试管架放入右侧进样区。仪器自动扫描进样区有无待测试管架。若有则自动进样,依次完成混匀、测试、回收、清洗。清洗完成后对下个标本进行测试。测试过程中除可对测试记录进行操作外,其余软件按钮变灰不可用,不可运作其他动作。

5.4.3 当一排试管架上所有标本测试完成后,仪器自动将试管架推出到左侧区域。及时将推出区域中的试管架移走。将全血标本取出后标本离心。

5.4.4 按下控制面板左下侧"血浆"按钮,把离心后血浆标本依次放入试管架,再将试管架放入右侧进样区。仪器自动检测。检测完毕后移至出样区,及时取走试管架。

5.4.5 导入或录入结果:标本检测完毕后,进入"导入"界面。可在该界面手工逐条导入压积等数据。

5.4.6 标本复测:在控制面板上"类型"按钮选择测试类型,复测全血或血浆标本。在"记录"界面列表中选中待复测的记录,点击"复测"按钮。将复测样本依次放在试管架中,放入仪器进样区,仪器自动进行复测。

5.4.7 清洗和排样:样本检测完毕,点击主界面"清洗"和"排样"按钮,仪器执行相应操作。

5.5 · 关机:在测试主界面,点击"关机"按钮,弹出确定对话框;点击"确定"按钮,确认关闭仪器,同时开始浸泡管道。等待浸泡完成,仪器自动关闭,显示屏关闭。显示屏关闭变暗后,关闭仪器背面左侧的 I/O 总开关。将其拨到 O 端。

6. 维护与保养

6.1 · 仪器主机的清洁

6.1.1 每日首次开启仪器进入检测界面时,进行一次清洗,待清洗完成后再进行检测操作。关机时进行日常维护清洗,动作完成后切断电源。

6.1.2 每周对仪器的进样托盘及外表面进行除尘(切勿使用具有腐蚀性的清洁液),特别注意进样区和出样区的清洁,以免使其受腐蚀生锈而影响仪器正常运作。

6.2 · 软管检测

6.2.1 每次使用设备前,需要对软管(清洗液和废液软管)进行检查,如出现老化或者泄露现象,立即停止使用并联系厂家更换全新管路。

6.2.2 若长期不使用时,需定期对内部和外部软管进行检查和清洗,老化和泄露现象立即联系厂家更换新管路。

7. 校准

7.1·全血定标:将装有 1、2、3 号定标品的 3 支试管依次放在试管架上,然后放入仪器进样区,点击"全血定标"按钮。定标过程中可点击"测试结果"按钮切换至测试结果界面,查看全血定标结果。定标完毕后,可点击"使用"按钮,即开始使用当前定标得到的参数。

7.2·血浆定标:将装有 4 号定标品和装有双蒸水 2 支试管依次放入试管架,然后放入仪器进样区,点击"血浆定标"。定标过程中可点击"测试结果"按钮切换至测试结果界面,查看血浆定标结果。定标完毕后,可点击"使用"按钮,即开始使用当前定标得到的参数。

8. 应急处理

在检测过程中,如果仪器因不可抗因素出现动作异常或者错误,请立即按下仪器控制面板上的"急停"按钮。仪器将停止当前动作,并进行机构复位。如果此操作并未排除错误,请关闭电源并重新启动仪器。如果错误依然出现,请立即停止所有操作,断开全部电源,联系工程师。

9. 注意事项

9.1·标本要求:标本要求以肝素(10~20 U/mL 血)作为抗凝剂。早晨空腹,采集肘中静脉血 4 mL。

9.1.1 放置时间:临床血流变检测要求在采血后 20 min 至 4 h 完成。放置温度:标本应保持在室温 15~35℃。

9.1.2 血浆制备:以 4 500 r/min 离心 10 min。

9.2·请勿随意打开清洗液瓶盖,以免清洗液污染。

9.3·每次使用设备前,需要对清洗液管和废液管进行检查,若出现老化或者泄漏现象及时联系厂家更换。

9.4·长期不使用仪器时,将清洗液换为蒸馏水,然后做 3 次清洗动作。完成后,取出所有清洗液的管路,再做 3 次清洗排空管路内液体,保证管路系统干燥。

参考文献

[1] 中国合格评定国家认可委员会.医学实验室质量和能力认可准则的应用要求:CNAS-CL02-A001:2023[S/OL].(2023-08-01)[2023-09-26].https://www.cnas.org.cn/rkgf/sysrk/rkyyzz/2023/08/912141.shtml.

[2] 尚红,王毓三,申子瑜.全国临床检验操作规程[M].4 版.北京:人民卫生出版社,2015.

(金　宁)

STA－R MAX 凝血分析仪标准操作规程

××医院检验科临检实验室作业指导书	文件编号：××-JYK-××-××-×××
版次/修改：第　　版/第　　次修改	生效日期：　　　　共　　页　第　　页
编写人：	审核人：　　　　　批准人：

1. 目的

规范 STA－R MAX 全自动凝血分析仪的使用、维护和保养过程，确保仪器设备处于良好状态，保证检验质量。

2. 原理

2.1·凝固法：采用摆动式磁珠法，检测杯两侧交替变化的磁场驱动钢珠在检测杯中摆动，垂直方向的线圈感应并检测钢珠的运动，血浆不发生凝固反应时，黏度不变，钢珠以恒定的振幅摆动，血浆发生凝固反应时，形成纤维蛋白，血浆黏度增加，钢珠的运动振幅衰减，当振幅衰减到原来的 50% 时，计为凝固终点。

2.2·发色底物法：是通过测定产色物质的吸光度变化，以推算待测物的含量。用人工合成某种酶裂解位点的化合物，且化合物与产色物质如对硝基苯胺（PNA）连接，待检样品中含有活性酶（原）或往样品中加入过量酶激活剂，在检测过程中产色物质被解离下来，使被检样品出现颜色变化，其与被检物含量成一定的数量关系。

2.3·免疫比浊法：以被检物作为抗原，制备相应的单克隆抗体，利用抗原抗体的特异结合反应来对被检物进行定量分析。

3. 运行环境

环境温度 15～32℃；相对湿度 20%～80%；仪器水平放置在清洁、干燥、无尘、无腐蚀性气体、无阳光直射、无强磁场的工作台上。

4. 试剂

试剂构成及用量见表1。

表1　试剂构成及用量

项　目	试　剂	用量／Test
PT	PT 试剂	100 μL
TT	STA－THROMBIN	100 μL
DD	DD1：BUFFER	100 μL
	DD2：LATEX	120 μL
APTT	STA－PTTA 试剂	50 μL
	0.025 mol/L CaCl$_2$	50 μL
FIB	STA－FIBRINOGEN	50 μL
	OK 液	95 μL

（续表）

项　目	试　　剂	用量/Test
FIB	STA‐DESORB U CLEANER SOLUTION	每一次吸样后吸取的 U 液和清洗液是所吸取样本和试剂的 120%；开机及在批量运行标本时，每更换一批标本，每根进样针需要消耗 1 500 μL 清洗液和 250 μL U 液

5. 操作步骤

5.1·工作前检查：开机前应确保环境条件、电源、管路连接正常。

5.2·开机：开启主机电源，仪器控制软件自动启动。待仪器启动后，双击桌面软件图标，软件首页打开后，输入用户名和密码，仪器经自检后，启动血凝仪主程序。

5.3·定标（不适用）。

5.4·室内质控（STAGO 原厂质控）

5.4.1　PT、APTT、TT 和 FIB 四项质控品及 D‐二聚体质控品中分别加入 1 mL 蒸馏水复溶，室温下静置 30 min。

5.4.2　按试剂装载步骤装载质控品，同时设定质控品有效期。更换质控品批号时，还需扫描试剂卡条形码。

5.4.3　点击主菜单质控按钮，按"Shift"键选择质控品水平和所要检测的项目，点击"OK"键确认，仪器进行质控检测程序。

5.4.4　检测完毕，仪器自动记录质控值，测量值在控时方可进行标本检测。否则须寻找原因，重复检测，直至恢复正常。

5.5·标本检测

5.5.1　标本制备：确保标本均为 0.109 mol/L 的枸橼酸钠 1∶9 抗凝，并且无任何凝块和凝集。每管标本均需在 2 500 g 的离心力下离心 15 min。

5.5.2　删除隔日结果：点击"M 标记"选择"Tag All"键选中全部数据，再次点击"M 标记"选择"Delete Tagged Identities"，点击"OK"确认删除所有数据。

5.5.3　单个进样模式：点击标本项目按钮进入装载/卸载菜单，注意务必勾选手动输入项目模式，将载有标本架的托盘放置于仪器左侧进样槽处。待仪器进样槽就位后，跳出手动输入患者项目信息对话框，按试管号和位置号输入各项目，点击装载一个试管架，仪器开始检测。

5.5.4　批量进样模式：点击标本项目按钮进入装载/卸载菜单，注意务必勾选手动输入项目模式，将载有成批标本架的托盘放置于仪器左侧进样槽处。待仪器进样槽就位后，跳出批量输入患者项目信息对话框。按增量部分"设置参数"，选择批量项目、是否急诊和微量模式并输入起始号，按一下确认键，点击应用，仪器自动累加试管号码。若要进第一架标本点击"装载一个试管架"键，若要将托盘上的标本全部进完则点击"装载所有试管架"键。进样后仪器随即进入检测状态。

5.5.5　自动进样模式：点击标本项目按钮进入（Un）Loading 菜单，注意务必将手动输入项目模式换成自动进样读条形码模式。将载有成批标本架的托盘放置于仪器左侧进样槽处，仪器即开始自动进样读条码检测相关项目。

5.5.6　急诊进样模式：在主菜单上选择急诊进样键，将急诊标本架放置于急诊进样槽处，按单个进样模式输入患者项目信息进行检测。

5.5.7　退出试管架：检测完毕后，点击标本项目按钮，进入试管架管理菜单，在进样槽上放置一个空的试管架托盘，勾选中所要退出的试管架，点击"卸载"按钮。试管架退出后，点击"释放托架"按钮，取下试管架托盘。

5.6·关机：点击"关机"图标，待程序退出后关闭主机电源。每天应把试剂架取出，试剂瓶加盖，放入 2～8℃冰箱保存。

6. 维护与保养

6.1·每日维护保养：检查浓缩液，清洁触摸屏，穿刺针每日保养。

6.2·每周维护保养：清洗过滤网、针和冲洗池，擦净试剂抽屉和检测部，清洁检测杯吸样头、传送带和检测杯小车。做好数据备份。

6.3·年保养：联系工程师维护保养。

7. 校准

详见《凝血分析仪校准标准操作规程》。

8. 应急处理

8.1·为预防操作中途遇到停电，需配备 UPS。

8.2·突发仪器故障，当班人员必须确认故障情况的性质，并立即通知设备科人员前来检查维修。仪器故障短时间内无法修复的情况下，采用备用仪器进行检测。

9. 注意事项

9.1·勿使用过期试剂，小心处理试剂，勿让试剂溅出，避免泡沫形成。

9.2·仪器应安置于不受高温、高湿度、灰尘影响及阳光直射地方，避免强烈震动或撞击。

9.3·更换仪器重要部件（如试剂针、样本针、光学模块等），需对相应的检测项目进行比对等性能评价，同时填写相应记录。

参考文献

[1] 中国合格评定国家认可委员会.医学实验室质量和能力认可准则的应用要求：CNAS－CL02－A001：2023[S/OL].(2023－08－01)[2023－09－26].https://www.cnas.org.cn/rkgf/sysrk/rkyyzz/2023/08/912141.shtml.

[2] 尚红,王毓三,申子瑜.全国临床检验操作规程[M].4 版.北京：人民卫生出版社,2015.

（钱丽丽）

CN-6000 凝血分析仪标准操作规程

××医院检验科临检实验室作业指导书	文件编号：××-JYK-××-××-×××
版次/修改：第　版/第　　次修改	生效日期：　　　　　共　　页第　　页
编写人：	审核人：　　　　　批准人：

1. 目的

规范 Sysmex CN-6000 凝血分析仪的使用、维护和保养过程，确保仪器设备处于良好状态，保证检测结果准确、可靠。

2. 原理

2.1·凝固法：光线照射到血浆和试剂的混合物，浑浊度变化（在纤维蛋白原转变为纤维蛋白时）可通过透射光的变化检测出来，以光度变化到 50% 的程度作为凝固终点，如 PT、APTT、FIB、TT 及血浆凝血因子（Ⅱ、Ⅴ、Ⅶ、Ⅹ、Ⅷ、Ⅸ、Ⅺ、Ⅻ）活性的测定。

2.2·发色底物法：激活剂激活待测标本中的相应酶原，使其转变为相应的酶，后者使合成的底物发生显色反应，显色的程度与被测物的浓度成正相关，通过与标准曲线比较，可测出标本中待测物的相对含量，如抗凝血酶Ⅲ活性、PC 活性的测定。

2.3·免疫比浊法：特异性抗体致敏的乳胶微粒与待测标本中的相应抗原相遇时发生凝集反应，使反应混合物系统的浊度变小，透射光增强。乳胶凝集程度与被测物的浓度成正相关，通过与标准曲线比较，可推测出标本中待测物的相对含量，如 D-二聚体、FDP、vWF 抗原活性的测定。

3. 运行环境

环境温度 15~30℃；相对湿度 30%~85%；仪器水平放置在清洁、干燥、无尘，无腐蚀性气体，无阳光直射，无强磁场的工作台上。

4. 试剂

4.1·PT：××公司 Thromborel S 试剂，每瓶加 10 mL 蒸馏水溶解，试剂预温到 37℃后，必须在此温度下至少孵育 30 min。如果使用水浴箱孵育，推荐孵育时间为 45 min。试剂使用前，小心混匀。未开封试剂，2~8℃贮存到说明书上有效期；复溶试剂，2~8℃保存不超过 5 日。

4.2·APTT：××公司 Actin 测定试剂（液体），直接上机使用。未开封试剂，2~8℃保存，有效期 24 个月。一旦开瓶，试剂在 2~15℃可稳定 7 日。严禁冰冻保存。使用后，贮存密闭容器于 2~8℃。CaCl₂：××公司试剂（液体），可直接上机使用。未开瓶试剂，2~25℃保存，有效期 60 个月。一旦开封，2~25℃保存，可以稳定 8 周。

注意：APTT 检测需 APTT 试剂和 $CaCl_2$ 试剂联合使用。

4.3·FIB：××公司：纤维蛋白原测定试剂，每瓶加 5 mL 蒸馏水溶解。未开瓶试剂，2~8℃保存，有效期 24 个月。复溶后稳定性：2~8℃可稳定 5 日（闭盖），15~25℃可稳定 8 h（闭盖）。OVB 缓冲液：××公司试剂（液体），(pH 7.35±0.1) 用于标本的稀释，需放至室温后再上机使用。未开封的试剂，2~8℃保存，有效期 24 个月。一旦开封，在 2~8℃条件下保存可以稳定 8 周。

注意：FIB 检测需 FIB 试剂和 OVB 试剂联合使用。

4.4·TT：××公司凝血酶时间测定试剂(干粉)，每瓶加 5 mL 配套缓冲液溶解。未开封试剂，2～8℃保存，有效期 24 个月。复溶试剂 2～8℃保存不超过 7 日。

4.5·D-二聚体：××公司 D-二聚体测定试剂(冻干粉)，用 4.0 mL 蒸馏水溶解，颠倒 3 次，将小瓶搁置在 15～25℃的环境中至少 15 min。未开封试剂，2～8℃保存，有效期 24 个月。复溶试剂 2～8℃保存不超过 4 周。D-二聚体缓冲液(液体)、D-二聚体补充液(液体)、D-二聚体稀释液(液体)均直接上机使用。试剂未开封试剂，2～8℃保存，有效期 24 个月。复溶试剂 2～8℃保存不超过 4 周。

5. 操作步骤

5.1·工作前检查：开机前应确保电源已接通。检查清洗液、反应杯、废杯垃圾箱等准备情况。

5.2·开机

5.2.1 启动电脑主机电源→启动 IPU 操作软件→使用相应用户名及密码(Admin)登录。仪器对加热部件和制冷部件实行温度控制，温度达到范围后，控制电脑屏左下方将显示"Ready"，即可进行标本检测。

5.2.2 检测前清洗吸液针：主菜单→【维护】→【清洗针】→【OK】，此过程约需 4 min。

5.3·定标

5.3.1 定标适用于 FIB、D-二聚体、Ⅱ、Ⅴ、Ⅶ、Ⅹ、Ⅷ、Ⅸ、Ⅺ、Ⅻ、ATⅢ、FDP、vWF 等项目。

5.3.2 新建新定标曲线时：【指令定标曲线】→【使用新试剂批次创建】→【所有未定标曲线】→勾选对应校准品、输入批次和靶值→输入样本架→按指示将校准品放入相应位置→【登记】→按仪器上开始按钮→检测结束后，进行曲线验证→【定标曲线】→选择校准的项目→【审核】。

5.3.3 对已有定标曲线重新创建时：【指令定标曲线】→【通过选择测定组创建】→选择校准项目→选择待校准项目的批次→选择校准品批次→输入架号，按指示校准品放入相应位置→【登记】→按仪器上开始按钮→检测结束后，进行曲线验证→【定标曲线】→选择校准的项目→【审核】。

5.4·室内质控：室内质控使用至少 2 个浓度水平(正常和异常水平)的质控品，频率为检测当天至少 1 次。质控品配制时，加入 1 mL 去离子水，室温放置 15 min 以上并充分颠倒混匀。将质控品放到试管架上，输入质控编号及项目。点击运行。质控检测完毕后，分析质控结果，当提示失控时，可采取必要的分析步骤，针对原因采取纠正措施，做好失控记录。

5.5·标本检测

5.5.1 常规样本检测

5.5.1.1 条码双向：标本扫入 LIS→标本按要求放在试管架上→将试管架放在右侧进样槽上→点击仪器上蓝色"开始"键，检测开始。

5.5.1.2 手工编号：主菜单→【订单】→输入【样本号】，选择所需检测的项目→输入【机架编号】→确认所有的设置结束后→【登记】→按仪器上蓝色"开始"键，执行分析。

5.5.2　急诊样本检测

5.5.2.1　条码双向：标本扫入 LIS→标本按要求放在专用急诊位置→点击仪器上蓝色"开始"键,检测开始。

5.5.2.2　手工编号：主菜单→【急诊】→输入【样本号】,选择所需检测的项目→确认所有的设置结束后→【登记】→按仪器上蓝色"开始"键,执行分析。

5.5.3　数据查询：主菜单→【工作清单】→【分析结果】→双击选中的标本可显示反应曲线图及结果异常报警信息。

5.6·关机：确认仪器状态为"Ready"→主菜单→【关机】→对话框中选择关机方法→【执行】→操作电脑将根据关机程序自动执行,仪器电源不要关闭。

6. 维护与保养

6.1·每日维护保养：清洗吸液针：主菜单→【维护】→【清洗针】→【OK】。

6.2·每周维护保养：清洁管路：主菜单→【维护】→【灌注】→【OK】。

6.3·每月维护保养：清洁空气过滤网;擦拭吸液针外部。

6.4·每年保养：联系工程师维护保养。

7. 校准

详见《凝血分析仪校准标准操作规程》。

8. 应急处理

8.1·为预防操作中途遇到停电,需配备 UPS。

8.2·突发仪器故障,当班人员必须确认故障情况的性质,并立即通知设备科人员前来检查维修。仪器故障短时间内无法修复的情况下,采用备用仪器进行检测。

9. 注意事项

9.1·勿使用过期试剂,小心处理试剂,勿让试剂溅出,避免泡沫形成。

9.2·仪器应安置于不受高温、高湿度、灰尘影响及阳光直射地方,避免强烈震动或撞击。

参考文献

[1] 中国合格评定国家认可委员会.医学实验室质量和能力认可准则的应用要求：CNAS－CL02－A001：2023[S/OL].(2023－08－01)[2023－09－26].https://www.cnas.org.cn/rkgf/sysrk/rkyyzz/2023/08/912141.shtml.

[2] 尚红,王毓三,申子瑜.全国临床检验操作规程[M].4 版.北京：人民卫生出版社,2015.

（钱丽丽）

ACL TOP – 750 凝血分析仪标准操作规程

××医院检验科临检实验室作业指导书		文件编号：××-JYK-××-××-×××	
版次/修改：第　　版/第　　次修改		生效日期：	共　　页　第　　页
编写人：	审核人：		批准人：

1. 目的

规范 ACL TOP – 750 全自动凝血分析仪的使用、维护和保养过程,确保仪器设备处于良好状态,保证检验质量。

2. 原理

该分析仪采用凝固法、化学发光法和免疫浊度法进行血凝项目的检测,仪器通过浊度的变化读出凝固时间或通过标准曲线查出检测结果。

3. 运行环境

仪器应放置于无灰尘、通风良好、无直接日照、附近没有会产生电磁波的仪器的环境。地面足够坚硬能够承受仪器的重量,仪器放置的桌面与地面水平(角度<1/200°)。仪器适合运行的环境温度为 18～32℃,相对湿度为 45%～85%,当系统启动时,温度的改变应该小于 2℃/h。仪器要求有接地的,电压没有明显的波动三相电源。

4. 试剂

4.1·PT：RecombiPlasTin 2G(RTF)：低压冷冻的人重组组织因子,含有稳定剂、防腐剂和缓冲液的合成磷脂。RecombiPlasTin 2G 稀释剂(RTF 稀释剂)：氯化钙水溶液、聚凝胺及防腐剂。

4.2·APTT：SynthAsil 液体试剂：含胶质硅激活剂的缓冲合成磷脂反应物、稳定剂与防腐剂。$CaCl_2$：氯化钙水溶液(0.020 mol/L)与防腐剂。

4.3·FIB – C：冷冻干燥牛凝血酶,含有牛白蛋白、氯化钙、缓冲液及稳定剂。

4.4·TT：5 mL 药瓶的冻干牛凝血酶(15 UNIH/瓶),其中含有牛白蛋白和缓冲液。缓冲液：含有氯化钙(0.5 mol/L),缓冲液和防腐剂的浓溶液。

5. 操作步骤

5.1·工作前检查：开机前应确保电源已接通。确保反应板、冲洗液、清洗液余量充足。

5.2·开机：将电源开关置于 ON,检查标本和试剂通道的盖是否都已经关闭。打开电脑并双击位于桌面上的 ACL TOP 快捷方式,键入用户名和密码登录仪器系统。当 LED 灯显示绿色及电脑屏幕左下方 Analyzer Status 显示 Ready 时,系统处于准备使用状态。

5.3·定标(仅适用与 FIB – C)。

5.3.1　修改定标靶值：Set up→test list→FIB – C 项目→定标界面输入靶值。运行定标：Calibration→FIB – C 项目→点击运行。

5.3.2　查看并保存定标曲线：Calibration→FIB – C 项目→点击保存。

5.4·室内质控：室内质控使用至少 2 个浓度水平(正常和异常水平)的质控品,频率为检测当天至少 1 次。质控品配制时,加入 1 mL 去离子水,室温放置 15 min 以上并充分颠倒混匀。将质控品放到试管架上,输入质控编号及项目。点击运行。质控检测完毕后,分析质控结果,当提示失控时,可采取必要的分析步骤,针对原因采取纠正措施,做好失控记录。

5.5·标本检测:点击 Sample Area,将带有条码的标本放入样本架,插入到仪器内,系统自动读取条码,并加载检测项目。对于急诊标本,请在 Stat 前点击选择。

5.6·关机:检测工作完成后,将试剂与样本全部卸载,放入冰箱保存。关闭操作软件,关闭显示器及仪器电源,将电源开关置于 OFF。在急诊实验室或其他必要情况下,可 24 h 开机。

6. 维护与保养

6.1·日保养操作程序:点击 System→Maintenance→移动光标至 Enhanced Clean for R1 R2 and Sample Probes→,点击运行该程序每日执行一次,执行完成,点击 OK。

6.2·周保养操作程序:使用 Clean B 清洗吸样针外部。清洗标本和试剂门的光学窗,只能使用温和的清洗剂和软布,以防止划伤或破坏视窗的表面。

7. 校准

详见《凝血分析仪校准标准操作规程》。

8. 应急处理

实验室突发仪器故障,当班人员必须确认故障情况的性质,并立即通知设备科人员前来检查维修。仪器故障短时间内无法修复的情况下,采用备用仪器进行检测。

9. 注意事项

9.1·凝血标本在标本采集后 1 h 内分离血浆,4 h 内完成检测。

9.2·当 HCT>55% 或<20% 时,应对 HCT 进行校准。

9.3·更换仪器重要部件(如试剂针、样本针、光学模块等),需对相应的检测项目进行比对等性能评价,同时填写相应记录。

参考文献

[1] 中国合格评定国家认可委员会.医学实验室质量和能力认可准则的应用要求:CNAS-CL02-A001:2023[S/OL].(2023-08-01)[2023-09-26].https://www.cnas.org.cn/rkgf/sysrk/rkyyzz/2023/08/912141.shtml.

[2] 尚红,王毓三,申子瑜.全国临床检验操作规程[M].4 版.北京:人民卫生出版社,2015.

[3] 国家卫生健康委员会.临床血液与体液检验基本技术标准:WS/T 806—2022[S/OL].(2022-11-02)[2023-09-26].http://www.nhc.gov.cn/wjw/s9492/202211/a52a0547d22741ff956af0cf7a4ca66d.shtml.

(包叶江)

Cobas‑t711 凝血分析仪标准操作规程

××医院检验科临检实验室作业指导书	文件编号：××‑JYK‑××‑××‑×××	
版次/修改：第　　版/第　　次修改	生效日期：	共　　页　第　　页
编写人：	审核人：	批准人：

1. 目的

规范 Cobas‑t711 全自动凝血分析仪的使用、维护和保养过程，确保仪器设备处于良好状态，保证检验质量。

2. 原理

分析仪采用凝固法、发色底物法和免疫比浊测量法进行光学凝血时间检测。凝固法项目：PT、APTT、TT、FIB。发色底物法项目：AT3。免疫比浊测量法项目：D‑二聚体。

3. 运行环境

环境温度 18~32℃；相对湿度 30％~80％；仪器水平放置在清洁、干燥、无尘、无腐蚀性气体、无阳光直射、无强磁场的工作台上。

4. 试剂

4.1·加载任何试剂（含清洗液、质控、定标液）前，都需要确认对应的 E‑Barcode 文件已经正确安装，如果是新批号，仪器内未检索到对应的 E‑Barcode 文件，请和厂家联系。

4.2·t711 试剂不需要人工配制和平衡室温，冰箱取出后，直接放入仪器，需要复溶的试剂，可以在仪器上设置一定的条件进行预约，仪器会自动复溶。

4.3·加入试剂后，请检查试剂状态，相对应质控，定标等状态，如提示未定标，质控过期等，需进行定标，质控。如果是新批号试剂，请确认 E‑Barcode 文件正确安装。

4.4·如果耗材，如系统水、废液、反应杯、System clean 液等提示量少，请及时补充。其中系统水、废液、反应杯可以不停机进行补充。

5. 操作步骤

5.1·工作前检查：开机前应确保环境条件、电源、管路连接正常。

5.2·开机：打开主机（电脑）→打开显示屏→打开分析仪开关，仪器初始化 10 min 左右。分析仪初始化后，使用操作员访问权限登录，显示菜单面板。

5.3·定标

5.3.1　在以下情况下，用户必须进行定标：当用户加载新批次试剂时；定标过期时；对于盒定标项目，每盒试剂都需要定标；其他需要定标的时候。

5.3.2　定标方法（表 1）

5.4·室内质控

5.4.1　质控品准备：取出质控品，检查该质控品 E‑Barcode 安装情况；用蒸馏水溶解，置室温 15 min 后方可使用，室温下 2 h 内使用完。

5.4.2　选择项目和质控品（质控批号必须处于激活状态），如多个质控批号，可以在管理质控批号中进行选择，核对无误后，点击 Order QC。

表 1 定标操作

步 骤	操 作
检查 e-library 安装情况	管理→e-library
选择检测并且确认对应定标品	• 常规→定标 • 选择想要定标的项目，点击右侧箭头 • 选择定标批号（定标品必须处于激活状态） • 点击左下"order calibration"
加载定标品	• 定标需定标架（黑色，C 开头） • 每个定标品均需贴条码（定标盒内条码） • 准备好后，放仪器前方 1～6 位置，请不要放 7 号急诊位置，仪器扫描条码，自动定标
验证定标曲线	定标好后，需 Valid，并 Release 才有效

5.5·标本检测

5.5.1 加载样本：将样本放置样本架（灰色）；使用微量杯的样本，需使用特殊样本架（绿色，M 开头）。

5.5.2 有条码的样本：仪器自动读取条码，进行自动检测。

5.5.3 无条码手工编号样本：常规→Rack→Create no barcode sample→输入样本架号和样本号→样本架加载到仪器上→仪器进行扫描；常规→样本架和结果→选择相应样本架→点击左侧箭头→加项目→保存。

5.5.4 卸载样本架：样本架等到设置的时间后，自动退出。如需人工卸载，选择样本架，点击卸载。

5.5.5 查看样本结果（样本架未卸载）：routine→sample and results。

5.6·关机：每天不需要关闭仪器和电脑，仅关闭显示器即可；周末或长时间假期时，取出试剂，先关电脑，然后关闭仪器开关。

6. 维护与保养

6.1·每日维护保养：加样针去蛋白处理、灌注系统、冲洗站溢出检查（设备自动完成）。

6.2·每周维护保养：清洁反应杯抓手盖、进样区、样本台、水容器、工作区、试剂针。

6.3·每月维护保养：清洁试剂抽屉、废液桶和盖。

6.4·每年保养：联系工程师维护保养，更换进水口过滤器、空气过滤器。

7. 校准

详见《凝血分析仪校准标准操作规程》。

8. 应急处理

实验室突发仪器故障，当班人员必须确认故障情况的性质，并立即通知设备科人员前来检查维修。仪器故障短时间内无法修复的情况下，采用备用仪器进行检测。

9. 注意事项

9.1·勿使用过期试剂，小心处理试剂，勿让试剂溅出，避免泡沫形成。

9.2·仪器应安置于不受高温、高湿度、灰尘影响及阳光直射地方，避免强烈震动或撞击。

9.3·更换仪器重要部件（如试剂针、样本针、光学模块等），需对相应的检测项目进行比对等性能评价,同时填写相应记录。

参考文献

[1] 中国合格评定国家认可委员会.医学实验室质量和能力认可准则的应用要求:CNAS‐CL02‐A001:2023[S/OL].(2023‐08‐01)[2023‐09‐26].https://www.cnas.org.cn/rkgf/sysrk/rkyyzz/2023/08/912141.shtml.

[2] 尚红,王毓三,申子瑜.全国临床检验操作规程[M].4版.北京:人民卫生出版社,2015.

[3] 国家卫生健康委员会.临床血液与体液检验基本技术标准:WS/T 806—2022[S/OL].(2022‐11‐02)[2023‐09‐26].http://www.nhc.gov.cn/wjw/s9492/202211/a52a0547d22741ff956af0cf7a4ca66d.shtml.

(钱丽丽)

CX-9010 凝血分析仪标准操作规程

××医院检验科临检实验室作业指导书	文件编号：××-JYK-××-××-×××
版次/修改：第　　版/第　　次修改	生效日期：　　　　　　共　页　第　页
编写人：	审核人：　　　　　　批准人：

1. 目的

规范 CX-9010 全自动凝血分析仪的使用、维护和保养过程，确保仪器设备处于良好状态，保证检验质量。

2. 原理

2.1·凝固法（透射比浊）：光电探测器接收透射光的变化，将其转化为电信号，经过放大再进行后续处理。分析仪把这种光学变化描绘成凝固曲线，并按照一定的方法判断凝固时间。分析开始时，样品的吸光度非常弱，随着样品中纤维蛋白凝块逐渐形成，样品的透射光强度逐渐减弱，吸光度增强，当样品完全凝固后，吸光度趋于稳定。

2.2·免疫比浊法：利用抗原与抗体之间特异性结合的特点，当待测物与标记有其特异性抗体的微粒结合时，反应体系的浊度发生变化，通过检测其吸光度的变化计算出相应标本中待检物质的含量。

2.3·发色底物法：利用反应合成可裂解的化合物，连接产色物质，在检测过程中产色物质可被解离，使被检标本中出现颜色变化，通过检测其吸光度的变化可推算出被检标本中待检物质的活性。

3. 运行环境

环境温度 15～30℃；相对湿度 10％～85％；仪器水平放置在清洁、干燥、无尘、无腐蚀性气体、无阳光直射、无强磁场的工作台上。

4. 试剂

4.1·CX-9010 全自动凝血分析仪 PT、APTT、TT、DD、FIB 为全液体试剂，无需复溶。

4.2·试剂室温下平衡至少 15 min 后使用，上机前需颠倒混匀。

4.3·进入试剂界面，查看各项试剂的可测试数，根据工作内容和当天的标本量准备适量的试剂、稀释液及洗针液。

5. 操作步骤

5.1·工作前检查

5.1.1　检查清洗液是否足够；检查洗针液瓶是否已放置于洗针液位，洗针液是否足够；检查废液桶/废杯盒/废试剂杯盒是否清空。

5.1.2　检查液路管路有无弯折，连接是否可靠，主机的电源插头是否安全插入电源插座，PC 接口是否正确连接。

5.1.3　确认试剂针/穿刺针无污物、无弯折。如有污物，清洗试剂针/穿刺针；如有弯折，联系厂商用户服务部更换试剂针/穿刺针。

5.1.4　确保仪器反应杯仓内有足够的反应杯，如不足，请补充反应杯。

5.2・开机

5.2.1 打开仪器右下侧电源开关,开启控制电脑,启动仪器控制软件,进入登录界面,输入正确的用户名、密码,进入软件界面。

5.2.2 开机后,仪器自检,同时对加热部件和制冷部件实行温度控制,完成后仪器状态显示已就绪,即可开始分析。

5.3・定标:检测项目 FIB、D-二聚体、FDP 和 AT 在试剂批次发生变化时需确定定标曲线。

5.4・室内质控:每个工作日至少做 1 次室内质控(2 水平),在仪器的"质控"界面执行质控操作或者按常规标本检测方式检测质控。质控测定完成后查看质控数据是否在控。满足室内质控要求,进行标本测定;如失控,按相关室内质控文件对失控项目采取相应措施。

5.5・标本检测

5.5.1 标本准备:采集 0.109 mol/L 枸橼酸钠抗凝血液标本(血液与抗凝剂的比例为9∶1),以离心转速 3 000 r/min 或离心力 1 500 g、离心时间 10~15 min 分离血浆待测。应用常规分析模式检测标本无需去盖,可实现闭盖穿刺,一次穿刺可实现多个项目的检测。

5.5.2 常规标本分析:实验标本的实验设置分为两种形式,用户可根据标本是否具有条形码且 LIS 系统连接情况进行选择。

5.5.2.1 有条形码且 LIS 双向连接正常:将放置好待测标本的试管架依次水平放置在自动进样器的装载区,点击屏幕的"开始"、分析仪进样键任意一个均可以进行实验。

5.5.2.2 无条码标本、复检样本或未正确连接 LIS 系统:点击"样本申请"按钮,操作者可在左侧的样本信息区域输入待分析标本的工作单信息,包括标本编号、位置(管架号、试管号)及申请次数(为待测试样本个数)等,将标本放置于正确管架的正确位置,标本架放在分析仪进样器均可,点击屏幕的"开始"、分析仪进样键任意一个均可以进行实验。

5.5.3 急诊标本分析:和常规标本分析的实验设置一样,分为两种形式,用户可根据标本是否具有条形码且 LIS 系统连接情况进行选择。设置完成后将标本在放置在急诊位。点击屏幕的"开始"、分析仪进样键任意一个均可以进行实验。

5.5.3.1 有条形码且 LIS 双向连接正常:将样本放置在急诊位,点击屏幕的"开始"、分析仪进样键任意一个均可以进行实验。

5.5.3.2 无条码标本或未正确连接 LIS 系统:点击"样本申请"→设置标本信息,包括标本编号、位置(管架号、试管号)及申请次数(为待测试样本个数)→将标本放置于正确管架的正确位置→将试管架放入急诊通道→关上急诊通道的盖子→点击"启动"(软件界面、分析仪进样键均可)→进行实验。

5.5.4 标本检测完毕,可对单个标本或所有标本执行删除或归档操作,已完成的标本测试信息可以在"样本查看"界面中通过"筛选"查询。如为未进行测试的工作单,执行删除操作后则彻底删除。

5.5.5 结果查询与传输:在"样本查看"界面查看已完成的检测结果,如遇数据传送故障,选择所需发送的标本重新发送。

5.6・关机:实验操作结束后,进行关机操作,按照提示信息关闭仪器电源、倾倒废反应杯、废液、废试剂盒、回收试剂,处理剩余标本。具体操作和注意事项如下。

5.6.1 手动关机:实验结束后,点击"退出"按钮,弹出关机对话框,选择"正常关机"或

"冷藏关机"的关机方式，点击"关机"按钮执行操作。

5.6.2 预约开/关机：用户可在"预约设置"界面按照每周、每日的周期设置预约开机、预约关机及关机方式，点击"确定"完成设置。也可以不启用此项功能。

5.6.3 注意事项

5.6.3.1 建议采用冷藏关机，冷藏关机后，不需取出试剂，不要关闭仪器电源开关，否则会导致关机后无法冷藏。

5.6.3.2 建议增加预约开机，增加预约开机后，仪器在指定时间内会自动启动。不要关闭仪器电源开关，否则会导致仪器无法按时开机。

6. 维护与保养

6.1·每日保养：仪器每日自动维护保养。

6.2·每周保养：每周至少关机仪器一次。

6.3·每季维护

6.3.1 对样本针和试剂针进行探头液维护、浸泡清洗和样本针排堵。操作流程：① 加载洗针液及清洗液；② 探头液维护：系统→日常维护→半自动执行→探头液维护→确认执行；③ 浸泡清洗：系统→日常维护→半自动执行→浸泡清洗→确认执行；④ 样本针排堵：系统→日常维护→半自动执行→样本针排堵→确认执行。

6.3.2 管路维护：对仪器液路进行管路灌注和管路排空。操作流程：① 加载洗针液及清洗液；② 管路灌注：系统→日常维护→半自动执行→管路关注→确认执行；③ 管路排空：系统→日常维护→自动执行→管路排空→确认执行。

6.4·每年维护：清洁防尘网、检查防倒灌池、检查液路接头。

7. 校准

详见《凝血分析仪校准标准操作规程》。

8. 应急处理

实验室突发仪器故障，当班人员必须确认故障情况的性质，并立即通知设备科人员前来检查维修。仪器故障短时间内无法修复的情况下，采用备用仪器进行检测。

9. 注意事项

9.1·勿使用过期试剂，小心处理试剂，勿让试剂溅出，避免泡沫形成。

9.2·应使用与本凝血分析仪配套的反应杯和标本试管，标本采集量应符合要求。

9.3·为正确读取条形码，标签必须按仪器使用说明书的要求正确地粘贴。

9.4·仪器设备的运输必须按仪器使用说明书的规定进行搬运。

参考文献

[1] 中国合格评定国家认可委员会.医学实验室质量和能力认可准则的应用要求：CNAS‐CL02‐A001：2023[S/OL].(2023‐08‐01)[2023‐09‐26].https://www.cnas.org.cn/rkgf/sysrk/rkyyzz/2023/08/912141.shtml.

[2] 尚红,王毓三,申子瑜.全国临床检验操作规程[M].4版.北京：人民卫生出版社,2015.

[3] 国家卫生健康委员会.临床血液与体液检验基本技术标准：WS/T 806—2022[S/OL].(2022‐11‐02)[2023‐09‐26].http://www.nhc.gov.cn/wjw/s9492/202211/a52a0547d22741ff956af0cf7a4ca66d.shtml.

（钱丽丽）

凝血分析仪校准标准操作规程

××医院检验科临检实验室作业指导书	文件编号：××-JYK-××-××-×××	
版次/修改：第　版/第　次修改	生效日期：	共　页 第　页
编写人：	审核人：	批准人：

1. 目的

规范凝血分析仪的校准过程，确保仪器设备处于良好状态，保证检验质量。

2. 依据

2.1·校准方案基于 YY/T 0659—2017《凝血分析仪》制定，由厂商提供并得到本实验室认可。

2.2·校准时机：校准频率为每年至少一次，校准工作一般由厂方工程师定期进行，以确保检测结果正确。在下列情况时可增加校准次数：① 更换试剂批号或出现质控漂移时；② 仪器进行全面保养后；③ 仪器的重要零件更换后。

3. 校准内容

温控系统、光学系统、校准仪器机械位置、加样系统的检测、精密度、定标、校准后验证。

4. 校准物

4.1·制造商提供的配套校准物，校准品必须是具有溯源性的。按仪器说明书规定的程序进行校准。

4.2·校准需要的试剂：稀释液、溶血剂和清洁剂都为仪器配套产品且都在有效期内。

5. 操作步骤

5.1·温度控制：利用仪器自身温度传感器：随机抽取 3 个检测位，温度应在 37℃ ± 0.5℃；随机抽取 3 个样品孵育位，温度应在 37℃ ± 1.0℃；试剂针温度应在 37℃ ± 0.5℃。仪器各部位温度允许范围见表1。

表1　仪器各部位温度允许范围

检 测 部 位	允 许 范 围
试剂仓	5~15℃
光路检测部	36.5~37.5℃
试剂针	36~38℃

5.2·光学系统

5.2.1　Offset 校准：进入 Service 菜单→进入 Detector Block Adjustment→点 Turn off the lamp。确认各个波长的 Offset 值为 45。在"Ch1"到"Ch10"及"Ref"打上勾。点"Automatic Adjustment for Offset"菜单，点 OK。确认所有的 A/D 值都有改变，但不为 0。点 Turn on the lamp，退出菜单并保存。

5.2.2　灵敏度校准：校准软件，进入 Service 菜单→进入 Detector Block Adjustment→点

Turn off the lamp。把 10 个反应杯加 200 μL 蒸馏水,放到 10 个检测孔中。在"Ch1"到"Ch10"及"Ref"打上勾。点"Allowable Range for Automatic Gain Adjustment"菜单并把值改为 30。点"Automatic Adjustment for Transmitted Gain"执行自动校准。确认没有 A/D 值显示红色,退出菜单并保存。

5.3·校准仪器机械位置

5.3.1　校准样本针位置:打开校准软件,进入 Service 菜单→进入 Position Adjustment→选择 Sample Arm→分别调整样本针在洗针槽,样本管位置,急诊位置,BUFFER 位置,样本环加样位置,试剂槽内外位置。

5.3.2　校准试剂针位置:打开校准软件,进入 Service 菜单→进入 Position Adjustment→选择 Reagent Arm→分别调整试剂针在调整孔位置,洗针槽,样本环加样位置,试剂槽内外位置。

5.3.3　校准检测抓手位置:打开校准软件,进入 Service 菜单→进入 Position Adjustment→选择 Detection Catcher→分别调整抓手在加样孔位置,孵育孔 5 号位置,检测孔 6 号位置,检测孔 1 号位置,调整孔位置。

5.3.4　反应杯供应抓手位置:打开校准软件:进入 Service 菜单→进入 Position Adjustment→选择 Cuvette Supply Catcher→分别调整抓手在 Feeder 位置,样本环位置,垃圾孔位置。

5.4·加样系统的检测

5.4.1　测定方法:利用仪器自带的加样分配检测程序,测量样品(蒸馏水)吸样前后的重量变化,计算加样量数据,测量重复 5 次,取平均值。

5.4.2　测定要求:样品针,10 μL 重复性误差<5%;100 μL 重复性误差<2%;试剂针,50 μL重复性误差<3%。

5.5·精密度

5.5.1　精密度测试:取样本或质控品,连续检测 PT、APTT、FIB、TT 各 10 次,计算 CV 值。

5.5.2　测定要求:PT 的 CV%<2%,APTT 的 CV%<2%,FIB 的 CV%<4%,TT 的 CV%<10%。

5.6·定标:用厂家提供的具有溯源性的定标品进行多点定标,得到定标曲线。如 FIB、D-二聚体等。

5.7·校准后验证取 2 个水平的质控品,质控作为样本进行检测。所有结果均在定值质控品允许范围内,证明校准合格。如达不到要求,须请厂家工程师检修。

6. 校准报告

6.1·校准报告由厂家工程师出具,并保留校准原始数据。

6.2·校准报告的内容一般包括(但不限于):仪器名称;仪器型号;仪器编号或序列号;工作环境状态(温度、湿度、电源是否符合要求);系统保养、机械检查等的内容;校准物名称、厂家、批号、有效期;校准的项目。对校准结果的评价;校准后的验证;校准人、日期和单位;附页(原始数据、校准人员培训证书和授权书、校准器具的校准合格证书和其他需要说明的内容或材料)。

6.3·校准报告签发后,应由相关负责人进行验收并记录。

7. 注意事项

7.1・应对每个检测系统进行校准。所用试剂、质控品及标准品均应为系统配套试剂。

7.2・新仪器在发货前已在工厂进行了校准。工程师在安装机器时对出厂校准进行验证。必须将校准视为故障排除顺序上的最后一步。经常执行不必要的校准可能掩盖设备性能的内在问题。

参考文献

[1] 中国合格评定国家认可委员会.医学实验室质量和能力认可准则的应用要求：CNAS - CL02 - A001：2023[S/OL].(2023 - 08 - 01)[2023 - 09 - 26].https://www.cnas.org.cn/rkgf/sysrk/rkyyzz/2023/08/912141.shtml.

[2] 尚红,王毓三,申子瑜.全国临床检验操作规程[M].4 版.北京：人民卫生出版社,2015.

（徐 翀 诸佩超 赵 强）

TEG-5000血栓弹力图分析仪标准操作规程

××医院检验科临检实验室作业指导书	文件编号：××-JYK-××-××-×××	
版次/修改：第　　版/第　　次修改	生效日期：	共　页　第　页
编写人：	审核人：	批准人：

1. 目的

规范TEG-5000血栓弹力图分析仪标准操作规程，确保血栓弹力图分析结果的准确性。

2. 原理

2.1·血栓弹力图检测基于电磁感应法，一特制静止盛有血标本的圆柱形测试杯以作$4°±45'$的角度和每9 s一周的速度匀速摆动，一旦血栓形成，置于血标本检测杯中的金属探针受到标本形成的切应力作用，随之出现左右旋动，金属针在旋动过程中由于切割磁力线而产生电流，随着血凝块的形成、回缩和(或)溶解，电脑控制的TEG分析仪自动记录这些血样(全血、血浆、富含血小板的血浆)的动力学变化。经过软件处理后，便形成TEG曲线。

2.2·TEG测量血凝块在其结构变化发展过程中，机械工作的能力。全部血凝图能够以血样的低凝、正常凝血或高凝状态以及溶解度来进行定量或定性分析。

3. 运行环境

仪器适合运行的环境温度为10~30℃，相对湿度为20%~80%。仪器使用前，请确认环境温、湿度，如温、湿度超出允许范围，需采取相应纠正措施。

4. 试剂

活化凝血检测试剂盒，0.2 mol/L氯化钙溶液，样品检测杯，质控品。

5. 操作步骤

5.1·工作前检查

5.1.1 确保检测设备和辅助设备的电源插座连接良好使用。

5.1.2 观察仪器顶端水平仪的状态，确认仪器处在水平位置。如明显处于不水平的状态，需调节仪器的3个脚垫，将仪器调整至水平状态。

5.1.3 保证杯槽内的清洁及干燥，必要时用棉签清洁。

5.2·开机：启动电脑，打开仪器专用分析软件，登录操作账户。按下仪器电源按钮，仪器将进行测量通道预热，通道温度允许值为37℃±0.5℃。稳定后进行基线测试，确保测试通过。

5.3·定标：不适用。

5.4·室内质控

5.4.1 室内质控采用Haemonetics公司的质控品。根据说明书进行操作，将质控品在室温下放置15 min左右，加入1 mL蒸馏水复溶静置10 min，向装载好的样品检测杯中先加入20 μL 0.2 mol/L氯化钙，取340 μL充分颠倒混匀的质控品进行检测分析。检查数据并确认质控结果。

5.4.2 室内质控初始化：每批质控品分10日以上积累20个质控数据并完成初始化，计算均值和标准差,以均值作为靶值,采用 1_{3s} 和 2_{2s} 两个分别反映随机误差和系统误差的质控规则开始以后的日常质量控制。每个工作日的质控结果需及时输入质控软件,质控结果在控方可开展当日的检测工作。每次更换质控品批号后应做重新开始初始化。

5.4.3 质控结果如触犯质控规则应查找原因,予以纠正。

5.5·标本检测

5.5.1 在软件中选择样本类型,输入并核对样本信息。在仪器通道中完成上杯操作。向上好的样品检测杯中,按照对应检测试剂说明书进行操作加样。

5.5.2 加样完成后迅速将杯推上并将操作杆推至 test 位置,并在软件上点击"START"开始测试,待所需要的参数最终稳定后点击"STOP"。

5.5.3 检测完成后,取下使用后样品检测杯。

5.6·关机:不需要使用仪器时,按下电源按钮以关闭仪器,将计算机关机。

6. 维护与保养

6.1·日常维护:参照本程序 5.1 和 5.2 执行。

6.2·其他保养:必要时,仪器需定期清洁,数据库定期备份。出现无法处理的保养及错误,由仪器维修工程师负责。

7. 校准

详见《血栓弹力图分析仪校准标准操作规程》。

8. 应急处理

实验室突发仪器故障,当班人员必须确认故障情况的性质,并立即通知设备科人员前来检查维修。样本采用备用仪器或通道进行检测。

9. 注意事项

9.1·试剂应在厂商提供的失效期前使用,开封后应在试剂外包装上注明开封日期,并根据试剂说明书内规定的期限内使用完毕。

9.2·检测前混匀很重要,如用无旋转式混匀器,应颠倒混匀至少 8 次。

9.3·检测前应确保仪器状态,当仪器基线测试未通过、测试通道温度未达要求等故障时,应及时处理,必要时联系厂商工程师进行维修。

9.4·上杯、上样操作、软件记录时,应及时、稳定,确保检测结果准确。

9.5·仪器与计算机连接时,应保证先切断电源,否则可能会导致电击或仪器出现故障。

9.6·严禁将血样放于冰箱保存,在冬季等低温环境下,应将血样 37℃温浴后再进行检测。

9.7·样本采集应顺畅、采血量按照刻度抽满。

参考文献

[1] 中国合格评定国家认可委员会.医学实验室质量和能力认可准则的应用要求:CNAS-CL02-A001:2023[S/OL].(2023-08-01)[2023-09-26].https://www.cnas.org.cn/rkgf/sysrk/rkyyzz/2023/08/912141.shtml.

[2] 尚红,王毓三,申子瑜.全国临床检验操作规程[M].4 版.北京:人民卫生出版社,2015.

（徐 翀 赵 强）

BVCA-Ⅷ血栓弹力图分析仪标准操作规程

××医院检验科临检实验室作业指导书	文件编号：××-JYK-××-××-×××	
版次/修改：第　　版/第　　次修改	生效日期：	共　　页　第　　页
编写人：	审核人：	批准人：

1. 目的

规范 BVCA-Ⅷ血栓弹力图分析仪标准操作规程,确保血栓弹力图分析结果的准确性。

2. 原理

2.1・血栓弹力图检测基于电磁感应法,一特制静止盛有血液的圆柱形检测杯,检测杯外杯槽镶嵌在恒温盘中,内杯套在测试针头上,测试针以 4°45′的角度和每 10 s 一个周期来回转动,测试针驱动内杯旋转的同时检测内杯阻力的变化,经过软件处理后,形成 TEG 曲线。

2.2・随着血凝块的形成、溶解,血栓弹力图仪处理软件将记录这些全血血样(激活剂、肝素中和剂、血小板抑制剂、抗纤溶药、枸橼酸化全血样)的动力学变化。因此,形成的血凝图是记录血凝块的形成、溶解的动态变化。

3. 运行环境

仪器适合运行的环境温度为 10～30℃,相对湿度≤70%。仪器使用前,请确认环境温、湿度,如温、湿度超出允许范围,需采取相应纠正措施。

4. 试剂

活化凝血检测试剂盒,0.2 mol/L 氯化钙溶液,样品检测杯,质控品。

5. 操作步骤

5.1・工作前检查：确保检测设备和辅助设备的电源插座连接良好使用。保证杯槽内的清洁及干燥,必要时用棉签清洁。

5.2・开机：打开仪器电源,登录操作账户,运行仪器软件。仪器将进行测量通道预热,通道温度允许值为 37℃±0.5℃。

5.3・定标：不适用。

5.4・室内质控

5.4.1　室内质控采用宝锐公司的配套质控品。根据说明书进行操作,将质控品在室温下放置 15 min 左右,加入 1 mL 蒸馏水复溶静置 5 min,向装载好的样品检测杯中先加入 20 μL 0.2 mol/L 氯化钙,取 340 μL 充分颠倒混匀的质控品进行检测分析。检查数据并确认质控结果。

5.4.2　室内质控初始化：每批质控品分 10 日以上积累 20 个质控数据并完成初始化,计算均值和标准差,以均值作为靶值,采用 1_{3s} 和 2_{2s} 两个分别反映随机误差和系统误差的质控规则开始以后的日常质量控制。每个工作日的质控结果需及时输入质控软件,质控结果在控方可开展当日的检测工作。每次更换质控品批号后应做重新开始初始化。

5.4.3　质控结果如触犯质控规则应查找原因,予以纠正。

5.5・标本检测

5.5.1　在"通道管理"界面中选择样本类型,输入并核对样本信息。

5.5.2　向高岭土试剂管中加入 1 mL 3.2％枸橼酸钠抗凝的全血样本,充分混匀后,静置 3～5 min,保证高岭土充分激活血样。

5.5.3　将样品杯放入对应通道的恒温盘中,点击"进杯"完成上杯操作。根据对应的样本类型,向上好的样品检测杯中,按照试剂说明书进行操作加样。

5.5.4　点击对应通道的"开始检测",设备进入检测状态,待所需要的参数最终稳定后双击"停止检测"。

5.5.5　检测完成后,取下使用后样品检测杯。选择"样本管理",点击"查询",查看历史结果。

5.6·关机:不需要使用仪器时,先关闭软件后再按下电源按钮以关闭仪器。

6. 维护与保养

6.1·日常维护:参照本程序 5.2 执行。

6.2·其他保养:必要时,仪器需定期清洁,数据库定期备份。出现无法处理的保养及错误,由仪器维修工程师负责。

7. 校准

详见《血栓弹力图分析仪校准标准操作规程》。

8. 应急处理

实验室突发仪器故障,当班人员必须确认故障情况的性质,并立即通知设备科人员前来检查维修。样本采用备用仪器或通道进行检测。

9. 注意事项

9.1·试剂应在厂商提供的失效期前使用,开封后应在试剂外包装上注明开封日期,并根据试剂说明书内规定的期限内使用完毕。

9.2·检测前混匀很重要,如用无旋转式混匀器,应颠倒混匀至少 8 次。

9.3·检测前应确保仪器状态,当仪器基线测试未通过、测试通道温度未达要求等故障时,应及时处理,必要时联系厂商工程师进行维修。

9.4·高岭土酸化、上样操作、软件记录时,应及时、稳定,确保检测结果准确。

9.5·仪器与计算机连接时,应保证先切断电源,否则可能会导致电击或仪器出现故障。

9.6·试剂需复温 15 min 以上才能溶解使用,使用时按照试剂说明书严格执行。

参考文献

[1] 中国合格评定国家认可委员会.医学实验室质量和能力认可准则的应用要求:CNAS-CL02-A001:2023[S/OL].(2023-08-01)[2023-09-26].https://www.cnas.org.cn/rkgf/sysrk/rkyyzz/2023/08/912141.shtml.

[2] 尚红,王毓三,申子瑜.全国临床检验操作规程[M].4 版.北京:人民卫生出版社,2015.

(徐　翀　赵　强)

Haema TX 血栓弹力图分析仪标准操作规程

××医院检验科临检实验室作业指导书	文件编号：××-JYK-××-××-×××
版次/修改：第　　版/第　　次修改	生效日期：　　　　　　共　页　第　页
编写人：	审核人：　　　　　批准人：

1. 目的

规范 Haema TX 血栓弹力图分析仪标准操作规程，确保血栓弹力图分析结果的准确性。

2. 原理

2.1·全自动血栓弹力图仪是一种通过检测血液黏度变化来测定血液凝聚状态，从而评估患者凝血特性的仪器，其工作原理基于电磁感应法。试剂与血液样本混合后，加入一个固定的圆柱形反应外杯中，用于黏度检测的是一次性使用的塑料反应内杯，置于含血液的外杯正中位置，其顶端和一个以固定周期进行 4°75′ 往复摆动的转轴相连接；转轴通过高精度轴承支撑，通过凸轮机构带动弹力扭丝来驱动。转轴转动的角度通过角度传感器来进行监测。如果血样发生凝固，纤维蛋白原-血小板的复合物将外杯和探针黏在一起。纤维蛋白原-血小板复合物的强度能够阻止转轴的运动，导致转轴转动的角度减小。血样凝块的强度与弹力扭丝的变形量达到平衡，弹力扭丝的变形量则可以反映为转轴转动角度的减少幅度。

2.2·当血样凝固发生纤溶时，凝块强度减小，转轴转动角度又逐渐变大。整个血凝过程中其强度的变化则可以通过转轴角度的变化反映出来，并通过软件进行曲线绘制，即为血栓弹力图。

3. 运行环境

仪器适合运行的环境温度为 10～30℃，相对湿度为 30％～80％。仪器使用前，请确认环境温、湿度，如温、湿度超出允许范围，需采取相应纠正措施。

4. 试剂

活化凝血检测试剂盒，清洗液 A、清洗液 B，样品检测杯，质控品。

5. 操作步骤

5.1·工作前检查：确保检测设备和辅助设备的电源插座连接良好使用。保证杯槽内的清洁及干燥，必要时用棉签清洁。清空废液桶、废料仓，添加清洗液，确保液路正常连接。

5.2·开机：打开仪器电源，长按仪器的开关机按钮，等待开机自检，自检完成后，登录系统。检查通道温度预热状态，通道温度允许值为 37℃±0.5℃。在"状态查看"界面确认耗材（吸头、试剂盒）状态，如有不足，需补充耗材。

5.3·定标：不适用。

5.4·室内质控

5.4.1　室内质控采用麦科田公司的配套质控品。将质控品在室温下放置 15 min 左右，将质控品充分溶解后转移至质控管内，在管理质控界面添加"质控申请"根据提示进行检测分析。检查数据并确认质控结果。

5.4.2　室内质控初始化：每批质控品分 10 日以上积累 20 个质控数据并完成初始化，计算均值和标准差，以均值作为靶值，采用 1_{3s} 和 2_{2s} 两个分别反映随机误差和系统误差的质控规则开始以后的日常质量控制。每个工作日的质控结果需及时输入质控软件,质控结果在控方可开展当日的检测工作。每次更换质控品批号后应做重新开始初始化。

5.4.3　质控结果如触犯质控规则应查找原因,予以纠正。

5.5·标本检测

5.5.1　自动模式:若仪器连接了双向 LIS,只需要将样本架放置进样区即可。

5.5.2　手动模式

5.5.2.1　点击"测试申请",根据测试项目选择样本类型、样本位置,输入并核对样本信息。将待检测的样本管置于试管架中,并放入的进样区中。

5.5.2.2　点击"申请"分配测试通道,点击"启动"系统自动检测试剂试剂及反应杯数量,通过后启动检测。

5.5.2.3　检测完成后,取出样本架,使用过的耗材将自行丢弃至废料仓内。在"结果查询""打印"中可对样本结果进行查询及打印。

5.6·关机

5.6.1　每天测试结束后,将剩余试剂放入 2～8℃环境保存。

5.6.2　关机时,点击"关机"并确定,仪器将自行关闭,待仪器屏幕关闭后,按下电源按钮,关闭电源。

5.6.3　关机后,清理废料仓,检查废液桶状态,废弃物丢弃至医疗废物垃圾桶中。

6. 维护与保养

6.1·日常维护:参照本程序 5.2 和 5.6 执行。

6.2·其他保养:必要时,仪器需定期清洁,数据库定期备份。出现无法处理的保养及错误,由仪器维修工程师负责。

7. 校准

详见《血栓弹力图分析仪校准标准操作规程》。

8. 应急处理

实验室突发仪器故障,当班人员必须确认故障情况的性质,并立即通知设备科人员前来检查维修。样本采用备用仪器或通道进行检测。

9. 注意事项

9.1·试剂应在厂商提供的失效期前使用,开封后应在试剂外包装上注明开封日期,并根据试剂说明书内规定的期限内使用完毕。

9.2·检测前应确保仪器状态,当仪器自检未通过、测试通道温度未达要求等故障时,应及时处理,必要时联系厂商工程师进行维修。

9.3·仪器与计算机连接时,应保证先切断电源,否则可能会导致电击或仪器出现故障。

9.4·废液及废料处理按照实验室医疗废物进行处理。

参考文献

[1] 中国合格评定国家认可委员会.医学实验室质量和能力认可准则的应用要求:CNAS－CL02－A001:2023[S/OL].(2023－08－01)[2023－09－26].https://www.cnas.org.cn/rkgf/sysrk/rkyyzz/2023/08/912141.shtml.

[2] 尚红,王毓三,申子瑜.全国临床检验操作规程[M].4 版.北京:人民卫生出版社,2015.

（徐　翀　赵　强）

CFMS LEPU‑8880 血栓弹力图分析仪标准操作规程

××医院检验科临检实验室作业指导书	文件编号：××‑JYK‑××‑××‑×××
版次/修改：第　　版/第　　次修改	生效日期：　　　　　　共　页　第　页
编写人：	审核人：　　　　　批准人：

1. 目的

规范 CFMS LEPU‑8880 血栓弹力图分析仪标准操作规程，确保血栓弹力图分析结果的准确性。

2. 原理

乐普血栓弹力图仪是一台用于体外诊断半自动的血液凝血分析仪，能快速高精度的分析大量样本。利用特制静止盛有血液的圆柱形杯，以 4°45′的角度旋转，通过一根螺旋丝悬挂且浸泡在血样中的针来监测血样的运动。纤维蛋白‑血小板复合物将杯和针黏在一起后，杯旋转所产生的旋转力能传递至血样中的针，纤维蛋白‑血小板复合物的强度能影响针运动的幅度，以致强硬的血凝块能使针的运动和杯的运动同步进行。因此，针的运动幅度与已形成的血凝块的强度有直接关系。当血凝块回缩或溶解时，针与血凝块的联结解除，杯的运动不再传递给针。针的旋转被机电传感器转换成电子信号，这一电子信号能用电脑来监测。

3. 运行环境

仪器适合运行的环境温度为 10～30℃，相对湿度为 30%～75%。仪器使用前，请确认环境温、湿度，如温、湿度超出允许范围，需采取相应纠正措施。

4. 试剂

活化凝血检测试剂盒，0.2 mol/L 氯化钙溶液，样品检测杯，质控品。

5. 操作步骤

5.1·工作前检查：确保检测设备和辅助设备的电源插座连接良好使用。保证杯槽内的清洁及干燥，必要时用棉签清洁。

5.2·开机：打开仪器电源，运行仪器软件，登录操作账户。在仪器监测界面，进行仪器"水平检测"，确认仪器处在水平位置。如明显处于不水平的状态，需调节仪器的 3 个脚垫，将仪器调整至水平状态。水平检测通过后进行"通道平稳检测"，确认通道的平稳结果为"正常"。通道平稳检测通过后进行"仪器温度检测"，通道温度允许值为 37℃±0.5℃。

5.3·定标：不适用。

5.4·室内质控

5.4.1　室内质控采用乐普公司的配套质控品。根据说明书进行操作，将质控品在室温下放置 15 min 左右，加入 1 mL 蒸馏水复溶静置 5 min，向装载好的样品检测杯中先加入 20 μL 0.2 mol/L 氯化钙，取 340 μL 充分颠倒混匀的质控品进行检测分析。检查数据并确认质控结果。

5.4.2　室内质控初始化：每批质控品分 10 日以上积累 20 个质控数据并完成初始化，计算均值和标准差，以均值作为靶值，采用 1_{3s} 和 2_{2s} 两个分别反映随机误差和系统误差的质控规则开始以后的日常质量控制。每个工作日的质控结果需及时输入质控软件，质控结果在控方可开展当日的检测工作。每次更换质控品批号后应做重新开始初始化。

5.4.3　质控结果如触犯质控规则应查找原因,予以纠正。

5.5·标本检测

5.5.1　在"血样检测界面"中创建患者信息,选择样本类型,输入并核对样本信息。将样品检测杯和杯盖放入测试位置,基本摆正杯子、杯盖。

5.5.2　在"显示界面"点击对应仪器通道的"装杯"完成上杯操作。界面显示"等待加样,开始检测"时,向上好的样品检测杯中加入待测样本,立即点击对应通道的"等待加样,开始检测",设备进入检测状态。

5.5.3　点击相应通道,检测图形和数据会显示在屏幕上。点击"打印报告"可预览或打印检测结果。检测完成后,返回血样检测界面,点击"卸杯"选项进行卸杯操作。

5.6·关机:不需要使用仪器时,在"设置"界面选择退出软件,在屏幕桌面选择关闭屏显电脑,按下电源按钮以关闭仪器电源。

6. 维护与保养

6.1·日常维护:参照本程序 5.1 和 5.2 执行。

6.2·其他保养:必要时,仪器需定期清洁,数据库定期备份。出现无法处理的保养及错误,由仪器维修工程师负责。

7. 校准

详见《血栓弹力图分析仪校准标准操作规程》。

8. 应急处理

实验室突发仪器故障,当班人员必须确认故障情况的性质,并立即通知设备科人员前来检查维修。样本采用备用仪器或通道进行检测。

9. 注意事项

9.1·试剂应在厂商提供的失效期前使用,开封后应在试剂外包装上注明开封日期,并根据试剂说明书内规定的期限内使用完毕,禁止使用非配套试剂,以免影响检验结果。

9.2·检测前混匀很重要,如用无旋转式混匀器,应颠倒混匀至少 8 次。

9.3·检测前应确保仪器状态,当仪器基线测试未通过、测试通道温度未达要求等故障时,应及时处理,必要时联系厂商工程师进行维修。

9.4·高龄土酸化、上样操作、软件记录时,应及时、稳定,确保检测结果准确。

9.5·仪器与计算机连接时,应保证先切断电源,否则可能会导致电击或仪器出现故障。

9.6·装杯操作时,不要触摸运动部件,防止夹手。

9.7·用过的试管和其他仪器耗材等废品应当作医疗或感染性废物进行处理。

参考文献

[1] 中国合格评定国家认可委员会.医学实验室质量和能力认可准则的应用要求:CNAS-CL02-A001:2023[S/OL].(2023-08-01)[2023-09-26].https://www.cnas.org.cn/rkgf/sysrk/rkyyzz/2023/08/912141.shtml.

[2] 尚红,王毓三,申子瑜.全国临床检验操作规程[M].4 版.北京:人民卫生出版社,2015.

(徐 翀 赵 强)

IHTEG－12 血栓弹力图分析仪标准操作规程

××医院检验科临检实验室作业指导书	文件编号：××-JYK-××-××-×××
版次/修改：第　　版/第　　次修改	生效日期：　　　　　　共　页 第　页
编写人：	审核人：　　　　　　批准人：

1. 目的

规范 IHTEG－12 血栓弹力图分析仪标准操作规程，确保血栓弹力图分析结果的准确性。

2. 原理

2.1·血栓弹力图检测基于电磁感应法，获取血块的黏度值。利用盛有血液的特制圆柱形杯，以 $4°75'$ 的角度作旋转运动，通过一根由螺旋丝悬挂且浸泡在血样中的针来监测血样的运动。针的旋转被电磁传感器转换成电子信号，这一电子信号能用电脑来检测。

2.2·血栓弹力图核心反应单元由反应杯、探针、悬垂丝组成。其工作原理是在模拟人体内环境下凝血-纤溶整个过程的同时，通过物理方法将血块弹性强度转换成图形等计算参数，直观判断血凝情况并分析。血栓弹力图可进行凝血因子激活、血小板聚集、纤维蛋白溶解等过程的动态分析，不受肝素类物质的影响，完美呈现患者凝血-纤溶的真实全貌。

2.3·试剂条反应槽的温控功能，提供一个稳定的 $37℃±0.5℃$ 反应温度，试剂条装载在反应槽上，通过采样臂，在试剂条中进行试剂的预处理，把准备好的试剂和血样采样到反应杯中。试剂条反应槽的摆动功能，以周期 10 s 的速度左右摆动，摆幅为 $4°75'$。

2.4·试剂条反应槽的左右摆动逐级传递给血样和探针，三者之间形成了同步摆动，血样在凝固和纤溶过程中的应切力弹性强度转化成探针的偏移角度，探针的偏移角度被有持续激励周期信号的线圈转化成电信号，电信号被处理成弹力图包络线，弹力图包络线的幅宽与血样的凝固强度成正比关系。

3. 运行环境

仪器适合运行的环境温度为 $10\sim30℃$，相对湿度为 $30\%\sim80\%$。仪器使用前，请确认环境温、湿度，如温、湿度超出允许范围，需采取相应纠正措施。

4. 试剂

活化凝血检测试剂盒（凝固法）、质控品。

5. 操作步骤

5.1·工作前检查：确保检测设备和辅助设备的电源插座连接良好使用。保证杯槽内的清洁及干燥，必要时用棉签清洁。

5.2·开机

5.2.1　打开仪器电源，运行仪器软件，登录操作账户，仪器进行自检，自检完成后，登录账户，进入样本测试界面。

5.2.2　在"状态"—"水平仪"界面查看仪器水平状态，确认仪器处在水平位置。如明显处于不水平的状态，需调节仪器四个滚轮的高度，将仪器调整至水平状态（水平仪读数在 $0.05°$ 以内）。

5.2.3　水平确认后进行通道自检的基线测试,确保基线测试通过。检查通道温度预热状态,通道温度允许值为 37℃±0.5℃。

5.2.4　在"耗材"界面确认耗材(吸头、试剂盒)状态,如有不足,需补充耗材。

5.3·定标:不适用。

5.4·室内质控

5.4.1　室内质控采用沃德公司的配套质控品。将质控品在室温下放置 15 min 左右,将质控品试剂条加入试剂仓内,在质控信息界面点击"准备质控测试"以进行检测分析。检查数据并确认质控结果。

5.4.2　室内质控初始化:每批质控品分 10 日以上积累 20 个质控数据并完成初始化,计算均值和标准差,以均值作为靶值,采用 1_{3s} 和 2_{2s} 两个分别反映随机误差和系统误差的质控规则开始以后的日常质量控制。每个工作日的质控结果需及时输入质控软件,质控结果在控方可开展当日的检测工作。每次更换质控品批号后应做重新开始初始化。

5.4.3　质控结果如触犯质控规则应查找原因,予以纠正。

5.5·标本检测

5.5.1　在"样本测试"界面点击"试管"进入试管管理。点击"打开样本仓门",将待检测的样本管置于试管架中,并放入的试管架槽中,选择对应检测项目,关闭仓门。

5.5.2　在"样本测试"界面中,点击"开始"进行样本检测。若设置了停止条件,样本测试可自动停止。如手动停止,可在待所需要的参数最终稳定后点击"停止"。检测完成后,取出样本架,使用过的耗材将自行丢弃至废弃仓内。

5.6·关机:每天测试结束后,将剩余试剂条放入 2~8℃环境保存。

5.6.1　关机时,点击"关机"并确定,仪器将自行关闭,待仪器屏幕关闭后,按下电源按钮,关闭电源。

5.6.2　关机后,将废弃仓中抽出,废弃物丢弃至医疗废物垃圾桶中。

6. 维护与保养

6.1·日常维护:参照本程序 5.6 执行。

6.2·其他保养:必要时,仪器需定期清洁,数据库定期备份。出现无法处理的保养及错误,由仪器维修工程师负责。

7. 校准

详见《血栓弹力图分析仪校准标准操作规程》。

8. 应急处理

实验室突发仪器故障,当班人员必须确认故障情况的性质,并立即通知设备科人员前来检查维修。样本采用备用仪器或通道进行检测。

9. 注意事项

9.1·试剂应在厂商提供的失效期前使用,开封后应在试剂外包装上注明开封日期,并根据试剂说明书内规定的期限内使用完毕。

9.2·检测前应确保仪器状态,当仪器基线测试未通过、测试通道温度未达要求等故障时,应及时处理,必要时联系厂商工程师进行维修。

9.3·仪器与计算机连接时,应保证先切断电源,否则可能会导致电击或仪器出现故障。

9.4·如果开机自检中出现故障,在界面右下角将出现报警提示并闪烁,需尽快查看、处理故障,确保仪器状态正常。

参考文献

[1] 中国合格评定国家认可委员会.医学实验室质量和能力认可准则的应用要求:CNAS - CL02 - A001:2023[S/OL].(2023 - 08 - 01)[2023 - 09 - 26].https://www.cnas.org.cn/rkgf/sysrk/rkyyzz/2023/08/912141.shtml.

[2] 尚红,王毓三,申子瑜.全国临床检验操作规程[M].4 版.北京:人民卫生出版社,2015.

（徐　翀　赵　强）

血栓弹力图分析仪校准标准操作规程

××医院检验科临检实验室作业指导书	文件编号：××-JYK-××-××-×××
版次/修改：第　　版/第　　次修改	生效日期：　　　　　　　共　　页　第　　页
编写人：	审核人：　　　　　　批准人：

1. 目的

为了规范血栓弹力图分析仪校准的操作,特制订此作规程。

2. 校准频次

校准时机：校准频率为每年至少一次,校准工作一般由厂方工程师定期进行,以确保检测结果正确。新仪器安装后进行校准,在下列情况时可增加校准次数：① 更换试剂批号或出现质控漂移时；② 仪器进行全面保养后；③ 仪器的重要零件更换后。

3. 校准的参数

精密度、携带污染(适用时)及准确度。除此之外,校准还需包含但不限于检测仪器的水平度、电压、探针与对准模块的位置、测量杯槽温度等。

4. 验证过程

4.1·批内精密度：批内精密度以连续检测结果的变异系数为评价指标。

4.1.1　方法：使用同一批次试剂盒,取一份健康人的新鲜血样本或原厂质控(至少2个水平)按照常规方法重复检测10次,计算10次检测结果的变异系数。

注意：由于血栓弹力图通道间相互独立,验证精密度时应覆盖全部通道。

4.1.2　判断标准：批内精密度应满足厂商承诺的仪器性能参数及能力验证/室间质评评价的1/4允许总误差：R≤6.25%,K≤6.25%,Angle≤5.00%,MA≤5.00%。

4.2·携带污染(适用时)：由于部分全自动血栓弹力图分析仪使用同一根吸样针,故需要验证携带污染。其他使用独立枪头的仪器不涉及携带污染。

4.2.1　方法：取一份高浓度的质控样本,混合均匀后连续测定4次,再取一份低浓度的质控样本,混合均匀后连续测定4次,按公式①计算携带污染率。高浓度质控样本测定值应大于低浓度质控样本测定值的2倍。

$$CR = \frac{L_1 - (L_2 + L_3 + L_4)/3}{(H_2 + H_3 + H_4)/3 - (L_2 + L_3 + L_4)/3} \times 100\% \qquad ①$$

式中：CR,携带污染率(%)；$L_1 \sim L_4$,低浓度质控样本的第1次至第4次测量值；$H_1 \sim H_4$,高浓度质控样本的第1次至第4次测量值。

4.2.2　判断标准：携带污染率应满足厂商承诺的仪器性能参数。

4.3·准确度

4.3.1　方法：校准弹簧(适用时)：可以用校准弹簧校准悬垂丝的弹力值。此外,使用至少两个浓度的原厂质控品进行重复5次检测,计算5次检测结果的均值与靶值(参考值)的相对偏差。

4.3.2　判断标准：偏差应符合厂商承诺的仪器性能参数及能力验证/室间质评评价的1/2允许总误差：R≤12.5%，K≤12.5%，Angle≤10.0%，MA≤10.0%。

5. 校准结论

根据各评价项目的评价结果分别给予"符合性"结论。

6. 校准验收

校准报告的验收应查看是否符合所需要求，校准报告内容应明确校准单位、校准条目、校准内容及原始数据、校准人及校准单位资质。验收完成应有验收人员签名确认。

参考文献

[1] 中国合格评定国家认可委员会.医学实验室质量和能力认可准则的应用要求：CNAS-CL02-A001：2023[S/OL].(2023-08-01)[2023-09-26].https://www.cnas.org.cn/rkgf/sysrk/rkyyzz/2023/08/912141.shtml.

[2] 尚红,王毓三,申子瑜.全国临床检验操作规程[M].4版.北京：人民卫生出版社,2015.

（徐　翀　赵　强）

Cobas u601 尿液干化学分析仪标准操作规程

××医院检验科临检实验室作业指导书	文件编号：××-JYK-××-××-×××
版次/修改：第　　版/第　　次修改	生效日期：　　　　　　　共　　页　第　　页
编写人：	审核人：　　　　　　批准人：

1. 目的

规范 Cobas u601 尿液干化学分析仪的 12 项检查项目的常规操作,保证各项参数结果可靠。

2. 原理

u601 尿液干化学分析仪是在体外通过光反射原理半定量测定化学试纸条的全自动尿液分析系统。四种不同波长的发光二极管(LED)通过光导管传播已知波长的光线到全部检测垫的表面上。照在检测垫上的光发生反射,其反射光强度取决于检测垫的颜色(与尿液中化学物质浓度相关)。位于检测垫正上方的光电二极管探测器接收到反射光,产生电信号。电信号传到数字模拟转换器被转换为数字值,计算机将数字值转换为半定量结果。检测项目 12 项,其中比重和浊度是分别通过测量池中的折射计和浊度计来实现的。

3. 运行环境

仪器适合运行的环境温度为 18~32℃,相对湿度为 30%~80%。仪器使用前,请确认环境温、湿度,如温、湿度超出允许范围,需采取相应纠正措施。

4. 试剂

4.1·试纸装在定制的试纸盒(cobas u pack)内供应,试纸盒将载入分析仪上的试纸盒仓内。试纸盒容纳 400 张试纸,分成 20 排,每排 20 张试纸。试纸盒装在密闭包装内供应。每个试纸盒均可以通过一个包含在射频识别(RFID)标签中的独特 ID 来识别。此标签还包含诸如机载稳定性、有效期、批次编号和当前的可用试纸量等重要信息。

4.2·试剂更换:监视—管理消耗—查看相应消耗品状态,选择需要更换的耗材,点击更换,按步骤进行;如在检测标本过程中更换试剂,完成后,点击主屏总览→点击启动,仪器将继续做标本。

注意:环境湿度过大将限制试纸盒中干燥剂的效用,并且可能导致试纸不宜使用。

5. 操作步骤

5.1·开机前检查:检查供水桶(如果未满,启动相应的向导并将其注满)、废液桶,(如果未清空,启动相应的向导并将其清空)及试纸条余量(如果即将用尽,确保备好一个新试纸条盒,以便在需要更换旧盒时使用)。

5.2·开机:确保所有罩盖均闭合,打开外围设备电源,打开仪器电源开关,启动分析仪,等待仪器及软件启动,在总览工作区选择登录按钮,输入用户名、密码,点击确定登录。在总览工作区,检查任务指标。解决所有红色和橙色项问题。

5.3·定标:不适用。

5.4·室内质控

5.4.1 质控频率：每日常规标本检测前。

5.4.2 质控程序

5.4.2.1 定义新的质控品：选择常规—管理质控—管理质控品—创建；严格按照使用说明中的规定输入值；或有质控品芯片，质控芯片通过仪器主罩盖的 RFID 射频扫描，质控品靶值自动记录到电脑内，编辑质控品名称。选择保存按钮，靶值将添加到质控品列表中。

5.4.2.2 运行质控测量：取两个塑料尿管，分别加入低值、高值质控品（单机 601 质控加入 2 mL，6500 流水线加入 3 mL），将准备的质控架置于优先架槽上。仪器会识别质控架，并进行质控检测。

5.4.2.3 审查质控结果：选择常规—管理质控—审查质控结果。将质控品检测结果转换为质控数据，若出现失控情况，应立即分析原因，排除影响因素后重新运行质控，待质控在控后方可进行样本检测，并填写《实验室失控报告单》。每批质控品使用结束后填写《实验室室内质控周期性评价报告单》。

5.5 · 样本检测

5.5.1 有条码样本自动检测：将样本加载到管架上，将管架加载到管架托盘上，然后将管架托盘加载到进样缓冲区上，管架自动移动到样本架传输单元，读取管架和样本管条形码。

5.5.2 无条码标本手工编号：常规→管理样本任务→创建→输入样本号、架子号（四位数）、位置号→选择配置文件→保存，放样本检测。

5.5.3 在常规工作区，结果被显示并可进行手工验证或自动验证。所有已验证的结果将自动发送至主机。

5.6 · 关机：确保全局信息区中的分析仪状态为空闲，在总览工作区，选择关闭按钮。仪器将询问是否要执行日常清洗维护操作。如果要执行清洗，选择是按钮。准备清洗架，将管架加载到进样缓冲区上，在标注中选择重启按钮，开始清洗，当清洗结束，软件将关闭，仪器关机。

6. 维护与保养

6.1 · 日维护程序

6.1.1 清洗液路系统：准备清洗架，将约 4 mL 的清洗液注入试管，并将试管置于清洗架上。将清洗架加载到进样缓冲区上，自动开始清洗。

6.1.2 排空气泡：在信息列表中，选择指明需要运行排空气泡的信息，然后在详细信息界面中选择运行排空气泡按钮。选择监控＞分析仪＞u601，然后选择运行排空气泡按钮。将启动维护操作。

6.1.3 加注供水桶，清空废液桶。

6.2 · 每周维护：关闭分析仪；清洁进样和出样缓冲区；清洁样本架传输单元；清洁试纸托盘和运输单元。

6.3 · 每月保养：清洁供水桶。

7. 校准

7.1 · 校准频率：校准频率为每年至少一次，校准工作一般由厂方工程师定期进行，以确保检测结果正确。在下列情况时可增加校准次数：① 更换试剂批号或出现质控漂移时；② 仪器进行全面保养后；③ 仪器的重要零件更换后。

7.2 · 校准内容

7.2.1 光度计和测量池的校准：使用灰色标准试纸条，对仪器光度计的波长，执行定标校正测试。同时执行测量池的校准。

7.2.2 检测系统的重复性：使用配套校准试纸条重复测定 10 次，计算反射率的变异系数（CV％），要求反射率的变异系数 CV≤1％。

7.2.3 检测系统的稳定性：机器开机运行稳定后，分别在开机稳定后 0 h、4 h、8 h 三个时间点，重复测定校准试纸条各 10 次，计算反射率的变异系数（CV％），要求反射率的变异系数 CV≤1％。

7.2.4 检测系统的携带污染率：进行阳性质控标本检测 1 次后，随后检测 1 次阴性质控品，所有结果包括除 SG 和 pH 以外的所有项目，阴性质控品不能出现阳性结果。

7.2.5 检测加样系统和检测系统的准确度：使用试纸条和配套使用的阴阳性质控品进行检测，每个浓度水平测定 3 次。检测结果与质控品表示示值不能超过一个数量级（滴度），阳性质控品不能出现阴性结果，阴性质控品不能出现阳性结果。

7.3 · 校准后质控验证：校准结束后进行质控验证。

8. 应急处理

实验室突发仪器故障，当班人员必须确认故障情况的性质，并立即通知设备科人员前来检查维修。仪器故障短时间内无法修复的情况下，采用备用仪器进行检测。

9. 注意事项

新试剂打开包装后，3 min 内应放入试剂仓中，不可在外放置时间过长。

参考文献

[1] 中国合格评定国家认可委员会.医学实验室质量和能力认可准则的应用要求：CNAS - CL02 - A001：2023[S/OL].(2023 - 08 - 01)[2023 - 09 - 26].https://www.cnas.org.cn/rkgf/sysrk/rkyyzz/2023/08/912141.shtml.

[2] 尚红,王毓三,申子瑜.全国临床检验操作规程[M].4 版.北京：人民卫生出版社,2015.

（饶应波）

UC-3500 尿液干化学分析仪标准操作规程

××医院检验科临检实验室作业指导书	文件编号：××-JYK-××-××-×××
版次/修改：第　　版/第　　次修改	生效日期：　　　　共　页　第　页
编写人：	审核人：　　　　批准人：

1. 目的

指导 UC-3500 尿液干化学项目测定的常规操作，规范开关机、日常使用、维护保养和校准操作，保证结果正确、可靠。

2. 原理

2.1·分析参数：葡萄糖（GLU），蛋白质（PRO），胆红素（BIL），尿胆原（URO），pH，红细胞（BLD），酮体（KET），亚硝酸盐（NIT），白细胞（LEU），肌酐（CRE），白蛋白（ALB），肌酐/白蛋白比值（P/C），白蛋白/肌酐比值（A/C），比重（SG），浊度，尿液颜色。

2.2·颜色与浊度：照明光源中使用 4 色 LED（R 660 nm，G 565 nm、B 430 nm、IR 735 nm），通过比色测定求出吸光度数据。将所获得吸光度数据每 4 个波段分为 5 个等级，识别其为"色调等级"。根据已识别的色调等级，将其作为尿色输出。为了对尿色进行分类、识别进行浑浊度补正。

2.3·尿比重（SG）：LED 光源（波长 650 nm）所散发出的光穿过棱镜在与样本相接的面上反射，入射检测器。此时根据贯流分析池中分注的样本的比重折射率发生变化，因此投向检测器的入射光的位置也发生变化。通过检测此入射位置求得样本的折射率，换算比重值。

2.4·试纸：本仪器是根据光电比色原理，通过试纸条试剂区域尿液中生化成分反应产生的颜色变化，测定尿液中生化成分的含量。滴入样本的试纸在一定时间后移动至测光位置，之后用彩色 COMS 传感器进行扫描与测光，得到试纸整体的二维图像数据，从二维图像数据中通过各贴片与试纸支撑部分（基底薄膜）的对比求得各贴片的 R%，从显示各贴片发色特性的校准线转换为判定值并作为测定结果。

2.5·各检测项目测定原理（表 1）

表 1　各检测项目测定原理

测 定 项 目	测 定 原 理
尿胆原	重氮偶合法
隐血	血红蛋白（Hb）的过氧化物酶样作用
蛋白质	pH 指示剂的蛋白质误差法
葡萄糖	酶法（GOD，POD 法）
酮体	碱性硝普钠法
胆红素	重氮偶合法
亚硝酸盐	油脂法
白细胞	白细胞的酯酶活性测定法

（续表）

测 定 项 目	测 定 原 理
pH	pH 指示剂法
肌酐	Benedict – Behre 法
白蛋白	pH 指示剂的蛋白质误差法

3. 运行环境

仪器适合运行的环境温度为 $10\sim30℃$，相对湿度为 $20\%\sim80\%$。仪器使用前，请确认环境温、湿度，如温、湿度超出允许范围，需采取相应纠正措施。

4. 试剂

4.1·试剂清单：原厂生产的 MEDITAPE UC‐11A 或 MEDITAPE UC‐9A 试纸条，1～30℃避光保存，有效期 2 年。清洗液：生理盐水，每日更换。

4.2·试剂装载

4.2.1 在显示"MEASURE"画面或"MENU"画面状态下，按下仪器显示屏下方的"BTL"物理按钮，将显示"BOTTLE EXCHANGE"画面，且瓶盖锁将解除锁定。打开仪器右下方的瓶仓门，取出瓶架。

4.2.2 对准瓶架内想放置试纸的位置，触摸屏幕画面上的试纸瓶显示的"REGISTER"按钮，然后在显示"REAGENT EXCHANGE"对话框，用手持条形码读取器把相对应的试纸瓶条码输入到"REAGENT CODE"输入栏内，在触摸"OK"键即可完成试剂登记，此时屏幕显示相关试剂信息。

4.2.3 将与登记对应的试纸容器放置与瓶架上，然后将瓶架放置与瓶更换口（瓶架放置与装置位置附近后磁铁将对其进行固定）。关闭仪器仓门，然后按下"BITL"按钮或触摸"MEASURE"完成试纸装载。

注意：装载试纸瓶之前应将即将装载的试纸瓶的瓶盖去除并取出瓶内干燥剂。若用配套的试纸容器瓶转移试纸条，请确认试纸条数量与登记相符且试纸条的方向正确（贴片一侧向下装入），干燥剂放入试纸容器瓶干燥仓内。

5. 操作步骤

5.1·开机前检查

5.1.1 仪器检查：检查管路和电路连接；确保进样器上无异物；确保清洗液瓶中生理盐水充足；确保废液管排液顺畅；确认试纸废弃箱中试纸残留已废弃处理。

5.1.2 试纸检查：确保预备了足量试纸（试纸也不可放置过多，防止放置时间过长导致试纸受潮影响检测）。

5.2·开机

5.2.1 确保进样器的电源处于打开状态，短按进样器右下部的启动开关键（2 s 左右），此时进样器的状态显示 LED 灯将亮起。

5.2.2 打开 UC3500 分析仪右侧的电源开关。在启动处理操作后，仪器屏幕将显示"LOGON"对话框。

5.2.3 触摸要登录的用户名称，输入对应的密码并触摸"LOGON"键后仪器进入菜单操作界面。

注意：如需要启动相应数据处理软件，如 U-WAM 软件、LABOMAN 软件、LIS 软件等，请在打开仪器前（或后）打开电脑里的相应软件。

5.3·比重计的校正

5.3.1 校准准备：用比重校正液校正比重计，比重校正液从冰箱取出后应室温放置恢复至室温再使用。

5.3.2 按下进样器部的模式切换按钮，测定模式显示 LED 将亮起橙色。进样器进入单独测定模式。触摸执行"MAINTENANCE"画面中的"S.G.CALIBRATION"，显示比重计校正画面。在"READ"的输入栏输入读取值，已输入读取值的值对比重检测检测器进行校正。将含有比重校正液的试管插入试管架，校正液以从左起为 L、M、H 的顺序插入试管架。将装有试管的试管架防止在进样器右槽中，触摸"EXECUTE"测定开始。

5.3.3 比重校正液吸取结束后试管架会传送至进样器左槽，响起警报音。取下试管架停止报警音。进行校正后显示请求采用结果的信息，确认输出内容与设定的读取值是否一致后触摸"YES"。按下进样器部的模式切换按钮，测定模式显示 LED 亮起绿色后进样器恢复系统测定模式。

5.3.4 校正频率：每月或按需校正。

5.4·室内质控

5.4.1 质控品：质控品包含 NIT、GLU、PRO、SG、BIL、KET、pH、URO、BLD、LEU 共 10 个项目，分高、低两个浓度水平，贮存温度为 2~8℃。

5.4.2 质控频率：每日常规标本检测前。

5.4.3 质控程序：从冰箱拿出质控品，放置 5 min 后充分彻底混匀。将质控当成常规标本正常检测，根据扫描质控条码正常检测并自动传输至 LIS。将质控品检测结果转换为质控数据，若出现失控情况，应立即分析原因，排除影响因素后重新运行质控，待质控在控后方可进行样本检测，并填写《实验室失控报告单》。每批质控品使用结束后填写《实验室室内质控周期性评价报告单》。

5.5·样本检测：在"MEASURE"（测定）画面，确定测定系列按钮已变更为"NO."模式。注意：触摸屏幕上测定系列按钮可将模式以"NO."→"♯."→"C."顺序切换。

5.5.1 确保样本量足够；检测所需最少样本量为 1 mL。将样本竖直插入试管架。如采用条码双向检测，请将条码转至样本架缺口处。将装有样本的试管架放置在进样器右槽中，试管架放入后仪器将自动开始测定。测定完成后取出试管架即可。

注意：在分析检测前请先确认仪器屏幕下方的蓝色"开始/停止"按钮前的蓝色指示灯亮起。若未亮起则表示仪器处在停止待机状态，需按下"开始/停止"按钮使指示灯亮起，仪器进入运行状态。

5.5.2 结束样本检测：测定结束后请回收试纸容器中的试纸条防止试纸受潮并执行日常关机维护，并确认分析仪屏幕下方的蓝色"开始/停止"按钮前的蓝色指示灯熄灭。

5.5.3 修改条码 ID 号并重传结果：触摸"MENU"（菜单）画面中的"RESULT REVIEW"（测定结果）。在测定结果画面选择要修改的测定结果。触摸"EDIT ID"（编辑 ID）显示"ENTER CHARACTERS"输入字符对话框。输入需修改的 ID 号，触摸"OK"即可返回至

"RESULT REVIEW"（测定结果）画面。将光标放在需输出数据的开头，触摸"SELECTION START"（选择开始）。然后再将光标放在输出数据的末尾，触摸"SELECTION END"（选择结束）。所选择的数据文字列显示为蓝色（触摸"CLEAR"即可解除范围选择）。触摸"OUTPUT"显示输出对话框，选择 RS‐232C 将结果输出至主机。

5.6·关机：关闭分析仪器的电源开关。长按进样器部的启动开关（2 s 以上），带进样器部的状态显示 LED 等熄灭，进样器电源关闭。若已完成对应的数据处理，可选择退出相应的数据处理软件并关闭电脑。

6. 维护与保养

6.1·每日保养

6.1.1 清洗调剂抽取口：触摸执行"MAINTENANCE"画面中的"PRIME WASH"。

6.1.2 清洗废液流道：用 CELLCLEAN 0.4 mL 和蒸馏水配制成 10 mL 的 5% 的稀释液，放入试管架。按下进样器部的模式切换按钮，测定模式显示 LED 将亮起橙色。进样器进入单独测定模式。将装有试管的试管架置于进样器右槽中，并触摸执行"MAINTENANCE"画面中的"AUTO WASH"。清洗结束后试管架传送至进样器左槽，响起警报音。取下试管架，停止警报音。最后按下进样器部的模式切换按钮，测定模式显示 LED 亮起绿色后进样器恢复系统测定模式。

6.1.3 检查及清洁试纸盒，并废弃测定过的试纸。清理废液瓶中的废液。

6.2·每月保养

6.2.1 洗液瓶的清洗：打开洗液瓶盖，丢弃瓶中洗液，用蒸馏水清洗瓶子内部，之后补充洗液（生理盐水）。

6.2.2 试纸反应线外围的检查：关闭电源，打开右侧面封盖，去除掉在试纸条反应线外围的试纸等物。

6.2.3 比重计的校正详见本程序 5.3。

7. 校准

7.1·校准频率：校准频率为每年至少一次，校准工作一般由厂方工程师定期进行，以确保检测结果正确。在下列情况时可增加校准次数：① 更换试剂批号或出现质控漂移时；② 仪器进行全面保养后；③ 仪器的重要零件更换后。

7.2·校准内容

7.2.1 光度计和测量池的校准：使用灰色标准试纸条，对仪器光度计的波长，执行定标校正测试。同时执行测量池的校准。

7.2.2 检测系统的重复性：使用配套校准试纸条重复测定 10 次，计算反射率的变异系数（CV%），要求反射率的变异系数 CV≤1%。

7.2.3 检测系统的稳定性：机器开机运行稳定后，分别在开机稳定后 0 h、4 h、8 h 三个时间点，重复测定校准试纸条各 10 次，计算反射率的变异系数（CV%），要求反射率的变异系数 CV≤1%。

7.2.4 检测系统的携带污染率：进行阳性质控标本检测 1 次后，随后检测一次阴性质控品，所有结果包括除 SG 和 pH 以外的所有项目，阴性质控品不能出现阳性结果。

7.2.5 检测加样系统和检测系统的准确度：使用试纸条和配套使用的阴阳性质控品进

行检测,每个浓度水平测定 3 次。检测结果与质控品表示示值不能超过 1 个数量级(滴度),阳性质控品不能出现阴性结果,阴性质控品不能出现阳性结果。

7.3·校准后质控验证:校准结束后进行质控验证。

8. 应急处理

实验室突发仪器故障,当班人员必须确认故障情况的性质,并立即通知设备科人员前来检查维修。仪器故障短时间内无法修复的情况下,采用备用仪器进行检测。

9. 注意事项

9.1·试剂应在厂商提供的失效期前使用,开封后应在试剂外包装上注明开封日期,并根据试剂说明书内规定的期限内使用完毕。

9.2·仪器与计算机连接时,应保证先切断电源,否则可能会导致电击或仪器出现故障。

参考文献

[1] 中国合格评定国家认可委员会.医学实验室质量和能力认可准则的应用要求: CNAS‐CL02‐A001: 2023[S/OL].(2023‐08‐01)[2023‐09‐26].https://www.cnas.org.cn/rkgf/sysrk/rkyyzz/2023/08/912141.shtml.

[2] 尚红,王毓三,申子瑜.全国临床检验操作规程[M].4 版.北京:人民卫生出版社,2015.

(饶应波)

iChem VELOCITY 尿液干化学分析仪标准操作规程

××医院检验科临检实验室作业指导书		文件编号：××-JYK-××-××-×××	
版次/修改：第　　版/第　　次修改		生效日期：	共　　页　第　　页
编写人：		审核人：	批准人：

1. 目的

规范 iChem VELOCITY 尿液干化学分析仪的使用、维护和保养过程,确保仪器设备处于良好状态,保证检验质量。

2. 原理

通过读取试纸的波长反射比测定尿液的物理和化学组成,阿贝折射仪和线性光电二极管阵列定位检测尿液的比重;颜色和透明度模块通过颜色传感器和光电二极管阵列检测获得。

3. 运行环境

仪器工作温度 18~28℃,湿度 20%~80%(无冷凝)。试纸条存放条件为 2~30℃,试剂有效期 12 个月。

4. 试剂

干化学试纸条:iChem VELOCITY 试纸条。配套鞘液:iChem VELOCITY 清洗液。

5. 操作步骤

5.1·工作前检查:检查鞘液量是否足够,干化学试纸条量是否足够。

5.2·开机:打开电源,打开尿液分析仪电源开关。等待预温及初始化。待状态显示栏显示"Stand By"时,可进行下一步操作。

5.3·定标:不适用。

5.4·室内质控

5.4.1　室内质控方法

5.4.1.1　室内质控品的选择:阳性质控品由××有限公司提供,阴性质控品为 iChem VELOCITY 清洗液。

5.4.1.2　质控项目:尿 pH、SG、蛋白质、葡萄糖、血红蛋白、酮体、尿胆红素、尿胆原、亚硝酸盐、白细胞酯酶。

5.4.1.3　质控频率:检测当天至少 1 次。

5.4.1.4　失控判断规则:偏差不超过 1 个等级,且阴性不可为阳性,阳性不可为阴性。SG 为靶值的 ±0.005,pH 为靶值的 ±0.5。

5.4.2　室内质控检测:使用前放置室温(15~25℃),加配套复溶水颠倒混匀复溶后使用,开启后 2~8℃稳定 24 h。阴性质控品:iChem VELOCITY 清洗液。将阴性与阳性质控品以常规标本的方式检测。检测完成后,进行质控结果判断。

5.4.3　失控处理:首先进行失控原因分析,进行必要的纠正措施,对措施进行评价,并及时记录。

5.5·标本检测:准备样本>3 mL 并低于试管 2 cm 左右,去盖并插入试管架。放置标本的试管架放入右侧进样架槽内,开始样本检测。

5.6·结果审核与复检:结合 IQ 尿沉渣结果,对测定结果进行复核,触发本实验室复检规则的标本按要求进行复检,并做好相应记录。

5.7·关机:清洁冲洗工作站槽、执行日常维护保养后,关闭仪器及主机电脑。必要时可24 h 开机。

6. 维护与保养

6.1·每日维护:清理废物、清理废试纸、清洗仪器。

6.2·每周维护:关闭仪器,打开试纸箱吸尘。

6.3·定期维护:更换洗涤液过滤膜、清洗试纸条托盘。

7. 校准

7.1·校准频率:校准频率为每年至少一次,校准工作一般由厂方工程师定期进行,以确保检测结果正确。在下列情况时可增加校准次数:① 更换试剂批号或出现质控漂移时;② 仪器进行全面保养后;③ 仪器的重要零件更换后。

7.2·校准内容

7.2.1 光度计和测量池的校准:使用灰色标准试纸条,对仪器光度计的波长,执行定标校正测试。同时执行测量池的校准。

7.2.2 检测系统的重复性:使用配套校准试纸条重复测定 10 次,计算反射率的变异系数(CV%),要求反射率的变异系数 CV≤1%。

7.2.3 检测系统的稳定性:机器开机运行稳定后,分别在开机稳定后 0 h、4 h、8 h 三个时间点,重复测定校准试纸条各 10 次,计算反射率的变异系数(CV%),要求反射率的变异系数 CV≤1%。

7.2.4 检测系统的携带污染率:进行阳性质控标本检测 1 次后,随后检测一次阴性质控品,所有结果包括除 SG 和 pH 以外的所有项目,阴性质控品不能出现阳性结果。

7.2.5 检测加样系统和检测系统的准确度:使用试纸条和配套使用的阴阳性质控品进行检测,每个浓度水平测定 3 次。检测结果与质控品表示示值不能超过 1 个数量级(滴度),阳性质控品不能出现阴性结果,阴性质控品不能出现阳性结果。

7.3·校准后质控验证:校准结束后进行质控验证。

8. 应急处理

实验室突发仪器故障,当班人员必须确认故障情况的性质,并立即通知设备科人员前来检查维修。样本采用备用仪器或通道进行检测。

9. 注意事项

9.1·采集晨尿的患者应采集未进早餐和运动之前排泄的尿液。女性生理期时可能会影响部分项目的值。从排出到检测应在 2 h 内完成,否则会影响尿化学成分及有形物质的结果。如不能及时送检或分析,应置 4℃下冷藏保存,但冷藏最长时间不得超过 6 h。

9.2·标本容器必须一次性使用,且是唯一。尿液标本的运送必须都加盖,防止溢出。不要把任何液体溅在仪器外。

(包叶江)

URIT - 1600 尿液干化学分析仪标准操作规程

××医院检验科临检实验室作业指导书	文件编号：××-JYK-××-××-×××		
版次/修改：第　　版/第　　次修改	生效日期：	共　　页 第　　页	
编写人：	审核人：	批准人：	

1. 目的

规范 URIT - 1600 尿液干化学分析仪测定的常规操作,规范开关机、日常使用、维护保养和校准操作,保证结果正确、可靠。

2. 原理

2.1·试纸：反射光电比色法。各个项目的试纸块由于化学反应而呈现不同的颜色变化,并吸收照射的单色光。仪器把每种试纸块反射光的光量值与空白块反射光的光量值进行比较,通过 CPU 算法处理,最终得出半定量的结果值。

2.2·比重检测：采用折射计法,利用光线折射率与溶液中总固体量相关性进行测定。

2.3·浊度检测：散射法。

2.4·颜色：RGB 三原色法。

3. 运行环境

仪器适合运行的环境温度为 15~30℃,相对湿度为<80%。仪器使用前,请确认环境温、湿度,如温、湿度超出允许范围,需采取相应纠正措施。

4. 试剂

尿液分析试纸条(URIT 14F、URIT 12F、URIT 11F、URIT 14FA、URIT 12FA、URIT 11FA、URIT 11NA、URIT 12NA、URIT 14NA、URIT 11N、URIT 12N、URIT 14N);清洗液 A (型号 URIT D21/D21N 或型号为 A 的清洗液),清洗液 B(型号 URIT D22 或型号为 B 的清洗液)。

5. 操作步骤

5.1·工作前检查

5.1.1　检查废弃物：丢弃用过的试纸条,清理废液瓶。

5.1.2　检查消耗品：① 清洗液 A(型号 URIT D21/D21N 或型号为 A 的清洗液);② 清洗液 B(型号 URIT D22 或型号为 B 的清洗液)。

5.1.3　放置试纸条：准备好测试所需的试纸类型。

5.1.4　放置干燥剂：从试纸筒里取出干燥剂,放置在干燥剂放置盒内,盖上密封盖并锁紧。

5.2·开机：打开仪器电源开关,系统初始化完毕,进入初始化界面。右边栏显示系统启动后各模块的状态,如果自检通过,即模块复位正常就显示"OK",点击【关闭】键进入检测界面。

5.3·定标：不适用。

5.4·室内质控

5.4.1 质控频率：每日常规标本检测前。

5.4.2 质控程序

5.4.2.1 根据尿试纸条质控品说明书上靶值的要求预先设置好质控参数对仪器的靶值进行设定。

5.4.2.2 按照尿试纸条质控品说明书上的说明，准备质控液。将质控液注入干净的试管中，根据仪器设定的质控顺序将试管依次放入试管架中，将试管架放在试管架进样机构的右侧平台上。

5.4.2.3 在检测界面中依次选择"仪器校验—质控—确定—干化学质控"，根据仪器提示的信息确认试纸质控液放置的顺序是否正确，点击"开始"仪器开始检测。将质控品检测结果转换为质控数据，若出现失控情况，应立即分析原因，排除影响因素后重新运行质控，待质控在控后方可进行样本检测，并填写《实验室失控报告单》。每批质控品使用结束后填写《实验室室内质控周期性评价报告单》。

5.5·样本检测

5.5.1 在检测界面，按【开始】键，开始正常测试。

5.5.2 急诊测试：如要插入急诊测试，按以下步骤操作：把急诊样本注入干净的试管中，样本体积≥2 mL，把准备好的试管放入急诊试管架中，把急诊试管架往里推到急诊位，听到"哔"的一声后停止，仪器自动进行急诊测试。

5.6·关机：在检测界面依次点击"功能菜单""关机""确定"关闭系统，当显示屏退出软件界面后，关闭仪器电源开关。

6. 维护与保养

6.1·日常维护：清洁废料盒，丢弃废液。

6.2·每周保养：清洁滴样平台，试管进样平台，试管架扩容装置、收容装置。

6.3·按需保养

更换清洗液 A(型号 URIT D21/D21N 或型号为 A 的清洗液)，约 1 000 个测试；更换清洗液 B(型号 URIT D22 或型号为 B 的清洗液)，约 1 个月；更换过滤器，每 6 个月。

7. 校准

7.1·校准时机：校准频率为每年至少一次，校准工作一般由厂方工程师定期进行，以确保检测结果正确。在下列情况时可增加校准次数：① 更换试剂批号或出现质控漂移时；② 仪器进行全面保养后；③ 仪器的重要零件更换后。

7.2·校准内容

7.2.1 光度计和测量池的校准：使用灰色标准试纸条，对仪器光度计的波长，执行定标校正测试。同时执行测量池的校准。

7.2.2 检测系统的重复性：使用配套校准试纸条重复测定 10 次，计算反射率的变异系数(CV%)，要求反射率的变异系数 CV≤1%。

7.2.3 检测系统的稳定性：机器开机运行稳定后，分别在开机稳定后 0 h、4 h、8 h 三个时间点，重复测定校准试纸条各 10 次，计算反射率的变异系数(CV%)，要求反射率的变异系数 CV≤1%。

7.2.4 检测系统的携带污染率：进行阳性质控标本检测 1 次后，随后检测一次阴性质控品,所有结果包括除 SG 和 pH 以外的所有项目,阴性质控品不能出现阳性结果。

7.2.5　检测加样系统和检测系统的准确度:使用试纸条和配套使用的阴阳性质控品进行检测,每个浓度水平测定 3 次。检测结果与质控品表示示值不能超过一个数量级(滴度),阳性质控品不能出现阴性结果,阴性质控品不能出现阳性结果。

7.3·校准后质控验证:校准结束后进行质控验证。

8. 应急处理

实验室突发仪器故障,当班人员必须确认故障情况的性质,并立即通知设备科人员前来检查维修。仪器故障短时间内无法修复的情况下,采用备用仪器进行检测。

9. 注意事项

9.1·准备长期不使用仪器时应将清洗液管从清洗液瓶中取出,在液路维护界面再多次点击"清洗液 D21/D21N"直至废液管无液体排出;重新启用时应多次点击"清洗液 D21/D21N",使清洗液充满整个液路。

9.2·当完成当日测试后,将试纸投递槽中剩余的试纸条装回试纸筒中,拧紧试纸筒瓶盖,以防试纸受潮。

9.3·测试前必须设定好试纸类型。

参考文献

[1] 中国合格评定国家认可委员会.医学实验室质量和能力认可准则的应用要求:CNAS‐CL02‐A001:2023[S/OL].(2023‐08‐01)[2023‐09‐26].https://www.cnas.org.cn/rkgf/sysrk/rkyyzz/2023/08/912141.shtml.

[2] 尚红,王毓三,申子瑜.全国临床检验操作规程[M].4 版.北京:人民卫生出版社,2015.

(饶应波)

AVE752 尿液干化学分析仪标准操作规程

××医院检验科临检实验室作业指导书	文件编号：××-JYK-××-××-×××
版次/修改：第　版/第　次修改	生效日期：　　　　　共　页　第　页
编写人：	审核人：　　　　批准人：

1. 目的

规范 AVE752 尿液干化学分析仪测定的常规操作，规范开关机、日常使用、维护保养和校准操作，保证结果正确、可靠。

2. 原理

反射光电比色法：各个项目的试纸块由于化学反应而呈现不同的颜色变化，并吸收照射的单色光。仪器把每种试纸块反射光的光量值与空白块反射光的光量值进行比较，最终得出半定量的结果值。

3. 运行环境

仪器适合运行的环境温度为 15～30℃，相对湿度为 20％～80％。仪器使用前，请确认环境温、湿度，如温、湿度超出允许范围，需采取相应纠正措施。

4. 试剂

配套专用试剂包（清洗液）、专用试纸盒（11、12、14 项）。

5. 操作步骤

5.1·开机前准备：检查管路和电缆的连接，检查是否有任何管路弯折，确保进样器上无任何异物，确保预备了当日处理样本数所需的试剂。

5.2·开机：打开仪器电源，打开电脑，启动软件后，输入用户名、密码。仪器将自检并进入检测状态。

5.3·定标：不适用。

5.4·室内质控

5.4.1　质控频率：每日常规标本检测前。

5.4.2　质控程序

5.4.2.1　进行质控参数录入或设置：点击"质量控制"主菜单，进入质控类型选择界面。进入到相应的质控参数录入界面，根据质控物说明输入对应的批号及项目标准值，并点击"保存"将输入结果保存到系统中。

5.4.2.2　当质控参数录入完成后，即可进行质控测定。在镜检界面的"特殊标本区"先进行质控测定的选择，如在标本类型栏中选择"质控"；在样本号和干化号栏内录入相应质控样本号和质控干化号。点击"插入"按钮，系统弹出"选择干化质控定值参数"确认对话框。在图中的"批号"栏中通过下拉菜单来选择所做质控的批号，然后点击"确定"后，仪器进入质控待测状态。当插入质控成功后会在左边的尿液特殊镜检信息表栏中有对应显示信息。最后把准备好质控液的试管架放入仪器送样装置的待检区，仪器便自动进行质控测定。

5.4.2.3　若出现失控情况，应立即分析原因，排除影响因素后重新运行质控，待质控在控后方可进行样本检测,并填写《实验室失控报告单》。每批质控品使用结束后填写《实验室室内质控周期性评价报告单》。

5.5·样本检测

5.5.1　将 8~10 mL 原尿液倒于试管中,按顺序放置好在试管架上,注意条码标签朝向内,露出于试管架空白处。

5.5.2　将已排放好的试管架放置好在 AVE75 系列全自动尿液分析仪的进样器上(右侧),仪器将自动完成尿液(干化学)的自动分析过程。

5.6·关机:选择"正常退出"→仪器提示"您是否退出系统并进行仪器保养"→勾选"保养仪器"+"退出纸盒"+"自动关机"→仪器将自动强制清洗后吸入保养液,并退出计算机系统。关闭仪器电源,关闭总电源。

6. 维护与保养

6.1·每日保养:仪器干化学自动分析组件的工作台清洁,清洗仪器干化学自动分析组件的淋样托板、废纸盒、废液盘。

6.2·每月保养:仪器干化学自动分析组件的淋样托板、废纸盒、废液盘等进行消毒。

7. 校准

7.1·位置校准:点击菜单"系统管理—干化 CCD 调试",试纸条区放置一根试纸条;点击界面按钮"调试",试纸条将移动到视野内,如果试纸条位于红色大框内,红色小框位于色块范围内,则仪器通过校准。

7.2·标准白条校准:参照位置校准方法,将标准白条移动到视野范围内,勾选"显示RGB 曲线图"界面。

7.3·标准灰条校准

7.3.1　点击菜单"系统管理—干化企标测试",参考位置校准中试纸条放置方式,放置标准白条,点击界面按钮"送样"。

7.3.2　点击"白条测试"按钮,等待白条测试结果显示以后,点击"杂散光测试"按钮,仪器将会显示测试结果。

7.3.3　参考位置校准中试纸条放置方式,放置标准灰条,点击界面按钮"送样",等待灰条出现在视野内,点击"线性测试"按钮,仪器将会显示测试结果。

7.3.4　点击"重复性测试"按钮,等待仪器测试完成。点击"稳定性测试"按钮,等待仪器测试完成。

7.3.5　标准:杂散光<1%;线性≥0.995;重复性<1%;稳定性<1%。

8. 应急处理

实验室突发仪器故障,当班人员必须确认故障情况的性质,并立即通知设备科人员前来检查维修。仪器故障短时间内无法修复的情况下,采用备用仪器进行检测。

9. 注意事项

9.1·仪器开机前,请检查有无清洗液,以免仪器工作时不能有效清洗,从而影响测试结果。

9.2·开始测试前,须选择正确的试纸类型,试纸类型应与仪器界面显示的试纸类型相同。

9.3·仪器关机后请切断电源。

(饶应波)

Iris iQ200 尿液有形成分分析仪标准操作规程

××医院检验科临检实验室作业指导书	文件编号：××-JYK-××-××-×××
版次/修改：第　　版/第　　次修改	生效日期：　　　　　共　　页　第　　页
编写人：	审核人：　　　　　批准人：

1. 目的

规范 Iris iQ200 的使用、维护和保养过程，确保仪器设备处于良好状态，保证检验质量。

2. 原理

2.1·方法：流式细胞技术、显微成像技术、图像识别技术。

2.2·原理：通过尺寸、外形、对比度及材质等特性将尿中微粒分成以下 12 类：白细胞、白细胞团、红细胞、鳞状上皮细胞、非鳞状上皮细胞、透明管型、未分类管型、结晶、细菌、酵母菌、精子、黏液。

3. 运行环境

仪器适合运行的环境温度为 18～28℃，相对湿度为 20％～80％。仪器使用前，请确认环境温、湿度，如温、湿度超出允许范围，需采取相应纠正措施。

4. 试剂

悬浮鞘液、校准液、聚焦液、清洗液、稀释液、iQ 阳性质控、iQ 阴性质控。

5. 操作步骤

5.1·工作前检查：检查鞘液是否足够，确保有足够量和足够的消耗品能够满足当天的工作。

5.2·开机：打开仪器电源并登录系统→调焦和质控：使用 IRIS 专用的质控架，按照指定位置及用量放置调焦液和质控液（须贴该批质控盒内的条形码）：1 号位为不少于 2 mL 的清洗液；2 号、3 号位各为 3 mL 的稀释液；5 号位为 5 mL iQ 的聚焦液（REF475 0060）；6 号（橙色）、7 号位（蓝色）分别为 3 mL 的 iQ 阳性和阴性质控液，按左上角"START"按钮运行检测。→如果结果在可接受范围之内，可进行常规的患者标本的检测。结果超出范围，重新检测；如结果仍超出范围，重新开一瓶新的聚焦液、iQ 阳性和 iQ 阴性质控检测，必要时联系厂家的技术维修人员维修后再次调焦和质控。

5.3·定标

5.3.1　每月进行一次定标。定标品：配套校准液。

5.3.2　定标方法：使用前摇匀校准液，放置 1 min，使气泡散开。使用 IRIS 专用定标架，定标品不少于 3 mL，共 10 管，定标品的条形码贴好，放于进样器右侧，按左上角"START"按钮运行检测。如定标不通过分析原因继续定标，连续几次不通过，联系技术维修人员。

5.4·室内质控

5.4.1　室内质控方法

5.4.1.1　室内质控品的选择：选用配套 iQ 阳性质控、iQ 阴性质控。

5.4.1.2　质控频率：检测当天至少 1 次。

5.4.1.3　质控图中心线的确定：新批号质控品的检测要求至少 3 日（每天不同时段进行检测），使用至少 10 个检测结果的均值作为质控图的中心线。

5.4.1.4　标准差的确定：标准差的计算方法参考 WS/T 641。

5.4.1.5　失控判断规则：至少使用 1_{3s} 和 2_{2s} 规则。

5.4.2　室内质控检测：参考本程序 5.2 开机。

5.4.3　失控处理：首先进行失控原因分析，进行必要的纠正措施，对措施进行评价，并及时记录。

5.5·标本检测：标本量＞3 mL 试管外须有条形码，将标本架放于进样器的右侧。按左上角"START"按钮运行检测。若与 iChem VELOCITY 联合检测，样本在 iChem VELOCITY 检测完成后，自动进入本机进行检测。

5.6·结果审核与复检：对结果编辑，编辑结束传输至工作电脑。结合干化学结果，对测定结果进行复核，触发本实验室复检规则的标本按要求进行复检，并做好相应记录。

5.7·关机：关闭仪器前面开关→点击仪器"Instrument"，点击"Go off line"（脱机）→点击"Maintenance"（维护）→点击"Shutdown"（关机），关闭系统→出现对话框，点击"Yes"，完成关机。

6. 维护与保养

6.1·日常维护：每天对仪器进行调焦，参考本程序 5.2 开机。

6.2·月度保养：定期擦拭吸样针、每月清洗洗涤槽（双蒸水、棉签、手套）。

6.2·其他保养：必要时，仪器需定期清洁，数据库定期备份。出现无法处理的保养及错误，由仪器维修工程师负责。

7. 校准

7.1·校准时机：校准频率为每年至少一次，校准工作一般由厂方工程师定期进行，以确保检测结果正确。在下列情况时可增加校准次数：① 更换试剂批号或出现质控漂移时；② 仪器进行全面保养后；③ 仪器的重要零件更换后。

7.2·方法

7.2.1　校准人员：经厂家严格培训的工程师。

7.2.2　校准品：配套校准品。

7.2.3　校准内容：光学系统调整、水路及信号放大、电阻抗通道（用于管型检测）和电导率检测、前向散射光检测系统、细菌。

7.3·校准后质控验证：校准结束后进行质控验证。

8. 应急处理

8.1·实验室突发仪器故障，当班人员必须确认故障情况的性质，并立即通知设备科人员前来检查维修。样本采用备用仪器或通道进行检测。

8.2·如操作人员皮肤或衣物上沾到尿液、废液或试剂，应立即用 0.2％过氧乙酸溶液或 75％酒精溶液消毒处理，再用肥皂水、清水进行冲洗。如眼睛溅入尿液、废液或试剂，用大量清水冲洗，并采取必要医疗措施。

9. 注意事项

9.1·采集晨尿的患者应采集未进早餐和运动之前排泄的尿液。女性生理期时可能会影响部分项目的值。从排出到检测应在 2 h 内完成,否则会影响尿化学成分及有形物质的结果。如不能及时送检或分析,应置于 4℃ 下冷藏保存,但冷藏最长时间不得超过 6 h。

9.2・标本容器必须一次性使用,且是唯一。尿液标本的运送必须都加盖,防止溢出。不要把任何液体溅在仪器外。

9.3・血尿标本影响检测结果,建议标本检测后离心镜检。

9.4・尿液中一些物质如精子、结晶如草酸钙结晶、细菌等,可影响分析结果的准确性;标本若含有颜色的防腐剂或荧光剂,可降低分析结果的可信性。

参考文献

[1] 中国合格评定国家认可委员会.医学实验室质量和能力认可准则的应用要求:CNAS - CL02 - A001:2023[S/OL].(2023 - 08 - 01)[2023 - 09 - 26].https://www.cnas.org.cn/rkgf/sysrk/rkyyzz/2023/08/912141.shtml.

[2] 尚红,王毓三,申子瑜.全国临床检验操作规程[M].4 版.北京:人民卫生出版社,2015.

[3] 国家卫生健康委员会.临床血液与体液检验基本技术标准:WS/T 806 2022[S/OL].(2022 11 02)[2023 09 - 26].http://www.nhc.gov.cn/wjw/s9492/202211/a52a0547d22741ff956af0cf7a4ca66d.shtml.

(包叶江)

URIT-1280 尿液有形成分分析仪标准操作规程

××医院检验科临检实验室作业指导书	文件编号：××–JYK–××–××–×××	
版次/修改：第　　版/第　　次修改	生效日期：	共　　页　第　　页
编写人：	审核人：	批准人：

1. 目的

规范 URIT-1280 尿液有形成分分析仪的常规操作,规范开关机、日常使用、维护保养和校准操作,保证结果正确、可靠。

2. 原理

采用数字图像自动识别原理,通过获得定量样本的图像,对图像进行处理和识别,用于检验人体尿液中红细胞、白细胞、上皮细胞、管型、结晶、鳞状上皮细胞、非鳞状上皮细胞、透明管型、未分类管型、细菌、酵母菌、黏液丝、精子等有形成分的数量和形态。

3. 运行环境

仪器适合运行的环境温度为 5~40℃,相对湿度为≤85%。仪器使用前,请确认环境温、湿度,如温、湿度超出允许范围,需采取相应纠正措施。

4. 试剂

4.1·清洗液 A：主要用于日常对液路、计数池、采样针的清洗,可以用于样本的稀释。每次样本测试过后执行的清洗都是采用清洗液 A。

4.2·清洗液 B：对液路、计数池、采样针起到养护并抑制细菌生长的作用。清洗液 B 应该通过管路接入仪器,仪器会定时进行养护,并且关机时也会执行养护程序。

4.3·清洗液 C：清洗液 C 对液路、计数池、采样针有强效清洗的作用。

5. 操作步骤

5.1·工作前检查：检查管路和电缆的连接,检查是否有任何管路弯折,确保进样器上无任何异物,确保预备了当日处理样本数所需的试剂。

5.2·开机：连接好主机和显示器电源插头后,开启显示器后打开主机后面板的电源开关,进入系统后,选择用户名及输入密码后仪器开始初始化,自检时仪器会自动对数据库、串口、视频卡、电机等初始化。自检完成后,仪器进入测试界面。

5.3·定标(不适用)。

5.4·室内质控

5.4.1 质控频率：每天常规标本检测前做质控。

5.4.2 质控设置：在质控设置界面中,可以设置指定批号质控物中红细胞、白细胞、上限值和下限值以及此批号质控物的有效期。

5.4.3 质控程序：点击软件右上角"运行"按钮,进行质控测试。弹出"按右图摆放质控品,开始质控测试"对话框,摆放完成后,点击"确定",质控测试开始。图形颜色表示测试结果为,绿色：在控;红色：失控;黄色：未测试。

5.4.4 若出现失控情况,应立即分析原因,排除影响因素后重新运行质控,待质控在控后方可进行样本检测,并填写《实验室失控报告单》。每批质控品使用结束后填写《实验室室内质控周期性评价报告单》。

5.5·样本检测

5.5.1 普通批量测试:将试管架正确放置到送样装置待检区,点击"报告"界面的"开始"按钮,仪器进入检测状态。在仪器检测到试管架后将自动进行试管架的移动、样品的混匀进样、镜检等动作。在检测的过程中,当样本出现"未审核"时,说明此样本已经测试完毕。

5.5.2 急诊测试:将急诊样本试管放入急诊位,并推到采样针下方,系统在检测到急诊样本试管后,会在下一个样本采样时,自动采样急诊样本。采完急诊样本后,系统会自动回到没有采样的普通试管进行采样等其他操作。识别后,输出的结果会一样显示在主界面中,管架会有"急诊"的字样。

5.5.3 结果人工审核:当仪器自动检测完毕以后,可选择"样本列表区"中的样本,然后在"样本图片区"中审核自动识别是否准确,如果需要改动,则在"样本结果操作区"选择相应的项目,在图片区鼠标右键点击相应的细胞进行人工审核分类。

5.6·关机:在确保所有样本已经检测完成后,单击"关机"菜单按钮,会弹出提示框。当操作者点击"清洗关机"单选按钮,并点击"确定"按钮,会进行清洗关机。这时系统自动注入清洗液 B,然后进行 3 个通道的清洗,再灌注 3 个通道后自动关机。当操作者点击"退出软件"单选按钮,并点击"确定"按钮,这时退出软件。

6. 维护与保养

6.1·每日维护保养程序

6.1.1 清理采样针外壁:打开仪器前壳,用蘸有酒精的棉签擦拭采样针的外壁。

6.1.2 清洁仪器的自动进样平台:使用纱布清洁自动进样平台托盘表面,清洁自动进样平台托盘四周的光电传感器。

6.1.3 清理废液桶:废液按规定处理,当废液桶满时,及时清理并用消毒液浸泡废液桶。

6.2·每周维护:计数池的清洗,将约 3 mL 清洗液 C 倒入试管,并将此试管放入试管架。将试管架放入自动进样台上的待测区。进入"基本维护"界面,点击"使用清洗液 C",按照仪器提示操作完成即可。

6.3·半年维护:清洁计数池上表面,保养注射器模块,保养采样及自动进样机构,清洁光纤传感器检测头。

7. 校准

取 1 瓶校准物,切换软件到"校准"界面,连续对校准物进行,5 次测试,仪器会自动计算 5 次测试结果,并得出校准系数;填入校准物批号后"保存",仪器校准操作完成。

8. 应急处理

实验室突发仪器故障,当班人员必须确认故障情况的性质,并立即通知设备科人员前来检查维修。仪器故障短时间内无法修复的情况下,采用备用仪器进行检测。

9. 注意事项

9.1·试剂应在厂商提供的失效期前使用,开封后应在试剂外包装上注明开封日期,并根据试剂说明书内规定的期限内使用完毕。

9.2·清洗关机所使用的清洗液 B 有抑制细菌生长的作用,如果关机时间超过 3 h 以上应使用清洗关机。

9.3·送样装置的待检区试管在检测时,不能移动或取出。

参考文献

[1] 中国合格评定国家认可委员会.医学实验室质量和能力认可准则的应用要求:CNAS‐CL02‐A001:2023[S/OL].(2023‐08‐01)[2023‐09‐26].https://www.cnas.org.cn/rkgf/sysrk/rkyyzz/2023/08/912141.shtml.

[2] 尚红,王毓三,申子瑜.全国临床检验操作规程[M].4版.北京:人民卫生出版社,2015.

[3] 国家卫生健康委员会.临床血液与体液检验基本技术标准:WS/T 806—2022[S/OL].(2022‐11‐02)[2023‐09‐26].http://www.nhc.gov.cn/wjw/s9492/202211/a52a0547d22741ff956af0cf7a4ca66d.shtml.

(饶应波)

AVE-766 尿液有形成分分析仪标准操作规程

××医院检验科临检实验室作业指导书	文件编号：××-JYK-××-××-×××
版次/修改：第　　版/第　　次修改	生效日期：　　　　　　共　　页　第　　页
编写人：	审核人：　　　　　　批准人：

1. 目的

规范 AVE-766 尿液有形成分分析仪的常规操作，规范开关机、日常使用、维护保养和校准操作，保证结果正确、可靠。

2. 原理

采用自动显微镜镜检，计算机自动识别分类计数原理。在镜检扫描过程中，仪器自动针对不同视野进行焦距调节，以采集到清晰的细胞图像，仪器针对每幅图片启动自动识别软件对其中的有形成分进行识别分类和计数，识别软件采用神经网络算法，根据预先训练好的识别模板对图片中的每个定位目标自动分类，目前可自动识别的有形成分为：红细胞（正常红细胞、异常红细胞）、白细胞、管型、上皮细胞（鳞状上皮细胞、小圆上皮细胞）、结晶、真菌、细菌、黏液丝等。

3. 运行环境

仪器适合运行的环境温度为 5～40℃，相对湿度 30％～80％。仪器使用前，请确认环境温、湿度，如温、湿度超出允许范围，需采取相应纠正措施。

4. 试剂

清洗液 A、清洗液 B、维护液，贮存于干燥 2～35℃条件，防紫外线、防潮、避免阳光直射。

5. 操作步骤

5.1·工作前检查：检查管路和电缆的连接，检查是否有任何管路弯折，确保进样器上无任何异物，确保预备了当日处理样本数所需的试剂。

5.2·开机：打开仪器电源，打开电脑，启动软件后，输入用户名、密码。点击图标进入工作界面；点击"启动镜检"，仪器将自检并进入检测状态。

5.3·定标（不适用）。

5.4·室内质控

5.4.1　质控频率：每天常规标本检测前做质控。

5.4.2　质控设置：点击质量控制—尿液质控设置—尿液准确性质控/尿液灵敏度质控，进入到相应的质控参数录入界面。

5.4.3　质控程序

5.4.3.1　点击启动镜检，进入工作状态；将装有质控物的试管放入急诊位置，推到急诊检测位，软件自动弹出窗口。

5.4.3.2　在镜检类型栏中选择体液镜检，在样本种类栏中选择质控，在质控类型栏中选择尿液质控项目，在样本号和镜检号栏内录入质控样本号和镜检号。

5.4.3.3　在插入质控中选择相应质控物的名称、批号、物质浓度；点击插入，系统将自动完成质控检测，质控完成后将试管拉回到原位。

5.4.3.4　检测完成后,质控结果会显示在尿液特殊镜检信息表中,在状态栏中会显示所做质控的状态,分别为质控正常/质控警告/质控失控。

5.4.4　若出现失控情况,应立即分析原因,排除影响因素后重新运行质控,待质控在控后方可进行样本检测,并填写《实验室失控报告单》。每批质控品使用结束后填写《实验室室内质控周期性评价报告单》。

5.5·样本检测

5.5.1　普通样本测试:点击日常操作—镜检和审核,仪器开始初始化进程,对各部件进行初始化并自动调节显微镜焦距。初始化完成后,仪器进入待检测状态。在镜检和审核程序界面点击"启动镜检"按钮,仪器则进入检测状态,试管架放置在自动送样模块的待检区,仪器就会自动进行样本检测。

5.5.2　急诊样本测试:把急诊样本放在 AVE－766 自动送样模块的急诊位并推入,在"镜检类型"选择框中选择"体液镜检",在"样本种类"选择框中选择"急诊",在"急诊类型"选择框中选择"尿液急诊项目",点击插入,在特殊样本处理区会自动弹出相应的急诊号。待取样针吸样完成后,将急诊位拉回原位置,仪器将自动完成急诊样本的检测。

5.5.3　结果人工审核:当样本状态显示为"待审"时,建议进行人工辅判修正,进入"尿液镜检审核"界面进行审核。完成审核后,点击功能按键区的保存按钮,保存该样本的审核结果。样本状态变更为"已审"。

5.6·关机:在镜检和审核程序界面点击"正常停止"按钮;待镜检停止后,点击"退出系统"按钮,系统会弹出对话框;勾选"退出时保养仪器"和"退出后自动关机",点击"退出"按钮。当系统关闭后,关闭仪器左侧的电源主开关。

6. 维护与保养

6.1·每日维护:清洁仪器表面,清洁计数池表面。

6.2·每周维护:自动送样模块维护,显微镜焦距调节。

6.3·每月维护:夹阀管维护,清洗池维护,校泵,取样针清洁,清洁自动送样模块上的光电传感器。

6.4·半年维护:显微镜图像背景,空白校正,蠕动泵管更换,废液管更换。

7. 校准

取 1 瓶校准物,切换软件到"校准"界面,连续对校准物进行,5 次测试,仪器会自动计算 5 次测试结果,并得出校准系数;填入校准物批号后"保存",仪器校准操作完成。

8. 应急处理

实验室突发仪器故障,当班人员必须确认故障情况的性质,并立即通知设备科人员前来检查维修。仪器故障短时间内无法修复的情况下,采用备用仪器进行检测。

9. 注意事项

9.1·试剂应在厂商提供的失效期前使用,开封后应在试剂外包装上注明开封日期,并根据试剂说明书内规定的期限内使用完毕。

9.2·清洗关机所使用的清洗液 B 有抑制细菌生长的左右,如果关机时间超过 3 h 以上应使用清洗关机。

9.3·送样装置的待检区试管在检测时,不能移动或取出。

(倪应波)

FUS-2000 尿液分析仪标准操作规程

××医院检验科临检实验室作业指导书	文件编号：××-JYK-××-××-×××
版次/修改：第　　版/第　　次修改	生效日期：　　　　共　　页　第　　页
编写人：	审核人：　　　　批准人：

1. 目的

规范 FUS-2000 尿液分析仪的常规操作，规范开关机、日常使用、维护保养和校准操作，保证结果正确、可靠。

2. 原理

2.1·尿液有形成分：仪器的尿液有形成分测试是基于流动式显微成像作为原理。样本液体在鞘液的作用下以单层细胞的厚度在流动池的薄层结构处流过，然后被高速拍摄成像。自动有形成分识别软件和智能识别技术可将有形成分粒子的图像提取出来，并根据特征来进行识别分成十二大类：红细胞、白细胞、白细胞团、鳞状上皮细胞、非鳞状上皮细胞、透明管型、病理管型、结晶（未分类结晶）、细菌、酵母菌、精子、黏液（黏液丝）。通过自动有形成分识别软件进行分类后，根据拍摄到的"粒子"影像数量和扫描的尿液标本体积来计算有形成分的浓度。结果单位可以用每微升含有的个数表示，也可以用每高倍/低倍视野含有的个数表示。

2.2·试纸条：仪器的干化学测试部分采用光电比色原理，根据试纸条上试纸块与尿液中化学成分反应产生的颜色变化，测定尿液中化学成分的含量。

2.3·浊度：散射法原理：浊度计上的发光管发出的光线穿过样本，在与入射光呈 90°的方向上，检测有多少光被样本中的颗粒物所散射。

2.4·颜色：颜色采用 RGB 颜色传感器对样本进行检测，通过白色发光二极管照射样本，透射后经颜色传感器分别检测其 R、G、B 值，再根据 R、G、B 值得出样本颜色。

2.5·折射式比重计的测试原理：发光二极管的光线通过一条缝隙和透镜装置变为一束光线，光线通过一个含有尿液的三棱镜槽再射向探测器，折射指数根据三棱镜槽里的尿液比重而改变，因此与探测器相关的光线角度也改变。

3. 运行环境

仪器适合运行的环境温度为 15～35℃，相对湿度≤80%。仪器使用前，请确认环境温、湿度，如温、湿度超出允许范围，需采取相应纠正措施。

4. 试剂

4.1·尿液分析试纸条（试纸型号：H10-800、H11-800、H11-800MA、H12-800MA、H13-800Cr、H14-800Ca、FUS-10、FUS-11、FUS-11MA、FUS-12MA、FUS-13Cr、FUS-14Ca）。

4.2·尿液有形成分试剂：稀释液、鞘液、调焦液、标准液。

5. 操作步骤

5.1·工作前检查：吸样探针是否沾有水滴、脏污；是否弯曲、堵塞；废液清洗池是否脏污或堵塞；检查鞘液是否充足；保证废液桶清空；有足够试纸；检查电源线连接是否正确。

5.2·开机：打开仪器左侧电源开关，打开电脑，进入"FUS - 2000 全自动尿液分析工作站"联机软件，仪器进入待机状态后方可进行下一步操作。

5.2.1 试剂充值

5.2.1.1 鞘液充值：将配置的鞘液注册卡插入计算机主机上的读卡器中，点击"试剂管理"界面的【充值】，界面弹出试剂充值信息，输入充值量，点击【充值】，显示充值成功，余量、有效期将显示在当前试剂信息列表中。

5.2.1.2 试纸充值：将配置的试纸注册卡插入计算机主机上的读卡器中，点击"试剂管理"界面的【充值】，界面弹出试剂充值信息，输入充值量，点击【充值】，显示充值成功，余量、有效期将显示在当前试剂信息列表中。

5.2.2 聚焦流程：将约 8 mL 调焦液（聚焦液）倒入试管中，上下颠倒充分混匀后放在试管架上，在校准界面下选"尿有形聚焦"选项，在聚焦界面下点"执行聚焦"即可，聚焦成功后，仪器自动测试空白，空白通过后，进入待机状态。

5.3·定标（不适用）。

5.4·室内质控

5.4.1 质控频率：每天常规标本检测前做质控。

5.4.2 质控设置

5.4.2.1 有形成分质控设置：多质控项目有红细胞、白细胞、结晶、管型，可对它们的上限、靶值、下限进行设置（默认值均为 0，单位为/μL，且单位不可更改），点击"应用"按钮保存设置。

5.4.2.2 干化学质控设置：通过勾选界面左侧干化学质控列表中显示的质控项目，可设置各质控项目中阴性靶值、阳性靶值的上限和下限，无靶值范围的可勾选"无阴性靶值"或"无阳性靶值"。

5.4.3 质控程序

5.4.3.1 有形成分质控：将试管架放在样本输送器的右侧，在"尿有形质控"界面选中要测试质控批号前的方框，点击"执行质控"，吸样探针自动执行吸样动作，待试管架上的试管测试完成后，质控相关信息及质控状态显示在屏幕上，试管架移动到自动进样器的左侧，仪器自动进入待机状态。

5.4.3.2 干化学质控：分别将阴性质控液和迪瑞阳性质控液倒入两个试管中；放在试管架上；勾选阴性单选按钮和阳性单选按钮，点击"执行质控"，仪器自动进行测试。

5.4.3.3 比重计质控液测试：添加并选择"比重""浊度""颜色"质控类型测试，点击"执行质控"，测试结束后显示测试结果，测试结果参考质控液说明书中参考值。

5.4.4 若出现失控情况，应立即分析原因，排除影响因素后重新运行质控，待质控在控后方可进行样本检测，并填写《实验室失控报告单》。每批质控品使用结束后填写《实验室室内质控周期性评价报告单》。

5.5·样本检测

5.5.1 普通样本测试：将样本按登记的管号、架号放置在专用试管架上，将试管架按顺序放在样本输送器上。在样本管理界面下选择所需要的测试模式，如单测干化学、单测尿液有形成分或尿液有形成分＋干化学三种模式。点击"启动测试"即可。

5.5.2 急诊测试：在仪器样本输送器的急诊位置放置急诊样本。急诊测试分为待机急诊和测试常规样本时插入急诊两种方式。在待机状态下点"急诊"按钮,选择所需要测试的模式(同常规样本测试模式)后点击"确定",仪器进行吸样检测。

5.5.3　结果人工审核:双击选定测试完毕的样本信息,进行测试结果的查看。点击记录进入样本图片回顾界面,查看分类结果,如果细胞有误识可点击图片分到相应的类别里,返回上一界面点击"接受"按钮。然后返回到样本登记界面点击"审核"即可。

5.6·关机:每日完成测试后,在待机状态下点击"关机"按钮,退出系统,关闭仪器电源,关闭电脑,回收试纸仓中的试纸条至密封筒中,清空并清洁废料盒。

6. 维护与保养

清洗流动池;鞘液瓶的清洗;清洁试纸载台;清洗比重计;清洗管路;清洁吸样探针及废液清洗池;清洁废液桶;光纤传感器的调整及其反射镜的清洁;光纤传感器反射镜的清洁;清洁条形码阅读器扫描窗;物镜的清洁;样本过滤网的清洗;清洁试纸密封仓。

7. 校准

7.1·有形成分校准

7.1.1　将同一瓶内的标准液混匀后分别倒入 10 个试管内(每管约 5 mL),放置在试管架上。

7.1.2　进入校准界面,在界面中输入标准液的批号和均值,然后点击"执行校准",吸样探针自动执行吸样动作,待 10 个试管测试完成后,校准状态(通过或失败)显示在软件界面上,同时系统监控界面也显示校准的时间及校准系数。

7.2·干化学校准

7.2.1　校准条测试:把校准条按标记的方向放入选条器中,点击"校准条测试",仪器开始测试校准条,待测试头扫描完校准条后,软件界面弹出"校准条通过或未通过"的提示。"校准条通过"后可继续测试。

7.2.2　校准比重计:取两支试管,在第一支试管中倒入 1.040 的高比重校准液(约 8 mL),在第二支试管中倒入蒸馏水(约 8 mL)为低比重校准液。将高比重校准液放置到试管架第一个位置,低比重校准液放置到第二个位置。在高比重校准值栏中输入 40,在低比重校准值栏中输入 0。将试管架放到样本输送器的右侧,点击"校准比重计",仪器执行校准操作。

7.2.3　校准浊度计:取两支试管,在第一支试管中倒入 400 NTU 的高浊度校准液(约 8 mL),在第二支试管中倒入蒸馏水(约 8 mL)为低浊度校准液。将高浊度校准液放置到试管架第一个位置,低浊度校准液放置到第二个位置。在高浊度校准值栏中输入 400,在低浊度校准值栏中输入 0。将试管架放到样本输送器的右侧,点击"校准浊度计",仪器执行校准操作。

7.2.4　校准条测试:把校准条按标记的方向放入选条器中,点击"校准条测试",仪器开始测试标准条操作,待测试头扫描完标准条后,自动弹出对话框"校准条通过"。

8. 应急处理

实验室突发仪器故障,当班人员必须确认故障情况的性质,并立即通知设备科人员前来检查维修。仪器故障短时间内无法修复的情况下,采用备用仪器进行检测。

9. 注意事项

9.1·测试前必须执行聚焦,聚焦成功后方能进行测试。

9.2·更换试剂时需要灌充液路。

(饶应波)

UF-5000 尿液有形成分分析仪标准操作规程

××医院检验科临检实验室作业指导书	文件编号：××-JYK-××-××-×××
版次/修改：第　　版/第　　次修改	生效日期：　　　　　共　页　第　页
编写人：	审核人：　　　　　批准人：

1. 目的

规范 UF-5000 尿液有形成分分析仪的常规操作，规范开关机、日常使用、维护保养和校准操作，保证结果正确、可靠。

2. 原理

2.1·UF-5000 用蓝色半导体激光束照射经过核酸荧光染色后在鞘流贯流分析池中形成的鞘流样本，并通过对从各粒子产生的前方散射光(FSC)、侧向散射光(SSC)、消偏振的侧向散射光以及侧向荧光信号(SFL)转换成的光电信号进行分析，从而对各个粒子进行识别。

2.2·流式细胞计数法：流式细胞术(FCM)采用将激光照射至细胞等粒子测定产生的散射光和荧光以确定粒子的特性。对细胞中的特定物质进行荧光染色，将细胞置于悬浮状态并包裹在鞘液中，继而通过喷嘴排出。然后用紧密聚焦的激光束照射到细胞上，这会产生散射光和荧光。使用这些光信号作为参数，可以生成基于光强度的一维直方图以及基于荧光强度和散射光强度的二维散点图，从而对细胞进行详细的测定。前向和侧向散射的入射激光被称为散射光，散射光的强度可指示细胞的大小和表面状况。根据从细胞中染色元素发出的荧光可基于荧光标记抗体和荧光颜料的属性对细胞表面、胞质属性和细胞核(RNA 和 DNA 数量)等细胞特性进行定量测定。基于流式细胞仪原理，全自动尿液有形成分分析仪 UF-5000 可将尿液中的粒子分离为红细胞(RBC)、白细胞(WBC)、上皮细胞(EC)、管型(CAST)和细菌(BACT)等，并予以定量标示。

3. 运行环境

仪器适合运行的环境温度为 10～30℃，相对湿度为 30%～85%。仪器使用前，请确认环境温、湿度，如温、湿度超出允许范围，需采取相应纠正措施。

4. 试剂

试剂组分：试剂主要包括鞘液、CR 染色液、CR 稀释液、SF 染色液、SF 稀释液，均 2～35℃避光环境储存。

注意：在 15～30℃下使用，打开后避免污染及灰尘和细菌进入；浑浊或变色后不能使用；避免接触皮肤，一旦接触立即用大量清水冲洗，采取必要的医疗措施。

5. 操作步骤

5.1·工作前检查

5.1.1　仪器检查：检查管路和电缆的连接，检查是否有任何管路弯折，确保进样器上无任何异物，确保清洗液瓶中的洗液(去离子水)充足。如果不足，请补充清洗液。检查排废管路有无泄露。若发生泄露，联系后勤人员处理。

5.1.2　试剂检查：确保预备了当日处理样本数所需的试剂。所需的样本数因测定类型而异。检查用于日常测定的试剂是否充足。如果试剂在测定中用完,仪器会自动停止。此时请更换试剂。在补充试剂前,不可继续测定。

5.2·开机:确保仪器的主电源和连接至仪器的每台设备均置于打开状态。短按进样器的电源启动开关键(2 s左右),分析仪器将运行自检程序,之后显示登录对话框。触摸要登录的用户名称,输入密码并确认登录。等待仪器自检程序完成,并处于就绪状态。打开Laboman及LIS软件,启动程序并登录到系统。经行本底检查。当仪器内部的温度稳定之后,系统将显示自动清洗本底检查对话框。本底检查通过之后,主机进入就绪状态。

5.3·校准

5.3.1 校准频率:每年校准2次或按需校准。

5.3.2 仪器的校准条件:排除各种原因后质控未能通过,主要部件更换后或仪器远距离搬动,或严重故障须重新校准。仪器进行维修和保养校准后需做质控,校准后如比对失败,工程师应验证校准品是否变质,在室内质控历史数据和室间质控数据表示良好时校准品可能变质,需更换新的校准品,直至通过校准。

5.3.3 校准验证:校准后即做质控,结果符合质控范围,校准后及时做精密度测试和线性测试。随机取两份不同值患者尿液标本,和校准前样本值比对,结果符合比对标准。每次校准完后,取10份样本做手工进样和自动进样两种进样方式的比对,并做记录,并由仪器商出校准报告。

5.4·室内质控

5.4.1 质控品:质控品包括红细胞、白细胞、上皮细胞、管型、细菌5个项目,分高、低浓度水平两种,使用前需充分摇匀。

5.4.2 质控频率:每天常规标本检测前做质控。

5.4.3 质控程序:从主界面选择【质控】,进入质控界面。选择【分析】菜单,进入质控分析程序。等待仪器准备就绪,选择质控浓度,选择【下一个】,设备进入等待状态。将质控品充分混匀20~30次,动作应轻柔,避免产生过多气泡。滴入8~10滴质控品悬液至样本分析杯中。按照【通过STAT测定来测定样本】推入质控品,点击【开始分析】执行质控分析程序。

5.4.4 将质控当成常规标本正常检测,根据扫描质控条码正常检测并自动传输至LIS。将质控品检测结果转换为质控数据,若出现失控情况,应立即分析原因,排除影响因素后重新运行质控,待质控在控后方可进行样本检测,并填写《实验室失控报告单》。每批质控品使用结束后填写《实验室室内质控周期性评价报告单》。

5.5·样本检测:样本分析分为手动模式和进样器模式。当仪器处于就绪状态或者手动抽吸就绪状态时,两种模式均可执行。在抽吸就绪状态下可执行手动模式分析。在手动模式下,操作人员手动混匀样本在进样分析。

5.5.1 通过进样器测定来测定样本:确保仪器处于就绪状态。触摸【菜单】画面上的【条件设置】图标,设置各个项目开始检测的条件设置信息,并确认。采用条码识别自动进样模式,将条码对准样本架缺口处,放置尿液试管。放置样本架到轨道上。确保样本量为2 mL以上,并将含有样本的试管竖直插入试管架。确认进样器测定自动启动功能为开启状态,并将装有试管的试管架放置在进样器右槽中,等待测定完成后取出试管架。

5.5.2 通过STAT测定来测定样本:在画面底部的控制菜单上触摸尿液STAT测定按

钮,并确定。设置开始分析的各个项目的条件设置信息。将彻底混匀的样本转移至试管或样本杯(确保样本量为 0.6 mL 以上)。推入 STAT 试管座直至其被锁定,并执行急诊样本检测。完成测定后,请从 STAT 试管座取下试管或样本杯,并推入 STAT 试管座直至其被锁定后,将仪器切换至进样器测定就绪状态。

5.6·关机:确保仪器处于就绪状态。触摸工具栏上的【菜单】按钮,并触摸【关机】图标,并确定。仪器执行完关机清洗程序后,将自动关机。待仪器完成关机程序之后,长按轨道开关 2～3 s,关闭轨道。已完成对应的数据处理,可选择退出 Laboman 及 LIS 程序,并关闭电脑。

6. 维护与保养

6.1·每日维护:每天执行关机程序,并在工作日志进行记录;补充清洗液;检查防逆流瓶中的液体容量;排空废液瓶。

6.2·每周保养:清洁清洗液瓶:打开清洗液瓶盖,丢弃瓶中洗液,用蒸馏水清洗瓶子内部,之后补充洗液(纯净水)。

7. 校准

7.1·校准时机:校准频率为每年至少一次,校准工作一般由厂方工程师定期进行,以确保检测结果正确。在下列情况时可增加校准次数:① 更换试剂批号或出现质控漂移时;② 仪器进行全面保养后;③ 仪器的重要零件更换后。

7.2·方法

7.2.1　校准人员:经厂家严格培训的工程师。

7.2.2　校准品:配套校准品。

7.2.3　校准内容:光学系统调整、水路及信号放大、电阻抗通道(用于管型检测)和电导率检测、前向散射光检测系统、细菌。

7.3·校准后质控验证:校准结束后进行质控验证。

8. 应急处理

实验室突发仪器故障,当班人员必须确认故障情况的性质,并立即通知设备科人员前来检查维修。仪器故障短时间内无法修复的情况下,采用备用仪器进行检测。

9. 注意事项

9.1·试剂应在厂商提供的失效期前使用,开封后应在试剂外包装上注明开封日期,并根据试剂说明书内规定的期限内使用完毕。

9.2·检测前混匀很重要,如果无旋转式混匀器,应颠倒混匀至少 8 次。

9.3·仪器与计算机连接时,应保证先切断电源,否则可能会导致电击或仪器出现故障。

参考文献

[1] 中国合格评定国家认可委员会.医学实验室质量和能力认可准则的应用要求:CNAS-CL02-A001:2023[S/OL].(2023-08-01)[2023-09-26].https://www.cnas.org.cn/rkgf/sysrk/rkyyzz/2023/08/912141.shtml.

[2] 尚红,王毓三,申子瑜.全国临床检验操作规程[M].4 版.北京:人民卫生出版社,2015.

[3] 国家卫生健康委员会.临床血液与体液检验基本技术标准:WS/T 806—2022[S/OL].(2022-11-02)[2023-09-26].http://www.nhc.gov.cn/wjw/s9492/202211/a52a0547d22741ff956af0cf7a4ca66d.shtml.

(饶应波)

KU-F40 粪便分析仪标准操作规程

××医院检验科临检实验室作业指导书	文件编号：××-JYK-××-××-×××
版次/修改：第　　版/第　　次修改	生效日期：　　　　　　　共　页　第　页
编写人：	审核人：　　　　　　批准人：

1. 目的

规范 KU-F40 粪便分析仪的操作，规范开关机、日常使用、维护保养和校准操作，保证结果正确、可靠。

2. 检测原理

2.1·使用工业相机和 USB 摄像头分别进行镜检图片和胶体金项目图片的拍摄，并由仪器对保存的图片进行识别和自动判读。

2.2·仪器采用镜检影像分析原理：对粪便样本进行自动稀释，混匀，胶体金点样，沉降后，通过摄像头对粪便中的有形成分进行拍照，对胶体金检测卡进行拍照保存，并对胶体金项目进行自动判读，对拍摄的有形成分进行人工审核后报告结果。

2.3·胶体金检测项目包括：粪便隐血、轮状病毒、腺病毒、幽门螺杆菌、转铁蛋白、轮状病毒腺病毒二合一。

2.4·形态学检测项目包括：红细胞、白细胞、真菌、脂肪球、上皮细胞、淀粉颗粒、草酸钙结晶、巨噬细胞、灵芝孢子、肝吸虫卵、蛔虫卵、钩虫卵、蛲虫卵、鞭虫卵、绦虫卵、姜片虫卵、日本血吸虫卵、滴虫、夏科雷登结晶、肺吸虫卵、阿米巴、蓝氏贾第鞭毛虫、人芽囊原虫、隐孢子虫、粪类圆线虫。

3. 运行环境

仪器适合运行的环境温度为 15~30℃，相对湿度为≤80%。仪器使用前，请确认环境温、湿度，如温、湿度超出允许范围，需采取相应纠正措施。

4. 试剂

4.1·试剂储存（表 1）

表 1　试剂规格及贮存要求

名　　称	规　格	贮　　存
稀释液	20 L/箱	2~40℃ 干燥通风环境，避免强光直射
清洗液	500 mL×1	5~30℃ 干燥通风环境，避免强光直射
保养液	100 mL×1	5~30℃ 干燥通风环境，避免强光直射
大便隐血(FOB)	20 人份/袋	4~40℃ 密封干燥保存

4.2·试剂装载

4.2.1 样本稀释液更换：拧下样本稀释液瓶盖,换上新的样本稀释液;掀开面罩拔下用完的试剂卡,换上新的试剂卡;点击"维护"→"试剂"→"读试剂量"→"灌注",完成样本稀释液更换。

4.2.2 清洗液更换：分析样本过程中,系统提示清洗液试剂量不足,换上清洗液,点击"确定"。

4.2.3 胶体金试剂卡：操作软件点击"设置"→"胶体金"可以添加/清空胶体金试剂卡;选中胶体金项目,在1—5号卡盒点击"加入"可以启用该胶体金项目,启用后需要在该卡盒位放入对应的试剂卡。

5. 操作步骤

5.1·工作前检查：使用前检查剩余试剂量是否够量。检查试剂管和电源插线有无松动或脱落。保持进样轨道清洁,确保进样采样位上没有样本架。确认废液管路与废液排出处没有松动。确认废卡盒是否满。

5.2·开机程序

5.2.1 先打开仪器电源开关,按启动键启动 Windows 操作系统。进入系统后双击桌面 KU-F40 图标将显示登录对话框,输入登录名和密码并单击确定。

5.2.2 自检：登录操作软件后仪器开机后,KU-F40 将自动执行自检,依次执行开机自动清洗、自动对焦及背景检测等操作。仪器在完成自检后,进入主界面。等待"批量开始"按钮亮起即可进行下一步检测。

5.2.3 背景检测：仪器自检在完成开机自动清洗、自动对焦后将进行背景检测,当计数池一、二、三、四通道内的背景不高于仪器设定值时,背景检测通过,如果背景大于等于仪器设定值时,仪器将会报警,如一通道脏、二通道脏、三通道脏、四通道脏。操作者需要进行计数池表面灰尘的清理或者计数池的清洗保养。

5.3·定标：不适用。

5.4·室内质控

5.4.1 质控品：质控品包含粪便有形成分质控品、粪便隐血(FOB)多水平非定值质控品和转铁蛋白(Tf)非定值质控品。粪便有形成分质控品应贮存于 $2\sim8℃$,在规定存储条件下,有效期为1年。

5.4.2 质控品设置：第一次做质控和更换批号时需在质控信息编辑界面里建立质控文件,文件里包含：批号、型号、规格、创建时间、失效时间等。点击"质控检测"界面→点击"质控品设置"进入质控品设置界面,可进行胶体金质控和有形成分质控的设置。

5.4.3 新建质控样本：点击"新建质控样本"界面→点击"新建质控样本",出现下图对话框,选择需要检测的质控批号,点击"新建"生成质控样本信息。在"质控"主界面,点击质控样本,主界面左侧可显示质控样本信息。创建的质控样本编号默认从 20000 号开始。

注意：若删除了该质控物信息,则显示的质控品信息为空,如需追溯,请勿删除质控物信息。

5.4.4 质控上机操作：根据质控品说明书对质控品进行预稀释、混匀等处理后,取下质控品的盖子、瓶塞,按照新建待检质控样本的顺序依次将待检质控品放到标本架上。点击主界面右上方"开始"按钮,仪器会自动识别专用质控标本架后完成质控检测。

5.4.5 将质控当成常规标本正常检测,根据扫描质控条码正常检测并自动传输至 LIS。将质控品检测结果转换为质控数据,若出现失控情况,应立即分析原因,排除影响因素后重新运行质控,待质控在控后方可进行样本检测,并填写《实验室失控报告单》。每批质控品使用结束后填写《实验室室内质控周期性评价报告单》。

5.5·样本分析

5.5.1 单向模式

5.5.1.1 单个常规样本的测定:由于仪器可以兼容粪便隐血、轮状病毒、腺病毒、幽门螺旋杆菌等试剂等多种胶体金试剂卡,可以添加不同卡型的胶体金试剂卡,由于各胶体金检测卡的尺寸可能不一致,所以在添加新试剂时需填写相关尺寸。选中胶体金项目在 1~6 号卡盒点击"→"则可以启用该胶体金项目,启用后需要在对应卡盒位放入相应的卡。点击"×"可以不启用该项目。LIS 单向通信时新建批量样本时,有形成分和胶体金项目至少要勾选一个选项进行样本检测,只进行胶体金项目检测至少选择一项胶体金项目。默认项目检测时,可以在胶体金项目内勾选需要检测的胶体金项目,此时不需要新建样本,仪器会按顺序自动生成需要检测的项目进行检测。

5.5.1.2 批量相同项目常规标本的测定:对于检测相同项目的批量样本,可点击"新建样本",可在选择项目或组合后,在起始样本号和终止样本号输入样本号,点击"新建",批量新建,生成该批样本号;将样本按所编顺序号放入样本架,装载进样本装载区(仪器右侧轨道仓),仪器处于准备状态下点击"开始"键,即可开始检测。

5.5.2 双向模式

5.5.2.1 条形码正常样本的测定:双向模式下带有条形码的采集杯可直接上机检测。将样本放入样本架,装载进样本装载区(仪器右侧轨道仓),准备状态下点击"开始"键,仪器启动,样本架被送入轨道进入相应模块进行检测。

5.5.2.2 条码错误模式的测定:条形码无法识别或无信息的样本按照单向默认设置项目进行检测。

5.5.3 手工重测:将需要重测的样本放入复检样本架,点击"批量开始",复检标本将按照条码进行匹配,沿用首次检测项目进行复检。

5.5.4 结果审核:检测完毕后,可随时审核样本结果,在"审核报告"界面中选择需要审核样本,左边信息栏显示该样本相关信息,中间为镜检图片,右边结果栏将看到该样本的结果情况。

5.6·关机:在菜单窗口中单击"退出",系统将显示关机对话框,可点击"等待完成",将终止送样并且等待正在检测的样本完成后退出程序;点击"立即终止",将立即终止仪器所有的操作并退出程序;点击"取消",将取消退出程序。执行关机程序,仪器将自动清洗。自动清洗结束后,操作界面关闭。

6. 维护与保养

6.1·每日维护:通道清洗:仪器每次开机都会自动灌注清洗,若有需要可多次执行清洗。仪器工作完毕,在关机时会执行通道保养。

6.2·每周维护

6.2.1　每周至少进行一次显微镜对焦。

6.2.2　每周对仪器的表面污渍进行清理、清洁,特别是进样托盘和采样针周围可能残留的污渍,防止霉变和污染。

6.2.3　每周对计数池表面进行除尘:当仪器警报通道脏时执行此操作。点击"维护"→"保养"→"计数池擦拭",用小羊毛刷或干净的棉签将计数池表面擦拭干。

6.2.4　每周至少进行 2 次保养。点击"维护"→"试剂",手工将粪便分析仪试剂包中的保养液倒入一个干净的采集瓶内,并放置在急诊位;点击"保养"仪器会自动吸入保养液对一通道、二通道、三通道计数池及管路进行浸泡;浸泡时间倒计时 5 min 完成后,仪器自动清洗。

7. 校准

7.1·校准频率:校准频率为每半年至少一次,校准工作一般由厂方工程师定期进行,以确保检测结果正确。在下列情况时可增加校准次数:① 远距离搬动严重故障或出现质控漂移时;② 仪器进行全面保养后;③ 仪器的重要零件更换后。

7.2·方法

7.2.1　校准人员:经厂家严格培训的工程师。

7.2.2　校准品:配套校准品。

7.2.3　校准内容:光学系统调整、水路及信号放大、电阻抗通道(用于管型检测)和电导率检测、前向散射光检测系统、细菌。

7.3·校准后验证:校准结束后进行质控验证,结果符合质控范围。同时,取 10 份样本做手工检验和仪器检验两种进样方式的比对,以手工检验结果为标准计算,比对要求如下:镜检阳性标本检出符合率≥80%;胶体金阳性标本符合率≥90%。

8. 应急处理

实验室突发仪器故障,当班人员必须确认故障情况的性质,并立即通知设备科人员前来检查维修。仪器故障短时间内无法修复的情况下,采用备用仪器进行检测。

9. 注意事项

9.1·试剂应在厂商提供的失效期前使用,开封后应在试剂外包装上注明开封日期,并根据试剂说明书内规定的期限内使用完毕。

9.2·仪器与计算机连接时,应保证先切断电源,否则可能会导致电击或仪器出现故障。

参考文献

[1] 中国合格评定国家认可委员会.医学实验室质量和能力认可准则的应用要求:CNAS-CL02-A001:2023[S/OL].(2023-08-01)[2023-09-26].https://www.cnas.org.cn/rkgf/sysrk/rkyyzz/2023/08/912141.shtml.

[2] 尚红,王毓三,申子瑜.全国临床检验操作规程[M].4 版.北京:人民卫生出版社,2015.

(饶应波)

AVE-562 粪便分析仪标准操作规程

××医院检验科临检实验室作业指导书	文件编号：××-JYK-××-××-×××
版次/修改：第　　版/第　　次修改	生效日期：　　　　　　共　页　第　页
编写人：	审核人：　　　　　批准人：

1. 目的

规范粪便分析仪开关机、日常使用、维护保养和校准操作，保证粪便分析结果正确可靠。

2. 原理

显微摄像技术、图像智能识别技术对粪便颜色、性状、有形成分、化学检测项等指标进行识别。

3. 运行环境

配套稀释液，化学检测卡，计数板。

4. 试剂

4.1·清洗液 A：主要用于日常对液路、计数池、采样针的清洗，可以用于样本的稀释。每次样本测试过后执行的清洗都是采用清洗液 A。

4.2·清洗液 B：对液路、计数池、采样针起到养护并抑制细菌生长的作用。清洗液 B 应该通过管路接入仪器，仪器会定时进行养护，并且关机时也会执行养护程序。

4.3·清洗液 C：清洗液 C 对液路、计数池、采样针有强效清洗的作用。

5. 操作步骤

5.1·工作前检查：检查有无稀释液、化学检测卡、一次性计数池等耗材，检查送样装置区是否有标本及标本架，若有，必须取出。

5.2·开机

5.2.1　打开仪器电源开关和轨道开关，按下电脑启动按钮，开显示器进入电脑操作系统。

5.2.2　打开 AVA 分析软件，输入用户名和密码登录。点击"启动镜检"仪器将自检并进入检测状态。

5.2.3　标本准备：用专用标本采集处理杯，采集一平勺标本放入粪便标本采集处理杯中，并将其拧紧。

注意：① 勺子放入标本采集处理杯体中要垂直放入，以免勺子被杯体中间柱子卡住无法搅拌；② 需用干燥洁净容器转移样本，禁止用卫生纸包裹及一些其他吸水容器；③ 标本不应混消毒剂、水等，停药 3 日采样；④ 多部位、多层次采集，首选黏液、脓血部位。

5.2.4　将条码贴在粪便标本采集处理杯上，使条码起始端距粪便标本采集处理杯顶部约12 mm 处，确保条码标签完全暴露在标本架开口一侧。

5.2.5　计数板及检测卡准备：检测前，需装载好配套用计数板、病毒学或细菌学相应的化学检测卡。

5.3·定标：不适用。

5.4·室内质控

5.4.1　本底验证：通过仪器自带稀释液进行验证,结果要求镜检图片无任何杂质,底色干净,试剂卡反应结果为阴性,形态外观为空白,无任何标本痕迹。

5.4.2　采用配套或者第三方隐血质控品,尽量选择阴性、弱阳性和阳性 3 个水平,其中弱阳性浓度选择配套隐血检测卡的最低检测限,即不高于 0.2 μg/mL,要求：阴性质控不能出现阳性结果,阳性质控不能出现阴性结果。

5.5·标本检测

5.5.1　将试管架放置于右侧待检区,样本架方向为 1 号标本靠左侧。

5.5.2　在分析软件上点击【日常审核】和【镜检和审核】,仪器将自动完成自检后开始样本架进样,无设置条码读取的样本在患者资料栏中可录入检测样本信息。

5.5.3　复检：将需要复检标本放在送样模块的急诊位,仪器完成当前检测架后开始执行复检,在镜检类型选择框选择粪便镜检,在标本种类选择框选择复检,复检样本不能自动扫面条码,需要在条码号一栏手工输入条码。

5.5.4　结果审核确认

5.5.4.1　当样本状态显示待审时,进入【粪便镜检审核】界面进行审核。

5.5.4.2　根据图像视野区采集的性状图和干化学图来判断样本相关结果,可保存或修改。

5.5.4.3　镜检项目审核可选择原图审核和分割图审核两种模式进行,对自动识别的红细胞、白细胞、吞噬细胞、脂肪球、真菌、结晶、原虫、虫卵、食物残渣进行校对和人工修正后,点击保存样本状态变更为已审。

5.6·关机：在镜检和审核程序界面点击"正常停止"按钮。待镜检停止后,点击"退出系统"按钮,勾选"退出后自动关机",点击"退出"按钮。当系统关闭后,关闭仪器左侧电源主开关。

6. 维护与保养

6.1·日保养

6.1.1　仪器清洁：仪器表面应定期用软布擦拭,清洗后要将仪器擦干,缝隙中灰尘可用湿棉签清除。

6.1.2　做完实验,将用过的标本、检测卡、计数板按潜在生物污染物及时处理。

6.1.3　关机前保养：手动清洗管路后,执行关机程序。

6.2·半年保养

6.2.1　管道保养：管道材料是硅胶管,仪器运行 6 m 后,应对蠕动泵管路进行检查,发现严重老化、龟裂、变形要及时更换;运行 12 m 后,应对仪器内部所有连接管路进行检查,发现严重老化、龟裂、变形及时更换,避免破损漏液。

6.2.2　仪器润滑：仪器运行 6 m 后,应进行机械运动部件润滑。

6.2.3　计数池保养：定期进行计数池清洁保养。

6.3·按需保养

6.3.1　当泵管出现意外破损时,及时更换,为保证吸样及清洗准确,更换后需进行泵校准。

6.3.2　灯泡故障时,应及时更换,须在仪器关闭和灯泡冷却状态下进行更换。

7. 校准

7.1·厂家至少每年对自动粪便分析仪进行校准一次,并提供校准报告。

7.2·仪器校准步骤:① 工作环境确认:温湿度、电源电压、电磁干扰、场地放置情况;② 仪器运行部件及调试参数校准。

7.3·校准审核确认:仪器校准须由有资质厂家工程师进行,并出具信息完整校准报告,经专业组长确认后签字认可。

8. 应急处理

8.1·实验室突发仪器故障,当班人员必须确认故障情况的性质,并立即通知设备科人员前来检查维修。仪器故障短时间内无法修复的情况下,采用备用仪器或方法进行检测。

8.2·实验中如遇水、电故障或中断,应立即关闭影响设备安全有关开关,并实施安全保护措施。

8.3·如操作人员不小心接触废弃物/皮肤、衣物上粘到粪便、废物时,立即用清水冲洗,并消毒处理;如眼睛溅到粪便、废液,用大量清水冲洗,并考虑必要医疗措施。

8.4·若在操作中不小心将尿液标本溢出或倾倒至送样装置内,应立即关闭电源,用干抹布将送样装置内液体清洁干净(让送样装置内阴干,若有条件,可用电吹风吹干),待恢复后重新开机检测。

9. 注意事项

9.1·为保证仪器正常工作,每日开机前需先检查试剂耗材的余量,不足及时补充,检查送样装置区是否空闲,及时清空。

9.2·已检测过的标本杯不能再次直接上机检测,避免稀释液溢出。不可使用非本机标配的耗材,否则将可能导致仪器故障。

9.3·在标本架进入自动送样检测区后,不能用手触碰或移动试管架,否则,有可能导致标本漏检或发生送样故障。

9.4·仪器管道污染或堵塞,试剂过期失效可能导致故障或结果不准。环境电压不稳定、环境灰尘颗粒过多,散热条件不好可能导致设备故障。

9.5·需严格遵守粪便标本采集要求,否则可能导致结果不准。部分有形成分可能会出现不识别或识别错误,需结合人工审核后发放报告。

9.6·一次性计数池如未完全冲池,需重新上机复检。对部分硬便,仪器有可能搅拌不散,出现提示"自动聚焦失败",需重新复检。

参考文献

[1] 中国合格评定国家认可委员会.医学实验室质量和能力认可准则的应用要求:CNAS-CL02-A001:2023[S/OL].(2023-08-01)[2023-09-26].https://www.cnas.org.cn/rkgf/sysrk/rkyyzz/2023/08/912141.shtml.

[2] 尚红,王毓三,申子瑜.全国临床检验操作规程[M].4版.北京:人民卫生出版社,2015.

(吴　彬)

FA－280 粪便分析仪标准操作规程

××医院检验科临检实验室作业指导书	文件编号：××-JYK-××-××-×××	
版次/修改：第　　版/第　　次修改	生效日期：	共　页　第　页
编写人：	审核人：	批准人：

1. 目的

规范粪便分析仪开关机、日常使用、维护保养和校准操作，保证粪便分析结果正确可靠。

2. 原理

显微摄像技术、图像智能识别技术对粪便颜色、性状、有形成分、化学检测项等指标进行识别。

3. 运行环境

仪器适合运行的环境温度为 15～35℃，相对湿度≤85％。电源电压要求：交流电 220 V±10％，50 Hz。空间要求（仪器放置空间）需满足装机要求。电磁干扰指数需良好，避免阳光直射。远离震动干扰。

4. 试剂

配套清洗液，稀释液，FOB 检测试剂盒，隐血质控品。

5. 操作步骤

5.1·工作前检查：检查废液桶，若有废液将其清空。查看清洗液、稀释液的试剂量，准备 FOB 检测试剂盒。确保没有管子脱落或扭结，电源线被安全的插入交流插座。

5.2·开机：打开仪器电源，打开电脑，双击电脑桌面上图标 HALO－F280、Futurelis，点击手动清洗，仪器进入待机状态。

5.3·定标：不适用。

5.4·室内质控

5.4.1　质量保证

5.4.1.1　检测前：① 正确的粪便标本收集方法与时间、有效的标本标记与识别、规定的时间内完成检测等；② 了解患者的饮食及用药情况，如在 3 日内使用肉类、动物内脏类食物或生食含铁质的食物和蔬菜均有可能使 FOB 检测化学法阳性；③ 标本应新鲜；④ 使用与仪器匹配、合格、有效期内的试剂。

5.4.1.2　检测中：严格、规范、正确的操作，合理地应用粪便隐血质控物监测、判断分析仪是否处于最佳或正常的工作状态。在鉴定和定期校准基础上，每天使用粪便隐血质控物对仪器进行质控。

5.4.1.3　检测后：仔细审核检验报告，结合临床，综合分析，必要时手工镜检，以提高检验结果可靠性。

5.4.2　质控品：隐血质控品

5.4.2.1　质控品用途：该质控品对粪便隐血试验进行可靠的质量控制。

5.4.2.2　质控品原理：实验室自配，阴性（稀释液）、弱阳性（0.25 μg/mL Hb 溶液）、阳性质控品（100 μg/mL Hb 溶液），按时配制并定量小瓶分装。

5.4.2.3 质控品准备：液体质控品，冰箱取出质控品后室温放置。将质控品倒置混匀，质控品开启 30 日后失效，更换新质控品。

5.4.2.4 质控品使用：① 使用方法：将充分复溶的质控液倒入粪便留样杯，在仪器输入质控编号后，按常规样本检测即可；② 使用时机：每天测定患者标本前；做完仪器校正之后；重要的维修之后；怀疑病患的报告有异常时；仪器不进行患者样本检测时，无需运行质控，但需记录未运行质控原因。

5.4.3 质控检测

5.4.3.1 检测步骤

5.4.3.1.1 弱阳性、阳性质控品复溶；点击软件内图标手动清洗（2 次），仪器即对计数池、回路管道、吸液针进行自动清洗；仪器操作盘内按 1（阴性）、2（弱阳性）、3（阳性质控品）次序放入，从 1 号位开始依次放入 FOB 检测板条。

5.4.3.1.2 在样本编号栏输入相应质控号，在样本位号栏输入 1，点击添加新样本（3 次），在未测样本栏处将显示所有添加过的样本编号；点击开始检测，之后可在运行状态栏提示样本检测完毕，点击手动清洗。

5.4.3.1.3 点击报告单，依次点击相应质控编号并在报告单界面隐血板条图像处查看判读相应板条质控结果，在粪便隐血试验栏录入相应质控结果，点击保存报告。仪器质控结果会自动传送到连接的 LIS 系统，查看 LIS 系统（Levy - Jennings 质控图），审核质控结果；取出质控品，弃去板条。

5.4.3.2 质控规则设定与判断：阴阳性作为靶值来控制。以阴阳性不能互换作为质控规则。即阴、阳性质控的检测结果分别为阴性和阳性表明在控，否则为失控。

5.4.3.3 失控后处理：根据分析原因采取相应的处理并记录失控处理情况。

5.4.3.4 常见失控原因分析：① 操作失误：操作人员在操作时没有严格按 SOP 文件的要求去操作；② 质控品原因：质控品是否有效或变质；③ 试剂原因：试剂量是否足够、是否在有效期内、有无变质或污染；④ 其他原因：环境因素、器材等影响。

5.4.3.5 分析原因采取相应的处理。

5.4.3.5.1 立即重测同一质控品：此步主要用以查明人为误差。重新在控可进行样本检测。若仍失控，则进行下一步操作。

5.4.3.5.2 更换质控品重新测定，若在控，说明上一质控品可能变质或被污染。若仍失控，则进行下一步操作。

5.4.3.5.3 更换相关试剂。若在控，说明试剂无效，可能已变质或被污染。若仍失控，则进行下一步操作。

5.4.3.5.4 请求技术支持，若以上措施都不能纠正失控，那可能是仪器或试剂的原因，只有和仪器或试剂厂家及时联系请求技术支援。

5.4.3.6 如出现失控情况，采取各种有效的纠正措施及时纠正（质控物可重复测定，如结果仍异常，可更换质控品重新测定，如仍异常，应查明原因，上报专业组长，或通知维修工程师）。并在确认重新回复到控制状态后开始标本检测。

5.4.3.7 室内质控数据的管理：在相应的工作日志中记录粪便隐血质控结果，管理 LIS

系统(Levy-Jennings质控图)。

5.5·样本检测

5.5.1 样本准备：将待测的粪便样本采集盒从1号位依次放入操作盘内(盘内共计24个位号)。

5.5.2 试剂板准备：将需要检测的FOB板条放置在样本盘相应位置。

5.5.3 操作步骤

5.5.3.1 添加样本：在样本编号栏输入1，在样本位号栏输入1，点击添加新样本，按此次检测样本数量添加(N≤24)，在未测样本栏处将显示所有添加过的样本编号。若有24个样本，也可点击批量添加，再点击确定则一次性添加24个样本。

5.5.3.2 开始检测：点击开始检测，桌面会出现提醒用户确认所添加的样本数的对话框，点击确定，仪器自动进行检测。

5.5.3.3 加样臂移至标本盒处，加样针下移至标本盒内，仪器将自动添加稀释液并搅拌混匀后成粪便悬液。

5.5.3.4 加样臂自动回到原处后，吸样臂移至标本盒处并下移入标本盒内，自动吸取粪便悬液至仪器计数池内模拟实验室镜检自动采集图像，吸取粪便悬液至板条检测隐血。

5.5.3.5 每个样本完成检测大约需要1 min，即完成粪便形状拍照；粪便标本盒加液和搅拌；吸液至计数池对计数池拍照；吸液至试剂条对试剂条拍照；清洗计数池、回路管道、吸液针；连续完成用户输入的样本数。

5.5.3.6 手动清洗：点击手动清洗，将所测样本全部取出放好，按次将板条收入废弃盒。

5.5.4 结果审核确认：填写报告单，完成隐血、外观、镜检内容。点击报告单，点击1号标本，查看板条OB结果，便隐血试验栏输入相应结果。

5.5.4.1 免疫法结果判读：① 阳性：反应线T与质控线C同时出现一条明显色带；② 弱阳性：质控线C显示明显色带，反应线T较弱色带；③ 阴性：质控线C出现一条色带，反应线T无色带出现；④ 无效：质控线C与反应线T均无色带出现，或仅在反应线T出现一条色带。

5.4.4.2 化学法结果判读：① 阳性：化学试纸片从橙色到黄绿色或深绿色；② 弱阳性：化学试纸片从橙色到浅绿色；③ 阴性：不变色；④ 无效：化学试纸片呈花色。

5.4.4.3 隐血试验最终判定结果

5.4.4.3.1 阳性：① 免疫法与化学法均显示阳性结果，表明样本有血；② 免疫法呈现阳性结果，化学法阴性，表明样本中血红蛋白含量低，为隐性出血；③ 免疫法阴性，化学法阳性，可能为血红蛋白含量过高导致抗原过剩而出现钩状效应，将样本稀释后再检测，免疫法显示阳性，表明消化道有大量出血。

5.4.4.3.2 弱阳性：免疫法弱阳性。

5.4.4.3.3 阴性：① 免疫法和化学法均显示阴性；② 免疫法阴性，化学法阳性，将样本稀释后再检测，免疫法仍阴性，可能为上消化道出血或其他物质干扰。

5.4.4.3.4 无效：免疫法或化学法任意一种出现无效结果，重新测试。

5.5.4.4 查看该样本的性状，在粪便颜色、性状、不消化食物栏处输入相应结果。

5.5.4.5 查看HALO-F280镜检图像，完成图像镜检，具体如下。

5.5.4.5.1　每个样本 9 张图片,左击图片将图片放大,观察图像,将鼠标移至下一张左击观察新图像,共 9 张图像,再将鼠标移至放大的图像上右击鼠标,图像回到原处,仔细观察有无寄生虫、细胞、真菌孢子等。

5.5.4.5.2　并在相应输入栏内(红细胞、白细胞、脓细胞、吞噬细胞、真菌孢子、夏科雷登结晶、蛔虫卵、钩虫卵、鞭虫卵、肠滴虫)输入对应结果。其他未能在仪器界面输入栏输入结果的成分手工录入在患者 LIS 检验报告单中(其他寄生虫、脂肪滴等)。

5.5.4.5.3　如有必要,执行人工显微镜检。

5.5.4.6　最后点击保存报告,如此完成 1 号样本所有检测项目,后续样本参照 1 号样本检测步骤。

5.6·关机:点击手动清洗 3 次,待清洗结束后,打开仪器下盖将废液弃去后将废液桶放回原处。关闭仪器电源按钮,关闭 HALO - F280 软件系统,关闭电脑。

6. 维护与保养

6.1·日常维护:关机前保养点击手动清洗 3 次。待清洗结束后,打开仪器下盖将废液弃去后将废液桶放回原处。注意:当废液达到仪器设定量时,仪器会自动提示。操作人员应及时清理。清理时应作消毒处理,以免污染实验室。关闭仪器电源,关闭工作站。

6.2·按需维护

6.2.1　仪器清洁:仪器的表面应定期用软布擦洗(柔和的清洁剂加温水),清洗后一定要将仪器擦干,注意:不能用化学剂及有机溶液擦洗。缝隙中的灰尘可用湿棉签清除。

6.2.2　保护用户:自动粪便分析前处理系具有安全设计,在发生故障时,仪器提供三级保护以确保安全。首先,软件设定了正常工作范围,其次电路设计确保不超值,最后保险丝将切断电源。自动粪便分析前处理系统的设计可以保证其可靠运行。当然,与其他仪器一样,只有小心地操作、清洁和定期的保养,才能使其提供精确和可靠的结果。

6.2.3　保护仪器:仪器不要频繁开关,两次开关间隔时间要超过 30 s。实验结束后不要马上关闭电源,让风扇继续工作 5 min 后再关机。仪器装有两个 2.0 A 保险丝,用来保护仪器。

6.2.4　更换保险丝:当保险丝发生损坏后,用户可按如下方法更换保险丝:用十字螺丝逆时针拧开保险丝盒盖子,更换保险丝(保险丝型号为 Φ5×20 mm - 2 A、250 V)。

6.2.5　管道保养

6.2.5.1　本仪器的管道的材料是硅胶管,仪器正常运行 6 个月后应对蠕动泵的蠕动管道进行检查,发现严重变形、龟裂等应更换。

6.2.5.2　仪器正常运行 12 个月后应对仪器内部所有连接管道进行检查,发现老化、严重变形、龟裂等应更换,避免破损遗漏液体。

6.2.5.3　检查电磁夹断阀处硅胶管的状况,避免长期工作使管道粘连,影响工作,出现粘连后可以稍微移动电磁阀夹断的位置,状态严重的要进行更换。

6.2.6　仪器的润滑:仪器正常运行 6 个月后应对机械运动进行润滑。运动件:机械手上下运动的升降杆、大盘组件的斜齿轮、蠕动泵的蠕动管等(润滑剂为普通润滑脂)。

6.2.7　计数池保养:计数池如果出现阻塞,点击手动清洗仪器即对计数池、回路管道、吸液针进行自动清洗。多次清洗效果不良可以用注射器抽吸清洗即可。计数池如果出现渗漏液现象,即更换新计数池。

7. 校准

7.1·厂家至少每年对自动粪便分析仪进行校准一次,并提供校准报告。

7.2·仪器校准步骤:工作环境确认,如温湿度、电源电压、电磁干扰、场地放置情况。仪器运行部件及调试参数校准。

7.3·校准审核确认:仪器校准须由有资质厂家工程师进行,并出具信息完整校准报告,经专业组长确认后签字认可。

8. 应急处理

8.1·实验室突发仪器故障,当班人员必须确认故障情况的性质,并立即通知设备科人员前来检查维修。仪器故障短时间内无法修复的情况下,采用备用仪器或方法进行检测。

8.2·电脑与自动粪便分析前处理系统无法联机:检查 RS-232 口是否插紧、插对。

8.3·界面无法打开或不显示图像:检查 USB 口是否插紧、插对。

8.4·运行中通信线断开:屏幕上出现"通信错误"提示,先退出主机系统,关闭电脑及主机电源,插好通信线后,再打开电脑及主机电源,重新进入主机系统后,用户可选择是否从断点处继续运行程序。

8.5·运行中电网断电:停电后,先将电脑及主机电源关闭,等来电后,再打开电脑及主机电源,重新进入系统后,用户可选择是否从断点处继续运行程序。

8.6·图像不稳:如出现所采集的图像不稳定或者稳定图像时间较长,检查电磁夹断阀是否完好,试验截止两根管道的密封性能。检查计数池是否完好。

9. 注意事项

9.1·正确的粪便标本收集方法与时间、有效的标本标记与识别、规定的时间内完成检测等。

9.2·了解患者的饮食及用药情况,如在 3 日内使用肉类、动物内脏类食物或生食含铁质的食物和蔬菜均有可能使 FOB 检测化学法阳性。

9.3·标本应新鲜。使用与仪器匹配、合格、有效期内的试剂。

9.4·严格、规范、正确的操作,合理地应用粪便隐血质控物监测、判断分析仪是否处于最佳或正常的工作状态。

9.5·结合临床,综合分析,必要时手工镜检,以提高检验结果可靠性。

参考文献

[1] 中国合格评定国家认可委员会.医学实验室质量和能力认可准则的应用要求:CNAS-CL02-A001:2023[S/OL].(2023-08-01)[2023-09-26].https://www.cnas.org.cn/rkgf/sysrk/rkyyzz/2023/08/912141.shtml.

[2] 尚红,王毓三,申子瑜.全国临床检验操作规程[M].4版.北京:人民卫生出版社,2015.

(吴　彬)

RT－F600 阴道分泌物检测仪标准操作规程

××医院检验科临检实验室作业指导书	文件编号：××-JYK-××-××-×××
版次/修改：第　　版/第　　次修改	生效日期：　　　　　共　页　第　页
编写人：	审核人：　　　　　批准人：

1. 目的

规范 RT－F600 阴道分泌物检测仪的常规操作,规范开关机、日常使用、维护保养和校准操作,保证结果正确、可靠。

2. 原理

2.1·形态学项目：吸样针吸取定量样本洗脱液,充入计数池,洗脱液流动稳定后,通过显微镜镜头自动捕捉视野拍照片和录视频。通过后台大数据比对,识别照片和视频中的有形成分。形态学检测项目包括：真菌、菌丝、线索细胞、滴虫、上皮细胞、白细胞、杆菌、球菌、红细胞、小圆上皮细胞、清洁度。

2.2·干化学项目：通过一定时间的 37℃孵育,采用光电比色原理,根据测试卡的试剂区与标本中生化成分反应产生的颜色变化,测定标本中生化成分的含量,以定性或半定量的方式报告检测结果。干化学检测项目包括：酸碱度(pH)、脯氨酸氨基肽酶(PIP)、唾液酸苷酶(SNA)、白细胞酯酶(LE)、β－N-乙酰氨基葡萄糖苷酶(NAG)、过氧化氢(H_2O_2)。

3. 运行环境

仪器适合运行的环境温度为 15～30℃,相对湿度为≤80%。仪器使用前,请确认环境温、湿度,如温、湿度超出允许范围,需采取相应纠正措施。

4. 试剂

4.1·试剂组成及储存条件：阴道炎联合检测试剂盒(酶化学反应法)置于 2～8℃、清洗液置于 10～30℃、样本稀释液置于 10～30℃。

4.2·试剂装载：试剂盒从冷藏环境取出,放置室温(20～25℃)平衡 10 min。撕掉铝箔包装袋,取出卡仓后,将卡仓装入 RT－F600 阴道分泌物检测仪。取出 NAG 显色液,打开盖子,将其放置于检测仪的显色剂位。

5. 操作步骤

5.1·工作前检查：检查清洗液是否空,废液是否满,并清空废卡仓。把卡仓装在仪器卡仓模块上。把 NAG 显色液和稀释液打开盖放在仪器指定位置。

5.2·开机：打开仪器电源。打开电脑,启动软件后,输入用户名、密码。登录完成后仪器进行初始化,初始化完成后进入主界面。系统进入后,当黄灯变为绿色指示灯时,即可开始测试。

5.3·定标：不适用。

5.4·室内质控：室内质控可采用原装或第三方质控品。将质控品在室温下放置 15 min 左右,参照样本检测,检查数据并确认质控结果。将质控品检测结果转换为质控数据,若出现失控情况,应立即分析原因,排除影响因素后重新运行质控,待质控在控后方可进行样本检测,并填写《实验室失控报告单》。每批质控品使用结束后填写《实验室室内质控周期性评价报告单》。

5.5·标本检测：样本量在 1 mL 以上，贴标签纸底部到试管底部距离大于 13 mm。将装有样本的试管架缺口向右放置入进样架位置。点击软件右上角三角形键，仪器自动识别样本架并启动测试。在主界面结果查询处可进行结果查询、信息补充修改，对结果进行审核，打印等操作。

5.6·关机：选择关机，退出系统，系统进入各个操作复位。复位完成后才能关闭电脑，最后关闭检测仪电源。（如选择退出，只会退出软件，仪器正常运行。）

6. 维护与保养

6.1·每日维护

6.1.1 检查清洗瓶：确认阴道分泌物检测仪电源是否已关闭。如未关闭，请关闭电源。观察清洗瓶的剩余量。若剩余量不够，则进入下一步。逆时针方向旋下清洗瓶的盖子后，取下清洗瓶的盖子、清洗液导管和清洗液传感器线。穿过清洗瓶盖的清洗液导管和清洗液传感器线伸入清洗瓶内，顺时针方向旋紧清洗瓶的盖子。

6.1.2 检查废液瓶：逆时针方向旋下穿有废液导管和废液传感器线的瓶盖，取下废液瓶的盖子、废液导管和废液传感器线。倒掉废液瓶中的废液。将穿过废液瓶瓶盖的废液导管和废液传感器线伸入废液瓶内，顺时针方向旋紧废液瓶的瓶盖。

6.1.3 检查清洗液连接：检查阴道分泌物检测仪背面的"清洗液"导管固定接头与清洗液导管相连处是否松动。若不松动，则进入下一步；若松动，逆时针方向旋下清洗液导管接头后，再顺时针方向将其重新旋紧。检查阴道分泌物检测仪背面的"清洗液"导管固定接头与清洗液导管相连处是否漏液。若不漏液，则直接进入下一步；若漏液，先用干净纱布将相连处的液体擦干，再将导管接头重新旋紧后，再进入下一步。检查清洗液导管与清洗瓶瓶盖相连处是否漏液。若漏液，用干净纱布将漏液处的液体擦干后，再将相连处的导管接头旋紧。

6.1.4 检查废液连接：检查阴道分泌物检测仪背面的"废液"导管固定接头与废液导管相连处是否松动。若不松动，则进入下一步；若松动，逆时针方向旋下废液导管接头后，再顺时针方向将其重新旋紧。检查阴道分泌物检测仪背面的"废液"导管固定接头与废液导管相连处是否漏液。若不漏液，则直接进入下一步；若漏液，先用纱布将相连处的液体擦干，再将导管接头重新旋紧后，再进入下一步。检查废液导管与废液瓶瓶盖相连处是否漏液。若漏液，用纱布将漏液处的液体擦干后，再将相连处的导管接头旋紧。

6.1.5 检查加样针：观察加样针是否弯曲。若无弯曲，则直接进入下一步；若弯曲，则需更换加样针，联系厂家工程师。观察加样针表面是否有污物。若表面无污物，则直接进入下一步；若表面有污物，则需清洁加样针。观察加样针是否挂液。若不挂液，则直接进入下一步；若挂液，联系厂家工程师。系统清洗加样针时，观察加样针外壁水量是否正常。若外壁水量正常，则直接进入下一步；若外壁水量不正常，联系厂家工程师。系统清洗加样针时，观察加样针内壁流出的水流是否连续、水流方向是否与加样针一致，若内壁水流正常，则操作结束；若内壁水流不正常，则需清理加样针。定位检查：加样针清洗时是否在清洗池的中心位置。

6.2·每周维护

6.2.1 清洁加样针：用镊子夹起蘸有清洗液的纱布，轻轻擦拭加样针表面，尤其注意擦拭针尖，直至针表面光洁、无粘污。

6.2.2　清洗废液瓶：逆时针方向旋下穿有废液导管和废液传感器导管的盖子,清空废液瓶,用清水清洗废液导管和废液传感器,用干净纱布将废液瓶外部和废液导管、废液传感器线上的水珠擦干,将穿过废液瓶瓶盖的废液导管和废液传感器线伸入废液瓶内,顺时针方向旋紧。

6.3·每月维护：清洁消毒阴道分泌物检测仪面板,应定期对仪器面壳进行日常清洗消毒,且使用本节列出的材料对设备进行清洁维护。用干净纱布擦拭检测仪面板。必要时,可用纱布蘸少许清水或消毒剂进行擦拭。

注意：推荐的消毒剂为70％乙醇、70％异丙醇、2％戊二醛＋激活剂。不可用的消毒剂为3％双氧水、邻苯二甲醛。

6.4·半年维护：清洁加样针清洗池：用一根针灸针穿过加样针清洗池内的小孔,清理池内异物。

7. 校准

7.1·校准时机：校准频率为每年至少一次,校准工作一般由厂方工程师定期进行,以确保检测结果正确。在下列情况时可增加校准次数：① 更换试剂批号或出现质控漂移时；② 仪器进行全面保养后；③ 仪器的重要零件更换后。

7.2·方法

7.2.1　有形成分校准：将同一瓶内的校准液混匀后分别倒入 10 个试管内（每管约2 mL）,将试管放置在试管架上,将试管架放在样本传输单元的右侧。在校准界面中输入校准液的批号和均值,然后点击"执行校准"按钮,吸样探针自动执行吸样动作。

7.2.2　干化学标准条测试：把标准条按标记的方向放入选条器中,点击"标准条测试"按钮,仪器开始测试标准条。待测试头扫描完标准条后,软件界面弹出"标准条测试通过或未通过"的提示。"标准条测试通过"后可继续测试。

8. 应急处理

8.1·实验室突发仪器故障,当班人员必须确认故障情况的性质,并立即通知设备科人员前来检查维修。样本采用备用仪器或通道进行检测。

8.2·如操作人员皮肤或衣物上沾到尿液、废液或试剂,应立即用 0.2％过氧乙酸溶液或75％酒精溶液消毒处理,再用肥皂水、清水进行冲洗。如眼睛溅入尿液、废液或试剂,用大量清水冲洗,并采取必要医疗措施。

9. 注意事项

9.1·试剂应在厂商提供的失效期前使用,开封后应在试剂外包装上注明开封日期,并根据试剂说明书内规定的期限内使用完毕。

9.2·仪器与计算机连接时,应保证先切断电源,否则可能会导致电击或仪器出现故障。

参考文献

[1] 中国合格评定国家认可委员会.医学实验室质量和能力认可准则的应用要求：CNAS－CL02－A001：2023［S/OL］.（2023－08－01）［2023－09－26］.https://www.cnas.org.cn/rkgf/sysrk/rkyyzz/2023/08/912141.shtml.

[2] 尚红,王毓三,申子瑜.全国临床检验操作规程［M］.4 版.北京：人民卫生出版社,2015.

（饶应波）

GMD－S600 阴道分泌物检测仪标准操作规程

××医院检验科临检实验室作业指导书		文件编号：××–JYK–××–××–×××		
版次/修改：第　版/第　次修改		生效日期：		共　页 第　页
编写人：		审核人：		批准人：

1. 目的

规范 GMD－S600 阴道分泌物检测仪的常规操作,规范开关机、日常使用、维护保养和校准操作,保证结果正确、可靠。

2. 原理

2.1·形态学项目：流式图像技术。有形成分分析用层流液包裹样本液,使样本液中的有形成分始终以单层独立的方式流动。拍摄成像时样本中的有形成分正好处于显微镜镜头的焦点范围内,样本液从显微镜镜头和高速彩色相机前流过,高速彩色相机拍摄成像。自动图像识别软件首先对拍摄到的每幅图像进行分割,得到包括各个有形成分粒子的小图片,分析系统可将这些“粒子”分成八大类：红细胞、白细胞、线索细胞、上皮细胞、滴虫、杆菌、真菌、杂菌。通过自动图像识别软件进行分类后,统计拍摄到的“粒子”影像数量和计算样本液体积来计算分泌物样本中粒子的浓度。形态学检测项目包括：上皮细胞、白细胞、杆菌、杂菌、红细胞、真菌、滴虫、线索细胞、清洁度。

2.2·干化学项目：采用光电比色原理,根据测试卡的试剂区与标本中生化成分反应产生的颜色变化,测定标本中生化成分的含量,以定性或半定量的方式报告检测结果。干化学检测项目包括：酸碱度(pH)、唾液酸苷酶(SNA)、白细胞酯酶(LE)、过氧化氢(H_2O_2)、N－乙酰氨基己糖、酶(NAG)、乳酸(LA)、OX(氧化酶)、β 葡萄糖醛酸酶(GUS)、脯氨酸氨基肽酶(PIP)。

3. 运行环境

仪器适合运行的环境温度为 5～40℃,相对湿度为≤85％。仪器使用前,请确认环境温、湿度,如温、湿度超出允许范围,需采取相应纠正措施。

4. 试剂

GMD－5C 分析试纸条、细胞保存液、阴道分泌物有形成分染色液、有形成分分析用层流液、有形成分分析用层流液、配套清洗液。

5. 操作步骤

5.1·工作前检查：检查吸样探针是否沾有水滴、脏污;是否弯曲、堵塞;清洗池及染色池是否脏污或堵塞;检查试剂是否充足;检查废料盒是否清空。

5.2·开机：打开左侧电源开关。打开计算机主机及显示器,进入 GMD－S600 全自动。

5.2.1 聚焦程序：在“校准管理”—“聚焦信息”—【聚焦登记】界面输入相关信息,点击“保存”。选定已登记的聚焦液批号,然后单击“执行聚焦”即可,聚焦成功后,仪器自动测试空白,空白通过后,进入待机状态。聚焦结果可在“聚焦结果”界面查看。

5.2.2 有形成分分析用层流液注册：将配置的层流液卡插入计算机主机上的读卡器中,层流液卡即注册成功。点击“系统监控”界面的“更新”按钮后,层流液卡的信息状态、规格、有效期、开瓶日期、保质期显示在软件界面上。

5.2.3　试纸注册：在软件主界面上点击"系统设置"中的"试纸注册"按钮，将读卡器中的层流液卡拔出，插入试纸 IC 卡，点击"注册"按钮。注册成功后，将试纸 IC 卡拔出，重新插入层流液卡即可。

5.3·定标：不适用。

5.4·室内质控

5.4.1　有形成分质控

5.4.1.1　质控品准备：在"质控管理"—"有形成分信息"—【质控登记】，在界面下方登记质控名称、批号、均值、质控厂家和有效期后点击"添加"，质控项目保存到质控登记列表中。选定已登记的有形成分质控批号，按照下方试管摆放示意图摆放试管，点击【执行质控】。有形成分质控结果可在"有形成分结果"界面查看。

注意：阳性质控液须左右摇匀 5～10 次。阴性质控液不含微粒，使用前不用摇匀。

5.4.1.2　质控测试：在质控登记列表中选定已登记的质控批号，在"质控"界面点击"执行质控"按钮，吸样探针自动执行吸样动作，待试管架上的试管测试完成后，质控相关信息及质控状态（通过或失败）显示在屏幕上，仪器自动进入待机状态。测试后质控结果会出现在质控界面的列表里。测试的质控结果可在"质控回顾"和"质控统计"中进行查看。

5.4.2　干化学质控

5.4.2.1　质控品准备：取阴道分泌物干化学分析质控物 GMD‐9(N)阴性和阴道分泌物干化学分析质控物 GMD‐9(N)阳性，平衡至室温（18～25℃）后，揭开瓶盖，用移液器吸取与包装规格同样量的二级水或蒸馏水注入瓶内，加上瓶塞，反复颠倒，确保充分混合溶解。等待5～10 min，完全溶解后将其分别倒入两个试管中；依次将装有阴性质控品和阳性质控品的试管放在试管架上。

5.4.2.2　质控测试：勾选两种质控品，点击"执行质控"按钮，吸样探针自动执行吸样动作。测试完成后，质控结果显示在当前图表数据栏中，仪器自动进入待机状态。测试的质控结果可在"质控回顾"和"质控统计"中进行查看。

5.4.3　质控频率：每天开始测试样本前执行一次质控。若出现失控情况，应立即分析原因，排除影响因素后重新运行质控，待质控在控后方可进行样本检测，并填写《实验室失控报告单》。每批质控品使用结束后填写《实验室室内质控周期性评价报告单》。

5.5·样本检测

5.5.1　常规测试：将样本按登记的管号、架号放置在专用试管架上，将试管架按顺序放在样本传输单元右侧。点击"样本管理"按钮，选择所需要的测试模式。仪器包括单测干化学、单测妇科分泌物有形成分或妇科分泌物有形成分＋干化学三种测试模式。点击"启动"按钮即可开始样本测试。

5.5.2　急诊测试：将装有标本的试管帽打开，加入 1.2 mL 的细胞保存液，浸泡 6 min 后充分混匀，将其放置在急诊位置，点击"急诊"，输入样本号，点击"确认"开始急诊样本测试。

5.5.3　样本审核：点击"样本登记"工作区已测试完毕的样本，点击一条记录进入样本图片回顾界面，右侧为干化学结果，左侧为分析结果，可查看结果中每种有形成分。双击分析系统结果带有细胞标识的按钮，可将影像放大显示。如识别有误，可选中图片点击右边对应的类别按钮,完成重新分类,返回后点击接收进行保存确认,然后返回样本登记界面点击"审核"。

5.6·关机

5.6.1　关机前取出试纸盒内未使用完的试纸,放置在有干燥剂的密闭容器内并保存在冷藏冰箱。

5.6.2　每日完成测试后,在待机状态下点"关机"按钮进入"关机"窗体,点击"关机"按钮,退出系统,关闭仪器电源。

6. 维护与保养

6.1·每日维护

6.1.1　清理废料盒和废液桶

6.1.2　清洗流动池/染色池:点击"系统维护"界面中的"仪器维护"选项卡;取 1 只标配试管加入 6 mL 妇科分泌物分析系统清洗液,放在分析系统急诊位,点击【清洗流动池】按钮,吸样针吸取妇科分泌物分析系统清洗液,对流动池/染色池浸泡约 20 min 后,再进行清洗(操作按屏幕提示进行)。

6.2·每周维护

6.2.1　清洁吸样针外壁:打开分析系统左前门,将探针臂移到样本传输单元的上方,用蘸有酒精的棉签擦拭针的外壁。

6.2.2　清洁废液清洗池:用棉签蘸妇科分泌物分析系统清洗液对废液清洗池内壁进行擦拭清洁,同时擦拭清洗池的上表面。

6.2.3　清洁染色池:用棉签蘸妇科分泌物分析系统清洗液对染色池的内壁进行清洁;同时擦拭染色池的上表面。

6.2.4　清洁试纸载台、整体齿板及纸屑。

6.3·每月维护:清洁光纤传感器反光镜,清洁条形码阅读器扫描窗,清洁样本传输单元工作面板及清洁计数器小球,清洁开盖模块穿刺针。

6.4·其他维护

6.4.1　灌充液路:点击"系统维护"界面中"仪器维护"选项卡,点击【灌充液路】按钮。

6.4.2　试纸密封仓干燥剂的更换:分析系统的屏幕上出现"试纸仓内湿度过高"的提示后,进行干燥剂的更换。

6.4.3　更换样本过滤网:分析系统长时间使用或测试大量样本后,样本中的大颗粒物质(黏液丝、黏性分泌物等)可能会造成样本过滤网堵塞,当软件提示更换过滤网时,进行样本过滤网的更换。

7. 校准

7.1·校准时机:校准频率为每年至少一次,校准工作一般由厂方工程师定期进行,以确保检测结果正确。在下列情况时可增加校准次数:① 更换试剂批号或出现质控漂移时;② 仪器进行全面保养后;③ 仪器的重要零件更换后。

7.2·方法

7.2.1　有形成分校准

7.2.1.1　将同一瓶内的校准液混匀后分别倒入 10 个试管内(每管约 2 mL),将试管放置在试管架上,将试管架放在样本传输单元的右侧。

7.2.1.2　在校准界面中输入校准液的批号和均值,然后点击"执行校准"按钮,吸样探针自动执行吸样动作。

7.2.2　干化学标准条测试:把标准条按标记的方向放入选条器中,点击"标准条测试"按钮,仪器开始测试标准条。待测试头扫描完标准条后,软件界面弹出"标准条测试通过或未通过"的提示。"标准条测试通过"后可继续测试。

8. 应急处理

实验室突发仪器故障,当班人员必须确认故障情况的性质,并立即通知设备科人员前来检查维修。仪器故障短时间内无法修复的情况下,采用备用仪器进行检测。

9. 注意事项

9.1·仪器在进行测试时需要先进行复位动作,测试期间请勿将手伸入仪器的运动范围内,否则可能受伤。

9.2·应将层流液、染色液、细胞保存液视为腐蚀性的液体。一旦触及皮肤或眼睛,请用大量的清水冲洗。

9.3·测试前,请充分混匀分泌物样本,请勿离心样本,否则会影响检测结果的灵敏度。

参考文献

[1] 中国合格评定国家认可委员会.医学实验室质量和能力认可准则的应用要求:CNAS‐CL02‐A001:2023[S/OL].(2023‐08‐01)[2023‐09‐26].https://www.cnas.org.cn/rkgf/sysrk/rkyyzz/2023/08/912141.shtml.

[2] 尚红,王毓三,申子瑜.全国临床检验操作规程[M].4版.北京:人民卫生出版社,2015.

(饶应波)

DI-60数字细胞分析仪标准操作规程

××医院检验科临检实验室作业指导书	文件编号：××-JYK-××-××-×××		
版次/修改：第　版/第　次修改	生效日期：	共　页　第　页	
编写人：	审核人：	批准人：	

1. 目的

规范DI-60数字细胞分析仪标准操作规程,确保血液细胞形态学分析结果的准确性。

2. 原理

2.1·仪器扫描到白细胞单细胞层并定位。从血涂片细胞层较厚一侧固定位置开始向细胞层较薄一侧逐一扫描,在10倍镜下抓取图像直到确定图像起始点及终止点,一旦起始点和终止点被确定,即根据巴特曼形式对单细胞层进行扫描(10倍镜),细胞坐标即被储存,当扫描到3倍于设定的分析细胞数量的被染色目标,或者到达扫描终止点时,扫描即停止。随后系统自动转换到100倍物镜,抓取细胞图像。

2.2·细胞预分类。预分类基于人工神经网络系统训练已知细胞,计算细胞多种特征,获得识别细胞的信息。预分类结果支持人工调整。仪器分类只能作为血细胞分类的人工辅助筛选、判断,不能作为直接报告的依据,检测后需人工复核。

3. 运行环境

仪器适合运行的环境温度为-10～60℃,相对湿度为20%～80%。仪器使用前,请确认环境温、湿度。如温度、湿度超出允许范围,需采取相应纠正措施。

4. 试剂

配套浸镜油。

5. 操作步骤

5.1·工作前检查：确保检测设备和辅助设备的电源受IPU控制,可以始终保持主电源开关打开。确认有足够的浸镜油用于全天样本分析,确认输入输出轨道是清空的,确认仓口关闭。

5.2·开机：开启载玻片扫描装置和系统计算机,等待载玻片扫描装置的状态指示灯停止闪烁并关闭。在登录对话框中,键入用户名、密码并选择所需的数据库：处理数据库/导出数据库/扫描数据库。单击确定完成IPU登录。

5.3·定标(不适用)。

5.4·室内质控

5.4.1 选择一份白细胞计数在正常范围内,建议高于7×10^9/L,新鲜染色的血液样本。上方加贴QC标签,放入分析仪输入轨道中进行分析。检查数据并确认质控结果。

5.4.2 室内质控初始化：系统定位>100个有核细胞。非有核细胞(如破碎细胞)的百分比不得超过有核细胞总数的30%。

5.4.3 质控结果如不通过要求查找原因及纠正,并填写失控报告。

5.5·标本检测

5.5.1　样本上机检测。确认分析仪器上的状态指示灯。绿灯亮起直接将载玻片放到分析仪输入轨道中,处理载玻片。测定完成后,载玻片暗合在输出轨道回收,载玻片在载玻片回收盒中回收。

5.5.2　结果分类核实

5.5.2.1　白细胞核实

5.5.2.1.1　可以浏览系统所识别的所有白细胞种类,也可以对白细胞重新分类和添加注解。

5.5.2.1.2　系统处理过的所有细胞分类以图像形式显示在下一页。系统白细胞和非白细胞的自动预分类以一个小点或箭头表示。

5.5.2.1.3　箭头表示自动预分类的细胞种类。把光标放在箭头上可以看见细胞的最终类别。

5.5.2.1.4　对白细胞再分类可以通过拖曳和下拉把白细胞从一个图库移动到另一个图库。把光标放在细胞图像上,单击并按住鼠标左键,拖动光标到目的图库后松开按键。

5.5.2.2　红细胞特征描述。

5.5.2.2.1　红细胞概貌图像相当于8个高倍视野范围(100倍物镜和1个22 mm的目镜)。

5.5.2.2.2　在栏目标记中,红细胞形态特征描述分为:

正常:栏目0中的绿色圆点表示正常水平。

轻度:栏目1中的红色圆点表示目前的形态处于较低的水平。

中度:栏目1~2中的红色圆点表示目前的形态处于中等水平。

显著:栏目1~3中的红色圆点表示目前的形态处于高位水平。

注意:最右边的栏目显示所查询的红细胞形态特征在概貌图像中的百分率。如果特征预描述被手册的特征描述所拒绝,百分率显示较暗淡。

5.5.2.2.3　红细胞结果报告有两种方式。选择单选按钮全部报告为0至正常,选择单选按钮使用系统的定性结果。

5.5.2.2.4　血小板估算。选择计算每个方格的血小板数单选按钮,逐一选择输入字段,计数图像窗口中的血小板数量,然后在输入字段中键入该数量,单击血小板计数面板中的计算血小板结果。

5.5.2.2.5　签核载玻片。单击签核,签核载玻片对话框显示,输入用户名和密码,单击确定。

5.6·关机:确认分析仪器上的状态指示灯。绿灯亮起弹出系统中存留的所有的载玻片回收盒。在文件菜单中选择退出。关闭系统计算机,关闭载玻片扫描装置。

6. 维护与保养

6.1·每周维护

6.1.1　清洁物镜和LED载物台。打开机盖,使用无绒软布轻轻擦拭LED载物台,使用拭镜纸轻轻擦拭每个物镜镜头。必要时,使用异丙醇清洁物镜。

6.1.2　清洁机盖和底盘。

6.2·其他保养:出现无法处理的保养及错误,由仪器维修工程师负责维修。

7. 校准

7.1·校准时机:校准频率为每年至少一次,校准工作一般由厂方工程师定期进行,以确保检测结果正确。在下列情况时可增加校准次数：① 更换试剂批号或出现质控漂移时；② 仪器进行全面保养后；③ 仪器的重要零件更换后。

7.2·方法

7.2.1　校准人员：经厂家严格培训的工程师。

7.2.2　校准品：配套校准玻片。

7.2.3　校准内容：光学系统调整、使用校准玻片进行校准操作。

8. 应急处理

实验室突发仪器故障，当班人员必须确认故障情况的性质，并立即通知设备科人员前来检查维修。仪器故障短时间内无法修复的情况下，采用备用仪器或方法进行检测。

9. 注意事项

9.1·浸镜油应在厂商提供的失效期前使用，不同品牌镜油不可混用。

9.2·仪器与计算机连接时，应保证先切断电源，否则可能会导致电击或仪器出现故障。

参考文献

[1] 中国合格评定国家认可委员会.医学实验室质量和能力认可准则的应用要求：CNAS－CL02－A001：2023[S/OL].(2023－08－01)[2023－09－26].https://www.cnas.org.cn/rkgf/sysrk/rkyyzz/2023/08/912141.shtml.

[2] 尚红,王毓三,申子瑜.全国临床检验操作规程[M].4版.北京：人民卫生出版社,2015.

（金　红）

MC-80 数字细胞分析仪标准操作规程

××医院检验科临检实验室作业指导书	文件编号：××-JYK-××-××-×××
版次/修改：第　　版/第　　次修改	生效日期：　　　　共　页　第　页
编写人：	审核人：　　　　批准人：

1. 目的

规范 MC-80 数字细胞分析仪标准操作规程，确保形态学分析结果的准确性、可靠性。

2. 原理

2.1·使用显微镜低倍物镜进行涂片扫描，寻找并确定镜检区域。拍摄涂片该区域在低倍物镜下的数字图像，识别并定位目标细胞。切换油镜，并依据上述定位的位置信息，拍摄目标细胞或区域的数字图像。

2.2·白细胞初步分类：对白细胞数字图像进行特征提取，提取出色彩特征、纹理特征和几何特征信息，形成用以表征细胞类别的特征向量，然后使用分类器依据得到的特征向量判断细胞图像所属的类别，进行初步分类。初步分类结果支持人工调整（仪器分类只能作为血细胞分类的人工辅助筛选、判断，不能作为直接报告的依据，检测后需人工复核）。参考 WS/T 246—2005《白细胞分类计数参考方法》中对不同类型白细胞的特点描述，汇总特征见表1。

2.3·红细胞形态描述：分析仪依据色彩特征及几何特征，进行红细胞形态描述。操作人员可以人工调整形态描述结果。参考国际血液学标准化委员会（ICSH）发布的关于外周血细胞形态学特征分级与命名规范化的建议中对红细胞的特点描述见表2。

表 1　白细胞特点描述

特征向量	特 点 描 述
色彩特征	细胞颜色 颗粒颜色 细胞质颜色
纹理特征	细胞质颗粒的多少或大小 细胞核染色质、副染色质的细致度 核仁有无
几何特征	核浆比 细胞大小和形状 细胞核形态

表 2　红细胞特点描述

特征向量	特 点 描 述
色彩特征	色彩 色彩深浅
几何特征	细胞核无 细胞大小 胞体形态 中央淡染区大小

2.4·血小板数目估算

2.4.1　自动估数血小板估计值＝血小板数目/红细胞数目×红细胞计数值。

2.4.2　手动估数血小板估计值＝方格内血小板数×血小板估计系数。

3. 运行环境

仪器适合运行的环境温度为 15～32℃，相对湿度为 30%～85%。仪器使用前，请确认环境温、湿度,如温度、湿度超出允许范围,需采取相应纠正措施。

4. 试剂

配套浸镜油。

5. 操作步骤

5.1・工作前检查:检查装载台及仪器内部,玻片篮、玻片或其他杂物是否都已清除。检查主机的电源插头是否安全插入电源插座。检查电脑和打印机。

5.2・开机:开启仪器侧面电源,主机完成开机自检,屏幕提示"是否已清空回收盒",清空玻片回收盒,选择"是",打开并登录 PC 端软件。

5.3・定标:不适用。

5.4・室内质控

5.4.1　自动进样方式:在 PC 端软件上开启自动质控,在设置的时间段内仪器将自动挑选符合要求的样本进行质控涂片的制备以及检测。

5.4.2　手动进样方式:挑选合适的新鲜外周血样本制备涂片,编号以 QC 开头并以数字结尾,在"样本分析"界面点击"单片进样"按钮,进入单片进样模式设置对话框,将质控涂片放置在单片进样位后点击"开始"进行检测。

5.4.3　质控结果审核:完成质控涂片扫描后,进入 PC 端软件阅片质控界面,浏览所有概览图,标注出"漏检有核细胞数"和"校正有核细胞数",软件自动计算出定位准确率。如果定位准确率≥97%并且非有核细胞数≤30%,则证明分析仪能够准确定位工作区域的有核细胞,质控通过;如果定位准确率<97 或非有核细胞数>30%,则说明质控未通过,可能存在以下原因(表 3),需纠正失控原因并填写失控报告后再次检测,在控后方可开展当日的检测。

表 3　失控原因及解决方案

问　　题	原　　因	建议的解决办法
质控失败	血涂片外形不合格 涂抹细胞或沉渣过多 白细胞计数低 染色过深或过浅 仪器失控	血涂片外形头体尾分明,没有可见空泡或划痕 镜下无明显沉渣、破碎及涂抹细胞等非有核细胞;非有核细胞不得超过有核细胞总数的 30% 制备一张 WBC>7.0×10^9/L 的新质控片 调整染色,确保染色颜色及深浅均在正常水平 联系客服工程师
几乎所有方框都远离细胞	XYZ 平台问题或校准错误	联系客服工程师
同一细胞多次计数,或系统显示重复的细胞图像	细胞体积过大或处于凋亡状态,系统将一个白细胞的不同部位识别成多个细胞	在进行样本分析,人工审核样本结果时,如果发现同一个细胞重复,则仅计数一个有核细胞(可删除重复细胞)
2 个或多个细胞在同一个框中	细胞贴得太近,系统将两个或多个细胞识别成一个细胞	不算遗漏细胞,发生这种情况时,无需对有核细胞进行校正(在人工审核样本结果时,可用细胞拆分功能将细胞一一拆分)

5.5・标本检测

5.5.1　手动进样方式:在"样本分析"界面点击"单片进样"按钮,进入单片进样模式设置对话框,选择对应的检测模式。如不点击"人工输入样本编号",则默认扫描涂片条码;点击则需录入第一个样本的编号,并以数字结尾。

5.5.2　自动进样方式:在"样本分析"界面点击"自动进样"按钮,进入自动进样模式设置对话框选择对应的检测模式。如不点击"人工输入样本编号",则默认扫描涂片条码,如点击,则需要录入第一个样本的编号,并以数字结尾,同一分析批的后续样本的样本编号在上一个样本的样本标号基础上依次加1。如未启用"人工输入样本信息",则仪器能够对进入进样轨道的涂片进行自动分析,默认读取涂片条码并查询工作单。

5.5.3　结果审核

5.5.3.1　查看、调整白细胞分类结果:在PC端软件选中需要查看的样本,点击"白细胞"标签查看白细胞分类结果。点击某一分类参数或拖动右侧滚动条查看某一分类细胞图像,双击细胞图像后可使用鼠标滚轮调节图片尺寸。可使用:① 按钮显示/隐藏细胞定位;② 按钮显示/隐藏细胞编号;③ 按钮分割多个细胞;④ 按钮导出细胞图片;⑤ 拖拽或右键方式对细胞图片进行重分类;⑥ 按钮撤回上一步重分类动作;⑦ 按钮删除细胞图片;⑧ 按钮标记细胞涂片。

5.5.3.2　查看、调整红细胞分类结果:在PC端软件选中需要查看的样本,点击"红细胞"标签查看红细胞分类结果。点击红细胞形态描述查看分割图或点击红细胞参数查看高亮细胞概览图,通过鼠标滚轮可调节概览图尺寸。可使用:① 按钮导出红细胞概览图;② 按钮将红细胞参数结果全部恢复为默认值;③ 按钮将红细胞参数结果全部设置为正常;④ 点击程度按钮手动编辑某一参数的结果。

5.5.3.3　查看、调整血小板结果:在PC端软件选中需要查看的样本,点击"血小板"标签查看血小板结果。点击:① "PLT-Pro"标签查看血小板聚集情况,双击聚集图片可使用鼠标滚轮调节图片放大尺寸。可手动编辑血小板聚集的定性结果;② "PLT估数"标签查看血小板估数情况,点击血小板计数框查看对应的概览图并确认血小板数量后可获得血小板估数结果。

5.5.3.4　查看数字玻片结果:分析仪提供血涂片数字扫描并保存的功能。数字玻片图像显示的是血涂片概览图像。在PC端软件点击"数字玻片"按钮,选中需要查看的玻片查看概览图,可通过点击缩略图选择需要查看的位置区域,可通过双击概览图并滚动鼠标滚轮调节图像尺寸。

5.5.3.5　审核、发送样本记录:① 选中一条或多条样本,点击"审核"按钮可完成样本记录审核,审核前须手动查看、确认所有图片的分类结果,否则审核时仪器会弹出提示框,若选择强制审核,则未完成查看的项目不能发送至LIS;② 当软件与LIS连通时,软件自动将经过审核的样本结果上传至LIS,也可通过手动点击"通信"按钮完成通信。

5.6·关机

5.6.1　手动关机:确认仪器已经完成工作,在分析仪主机软件上点击菜单按钮"关机"—"确定",等待关机程序完成后,分析仪屏幕黑屏并显示"请关闭仪器电源!",选择关闭侧面电源开关。清空玻片回收盒,按要求进行玻片处理和保存,关闭PC端软件电脑。

5.6.2　自动关机:在分析仪主机软件上设置预约开关机时间,当到预约关机时间时,分析仪将自动进入关机程序,关机完成后无需关闭仪器电源。清空玻片回收盒,按要求进行玻片处理和保存,关闭PC端软件及电脑。

6. 维护与保养

6.1·日常维护：参照本程序 5.6 关机程序执行。

6.2·其他保养

6.2.1 清洁显微镜镜头：当发现拍摄图像模糊时，及时清洁显微镜镜头，仪器关机后，打开分析仪面壳和防护面板，使用干净的无绒擦镜布擦拭显微镜物镜（必要时蘸取少量异丙醇或稀释的中性清洁剂擦拭）。

6.2.2 清洁 XYZ 平台：每月定期清洁 XYZ 平台上遗留的镜油。仪器关机后，打开分析仪面壳和防护板，使用干净的无绒擦镜布擦拭显微镜物镜（必要时蘸取少量异丙醇或稀释的中性清洁剂擦拭）。

6.2.3 清洁仪器面壳：有需要时，使用干净的抹布，蘸清水、75％乙醇清洁仪器面壳。

7. 校准

7.1·校准频率：校准频率为每年至少一次，校准工作一般由厂方工程师定期进行，以确保检测结果正确。在下列情况时可增加校准次数：① 更换试剂批号或出现质控漂移时；② 仪器进行全面保养后；③ 仪器的重要零件更换后。

7.2·方法

7.2.1 校准人员：经厂家严格培训的工程师。

7.2.2 校准品：配套校准玻片。

7.2.3 校准内容：光学系统调整、使用校准玻片进行校准操作。

8. 应急处理

实验室突发仪器故障，当班人员必须确认故障情况的性质，并立即通知设备科人员前来检查维修。仪器故障短时间内无法修复的情况下，采用备用仪器或方法进行检测。

9. 注意事项

9.1·浸镜油应在厂商提供的失效期前使用，不同品牌浸镜油不可混用。

9.2·当玻片回收盒在机工作时，切勿将玻片推入仪器内部，以免造成玻片损坏和仪器故障。

9.3·样本上机检测前应去除玻片表面浸镜油。

参考文献

[1] 中国合格评定国家认可委员会.医学实验室质量和能力认可准则的应用要求：CNAS‐CL02‐A001：2023[S/OL].(2023‐08‐01)[2023‐09‐26].https://www.cnas.org.cn/rkgf/sysrk/rkyyzz/2023/08/912141.shtml.

[2] 尚红,王毓三,申子瑜.全国临床检验操作规程[M].4 版.北京:人民卫生出版社,2015.

[3] Palmer L, Briggs C, McFadden S, et al. ICSH recommendations for the standardization of nomenclature and grading of peripheral blood cell morphological features[J]. Int J Lab Hematol, 2015, 37: 287‐303.

[4] 白求恩精神研究会检验医学分会,中华医学会检验医学分会血液体液学组,中国医学装备协会检验医学分会基础检验设备学组.人工智能辅助外周血细胞形态学检查的中国专家共识[J].中华检验医学杂志,2023,46(3): 243‐258.

（金 红）

Morphogo 骨髓细胞形态学分析仪标准操作规程

××医院检验科临检实验室作业指导书		文件编号：××-JYK-××-××-×××	
版次/修改：第　　版/第　　次修改		生效日期：	共　　页　第　　页
编写人：		审核人：	批准人：

1. 目的

规范 Morphogo 骨髓细胞形态学分析仪标准操作规程，确保骨髓血细胞形态学分析结果的准确性、可靠性。

2. 原理

2.1·通过显微镜在 40 倍镜下全骨髓涂片扫描，对合适的区域进行 100 倍扫描获得数字化图像，经处理后获得标准化图像，再对处理后的图像进行图像分割获得形状、纹理、颜色、核浆比等特征值，将这些特征值进行组合用于细胞定位及分类，并根据特征值的符合程度给出细胞类型的建议，分类值由诊断医生进行人工复核，结合复核结果进行细胞分类统计，诊断医生在系统预先建立好的报告模板中进行编辑，生成最终的检测报告。

2.2·细胞预分类：建立一个多层卷积神经网络模型，对模型进行训练，计算细胞多种特征，获得识别细胞的信息，并进行细胞预分类。预分类结果支持人工调整（仪器分类只能作为血细胞分类的人工辅助筛选、判断，不能作为直接报告的依据，检测后需人工复核）。

3. 运行环境

仪器适合运行的环境温度为 5~40℃，相对湿度≤80%。仪器使用前，请确认环境温度、湿度，如温度、湿度超出允许范围，需采取相应纠正措施。

4. 试剂

配套浸镜油。

5. 操作步骤

5.1·工作前检查：确保检测设备和辅助设备的电源连接完整，确保主电源开关打开，服务器开启，软件主机硬件正常连接，设备、全局盒、二维码打印机和软件主机均已正常连接。确认有足够的浸镜油，确认打印机内有足够的打印纸，电源插座连接良好，确认仪器进出舱门保持关闭，进样区是空的。

5.2·开机：开启仪器电源，打开采集端主机，登录账号，仪器开始自动运行自检程序。

5.3·定标：不适用。

5.4·室内质控

5.4.1　选择样本：选择一份骨髓细胞形态学涂片，建议选择增生活跃骨髓象样本，在"新建项目"界面填写样本信息，在全局盒扫描图中设置拍摄模式及需采集的目标有核细胞、巨核细胞数量，打印二维码并粘贴在标记区，新建项目完成。将样本置入玻片盒并放入扫描仪。

5.4.2　室内质控初始化

5.4.2.1　普通拍摄模式：系统自动上片、识别二维码、定位、拍摄涂片中有核细胞、巨核细胞的数量应分别大于等于新建项目时设置的有核细胞、巨核细胞数量。则证明仪器能够准确定位工作区域的有核细胞、巨核细胞,质控通过。反之则质控未通过,需纠正失控原因并填写《实验室失控报告单》。

5.4.2.2　预拍摄模式:系统自动上片、识别二维码、定位、拍摄涂片,完成 40 倍镜全片扫描,在合适区域内,批量添加有核细胞、巨核细胞纠正定位后,100 倍油镜拍摄的有核细胞、巨核细胞数量为标记数量 ±3%,且大于等于设置的数量,说明质控通过,反之则质控未通过,需纠正失控原因并填写《实验室失控报告单》。

5.5·标本检测

5.5.1　样本采集操作流程:进入采集端软件,点击"新建项目",创建项目患者临床信息,选择审核人,点击"添加涂片",放置玻片至全局盒,选择拍摄模式。

5.5.1.1　普通拍摄模式:在全局盒的扫描图中确定 40 倍镜平扫范围及 100 倍油镜的拍摄区域后,打印并粘贴二维码,将样本置入玻片盒后放入扫描仪,点击"自动拍摄"按键,拍摄的样本将生成数字化图片,相应信息将上传服务器,供审核端下载审核。

5.5.1.2　预拍摄模式:在全局盒的扫描图中确定 40 倍镜平扫范围后,打印并粘贴二维码,将样本放置入玻片盒后放入扫描仪,点击"自动拍摄"按键,拍摄样本将生成 40×平扫图,通过人工选择有核细胞、巨核细胞的拍摄区域后,再次点击"自动拍摄"按键,系统将自动将该样本提至 100 倍油镜拍摄,生成的数字化图片信息并上传服务器,供审核端下载审核。

5.5.2　结果审核:仪器完成样本采集后,进入 PC 端软件下载并查看项目,在"审核人"界面,点击"采用预分类",可对预分类错误的细胞进行修改操作,标记需要报告的细胞图片,完成人工阅片审核后,点击"上传"按钮。

5.6·关机

5.6.1　电脑主机关机:确认仪器完成工作,点击右上角的"×",即可关闭软件。软件关闭后,在电脑主机软件上点击菜单按钮"关机",等待关机程序完成。

5.6.2　仪器关机:在确认仪器完成工作后,清空玻片盒,按要求进行玻片处理和保存。按扫描仪正面开关按钮,等待仪器电源指示灯熄灭后,即完成仪器关机。

6. 维护与保养

6.1·日常仪器维护:每日至少进行一次仪器日常维护,包括清洁仪器表面、清洗玻片盒。

6.2·定期维护:定期维护周期为每年一次,由仪器维修工程师负责。

7. 校准

7.1·校准频率:校准频率为每年至少一次,校准工作一般由厂方工程师定期进行,以确保检测结果正确。在下列情况时可增加校准次数:① 更换试剂批号或出现质控漂移时;② 仪器进行全面保养后;③ 仪器的重要零件更换后。

7.2·方法

7.2.1　校准人员:经厂家严格培训的工程师。

7.2.2　校准品:配套校准玻片。

7.2.3　校准内容:光学系统调整、使用校准玻片进行校准操作。

8. 应急处理

实验室突发仪器故障,当班人员必须确认故障情况的性质,并立即通知设备科人员前来检查维修。仪器故障短时间内无法修复的情况下,采用备用仪器或方法进行检测。

9. 注意事项

9.1·浸镜油应在失效期前使用,不同品牌浸镜油不可混用。

9.2·当玻片盒在机器内部工作时,切勿打开舱门将其他玻片盒推入仪器内部,以免造成玻片损坏和仪器故障。

9.3·样本上机检测前应确认玻片表面浸镜油已去除。

参考文献

[1] 中国合格评定国家认可委员会.医学实验室质量和能力认可准则的应用要求:CNAS-CL02-A001:2023[S/OL].(2023-08-01)[2023-09-26].https://www.cnas.org.cn/rkgf/sysrk/rkyyzz/2023/08/912141.shtml.

[2] 尚红,王毓三,申子瑜.全国临床检验操作规程[M].4版.北京:人民卫生出版社,2015.

[3] 中华医学会血液学分会实验诊断血液学学组.血细胞形态学分析中国专家共识(2013年版)[J].中华血液学杂志,2013,34(6):558-560.DOI:10.3760/cma.j.issn.0253-2727.2013.06.026.

（金　红）

RT－S100精子质量分析仪标准操作规程

××医院检验科临检实验室作业指导书		文件编号：××-JYK-××-××-×××	
版次/修改：第　　版/第　　次修改		生效日期：	共　　页 第　　页
编写人：	审核人：		批准人：

1. 目的

规范 RT－S100 精子质量分析仪的使用、维护和保养过程,确保仪器设备处于良好状态,保证检验质量。

2. 原理

全流程在 37℃ 恒温条件下进行,采用全封闭检测模式,应用相差显微镜的 10× 和 20× 物镜自动切换捕捉成像,拍摄高质量精子图像和运动视频,遵循 WHO 与国际 CASA 标准,自动计算分析精子浓度,活力等级与相关动力 CASA 参数,为临床判读提供更有效的举证。

3. 运行环境

为保证分析系统正常运行,必须在满足下列条件和维持相应环境的情况下运行仪器:分析仪操作电压 220 V 交流电,频率 50 Hz,功率 150 VA;室温保持在 18～32℃,相对湿度 30%～85%,污染等级 2;仪器背板和墙壁之间的距离必须大于 10 cm;仪器使用前,请确认环境温、湿度,并填写《实验室温度、湿度记录表》。如温度、湿度超出允许范围,需采取相应纠正措施。

4. 试剂

精液样本稀释试剂盒由计数卡、样本杯、酶清洗液、稀释液组成。若试剂盒未开封,有效期为 12 个月;若试剂盒开封(计数卡铝箔袋撕开)后,计数卡有效期为 6 个月,酶清洗液、稀释液、样本保存液开盖后的有效期为 2 个月。试剂开封需注明开封时间。

5. 操作步骤

5.1 · 工作前检查

5.1.1　前期准备:检查清洗瓶是否空,废液瓶是否满,并清空废卡仓;打开样本门,将卡仓装在仪器卡仓模块上;将酶清洗液、稀释液、样本保存液打开盖,放到仪器指定位置。

5.1.2　标本要求:禁欲时间 2～7 日;用手淫法或取精器取精;采用对精子无毒性的玻璃或塑料容器;于取精后 1 h 内检测样本。

5.2 · 开机:打开分析仪电源、电脑,并启动软件。输入用户名和密码,点击"登录"按钮。仪器进入初始化阶段,初始化完成后,进入分析仪软件主界面。

5.3 · 定标:不适用。

5.4 · 室内质控:在"质量控制"界面,可进行质控设置、质控申请、质控结果查询等操作。

5.4.1　质控品:采用血小板乳胶微粒标准物质,颗粒浓度 $209.9 \times 10^9/L$(中值),有一定的波动,具体根据采购的批号说明书。本标准物质采用 5 mL 洁净西林瓶装,每瓶 ≥1.5 mL,使用时应在干净的环境中 5～35℃ 室温避光保存,在样品不被污染的条件下,开瓶有效期 1 周。

5.4.2　质控品的制备将血小板乳胶微粒标准物质,按下列步骤稀释制备高、中、低浓度质控品(建议使用高、中浓度质控品)。

5.4.3　配制步骤:在干净的环境中,室温 15～30℃条件下制备、使用;将标准物质用超声处理 5 min 摇匀 100 次,按与临床检验血液样品定量抽取和稀释相同的方法,由悬浮液中定量吸取样本并按需进行稀释。

5.4.3.1　高浓度($100 \times 10^6 \sim 120 \times 10^6/\mathrm{mL}$):标准物质 100 μL + 生理盐水 100 μL。

5.4.3.2　中浓度($60 \times 10^6 \sim 80 \times 10^6/\mathrm{mL}$):标准物质 100 μL + 生理盐水 200 μL。

5.4.3.3　低浓度($20 \times 10^6 \sim 25 \times 10^6/\mathrm{mL}$):标准物质 100 μL + 生理盐水 900 μL。

5.4.4　配制完成后采用血球计数板确认配制浓度,高浓度质控品允许偏差 $\pm 4 \times 10^6/\mathrm{mL}$,中浓度允许偏差 $\pm 2 \times 10^6/\mathrm{mL}$,低浓度允许偏差 $\pm 1 \times 10^6/\mathrm{mL}$。

5.4.5　使用方法

5.4.5.1　质控初始化:将质控品测试各 20 次,作为初始数据,当进行下一次测试时,可生成质控图,质控品上机前人工充分混匀后,放入质控位置,首次建立质控图的质控品用量不低于 2.5 mL,后续每日质控的用量不低于 1 mL,每日质控建议现配现用。采用 1_{3s} 和 2_{2s} 两个分别反映随机误差和系统误差的质控规则,开始以后的日常质量控制。

5.4.5.2　出现失控情况,采取相应的处理并记录失控处理情况,并在确认重新回复到在控状态后开始标本检测。

5.5·样本测试:日常质控通过,待仪器指示灯由黄色变为灰色时,可开始样本测试。

5.5.1　样本量需≥500 μL,粘贴条形码时应平整无褶皱地贴在样本杯的周围。

5.5.2　将已加入样本的计数卡卡仓缺口朝前垂直平稳地置入卡仓固定座中。

5.5.3　选择工作模式,申请样本 ID 后,将样本杯放入对应的样本盘位置中。点击软件右上角"运行"键,弹出核对提示框,确认样本杯位置无误后,点击"确定"按钮。在"样本测试"界面,可进行结果查询、样本信息修改,对结果进行审核、打印等操作。

5.6·关闭系统

5.6.1　点击"关机"后,软件提示正在关机中,系统进行各个动作复位和清洗。

5.6.2　复位完成后,软件提示"请关闭仪器,完成关机!",此时再关闭检测仪电源。

6. 维护与保养

6.1·每日保养

6.1.1　观察清洗瓶的剩余量。若剩余量不够,则按逆时针方向旋下清洗瓶的盖子后,取下清洗瓶的盖子、清洗液导管和清洗液传感器线。

6.1.2　更换清洗瓶:将清洗液导管和清洗液传感器线伸入新的清洗瓶内,顺时针方向旋紧清洗瓶的盖子。

6.1.3　取下废液传感器盖子,倒掉废液瓶中的废液。

6.1.4　用干净纱布蘸少许清水或消毒剂擦拭清洁精子质量分析仪面板,操作时,请务必戴上手套、口罩,穿上工作服以防被感染,必要时戴上防护眼镜。小心操作,避免被针尖划伤。

6.1.5　建议在医院维修计划中认为有必要时,才进行消毒操作,消毒前应先清洁设备。推荐的消毒剂为 70%乙醇、70%异丙醇、2%戊二醛 + 激活剂;不可用的消毒剂为 3%双氧水、邻苯二甲醛。消毒操作可能对分析仪产生一定程度的损害。

6.2·每周维护项目：更换清洗液、清洗废液瓶。

6.3·半年维护：清洁显微镜。

6.3.1 物镜表面：当对测试结果有影响时，用擦镜纸蘸无水酒精擦拭。

6.3.2 齿轮盘：每半年对物镜切换的齿轮盘进行清洗，并加入适量可润滑的油脂。

6.3.3 镜检平台：每半年对镜检平台用干净软布蘸无水酒精进行擦拭清洁。

6.4·废液及擦拭废液瓶的纱布的处理按医院感染性废物标准处理。出现无法处理的保养及错误，由仪器维修工程师负责。

7. 校准

详见《精子质量分析仪校准标准操作规程》。

8. 应急处理

8.1·实验室突发仪器故障，当班人员必须确认故障情况的性质，并立即通知设备科人员前来检查维修。样本采用备用仪器或通道进行检测。

8.2·如操作人员皮肤或衣物上沾到尿液、废液或试剂，应立即用0.2%过氧乙酸溶液或75%酒精溶液消毒处理，再用肥皂水、清水进行冲洗。如眼睛溅入尿液、废液或试剂，用大量清水冲洗，并采取必要医疗措施。

9. 注意事项

9.1·测试未液化的样本，必须使用正常模式；测试已液化的样本，必须使用快捷模式。

9.2·确认仪器和PC上的日期/时间是否与实际日期/时间相符。

9.3·正常测试流程中，在样本盘指示灯呈闪烁状态时，请勿"取、放"样本杯。

9.4·在分析仪工作过程中，请勿打开废卡仓。

9.5·关机时如选择"退出"按钮，只会退出软件，仪器不会进行动作复位和清洗。

9.6·关机后请勿立即开机，需等待至少10 s，否则可能损坏仪器。

9.7·如长时间不运行仪器，请对隔膜泵、柱塞泵、清洗液导管接头处等表面用清水进行清洗，否则可能会产生结晶。

参考文献

[1] 中国合格评定国家认可委员会.医学实验室质量和能力认可准则的应用要求：CNAS-CL02-A001：2023[S/OL].(2023-08-01)[2023-09-26].https://www.cnas.org.cn/rkgf/sysrk/rkyyzz/2023/08/912141.shtml.

[2] 尚红,王毓三,申子瑜.全国临床检验操作规程[M].4版.北京：人民卫生出版社,2015.

[3] 中国中西医结合学会检验医学专业委员会,李永伟.临床实验室精液常规检验中国专家共识[J].中华检验医学杂志,2022,45(8)：802-810.

（何 菁）

SAS-Ⅱ精子质量分析仪标准操作规程

××医院检验科临检实验室作业指导书	文件编号：××-JYK-××-××-×××	
版次/修改：第 版/第 次修改	生效日期：	共 页 第 页
编写人：	审核人：	批准人：

1. 目的

规范赛司 SAS-Ⅱ精子质量分析仪标准操作规程，确保精子质量分析结果的准确性。

2. 原理

将精液样本通过显微镜放大，图像经电子摄像系统送入计算机自动分析系统分析，利用计算机控制下的图像处理模块所具有的连续快速的抓拍功能来实现显微摄像系统下精子动态图像的随机连续拍摄，将所获取的图像序列由计算机分别进行识别运算，其运算核心是距离准则、速度准则、方向准则以及最小距离准则，由此直接求出精子的运动轨迹和速度及各项参数。

3. 运行环境

仪器适合运行的环境温度为 10～30℃，相对湿度为 30％～70％；电压 220 V（220 V±10％）。仪器使用前，请确认环境温、湿度，如温、湿度超出允许范围，需采取相应纠正措施。

4. 试剂

精子（细胞）形态学染色液。

5. 操作步骤

5.1·工作前检查：检查管路和电缆的连接，检查是否有任何管路弯折，确保进样器上无任何异物，确保预备了当日处理样本数所需的试剂。

5.2·开机：打开主机和显示器电源，打开生物显微镜电源，插上摄像机电源。

5.3·定标：不适用。

5.4·室内质控

5.4.1 质控品：美国 QC-BEAD 质控珠，包装规格 4 mL×2，高浓度、低浓度各 1 瓶。

5.4.2 精子浓度质控：点击系统主界面上的"新建检测"→"建立质控"→"月质控"，然后选择质控品名称"浓度-高值"或"浓度-低值"，并在"技术员姓名"选择实验人员。室内质控初始化：选择"实验次数"，共做 10 次，分析完成后，在菜单栏中依次选择"质控分析"→"月质控表"，检测的数据会自动加载，生成 Xbar 图，计算高值、低值，均值、标准差和靶值。采用 1_{3s} 和 2_{2s} 两个分别反映随机误差和系统误差的质控规则，开始以后的日常质量控制。

5.4.3 精子活力的室内质控

5.4.3.1 选择"质控项目"→"其他质控项目"。其他质控项目是指前向运动比例（PR）、非前向运动比例（NP）、不动个数（IM）的质控。

5.4.3.2 使用录像分析：在图像显示区域鼠标右键单击"视频文件"，然后选择录像所在的位置，选择"打开"。

5.4.3.3 室内质控初始化：按照上述建立质控的操作步骤操作，依次分析 10 次后，换另外一名实验人员重复操作。系统会将检测数据读入 Xbar 表格内，点击"计算"则自动生成

Xbar 图和均值、标准差、靶值等数据。采用 1_{3s} 和 2_{2s} 两个分别反映随机误差和系统误差的质控规则,开始以后的日常质量控制。

5.4.4　出现失控情况需分析原因并采取相应的处理措施,并在确认重新回复到在控状态后开始标本检测。同时,记录失控及处理情况。

5.5·样本检测

5.5.1　标本的制作

5.5.1.1　标本要求:禁欲时间 2～7 日,用手淫法或取精器取精,室温不低于 20℃,取精后1 h 内检测,冬天检测应注意保温,要求使用对精子无毒性的玻璃或塑料容器。标本采集后,应在容器标签上记录禁欲时间、标本采集时间、标本完整性等信息;如果标本收集不完整,尤其是富含精子的初始部分精液丢失,要在检验报告中注明,并在禁欲 2～7 日后重新采集标本进行检查。

5.5.1.2　将标本放置到 37℃恒温箱液化 15～30 min,如完全液化,可进行后续检查。不液化则继续放置 30 min(最多 1 h),如不液化(标本呈黏稠状,用吸管无法取出)说明精液异常,则登记为标本不液化。对不液化标本,分析仪仍可进行精子浓度、活力、形态等的检测。

5.5.1.3　精子形态染色:取混匀后的少量精液加适量生理盐水混匀离心;弃去上层生理盐水,取底层精子 4 μL 于玻片上推片,干后用 BASO 精子(细胞)形态学染色液进行巴氏染色,染色结束晾干后备用。

5.5.2　精子分析系统系统操作

5.5.2.1　双击打开电脑桌面上的"精子质量分析系统",点击主界面中的"新建病历",录入各项患者信息。从液化好的标本中用微量计或医用吸管(带微升刻度的)取出 2～5 μL,建议取 3 μL,加入到一次性计数板内。将计数板放置到显微镜载物台上,相差聚光镜调至 Ph1,在显微镜下用 10× 或 20× 物镜调整到清晰的状态。

5.5.2.2　分析点击主界面中的"分析"按钮,进行采集分析;分析完成一个视野后,点击主界面中的"动态"按钮,可动态显示显微镜下的样本。重复上面的步骤,可添加分析新的视野。

5.5.2.3　结果修正点击 F3 进入结果修正,点击"视野"的缩略图,快速切换各个视野进行浏览,在"杂质数"一栏中可输入观测结果对自动识别数据进行修正。

5.5.2.4　非精细胞的录入:操作人员在生物显微镜下或在系统的图像显示区域主观观察判定相应细胞的个数,并在软件界面的右下方其他成分中录入相应的数据,包括上皮细胞、白细胞、红细胞、生精细胞等。

5.5.2.5　观察该视野中精子的识别和运动轨迹情况,点击"回放"按键进行回放。

5.5.2.6　删除功能:如果某个视野精子凝集太严重或者分别非常不均匀,点击"删除"按钮进行删除,删除后,所有结果会重新计算。删除后该视野的数据不可恢复,请谨慎操作。

5.5.2.7　无精症样本处理:系统如果只识别出几个杂质或细胞,可以直接点击"无精症样本",这样所有结果数据都为 0;处理无精症样本,自动分析完成后,还需要人工镜检,建议以离心力 3 000 g 离心 15 min 后镜检。

5.5.3　精子形态分析软件分析步骤:双击鼠标将电脑系统桌面上的"精子形态分析软件"打开。将染色好的形态玻片放到显微镜载物台上,滴上镜油,用 100× 的油镜调出图像。点击软件系统上的"新建检测"输入患者数据,如果已经做完精液动态常规项目,则直接双击选择病例完成后点击"确定"。

5.5.4 形态分析：所有信息输入完成后，点击"分析"按钮，或者踩下脚踏开关，每踩一次分析一个视野，分析完成后手工切换显微镜的视野，直至分析到约200条精子，则分析完成。

5.5.5 结果审核：点击"结果修正"按钮，在弹出的窗体中可以对全部视野进行审核修改。视野中绿色的为自动分析的形态正常的精子，红色为自动分析的形态异常精子，将鼠标切换到其中一个视野的精子上，会显示头、中、尾、E（ERG过量残留胞质），如果需要修改，直接点击这四个字的标签就能修改。

5.6·关机：无特殊情况不需关机，如遇通知停电或其他特殊情况，要先退出系统，关电脑的主机，然后再关其他附属设备，以免损害主机有关器件。

6. 维护与保养

6.1·每日清洁：用吹灰器清除摄像机镜头灰尘；使用擦镜纸清洁显微镜物镜，如果还擦不下来，可使用75％医用消毒酒精擦拭。清洁后填写分析仪保养记录表。

6.2·每周清洁：对仪器表面进行清洁并对所有可触及的部位用75％医用消毒酒精擦拭消毒；使用柔软的布清洁摄像机的外表面，要清除顽固的污渍，用少量清洁剂蘸湿软布，擦干即可。不要使用酒精、苯或稀释剂等挥发性溶剂清洁摄像机，这些物质可能会破坏表面光洁度。

6.3·生物显微镜在工作间隙时，亮度应调至最小以免损坏灯泡，延长其使用寿命。

6.4·更换生物显微镜保险丝和灯泡前，要把电源的开关设置为关闭状态，并且把电源线从插座中拔出，接触前应等待灯泡盖和灯泡冷却下来。更换保险丝时，选用220 V，3 A的保险丝。不要用手接触生物显微镜灯泡，如果不小心在灯泡上留下指印，使用蘸油酒精无棉软布擦拭，使用脏灯泡会缩短灯泡的使用寿命。

6.5·出现无法处理的保养及错误，由仪器维修工程师负责。

7. 校准

详见《精子质量分析仪校准标准操作规程》。

8. 应急处理

实验室突发仪器故障，当班人员必须确认故障情况的性质，并立即通知设备科人员前来检查维修。仪器故障短时间内无法修复的情况下，采用备用仪器进行检测。

9. 注意事项

9.1·当屏幕上的图像显示不清晰时，一种可能是样品本身模糊不清，另一种可能是生物显微镜镜头被污染，这时重新换取样品，或用酒精擦拭镜头，直到显示清楚能用为止。

9.2·当屏幕上出现有规律的直线轨迹时，一种可能是外界有振动（晃动），另外也有可能是样品本身没静止，还在流动，应当及时观察一下盖玻片是否盖严。如没盖好应重新制作样品，不能马虎。

9.3·精液常规分析首先采用全自动精子质量分析仪进行筛查，异常结果采用人工显微镜检查方法进行复查确认。

参考文献

[1] 中国中西医结合学会检验医学专业委员会.李永伟.临床实验室精液常规检验中国专家共识[J].中华检验医学杂志，2022,45(8)：802-810.

（何 菁）

精子质量分析仪校准标准操作规程

××医院检验科临检实验室作业指导书	文件编号：××-JYK-××-××-×××	
版次/修改：第　　版/第　　次修改	生效日期：	共　　页　第　　页
编写人：	审核人：	批准人：

1. 目的

通过本程序指导评估精子质量分析仪的精密度,校准确认和方法学比较,程序提供了基本步骤帮助确认系统性能。为实验室提供更可靠的检验设备。

2. 校准频次

校准时机：校准频率为每年至少一次,校准工作一般由厂方工程师定期进行,以确保检测结果正确。新仪器安装后进行校准,在下列情况时可增加校准次数：① 更换试剂批号或出现质控漂移时；② 仪器进行全面保养后；③ 仪器的重要零件更换后。

3. 校准的参数

3.1·工作环境检测、仪器硬件状态检测、仪器软件状态检测。

3.2·检测内容：浓度、活力人工对比；浓度、活力、形态检测系统准确性及重复性。

4. 操作步骤

4.1·工作环境检测：环境温度 15～32℃；相对湿度在 45％～85％；仪器工作电源电压 220 V(±10％)。

4.2·仪器硬件状态检测

4.2.1 显微镜：显微镜亮度显示,相差聚光镜工作状态,载物台及其他地方整洁度。

4.2.2 全自动扫描平台：检查扫描系统工作是否正常。

4.2.3 摄像机：摄像机接口是否松动,摄像机镜头是否存在赃物。

4.2.4 电脑主机：查看开关机是否正常,是否存在病毒感染,运行是否正常。

4.2.5 显示器：显示清晰度是否正常,显示器启动关闭正常与否。

4.3·仪器软件的校准：摄像系统参数是否被异常改动、测试自动聚焦功能是否异常、检查系统比例尺是否适合、检查阈值数据是否被改动、被测精子面积范围是否在 1～20 范围内、视野数及被测精子数(每次计数一个视野样本不低于 200 个)、形态结果(每检测一次样本不低于 200 个)。

4.4·浓度、活力与人工计数进行比对

4.4.1 浓度的比对：选取当日仪器已出结果的高、中、低浓度的 3 份标本,人工检测后,进行对比。判定标准：偏差 5％以内。

4.4.2 活力的比对：选取新鲜标本一份,同时进行人工与仪器检测,如遇无精症则重新选取标本检测。判定标准：偏差 5％以内。

4.5·浓度、活力、形态检测系统准确性及重复性

4.5.1 浓度准确性：采用具有可溯源性的标准质控珠测试验证准确性。高浓度标称范围 30～40,标准靶值 35；低浓度标称范围 15.5～20.5,标准靶值 18；判定标准：标称范围以内

即合格。

4.5.2　重复性：采用同一批号的质控品，连续检测 5 次，计算 CV 值。判定标准：CV 值在 5% 以内即合格。

5. 校准结论

5.1·填写校准报告：将原始结果打印两份将检测结果如实填写到校准报告。

5.2·客户签字，工程师签字。

参考文献

[1] 中国合格评定国家认可委员会.医学实验室质量和能力认可准则的应用要求：CNAS-CL02-A001：2023[S/OL].(2023-08-01)[2023-09-26].https://www.cnas.org.cn/rkgf/sysrk/rkyyzz/2023/08/912141.shtml.

[2] 尚红,王毓三,申子瑜.全国临床检验操作规程[M].4 版.北京：人民卫生出版社,2015.

（何　菁）

离心机标准操作规程

××医院检验科临检实验室作业指导书	文件编号：××-JYK-××-××-×××	
版次/修改：第　　版/第　　次修改	生效日期：	共　　页　第　　页
编写人：	审核人：	批准人：

1. 目的

规范实验室离心机使用的操作和维护，保证检验质量。

2. 原理

装有等量试液的离心管对称放置在转头四周的孔内，电动机带动转头高速旋转，产生的相对离心力（RCF）使试液分离。可将不同大小或不同密度的颗粒分开。适用范围主要是指血清（血浆）、红细胞、体液（尿液、脑脊液、胸腔积液、腹水）、微生物、生物细胞、细胞器或病毒、线粒体、蛋白质、生物大分子或小分子、核酸等的离心处理。相对离心力的大小取决于试样所处的位置至轴心的水平距离，即旋转半径 R 和转速 n，计算公式：

$$RCF = 1.12R(n \times 1\,000)^2(g)$$

式中：n，转速（r/min）；R，旋转半径（cm）。

3. 运行环境

3.1·外部条件：仪器适合放置的地面或台面应为水平面，并防尘、防潮；仪器适合运行的环境温度 15～35℃，相对湿度 45％～85％；电源电压 220 V（±10％）。后侧距墙＞10 cm；仪器使用前，请确认环境温度、湿度，如温、湿度超出允许范围，需采取相应纠正措施。

3.2·内部参数：在仪器标定范围内设定相应的转数（由生产商方设置）。

4. 试剂

不适用。

5. 操作步骤

5.1·工作前检查：检查鞘液是否足够，确保有足够量和足够的消耗品能够满足当天的工作。

5.2·开机

5.2.1　打开机器电源开机。检查离心机转头及对称离心部件是否配对无误，及时清洁污物。标本放入离心机，放置平衡离心管进行平衡，盖好离心机盖，锁上安全锁。

5.2.2　选择适用的离心转速和时间。常规检验项目的血液标本离心 3 500 r/min，离心 10 min；凝血项目的血液标本 3 000 r/min，离心 15 min，分离乏血小板血浆；尿液有形成分分析的有盖水平离心机，应能提供 400 g 的相对离心力（RCF），1 500 r/min，离心 5 min；脑脊液和浆膜腔积液标本 1 500 r/min，离心 5 min；血小板聚集标本 800 r/min，离心 10 min。

5.2.3　启动离心机按钮"STAR"（开始），进行离心。

5.2.4　自动停机，待转速停止后，静置 1～2 min，避免气溶胶形成，开盖然后轻轻取出离心标本。

5.3·全部工作完成后，清洁离心机，关闭电源。

6. 维护与保养

6.1·每日保养：每日用软布和中性洗涤剂清洁仪器内外表面，应经常清洁离心机外壳和离心腔，并注意观察离心轴有无异样。仔细清洗保养离心机转头，可用 40～50℃温水清洗，然后用软布擦净；保持转头和离心腔的干燥和防腐蚀，当有腐蚀性液体，应立即用中性（不含氯的去污剂，如 70%的异丙醇/水混合物或 75%酒精）洗涤剂去污染后用蒸馏水洗净、干燥；经常检查离心腔和离心管，发现异物及破损离心管及时去除；检查离心机内的橡胶密封圈的有无变形和老化，密封圈经去污剂处理后，用水冲洗，再用甘油润滑。对于冷冻离心机，离心完毕应及时用干的软布拭去离心腔内的冷凝水。

6.2·每年保养：定期检查、维护和保养，请专业人员或厂家进行。主要对主机校正、处理真空泵油、轴承清洗加油、磨损过度的垫圈更换等。

6.3·出现无法处理的保养及错误，由仪器维修工程师或厂家负责。

7. 校准

7.1·校准频率：每年至少一次，校准工作一般由第三方有资质机构负责（如相关的计量局）进行转数校准并出具校准报告，包括制冷温度、转速、时间等。

7.2·校准要求

7.2.1 校准要求参照校准技术规范：JJG 326—2006《转速标准装置检定规程》，转数与显示值误差不超过 10%；如为冷冻离心机，还需温度校准，温度误差亦不超过 10%。

7.2.2 凝血项目要求每 6 个月或在离心机维修后，应验证离心力和离心时间，以确保离心后血浆血小板的数量在可接受范围内。

7.2.3 乏血小板血浆验证：按 3 000 r/min，离心 15 min 进行离心机时间和速度验证，血小板计数结果小于 10×10^9/L 为合格。

7.2.4 校准证书的确认与签收、存档，由专业组负责人或技术负责人负责验收。

8. 应急处理

实验室突发仪器故障，当班人员必须确认故障情况的性质，并立即通知设备科人员前来检查维修。仪器故障短时间内无法修复的情况下，采用备用仪器进行检测。

9. 注意事项

9.1·在工作过程中如出现任何异常现象，应立即停机检查，不能强行运转。

9.2·当转头超过使用期限或转头受到局部损伤和腐蚀时，须按规定处理和降速使用。

9.3·仔细检查，严禁使用变形或有裂纹的离心管。

9.4·离心管无盖时液体不得装过多，防止离心时甩出导致转头腐蚀和不平衡。

9.5·离心管尽量平衡后离心，延长离心机使用年限。

9.6·离心过程中不可人为手动或用异物去碰撞旋转的转头和离心管，强迫停机。

参考文献

[1] 中国合格评定国家认可委员会.医学实验室质量和能力认可准则的应用要求：CNAS-CL02-A001：2023[S/OL].(2023-08-01)[2023-09-26].https://www.cnas.org.cn/rkgf/sysrk/rkyyzz/2023/08/912141.shtml.

[2] 尚红,王毓三,申子瑜.全国临床检验操作规程[M].4 版.北京：人民卫生出版社,2015.

（樊笑霞）

显微镜标准操作规程

××医院检验科临检实验室作业指导书	文件编号：××-JYK-××-××-×××	
版次/修改：第　　版/第　　次修改	生效日期：	共　　页 第　　页
编写人：	审核人：	批准人：

1. 目的

规范普通光学显微镜的正确操作方法,了解其使用、维护和保养方法,保证检验质量。

2. 原理

显微镜是让人用肉眼看到能放大微小物体的一种光学仪器。常用于观察组织细胞和微生物,称为生物普通光学显微镜。显微镜结构上分为光学系统和机械装置两部分,被观察物体在物镜焦点外的地方,物体的光线通过物镜后在目镜焦点内侧形成一个倒立的放大的实像,人眼通过目镜将实像进一步放大为一个倒立虚像,能清楚地观察样本。主要有镜座、镜臂、载物台、镜筒、目镜、物镜、物镜转换器、调焦和光源装置组成。

3. 运行环境

3.1·外部条件：放置台面应为水平面;防潮,不要受阳光直晒。防尘,室内保持清洁;防震,移动时应一手提镜臂,一手托镜座,避免目镜从镜筒中脱落。防腐蚀、防热。温度16～34℃,相对湿度20％～85％;电源电压220 V±20％。

3.2·内部参数：显微镜的放大倍数为目镜倍数乘以物镜倍数,根据放大倍率,目镜规格为10×/20×,物镜规格分别为 4×/NA 0.10、10×/NA 0.25、40×/NA 0.65、100×/NA 1.25 oil,NA 是指数值孔径,决定显微镜收光能力和空间分辨率。油浸物镜是指使用100倍物镜以油液隔绝空气,增加像的亮度和分辨率。主机配用12 V,30 W照明光源灯泡,可更换,设有蓝色滤光片。

4. 试剂

香柏油、擦镜液(二甲苯或专用擦镜液)。

5. 操作步骤

5.1·显微镜放置于水平台面上,一般无需经常搬动。打开镜座边缘的电源开关。

5.2·样本放置：把样本玻璃片放在载物台上,用推进器卡住玻片,并使需观察位置正对准通光孔的中央。

5.3·调焦：旋转物镜转动器,使低倍物镜和镜筒成一直线,旋转粗调节轮,使物镜和载物台保持适宜距离。再旋转镜座上的光强调节钮来调节光的强弱,将灯光调至最佳状态。先用低倍镜观察涂片,选择细胞或沉渣分布均匀的地方,分别用高倍镜、油镜观察。

5.4·低倍对焦：先用低倍物镜找到需观察位置,此时可用粗调节旋钮,直至能看清标本为止。

5.5·观察样本：转动物镜头转换器,选所需倍数的观察镜头。若用油镜观察时,需先在样本玻璃片上滴1滴香柏油,用香柏油做介质。镜头接触到油,如果浸油中含有气泡,应除去。此时只能用微调来调节焦距,至看清为止,并根据情况调节光线强度。

5.6·使用结束,先使镜台下降,取出玻璃片。若用油镜,须用擦镜纸蘸少量二甲苯或专用擦镜液擦去除油镜上的镜油,再用擦镜纸将二甲苯擦去,擦净镜头。扭转转换器,使镜头呈V字形放置或低倍镜垂直聚光器放置,并把光源亮度调节旋钮调至最暗,关掉镜座上的开关。必要时盖上防尘罩。

6. 维护与保养

6.1·每日保养:日常保持清洁,用擦镜纸擦拭镜头,软布或卷筒纸擦拭镜座及载物台,用软刷或柔软干净的棉布除去灰尘,微细处用洗耳球吹去灰尘。擦指纹或油脂时,用蘸有石油醚或混合液(无水乙醇与无水乙醚按约 2∶8 之体积比混合)的柔软棉布、镜头纸或纱布,由镜片中央画圈渐渐至边缘擦拭。

6.2·喷漆部件的清洁,喷漆件、塑料件或印制件不能使用有机溶剂如酒精、乙醚等。顽固性污垢,可用纱布蘸上中性洗涤剂轻轻擦去。

6.3·每年保养:请专业机构进行,每年由厂方或显微镜专业技术人员做维护保养一次。

6.4·出现无法处理的保养及错误,由仪器维修工程师或厂家负责。

7. 校准

7.1·校准期限:无故障例行校准,每年一次。若仪器故障维修后,要及时校准。依据制定的《仪器设备检定、校准年度计划表》执行。

7.2·校准方:厂方或显微镜专业维修公司。

7.3·校准步骤:按仪器设备保养要求,主要检查和确认显微镜目镜、显微镜物镜、显微镜聚光镜、显微镜光源和光路、粗细调节轮和其他部件说明(软件、配件)、使用安全情况等进行全面检查和校准。

7.4·保养和校准后检验人员对各项指标核实,并签收校准报告。报告确认与签收、存档,由专业组负责人或技术负责人负责验收。

8. 应急处理

实验室突发仪器故障,当班人员必须确认故障情况的性质,并立即通知设备科人员前来检查维修。仪器故障短时间内无法修复的情况下,采用备用仪器进行检测。

9. 注意事项

9.1·载有样本玻璃片须在低倍镜下放置和取下。微调调焦时拧到限位以后决不能强拧,避免精细机械装置的损坏。操作结束需把光源亮度调节旋钮调至最暗,再关闭电源按钮,以防止下次开机时瞬间过强电流烧坏光源灯。使用后将防尘塑料罩套在显微镜上,以防落上灰尘,注意在套上防尘塑料罩之前应切断电源,直到灯室充分冷却。

9.2·物镜严禁拆开擦拭。若使用油镜,注意镜头的及时擦拭干净,避免镜片留置有油渍,防止香柏油渗入镜头,影响清晰度。

9.3·显微镜应存放于干燥、不易发霉的场所,可用硅胶作干燥剂。同时防腐蚀、防蒸汽、防热。

9.4·使用的二甲苯、无水乙醇、无水乙醚及石油醚等为易燃物、有致病性,使用、保管、搬运过程中,需极为小心,做好防护,远离各种火源及电源开关。

9.5·染色标本如在低倍镜、高倍镜下能看到,在油镜下调不出视野,可取下玻璃涂片,检查涂片是否放反。

(樊笑霞)

移液器标准操作规程

××医院检验科临检实验室作业指导书	文件编号：××-JYK-××-××-×××		
版次/修改：第　版/第　次修改	生效日期：	共　页　第　页	
编写人：	审核人：	批准人：	

1. 目的

规范实验室可调式移液器的操作和维护，保证检验质量。

2. 原理

主要是通过弹簧的伸缩力量使活塞上下活动，排出或吸取液体。为满足不同液体精确移液的要求，主要有两种移液器模式：内置活塞式移液模式，活塞位于移液器套筒内，液体与活塞之间有一段空气隔离，活塞与液体不接触；外置活塞式移液模式，活塞位于移液器套筒外，在吸嘴内部，活塞与液体之间没有空气段，活塞为一次性的，用于易挥发、易腐蚀、黏稠度较大液体的精确移液，由于无空气间隔，避免样本与空气接触可能发生的气雾交叉污染。

3. 运行环境

3.1·外部条件：温度 15～35℃，相对湿度 10％～85％。

3.2·内部参数：在仪器标定范围内设定相应的量程（由生产商方设置）。

4. 试剂

不适用。

5. 操作步骤

5.1·设定移液体积。选择合适移液器，设定容量值，选择合适的样本吸头。可调式移液器只能在允许容量范围内调节。

5.2·吸液：先装配移液器吸头。选择量程合适的吸头安装在移液器枪头部位。稍加扭转压紧吸头使之与枪头间无空气间隙。把吸液按钮压至第一停点，吸头浸入液，插入液面下 2～3 mm，缓慢、平稳地松开按钮，吸取液样，等待 1 s，然后将吸头提离液面。

5.3·释放液体：吸头贴到容器内壁并保持 10°～20°倾斜。平稳地把按钮压到第一停点，等待 1 s 后把按钮压到第二停点以排出剩余液体。压住按钮，同时提起加样器，松开按钮。按吸头弹射器除去吸头，吸取不同液体的样本时需更换吸头。

5.4·使用完毕后用吸水纸抹去移液器套筒尖部外面可能附着的液滴，应置于移液器架上，远离潮湿及腐蚀性物质。

6. 维护与保养

6.1·每日保养：每天工作结束后，用湿布清洁移液器外部，使用 75％酒精擦拭移液器套筒头部。为延长移液器的使用寿命，工作结束后，将移液器调整到最大量程。

6.2·每月保养：移液器必要时可用专用工具拆卸套筒和活塞组件（注意保管好 O 型环和密封圈），使用 75％酒精擦拭活塞组件并晾干。检查并清除套筒头部尖端阻塞，并用 75％酒精擦拭。必要时，对套筒进行高压消毒。注意：各品牌移液器不同部件的高压要求。

6.3·每年保养：请专业机构进行或联系生产厂家保养维护。

7. 校准

7.1·仪器校准期限：校准时间为每年一次，有效期 1 年。按相关的仪器设备检定及校准程序进行校准。对符合标准的移液器做好校准标识。校准不合格的，由厂家维修后继续送校准，仍不合格者丢弃不用，更换新的移液器或经过检定合格的移液器。

7.2·校准方：移液器由第三方有资质的机构负责校准（相关计量机构进行校准）并出具校准报告。

7.3·校准步骤：按仪器保养校准要求，对移液器和量程进行校准。校准标准：符合《JJG 646—2006 移液器检定规程》。

7.4·校准证书/报告可包括内容：校准证书编号、计量机构信息（名称、授权证书号、地址、电话、网址、批准人、核验员、校准员等）；受检计量器具信息（送检单位、器具名称、型号/规格、器具编号、制造单位等）、校准依据的技术规范、校准使用的主要计量标准器具、校准地点和环境条件、校准具体结果/说明、校准日期、有效期等。校准结果内容包括：校准点、相对误差、重复性、扩展不确定度等。

7.5·校准验收：校准后，对各项指标核实确认，达标方可签收报告。校准证书的确认与签收、存档，由专业组负责人或技术负责人负责验收。

8. 应急处理

8.1·实验室突发仪器故障，当班人员必须确认故障情况的性质，并立即通知设备科人员前来检查维修。仪器故障短时间内无法修复的情况下，采用备用仪器进行检测。发现移液器漏气或计量不准，可能原因是吸头松动时，要用手重新拧紧。

8.2·吸头破裂时，检查吸头和更换新的吸头。发现吸液时有气泡，先将液体排回原容器，再检查原因。

8.3·使用时出现漏液现象。可检查吸取液体后悬空垂直放置几秒，看看液面是否下降。如果漏液，原因大致为：枪头是否匹配，弹簧活塞是否正常。出现不能解决的故障，应及时联系维修人员，应选用备用移液器。

9. 注意事项

9.1·装配时勿用移液器套筒反复撞击吸头来上紧的方法，长期这样操作，会导致移液器中的零部件因强烈撞击而松散，甚至会导致调节刻度的旋钮卡住。

9.2·根据所需取液量选择相应移液器及吸头，吸头浸入液体深度要合适，吸液过程中应尽量保持吸头浸入液体的深度不变。吸头内有液体时不可将移液器平放或倒转，以防液体污染移液器。使用带滤芯的吸液头，可防止交叉污染。

9.3·吸取液体时应缓慢均匀吸取，避免液体溅到移液器头上，勿触及吸头口；打出液体时，避免液体回吸。

9.4·在调整取液量的旋钮时，不要用力过猛，并注意计数器显示的数字不要超过其可调范围。

9.5·连续可调式移液器在取样加样过程中应注意移液吸头不能触及其他物品，以避免被污染。移液吸头盒、废物桶、所取试剂及加样的样品管应摆放合理。

9.6·对于黏稠液体可以通过吸头预润湿的方式移液，先吸入液体，打出，然后再吸液打出液体，使移液体积精确。

9.7·应定期请专业人员进行校准、调试，非必要勿自行拆开。

（樊笑霞）

标本分拣机标准操作规程

××医院检验科临检实验室作业指导书	文件编号：××-JYK-××-××-×××	
版次/修改：第　版/第　次修改	生效日期：	共　页　第　页
编写人：	审核人：	批准人：

1. 目的

规范标本分拣机的使用、维护和保养过程，确保仪器设备处于良好状态。

2. 原理

血液样本通过气动传输装置传送到实验室分拣机的进样模块或直接将标本放入进样模块，通过传送带上的收集器分离试管，将试管传到传送带上通过二维码核收，按分拣规则将试管传送到不同的检出仓。

3. 运行环境

仪器适合运行的环境温度为 15～30℃，相对湿度为 20%～85%。仪器使用前，请确认环境温、湿度，如温、湿度超出允许范围，需采取相应纠正措施。

4. 试剂

不适用。

5. 操作步骤

5.1·工作前检查：确保检测设备和辅助设备的电源插座连接良好使用。

5.2·开机：开启仪器的电源，分析仪器将运行初始化程序，完成后点击屏幕上的按钮进入主菜单。按下主菜单进入下一级菜单，单击返回退回到下一个上层菜单。主菜单包括的下级子菜单有：开始、设置和服务。

5.3·定标：不适用。

5.4·室内质控：不适用。

5.5·运行

5.5.1　单独分拣机系统：该设备根据排序规则或输入用户定义的搜索条件来分配样本管。

5.5.1.1　样品管放在设备单元的样品室中。在一个排序规则已被选择或搜索条件已被输入后，分类操作开始。进样管室中的阶梯式输送机将样品管输送到输送带上的输送带上。

5.5.1.2　传送带Ⅰ把样品管传送给传送带Ⅱ。特殊指引阻止样品管堵塞发生。偏流装置把堆积的样品管传送回样品管室。传送带将管输送到管滑。传送带Ⅱ上的光屏1监视样品管的传送。管滑一次一个取样品，然后将它们滑动到滚筒上。管滑上的光屏2检测出样品管的存在。

5.5.1.3　试管滚筒旋转样品管以便于条形扫码器读取试管。条形扫码器读取条形码并将结果传送给设备控制器。

5.5.2　实验室信息系统(LIS)双向通信

5.5.2.1　设备控制器发出一个读取条码的请求到 LIS，并且接收从 LIS 来的关于条码的命令。设备控制器适用于保存的排序规则或搜索标准。

5.5.2.2 分拣带将样品管输送到输出箱/废料箱：分选带上的发射器发送样品管到对应的输出箱。法排序或有缺陷的样品管被传送到废料箱。已排序的样品管被收集到输出箱。输出箱上的光屏 3 检测样品管的数量。一旦输出箱达到最大填充级，那么在触摸屏上显示一个消息，并停止排序操作。

5.5.3 分类操作中或之后，操作员清空输出箱中的样品管到合适的收集容器。

5.6 · 关机：临时关机：从设备单元中取出所有样品管。关闭单元。从单元断开数据传输线（如果存在）。断开电源插座接地插座的电源线。

注意：仪器电源尽量保持一直打开。

6. 维护与保养

确保在开始任何清理工作前分拣机已被关闭。

6.1 · 每日保养：使用酒精棉球擦拭传感器、清洗桌面。使用弱性的肥皂溶液和无绒毛的棉布来清洁外罩，或擦拭棱镜。清洗样品管仓和阶梯式输送机，清洁废物收集容器。

6.2 · 每周保养：使用酒精棉球擦拭传感器、清洗桌面、清理电脑缓存。

6.3 · 其他保养

6.3.1 分拣机进样仓清洁：使用已被酒精或者温和的泡沫溶液所浸湿的干净布料来清洁进样仓。允许消毒剂与其接触几分钟的时间。然后用一块湿布擦去消毒剂。在任何时候都不要使用砂布等粗糙布料以免损伤进样仓内部。

6.3.2 分拣机检测带和分拣带：使用蘸有温和肥皂溶液的柔软布料来清洁，通过按下开始按钮让皮带运作，然后停住进行皮带擦拭。最后记得再擦拭一遍，确保清洁处无残留溶液。

6.4 · 出现无法处理的保养及错误，由仪器维修工程师负责。

7. 校准

不适用。

8. 应急处理

8.1 · 实验室突发仪器故障，当班人员必须确认故障情况的性质，并立即通知设备科人员前来检查维修。仪器故障短时间内无法修复的情况下，采用备用仪器或方法进行。

8.2 · 仪器突发卡顿等情况，顺时针旋转紧急关闭按钮，直到锁被打开。

9. 注意事项

9.1 · 分拣机可能已经被弄脏，所以在清洁机器的过程中建议带上橡胶手套，以此来保护双手及手腕。

9.2 · 仪器电源尽量保持一直打开。

参考文献

[1] 中国合格评定国家认可委员会.医学实验室质量和能力认可准则的应用要求：CNAS-CL02-A001：2023[S/OL].(2023-08-01)[2023-09-26].https://www.cnas.org.cn/rkgf/sysrk/rkyyzz/2023/08/912141.shtml.

[2] 尚红,王毓三,申子瑜.全国临床检验操作规程[M].4版.北京：人民卫生出版社,2015.

（徐 珊 宋 颖）

电子分析天平标准操作规程

××医院检验科临检实验室作业指导书	文件编号：××-JYK-××-××-×××		
版次/修改：第　　版/第　　次修改	生效日期：	共　　页　第　　页	
编写人：	审核人：	批准人：	

1. 目的

规范实验室电子分析天平使用的操作和维护，保证精密仪器的准确和检验质量。

2. 原理

分析天平可分为机械类和电子类，现在实验室通常用单盘式电子控制称重和计量的分析天平。电子类分析天平采用电磁力平衡原理实现称重，在被称量物体重力作用下，使光敏二极管产生光信号，经光电检测电路转换为电压信号，经调节驱动成电流，可动线圈电流在磁力作用下产生的电磁力与被称物的重力相等。

3. 运行环境

3.1・外部条件：放置台面应为水平面；温度 15～26℃，相对湿度 45％～75％；电源电压 220 V±10％。应避免和远离空气气流、强热、强光照射区域、磁力、振动、挥发性和腐蚀性的试剂等外部环境影响，放置在清洁无尘、干燥等相对稳定环境中。

3.2・内部参数：在仪器标定范围内设定相应的参数（由生产商方设置），如最大称量、最小分度值、光学读数范围等。

4. 试剂

不适用。

5. 操作步骤

5.1・接通电源，按开关键开机。

5.2・调节水平：为保证称量结果的准确性，必须对天平进行调节水平。调节水平的原理是根据位置的高低，将水平泡（气泡）调节到中间圆圈内。

5.2.1　通常手动调节水平的天平只有前端有两个调节底座，后端固定不动。水泡偏向哪个方向，就是哪个方向的位置高。

5.2.2　利用前端两个可调底座来调整天平的平衡。竖直向下看时，顺时针旋转会降低该点位置，逆时针旋转会提升该点位置。

5.3・预热：天平在初次通电或长时间断电之后，必须对天平进行预热，预热时间至少 30 min。

5.4・内部自动校准：每次调节完水平后或环境（如温度湿度、空气压力）发生变化都必须重新对天平进行校准。校准时天平必须处于空盘稳定状态，且需要稳定在零位。具有内部校准的天平，只需按 CAL 键，屏幕会显示 C 或 CAL.INT 提示。等待一段时间，会显示出 CC 或 CAL.END 提示，然后显示出数字，代表内部校准结束。

5.5・称量：按清零键，对天平进行清零或进行去皮回零，然后放置待称物体进行称量，待出现单位符号时尽快读数。

5.6・关机：全部工作完成后，清洁天平内外。天平应一直保持通电状态，不使用时按开关键使其进入待机状态。如果长时间不使用应断电,再次通电时需要对天平重新进行预热。

6. 维护与保养

6.1·每日保养:保持称量盘的洁净和干燥,用毛刷、软布等及时清理,不可用强性溶剂擦洗。在清洁时,不能使用强力清洁剂,应使用中性清洁剂(肥皂液)浸湿的清洁布擦拭(擦拭时不要让液体渗到天平内部),然后使用干净的清洁布拭干。放置变色硅胶作为干燥剂。对散落在天平上的粉末状物品,将秤盘及底板移出称量室进行清洁,避免粉末状物品进入传感器内部影响天平精度。

6.2·每年保养:请专业机构进行或联系生产厂家保养维护。

6.3·使用者不要擅自维修、替换天平的任何部件。如出现无法处理的保养及错误,由仪器维修工程师或厂家负责。

7. 校准

7.1·称量前必须保证天平水平及校准。内部自动校准天平,会随温度及时间变化自动实时校准。改变放置位置后进行校准。

7.2·检定期限:按照法定计量要求,定期通过相关计量机构的检定。检定时间为每年一次,有效期一年。

7.3·检定项目:主要包括外观检查、天平示值误差、天平偏载误差、天平重复性误差等。

7.4·检定证书/报告包括内容:证书编号、计量检定机构信息(名称、授权证书号、地址、电话、网址、批准人、核验员、检定员等);受检计量器具信息(送检单位、器具名称、型号/规格、出厂编号、制造单位等)、检定依据、检定使用的计量标准、检定使用的主要计量器具、检定地点和环境条件、检定结论、检定具体结果/说明、检定日期、有效期等。

7.5·检定证书报告的确认与签收、存档,由专业组负责人或技术负责人负责验收。

8. 应急处理

实验室突发仪器故障,当班人员必须确认故障情况的性质,并立即通知设备科人员前来检查维修。仪器故障短时间内无法修复的情况下,采用备用仪器进行检测。

9. 注意事项

9.1·避免阳光直射;如果天平放置于朝阳房内,请在窗户上加装避光窗帘。及时更换天平内的干燥剂。操作要在尽可能短的时间内完成称量任务。

9.2·使用时,注意天平的称量范围,称量物体不可超量程使用(此重量指包含器皿的总重量),且必须放在称量纸上或称量容器内。

9.3·称量时,将称量物体/器皿置于秤盘中心,轻拿轻放,禁忌冲击力,较大冲击力会损坏传感器。读数时,应待天平显示出单位(如 g 或 mg)后,在一个数字稳定3~5秒后,即可取此称重数值。

参考文献

[1] 中国合格评定国家认可委员会.医学实验室质量和能力认可准则的应用要求:CNAS-CL02-A001:2023[S/OL].(2023-08-01)[2023-09-26].https://www.cnas.org.cn/rkgf/sysrk/rkyyzz/2023/08/912141.shtml.

[2] 尚红,王毓三,申子瑜.全国临床检验操作规程[M].4版.北京:人民卫生出版社,2015.

[3] 冯仁丰.实用医学检验学[M].上海:上海科学技术出版社,2000.

(樊笑霞)

恒温水浴箱标准操作规程

××医院检验科临检实验室作业指导书	文件编号：××-JYK-××-××-×××	
版次/修改：第　版/第　　次修改	生效日期：	共　页　第　页
编写人：	审核人：	批准人：

1. 目的

规范数显恒温水浴锅操作,以保证水浴锅的正确使用和维护,保证检验质量。

2. 原理

恒温水浴箱内配有管状电加热管和传感器等温度控制电子元件。水浴箱水槽内水的温度通过传感器转换为电阻数值,经过集成器相关设备,输出控制信号,用于控制水浴箱电加热管的加热功率,保证水槽内的水达到恒定温度。

3. 运行环境

3.1 · 外部条件：温度 15～35℃,相对湿度 10%～85%,电源电压 220 V±10%。避免阳光直射或其他热源干扰,防振、防强电磁场、防尘、防腐蚀、通风环境。

3.2 · 内部参数：在仪器标定范围内设定相应的控制温度数值范围(由生产商方设置,如控制范围为室温至100℃)。控温精度±0.1℃。

4. 试剂

不适用。

5. 操作步骤

5.1 · 加水至槽内所需合适位置,可注入水至总高度的 1/2～2/3 处。为保持槽内清洁,应使用纯水或蒸馏水为加热介质。插上电源线,打开电源开关。

5.2 · 仪器通电,按下仪表上启停按键,显示当前温度数值。按下设置键,调节选择键,按"+"键或"-"键设定至选择目标温度(如 37℃、56℃)。

5.3 · 设定结束后,再次按下设置按键退出,开始运行温度至目标温度。做好每日使用及温度记录。

6. 维护与保养

6.1 · 每日保养：由操作者观察箱内温度与箱外电子显示器温度是否符合,若不符合及时调整。同时要观察水浴箱内水位,注意加水,防止干烧。保持水浴箱内外清洁。必要时,仪器表面和内部消毒可用 1.0%～3.0% 的次氯酸钠溶液进行消毒处理。

6.2 · 每月保养：每月进行一次全面清洁保养。

6.3 · 每年保养：请专业机构进行或联系生产厂家保养维护。

6.4 · 出现无法处理的保养及错误,由仪器维修工程师或厂家负责。

7. 校准

7.1 · 使用期无故障,每年校准一次。

7.2 · 仪器因故障进行维修后,需要时校准;仪器监测指标失控时,需要时校准。

7.3 · 温度的验证方法：记录温箱显示的温度,用标准温度计测定培养箱内部温度。当两者相差 0.5℃以上时,应根据标准温度计结果对显示温度进行校正。

7.4・校准证书的确认与签收、存档,由专业组负责人或技术负责人负责验收。

8. 应急处理

实验室突发仪器故障,当班人员必须确认故障情况的性质,并立即通知设备科人员前来检查维修。仪器故障短时间内无法修复的情况下,采用备用仪器进行检测。

9. 注意事项

9.1・水浴箱内物品和样本放置切勿过挤,必须留出空间。

9.2・设备外壳必须有效接地,以保证使用安全。

9.3・设备应放置在具有良好通风条件的室内,周围不得放置易燃易爆物品。

9.4・水浴箱内外应经常保持清洁,擦拭仪器表面外壳忌用腐蚀性溶液擦拭。长期不用应盖好防尘罩,并放置在干燥通风的环境中。

参考文献

[1] 中国合格评定国家认可委员会.医学实验室质量和能力认可准则的应用要求:CNAS-CL02-A001:2023[S/OL].(2023-08-01)[2023-09-26].https://www.cnas.org.cn/rkgf/sysrk/rkyyzz/2023/08/912141.shtml.

[2] 尚红,王毓三,申子瑜.全国临床检验操作规程[M].4版.北京:人民卫生出版社,2015.

[3] 丛玉隆.临床实验室仪器管理[M].北京:人民卫生出版社,2012.

(樊笑霞)

附　　录

一、实验室记录表格示例

（一）实验室活动

1. 咨询活动记录表

编号：

咨询日期			回复日期	
用户信息	□ 患者： □ 临床： □ 匿名：		联系方式： 科室及联系方式：	
咨询方式	□ 电话　□ 微信　□ 信函　□ 其他：			
咨询记录：				
记录人：			时间：	
回复内容：				
记录人：			时间：	
讨论内容（需要时）：				
参与人： 记录人：			时间：	

2. 检验科与患者、临床联系记录表

编号：

讨论内容：
参加人员：
内容记录：
记录人：　　　　　　　　日期：
处理情况：
记录人：　　　　　　　　日期：

3. 投诉受理记录表

投诉方：	联系方式：		
投诉受理人：	受理投诉时间：　　年　　月　　日		
投诉方式	表格 □	电话 □	口诉 □　　　其他方式 □
投诉内容、相关证据及要求： 受理人：　　　　　　　　　　　　　　日期：			
投诉调查结果及处理意见： 质量主管：　　　　　　　　　　　　日期：			
对重大抱怨的处理意见： 检验科主任：　　　　　　　　　　　日期：			
纠正措施及确认： 责任人：　　　日期：　　　质量主管：　　　日期：			
投诉方对处理结果反馈意见： 记录人：　　　日期：			

（二）质量记录

4. ××岗位工作日志

日期：　　年 月　日　　　　　　　　　　　　　　　　编号：

工作人员	上午：	中午：	下午：
分 析 前			
仪器状态	XN-20（A1）：正常 □ 维修 □ 停用 □ AX-4030：　　正常 □ 维修 □ 停用 □	离心机：　　　　正常 □ 维修 □ 停用 □ 光学显微镜：　　正常 □ 维修 □ 停用 □	
分 析 中			
质量控制	XN-20（A1）：　　　　在控 □ 失控 □ AX-4030：　　　　　在控 □ 失控 □ ABO、RhD 血型质控：在控 □ 失控 □	尿早早孕（NHCG）：在控 □ 失控 □ 隐血（OB）：　　　在控 □ 失控 □	
交接班 记录	交班人	接班人	交接班情况

血常规检查复检记录														
No.	复检项目	原始结果	复查结果	镜检(Y/N)	血涂片质量	人 工 分 类								手工计数	
						N	L	M	E	B	YL	AC	NRBC	WBC	PLT

体液标本细胞分类记录											
No.	标本质量	蛋白定性	RBC	有核细胞	涂片质量	N	L	M	E	B	AC	隐球菌	其他

尿常规标本复查记录						
标本号	复查项目	原始结果	复查结果	标本号	复查项目	原始结果	复查结果

ABO 和 Rh 血型检查记录								
病历号	标本号	姓名	性别	ABO	历史结果	Rh	历史结果	备注（如历史结果与检测结果不相符，请联系临床，并做记录）

仪器	XN‐20（A1）	其他仪器
试剂更换	DCL‐300A □（批号：　　） WNR‐200A □（批号：　　） WDF‐200A □（批号：　　） DFL‐200A □（批号：　　） WPC‐200A □（批号：　　） SLS‐240A □（批号：　　）	尿 11 联试纸条　□（批号：　　） 隐血（OB）　　　□（批号：　　） 尿早早孕（NHCG）□（批号：　　） ABO 试剂　　　　□（批号：　　） RhD 试剂　　　　□（批号：　　）

分　析　后	
仪器设备维护	光学显微镜：　　日维护 □　　周维护 □　　其他：工程师维修 □ XN‐20（A1）：　日维护 □　　周维护 □　　其他：工程师维修 □ 离心机：　　　日维护 □　　周维护 □　　其他：工程师维修 □
监督员	审核人

5.专业组质量指标监测数据表

日期： 年 月 日 编号：

序号	质量指标		目标	1月	2月	3月	4月	5月	6月	7月	8月	9月	10月	11月	12月
1	指标	不合格标本率	不合格率≤0.2%												
	分子	不合格标本数													
	分母	所有标本数													
2	指标	检验前周转时间中位数	检验前周转时间中位数≤210 min												
3	/	仪器故障次数	次数<10												
……	……	……	……												

6.临检组室内质控靶值变更记录表

日期： 年 月 日 编号：

仪器设备及编号：	项目名称：
质控品名称：	质控品水平：
原靶值：	原SD：
新靶值：	新SD：
调整原因：	
操作人：	调整时间：
审核人：	审核时间：
备注：	

7.血液分析仪校准记录

日期：　　年　月　日　　　　　　　　　　　　　　　　　　　　　　　编号：

检测系统名称：		检测系统编号：			
校准日期：		校准物：　　□ 制造商推荐校准物　　□ 参考实验室赋值新鲜血			
检测次数	**WBC**	**RBC**	**Hb**	**HCT**	**MCV**	**PLT**
1						
2						
均值						
校准物定值						
偏倚(%)						
判定标准	≤1.5%	≤1.0%	≤1.0%	≤2.0%	≤1.0%	≤3.0%
判定结果						
校准结论：						

注：若偏倚介于"血细胞分析校准的判定标准"的第一列和第二列之间，需按照说明书要求对仪器进行调整；若偏倚大于"血细胞分析校准的判定标准"的第二列数值，需请工程师检查原因，完成校准；偏倚＝(均值－定值)/定值×100%。

8.自配试剂配制记录表

日期：　　年　月　日　　　　　　　　　　　　　　　　　　　　　　　编号：

配制日期	试剂名称	溶　剂	定容体积	保存条件	有效期	配制人	备　注

9.外周血细胞形态学检查人员比对记录表

日期：　　年　月　日　　　　　　　　　　　　　　　　　　　　　　　编号：

比对项目 比对人员	白细胞分类(100 个)					白细胞 异常形态 描述	红细胞 异常形态 描述	血小板 异常形态 描述	其他	是否 符合
样本 编号	N (%)	L (%)	M (%)	E (%)	B (%)					
1										
2										
3										
4										
5										
结论：										

10. 临检组室内设备比对记录表

日期： 年 月 日　　　　　　　　　　　　　　　　　编号：

基准仪器名称及型号：		基准仪器编号：	
基准仪器试剂厂家：		科室：	
比对仪器名称及型号：		比对仪器编号：	
比对仪器试剂厂家：		科室：	
比对时间：	负责人：	审核人：	
1. 实验方案：			
2. 比对要求：			
3. 结果：			
比对项目：			
偏差标准：			

样本号	基准仪器	比对仪器	偏　差	判断结果

合格数量：
合格率：
结论：

11. 临检组室内人员比对记录表

日期： 年 月 日　　　　　　　　　　　　　　　　　编号：

基准人员姓名：		职称：	
比对人员姓名：		职称：	
比对时间：	负责人：	审核人：	
1. 实验方案：			
2. 比对要求：			
3. 结果：			
比对项目：			
偏差标准：			

样本号	基准人员	比对人员	偏　差	判断结果

合格数量：
合格率：
结论：

（三）人员管理

12. 岗 位 职 责 书

编号：

部　　门		岗位名称	临检技术人员
员工工号		岗位编号	
员工姓名		执行日期	
工作概要	在临检主管的指导下，完成仪器维护、质量控制、样本准备、仪器操作及结果审核等临检组的各项工作。		
请示上报	组长。		
工作职责	1. 正确而熟练地使用临检的所有仪器设备，工作过程有组织、有效率。 2. 帮助收集和处理标本，依据规定的操作过程，做好仪器的准备工作和完成实验所需试剂的装配，使试剂合理而有效的运用，质控符合要求情况下完成各项实验操作。 3. 熟练掌握细胞形态学分析。 4. 协助主管完成各项包括试剂在内的质量控制及仪器的维护保养工作。 5. 严格遵守部门的安全手册。 6. 做到有效而经济地使用实验室消耗品。 7. 协助主管技师做好各医学院校实习生的带教工作。 8. 保持工作区域干净、整洁，各类物品、资料存放整齐有序。 9. 完成所指派的各项临时性任务。 10. 不受任何干扰，独立对临床送检验标本按照各项技术标准，秉公做出正确的操作、检测和判断。 11. 严格遵守检验科各类文件的管理和保密制度，理解文件内容并在工作中严格执行。		
工作标准	1. 能够按操作规程及时准确地进行质控、标本测试。报告时间达到规定要求，差错率低于1‰（测试量）。 2. 有独立操作所有常规检测项目的能力，对特殊复杂试验能按操作规程顺利完成。 3. 每天工作量满7 h，完成当日标本测试。		
工作要求	1. 了解医院的目标及发展战略，明确医院的使命和服务理念。 2. 熟悉并遵守医院的各项规章制度，上下班不迟到、早退，工作时间不做与工作无关的事，完成上下班交接流程。 3. 具有良好的职业形象意识，外表、着装符合医院要求。 4. 具有创新意识，根据本岗位的实际需要，提出新的方法和建议。 5. 具有较好的成本管理意识，将与本岗位相关的时间、物品等资源的利用达到最优化。 6. 具有较好的时间管理意识，工作计划性强，并以提高工作质量与效率为前提不断调整和改进工作流程。 7. 注重工作细节，具有较强的判断能力。 8. 保证所需仪器、设备处于工作状态，发现常见故障能够及时处理，并联系相关部门采取相应措施。		

（续表）

工作要求	9. 具备安全意识，严格按照操作规范和制度开展工作。 10. 能服从（轮流式工作、上夜班、化学/生物危害物品接触等）安排。 11. 认真仔细，按规程办事，以保证每天工作的质和量。 12. 意外情况下仍能灵活、有效地完成工作，并及时向上级主管汇报。
专业技能	1. 熟悉临床检验相关专业知识，熟练使用临检的所有仪器设备。 2. 具有正确合理分析检验结果数据的能力。 3. 具有处理仪器常见故障的能力。 4. 主动参加继续教育，积极参与科室教学和科研工作，具有一定的教学科研能力。
合作交流	1. 以医院服务理念为宗旨，热情对待所有来访者。 2. 与本岗位相关的各科室医护人员保持良好的合作关系，主动关心和帮助同事。 3. 工作中虚心接受同事和主管的建议和意见并及时改进。 4. 碰到困难和问题时应保持情绪稳定，及时寻求帮助。与对方交流时应培养自己换位思考的能力。 5. 支持医院的文化和建设。
学历要求	检验及相关专业大专以上学历。
工作经历	一年及以上临检专业工作经验，主管以上技术职称。
体能要求	具有健康的身体，有长久站立工作（每日＞5 h）的体能。
工作条件	相应的工作空间及设备。

员　　工 ＿＿＿＿＿＿＿＿＿　　　　　　　主管领导 ＿＿＿＿＿＿＿＿＿

13. ＿＿＿＿＿＿年度检验科人员能力评估表

姓名：＿＿＿＿＿＿＿＿　　　工号\单位：＿＿＿＿＿＿　　　部门：＿＿＿＿＿＿

考核类型：□实习生、进修生、规培生考核　□初始培训考核　□年度考核　□二次考核

序号	内　　容		考核方式	考核成绩	考核日期	资料详见	考核人员	备注
1	常规工作	（1）标本采集						
		（2）标本检验前处理						
		（3）标本检测						
		（4）结果审核						
		（5）结果报告						

（续表）

序号	内　　容		考核 方式	考核 成绩	考核 日期	资料 详见	考核 人员	备注
2	仪器维护 和检查	（1）仪器名						
		（2）仪器名						
		（3）仪器名						
3	各项记录	（1）实验中间结果记录						
		（2）质控记录						
		（3）定标记录						
		（4）试剂记录						
		（5）仪器保养记录						
		（6）仪器功能检查记录						
		（7）仪器维修记录						
		（8）仪器校准记录						
		（9）危急值报告记录						
4	留样再测	（1）标本处理						
		（2）标本检测						
		（3）结果审核						
		（4）结果报告						
5	实验室 信息系统	结果审核						
		中间件/质控控制						
6	解决问题 的能力	（1）问题1						
		（2）问题2						

审核意见：

签名：

注：工号\单位栏，非本院职工填写单位名，本院职工填写工号。每一个小项满分 10 分，6.5 分为及格，8 分为优秀。单项不合格需要重新培训和考核

14. 岗 位 授 权 记 录

编号：

工号：	姓名：		职称：	授权日期：	
授权岗位	考 核 结 果			是否通过	是否授权
	理论考核	仪器培训	现场考核		
A岗					
B岗					
C岗					
D岗					
授权人签字：		授权人职务：		日期：	

15. 继 续 教 育 记 录 表

编号：

日期及时间		地点		主持人		会议 □　培训 □　操作 □		
培训内容：								
参与人员签名栏								
工号	姓名	职称	签名	工号		姓名	职称	签名
参与人数：				经办人：				
主 要 内 容								
培训考核（提问、考试等）								
记录人			审核人			日　期		

16. 继续教育效果评价表

编号：

培训内容			评价日期			
评 价 内 容	非常满意	满意	一般	不满意	非常不满意	
您对培训课程的内容是否满意？						
您对授课人的 PPT 是否满意？						
您对授课人的教学方式是否满意？						
您对培训的氛围和听课环境是否满意？						
您对培训的效果是否满意？						
您对培训的组织管理是否满意？						
您对本次培训的建议和想法？						

17. 科研学术成果记录表

姓名：_____ 工号\单位：_____ 部门：_____

承担的科研项目（限填主持）	序号	项 目 名 称	项目来源	起讫时间	经费(万元)
	1				
	2				
	3				
	4				
	5				
获奖及其他成果	序号	成 果 名 称	成果类型、等级、获得时间		本人排名

代表性论文

序号	论 文 名 称	期刊名称,发表时间、页码	第一/通讯
1			
2			
3			
4			
5			
6			
7			

代表性学术著作

序号	著作名称及出版时间	出版社	本人排名

（四）信息系统管理

18. 数据一致性验证记录表

验证系统	☐ LIS ☐ 仪器 ☐ 中间件 ☐ 体检系统 ☐ 电子病历 ☐ 护理系统 ☐ 患者服务	验证时间	
验证人员		仪器及序列号	
验证方式	抽样拍照或截屏不同系统间原始图进行数据对比。		

样本号	项 目	原始系统	比对系统	一致性结果	处 理
验证结论					
填表人			审核人及时间		

19. 软件系统功能验证记录

软件/功能模块		程序版本	
测试环境		验证时间	
相关用例			
功能特性			
测试目的			
测试数据			

操作步骤	操作描述	数 据	期望结果
1			
2			
3			
4			
5			
验证结论			
验证人		审核人	

20.信息系统应急演练记录表

组织及参加部门		演练地点及时间	
参加人员及角色分配	总指挥：		
	演练人员：		
	记录人员：		
演练类别	□ 实际演练 □ 桌面演练	演练内容：□ 预案全部内容 　　　　　□ 预案部分内容	
演练目的			
演练前培训完成情况	预案培训：□ 是　□ 否　　　　人员职责与分工培训：□ 是　□ 否 脚本培训：□ 是　□ 否　　　　物资准备：□ 是　□ 否		
演练过程			
演练方案适宜性评审	适宜性：□ 全部能够执行　□ 执行过程不够顺利　□ 明显不适宜 充分性：□ 完全满足应急要求　□ 基本满足需要完善 　　　　□ 不充分,必须修改		
演练效果评审	人员操作情况	□ 职责明确,操作熟练　　　□ 职责明确,操作不够熟练 □ 职责不明,操作不熟练	
	物资到位情况	□ 现场物资充分,全部有效　□ 现场准备不充分 □ 现场物资严重缺乏	
	协调组织情况	□ 准确、高效　□ 协调基本顺利,能满足要求　□ 效率低,有待改进	
	演练效果评价	□ 达到预期目标　□ 基本达到目的,部分环节有待改进 □ 没有达到目标,须重新演练	
存在问题			
原因分析			
改进措施 及计划			

记录人：　　　　　　　　　　审核人：　　　　　　　　　记录时间：

21. LIS系统检验数据更改申请表

编号：

申请人：	申请日期：　　年　　月　　日	
专业组：		
检验结果数据	检验结果信息（修改检验报告单填写）		
	姓名：	年龄：	性别：□ 男　□ 女
	就诊卡号：	病案号：	科室/床号：
	标本类型：	样本号：	申请医生：
	操作人：	审核人：	报告单日期：　　年　月　日
申请更改原因：			
申请更改内容：（请详细说明具体项目，包括修改前数据、修改后数据等）			
负责人意见	以上申请信息(□ 是　□ 否)属实，(□ 是　□ 否)同意　　　　　提出的更改申请。		
	专业组负责人：	日期：　　年　　月　　日	
	(□ 是　□ 否)同意专业组负责人意见，并且(□ 允许　□ 不允许)信息管理组根据上述申请内容进行更改。		
	实验室负责人：	日期：　　年　　月　　日	
备注：			

（五）设备管理

22. 设备一览表

表格编号：

设备名称	价格	设备型号	起用日期	设备编号	产地	所在专业组

23. 设 备 履 历 表

表格编号：

设备名称		型　号	
设备编号		出厂编号	
出厂日期		接收日期	
验收测试日期		投入使用日期	
相关软件名称		接收时状态	
当前放置地点		制造商名称	
供应商名称		供应商联系人及联系电话	

24. 设 备 使 用 授 权 记 录 表

表格编号：

设备名称						
设备编号				所属专业组		
被授权使用人	培训考核人	考核结果	考核日期	授权人	授权日期	权限取消原因及日期

25. 设 备 预 防 性 维 护 计 划 表

专业组：　　　　　　　　　　年度：　　　　　　　　表格编号：

设备名称	设备编号	维护类型	维护周期	计划维护日期	负责人

制定人：　　　　　　制定日期：　　　　　　审批人：　　　　　　审批日期：

26.设备故障前后样本结果比对记录表

表格编号：

设备名称：　　　　　　　　　　　设备编号：

标本编号	项目	故障前结果	故障后结果	偏倚(%)	判断标准	结果判断

评估结论：

受影响检验结果处理情况(需要时)：

评估日期：　　　　　　　　　　评估人：　　　　　　专业组长：

27.设备维修登记表

专业组：　　　　　　　　　　　　　　　表格编号：

年　月　日　　故障设备名称：　　　　　　　设备编号：

故障描述(详细说明故障发生日期和时间和故障内容)：

故障排除情况(详细说明故障处理方法、处理结果、处理完成日期和时间)：

排除人或维修人：　　　　　　　　　日期：

故障排除后性能核查情况：

恢复使用日期和时间：　　　　　　　　恢复使用授权人签名：

28. 可疑医疗器械不良事件报告表

专业组：　　　　　　　　　　　　　　　　　　　　　　　　表格编号：

A. 患者资料		
1. 姓名：	2. 年龄：	3. 性别：□ 男　□ 女
4. 预期治疗疾病或作用：		
B. 不良事件情况		
5. 事件主要表现：		
6. 事件发生日期：		
7. 发现或者知悉时间：		
8. 医疗器械实际使用场所：□ 医疗机构　□ 家庭　□ 其他(请注明)：		
9. 事件后果 □ 死亡　　　　　　　　　　　　　　　(时间) □ 危及生命 □ 机体功能结构永久性损伤 □ 可能导致机体功能机构永久性损伤 □ 需要内、外科治疗避免上述永久损伤 □ 其他(在事件陈述中说明)		
10. 事件陈述：(至少包括器械使用时间、使用目的、使用依据、使用情况、出现的不良事件情况、对受害者影响、采取的治疗措施、器械联合使用情况)		
C. 医疗器械情况		
11. 产品名称：		
12. 商品名称：		
13. 注册证号：		
14. 生产企业名称： 　　生产企业地址： 　　企业联系电话：		
15. 型号规格： 　　产品编号： 　　产品批号：		
16. 操作人：□ 专业人员　□ 非专业人员　□ 患者　□ 其他(请注明)：		
17. 有效期至：		
18. 生产日期：		

（续表）

19. 停用日期：	
20. 植入日期(若植入)：　　年　　月　　日	
21. 事件发生初步原因分析：	
22. 事件初步处理情况：	
23. 事件报告状态： □ 已通知使用单位　　□ 已通知生产企业 □ 已通知经营企业　　□ 已通知药监部门	
D. 不良事件评价	
24. 省级监测技术机构评价意见(可另附附页)：	
25. 国家监测技术机构评价意见(可另附附页)：	
报告人：	报告日期：

29. 紧急冲淋和洗眼装置检查表

编号：

检查 日期	设 备 名 称	检查内容			故障 描述	纠正 措施	检查人	复核人
		开关	水流	外观				
	冲淋装置 □　　洗眼器 □							
	冲淋装置 □　　洗眼器 □							
	冲淋装置 □　　洗眼器 □							

房间或科室：

注：① 每次检查前确定设备名称，在□内打"√"；② 科室人员每周至少应检查一次，并在"检查人"处签名；③ 检查时相关内容性能正常打"√"；④ 冲淋和洗眼装置出现故障、破损等应及时通知相关部门维修；⑤ 生物安全主管巡查实验室时应复核冲淋和洗眼装置的现状，并在"复核人"处签名

（六）计划管理

30. 设备校准计划表

专业组：　　　　　　　　年度：　　　　　　　　表格编号：

设备名称及编号	校准周期	校准机构	拟执行日期

制定人：　　　　制定日期：　　　　审批人：　　　　审批日期：

31.检验项目结果置信度证明计划表

专业组：　　　　　　　　　　　　　年度：　　　　　　　　　　表格编号：

检验项目	设备名称	设备编号	采用的证明方法	执行方	执行周期	执行日期

计划制定人：　　　　　制定日期：　　　　　　　批准人：　　　　　批准日期：

32.仪器设备检定、校准年度计划表

专业组：　　　　　　　　　　　　　　　　　　　　　年度：20　　年

仪器设备编号	仪器设备名称	型号	检定/校准机构名称	检定/校准时间	检定/校准有效期	备注

注：√表示已实施

33. 仪器设备维护及维修记录

专业组：

20　年　月　仪器：　　　　　　　　　　编号：

	1	2	3	4	5	6	7	8	9	10	11	12	13	14	15	16	17	18	19	20	21	22	23	24	25	26	27	28	29	30	31
每日执行以下操作（完成打钩）																															
仪器工作状态良好																															
（每日保养内容）																															
同上																															
同上																															
同上																															

每周保养	第一周	第二周	第三周	第四周	第五周
（保养内容）					

每月保养		日期	操作者
（保养内容）			

维修日期	维修内容	需要时相关保养	日期	操作者

注：√表示已实施

34. 显微镜使用和维护记录表

专业组：　　　　　　　　　　　显微镜编号：　　　　　　　　　　　20　年　月

日期	显微镜镜架清洁	使 用 情 况	镜头清洁	异常情况	记录者
1		正常（　） 异常（　）			
2		正常（　） 异常（　）			
3		正常（　） 异常（　）			
4		正常（　） 异常（　）			
5		正常（　） 异常（　）			
6		正常（　） 异常（　）			
7		正常（　） 异常（　）			
8		正常（　） 异常（　）			
9		正常（　） 异常（　）			
10		正常（　） 异常（　）			
11		正常（　） 异常（　）			
12		正常（　） 异常（　）			
13		正常（　） 异常（　）			
14		正常（　） 异常（　）			
15		正常（　） 异常（　）			
16		正常（　） 异常（　）			

注：√表示已实施

（七）风险管理

35. 风 险 评 价 表

专业组：　　　　　　　　　　　　　　　　　表格编号：

风险失效模式	危害概率	危害严重程度	评价结论

评价人：　　　　　　　　　　　评价日期：

36. 风险措施验证记录表

专业组：   表格编号：

风险失效模式	采取的风险 控制措施	措施实施的 正确性验证	措施实施的 有效性验证	验证人

37. 风险监测表

专业组：   表格编号：

风险失效模式	发生的日期	产生的后果	采取的应急措施(需要时)	记录人

38. 改进措施实施记录表

专业组：   表格编号：

需改进内容： 识别人：   日期：
改进措施： 专业组长：   日期：
质量负责人和(或)技术负责人审批意见及跟踪验证期限： 签名：   日期：
改进措施的完成情况： 质量监督员：   日期：
质量负责人和(或)技术负责人评价情况和结论： 签名：   日期：

39. 改 进 措 施 汇 总 记 录 表

专业组：　　　　　　　　　　　　　　　　　　　　　　　　　表格编号：

序号	需改进内容	改进措施	改进措施实施情况记录所用的表格	完成日期

（八）满意度调查

40. 医 生 满 意 度 调 查 表

表格编号：

调查目的	从服务的用户处获取正面和负面的反馈信息，改进服务质量，提高服务水平
填表说明	1. 请填写您的基本信息。2. 对于您认为是"一般"或"较不满意"或"不满意"的调查内容请在"意见或建议"栏中作补充说明。3. 对于表中未列出的内容评价，请在"意见或建议"栏中说明。4. "沟通情况记录"栏由实验室相关人员根据需要填写
被调查者基本信息	名称：　　　　　　　　　　　　　联系电话： 通信地址：

调 查 内 容		
序号	内　　　容	评　　　　价
1	电话礼仪和服务态度	满意 □　　较满意 □　　一般 □　　较不满意 □　　不满意 □
2	填写申请单的便捷性	满意 □　　较满意 □　　一般 □　　较不满意 □　　不满意 □
3	检测项目满足临床诊疗要求的充分性	满意 □　　较满意 □　　一般 □　　较不满意 □　　不满意 □
4	检验报告单格式的合理性	满意 □　　较满意 □　　一般 □　　较不满意 □　　不满意 □
5	检验结果与患者病情的符合性	满意 □　　较满意 □　　一般 □　　较不满意 □　　不满意 □
6	检验报告周期的实际符合性	满意 □　　较满意 □　　一般 □　　较不满意 □　　不满意 □
7	异常检验结果的临床联系	满意 □　　较满意 □　　一般 □　　较不满意 □　　不满意 □
8	危急值项目及其标准的适用性	满意 □　　较满意 □　　一般 □　　较不满意 □　　不满意 □
9	生物参考区间的适用性	满意 □　　较满意 □　　一般 □　　较不满意 □　　不满意 □
10	急诊检验服务水平	满意 □　　较满意 □　　一般 □　　较不满意 □　　不满意 □
11	检验服务的总体评价	满意 □　　较满意 □　　一般 □　　较不满意 □　　不满意 □

您的宝贵意见或建议：

　　　　　　　　　　　　　　　　　　　　　日期：　　年　　月　　日

沟通情况记录（需要时）：

　　　　　　　　记录人：　　　　　　　日期：　　年　　月　　日

41. 护理人员满意度调查表

表格编号：

调查目的	从服务的用户处获取正面和负面的反馈信息，改进服务质量，提高服务水平
填表说明	1. 请填写您的基本信息。2. 对于您认为是"一般"或"较不满意"或"不满意"的调查内容请在"意见或建议"栏中作补充说明。3. 对于表中未列出的内容评价，请在"意见或建议"栏中说明。4. "沟通情况记录"栏由实验室相关人员根据需要填写
被调查者基本信息	名称： 联系电话： 通信地址：

调查内容		

序号	内容	评价
1	电话礼仪和服务态度	满意 □ 较满意 □ 一般 □ 较不满意 □ 不满意 □
2	标本采集手册的适用性	满意 □ 较满意 □ 一般 □ 较不满意 □ 不满意 □
3	实验室对护理人员进行标本采集指导的充分性	满意 □ 较满意 □ 一般 □ 较不满意 □ 不满意 □
4	不合格标本处理的合理性	满意 □ 较满意 □ 一般 □ 较不满意 □ 不满意 □
5	危急值报告的及时性	满意 □ 较满意 □ 一般 □ 较不满意 □ 不满意 □
6	检验服务的总体评价	满意 □ 较满意 □ 一般 □ 较不满意 □ 不满意 □

您的宝贵意见或建议：

日期：   年   月   日

沟通情况记录（需要时）：

记录人：   日期：   年   月   日

42. 门诊患者满意度调查表

表格编号：

调查目的	从服务的用户处获取正面和负面的反馈信息，改进服务质量，提高服务水平
填表说明	1. 请填写您的基本信息。2. 对于您认为是"一般"或"较不满意"或"不满意"的调查内容请在"意见或建议"栏中作补充说明。3. 对于表中未列出的内容评价，请在"意见或建议"栏中说明。4. "沟通情况记录"栏由实验室相关人员根据需要填写
被调查者 基本信息	名称：　　　　　　　　　　　　　　　　联系电话： 通信地址：

调 查 内 容		
序号	内　　　　容	评　　　　价
1	电话礼仪和服务态度	满意 □　　较满意 □　　一般 □　　较不满意 □　　不满意 □
2	采集标本的等待时间	满意 □　　较满意 □　　一般 □　　较不满意 □　　不满意 □
3	采集标本的操作过程	满意 □　　较满意 □　　一般 □　　较不满意 □　　不满意 □
4	标本采集的设施和环境条件	满意 □　　较满意 □　　一般 □　　较不满意 □　　不满意 □
5	检验结果的准确性	满意 □　　较满意 □　　一般 □　　较不满意 □　　不满意 □
6	检验结果的报告时间	满意 □　　较满意 □　　一般 □　　较不满意 □　　不满意 □
7	检验服务的总体评价	满意 □　　较满意 □　　一般 □　　较不满意 □　　不满意 □

您的宝贵意见或建议：

日期：　　年　　月　　日

沟通情况记录（需要时）：

记录人：　　　　　　　　　日期：　　年　　月　　日

43. 员工满意度调查表

表格编号：

调查目的	从实验室员工处获取正面和负面的反馈信息,改进服务质量,提高服务水平
填表说明	1. 请填写您的基本信息。2. 对于您认为是"一般"或"较不满意"或"不满意"的调查内容请在"意见或建议"栏中作补充说明。3. 对于表中未列出的内容评价,请在"意见或建议"栏中说明。4. "沟通情况记录"栏由质量负责人根据需要填写
被调查者基本信息	姓名：　　　　　　　　　　　　联系电话： 工号：

调查内容	

序号	内　　容	评　　价
1	科室管理	满意 ☐　　较满意 ☐　　一般 ☐　　较不满意 ☐　　不满意 ☐
2	管理层的表现	满意 ☐　　较满意 ☐　　一般 ☐　　较不满意 ☐　　不满意 ☐
3	个人能力培训机会的提供	满意 ☐　　较满意 ☐　　一般 ☐　　较不满意 ☐　　不满意 ☐
4	个人继续教育机会的提供	满意 ☐　　较满意 ☐　　一般 ☐　　较不满意 ☐　　不满意 ☐
5	实验室工作环境	满意 ☐　　较满意 ☐　　一般 ☐　　较不满意 ☐　　不满意 ☐
6	实验室人员配置	满意 ☐　　较满意 ☐　　一般 ☐　　较不满意 ☐　　不满意 ☐
7	实验室设备配置	满意 ☐　　较满意 ☐　　一般 ☐　　较不满意 ☐　　不满意 ☐
8	工作岗位安排	满意 ☐　　较满意 ☐　　一般 ☐　　较不满意 ☐　　不满意 ☐
9	实验室工作流程	满意 ☐　　较满意 ☐　　一般 ☐　　较不满意 ☐　　不满意 ☐

您的宝贵意见或建议：

　　　　　　　　　　　　　　　　　　　　　　日期：　　年　　月　　日

沟通情况记录(需要时)：

　　　　记录人：　　　　　　　　　　　日期：　　年　　月　　日

二、典型不符合案例分析与整改

【案例1】

事实陈述：实验室不能提供工号×人员急诊值班岗位授权记录。

不符合依据：能力要求。与 CNAS - CL02 6.2.2 d)不符。

原因分析及影响范围：

（1）实验室应建立人员能力培训、考核、评估和授权的管理程序，包括能力评估频率的要求，并根据所建立的管理程序执行。按照条款要求实验室应保持全体人员相关教育和专业资质、培训、经历和能力评估及授权的记录。该实验室未对岗位授权形成文件化记录。

（2）不能提供岗位的授权记录对证实人员能力产生影响。

整改措施：

（1）查看实验室管理程序文件，是否对人员岗位授权记录文件化作规定。

（2）实验室按照程序文件的要求，将人员能力评估后的授权记录文件化。

效果验证：

（1）实验室修订的人员能力培训、考核、评估和授权的管理程序中增加了人员授权的记录归入人员技术档案。

（2）查看实验室人员的技术档案中有岗位授权记录。

见证材料：修订的管理程序文件、人员授权记录。

（杨　冀）

【案例2】

事实陈述：现场抽查某门诊患者采血管数量有 15 支，其中红管就有 9 支，未能提供标本采集量评估报告。

不符合依据：患者相关的要求。与 CNAS - CL02 4.3 d)不符。

原因分析及影响范围：

（1）实验室在新增检验项目或更新仪器设备时，只考虑到员工的操作方便，未考虑总采血量对患者的影响及医疗成本的控制。对患者相关要求的条款理解不到位，对血液标本采样量的评审理解不够深入，仅在各专业组内进行评估，未从患者角度评估，未形成有效的评估意见和报告。

（2）标本采集量过多，会造成患者医源性贫血，影响患者对检验服务的满意度。

整改措施：

（1）召开标本采集量评审会议，对存在改进空间或不合理的采样量提出改进措施。要求同一区域的实验室，相同类型标本尽量只采集 1 管血，并形成患者血标本采集量适宜性的评审报告。

（2）按软件功能需求更改流程，要求 LIS 能实现标本的检验部门、标本类型、报告时间等相同条件下自动合并为同一试管。

（3）采用标本前处理系统进行分杯，减少采样人员工作量及患者的采血量。

（4）将试管合并情况,通知或培训抽血中心、护理部、体检中心等部门。

效果验证：

（1）经核查资料和现场查看,已完成标本采集量适宜性的评审报告,并将较多项目合并共用同一试管。

（2）现场核实,LIS已实现自动合并试管的管理功能。

（3）生化和免疫专业,已在标本前处理系统进行分杯,减少了标本采集量。

（4）已将医嘱或试管合并情况在院内网发布通知,相关部门已经知晓。

见证材料： 科室会议纪要;标本采集量适宜性评估报告;检验标本采集管合并一览表;LIS软件需求修改申请及功能验证;院内网的通知截屏。

（杨大干）

【案例 3】

事实陈述： 临检组不能提供采血人员（工号×）的岗位培训、考核和能力评估记录。

不符合依据： 人员能力要求。与 CNAS - CL02 6.2.2 c)不符。

原因分析及影响范围：

（1）程序文件《人员管理程序》,规定了定期对静脉采血岗人员进行培训,临检组未按照文件规定对静脉采血岗人员定期进行培训和考核,属于执行不到位。

（2）工号×是护理部派遣人员,护理部对其岗位职责、操作技能进行定期培训考核,成绩合格。该员工严格按照实验室岗位职责的要求进行操作,评审周期内未发生过采血的事故、差错和投诉。

整改措施：

（1）临检组制定采血人员的培训内容和计划并严格执行。

（2）临检组组长×年×月×日完成对静脉采血人员进行考核和能力评估。

（3）举一反三,核查有无类似情况一并整改。

效果验证：

（1）查阅到培训计划,按计划完成人员的培训,签到、PPT、考核资料完成。

（2）核查静脉采血人员的考核和能力评估记录,原始的静脉血液标本采集考核评分记录,真实有效。

见证材料： 护理部培训考核记录;人员培训的签到、PPT、考核资料;静脉血液标本采集考核评分记录表;考核和能力评估记录。

（杨大干）

【案例 4】

事实陈述： 现场抽查实验室缺少全自动粪便分析仪（设备编号×）的人员授权记录。

不符合依据： 设备使用说明。与 CNAS - CL02 6.4.4 b)不符。

原因分析及影响范围： 实验室要求设备应由经过培训、授权的人员操作,实验室人员对该条款的理解未到位。科室管理未对岗位授权与仪器授权进行区分。员工仪器的培训、考核和操作规范,仅缺少授权记录,不影响检验结果。

整改措施：

（1）按文件管理流程,修订《专业组仪器维护和使用》程序文件,对仪器授权进行明确规定。

（2）举一反三,新增科室所有仪器授权一览表,进行动态授权管理。

（3）组织员工对该不符合的整改进行培训和考核。

效果验证:

（1）核查文件,已完成程序文件修订。

（2）核查记录,已完成仪器授权管理,并在全科范围内执行。

（3）核查资料,已完成员工培训和考核,抽查员工已知晓设备使用相关内容。

见证材料:专业组仪器维护和使用 SOP;仪器授权表;员工培训签到、PPT 和考核等记录。

（杨大干）

【案例 5】

事实陈述:现场抽查血细胞分析仪,仪器编号×,×年×月×日维修时更换穿刺针,未能提供仪器有效性的验证记录。

不符合依据:设备维护与维修。与 CNAS - CL02 6.4.5 c)不符。

原因分析及影响范围:

（1）临检组对于 6.4.5 c)条款:"设备故障或超出规定要求时,应停止使用,并清晰标识或标记为停用状态,直到经验证可正常运行。"理解不透彻,文件对于仪器故障维修后性能验证的具体方法、范围规定不够。

（2）查询故障当日该仪器室内的质控结果均在控。查询维修后第 2 天,该仪器的留样比对记录,比对结果合格。查询当天维修后所发放报告的部分历史结果或同期结果,未见明显与临床表现不符合的情况,也未收到临床投诉。可以确定维修后所发放的报告单,对临床结果无明显影响。

整改措施:

（1）重新组织临检组人员学习 6.4.5 c)条款要求。

（2）按文件修改管理流程,对《仪器故障维修后性能验证》SOP 重新进行修订,对于维修后的性能验证方法、范围等进行细化、文件化。

（3）举一反三,对其他主要设备,如凝血分析仪、尿液分析仪,对于维修后的性能验证,进行相同的要求。

效果验证:

（1）核查培训 PPT、签到表及考核试卷,参加考试人员均已通过考试。

（2）查询文件修订后,血细胞分析仪与尿液分析仪,无维修记录。凝血分析仪器于×年×月×日进行了维修,已按文件要求进行验证,验证通过后再进行标本检测。

见证材料:文件修订管理记录;培训 PPT、签到表、考核记录表、培训照片;仪器故障维修后性能验证 SOP 文件;验证材料(凝血分析仪的维修记录)。

（杨大干）

【案例 6】

事实陈述:×年×月×日血细胞分析仪(序列号×)出现"WBC 无结果,计数小孔堵塞故障",实验室不能提供仪器故障修复后对故障前患者标本检验结果的验证记录。

不符合依据:设备维护与维修。与 CNAS - CL02 6.4.5 c)不符。

原因分析及影响范围：专业组仪器操作 SOP 文件未规定仪器主要部件维修或更换后对故障前的患者标本检验结果验证的内容。该仪器开机后发现仪器故障，未检测临床标本，故对当日维修后检测的标本结果正确性无影响。该仪器维修后进行质控检测，质控结果均在控。抽取故障前 5 份标本检验结果与临床医生进行沟通，并对检测结果进行回顾性评估，检测结果与临床诊断符合。该仪器参加能力验证试验，结果均符合。

整改措施：

（1）按文件修订流程，对仪器操作 SOP 文件进行修订，增加"仪器维修需对故障前检验结果的验证"的内容。

（2）组织岗位人员学习修订的 SOP 文件。

效果验证：

（1）查阅到修订的 SOP 文件，文件符合 CNAS - CL02 6.4.5 c)条款的要求。

（2）核查 SOP 文件人员培训记录完整，内容真实有效。

见证材料：室内质控记录；5 份标本评估记录；能力验证回报记录；仪器操作 SOP；培训 PPT、签到、考核记录。

（杨大干）

【案例 7】

事实陈述：发现×年×月×日，维修报告单×，尿液干化学分析仪(序列号×)因冲洗泵不良、有异响，更换 Rinse Pump，未能提供故障修复后的验证材料。

不符合依据：设备维护与维修。与 CNAS - CL02 6.4.5 c)不符。

原因分析及影响范围：临检组对 CNAS - CL02 6.4.5 c)条款理解的不够透彻，对程序文件《仪器设备使用管理程序》理解不到位，对《×尿液干化学分析仪操作规程》的维修后验证要求执行不到位。可能影响检验结果的准确性。

整改措施：

（1）组织岗位人员重新学习 6.4.5 c)条款、《仪器设备使用管理程序》、《×尿液干化学分析仪操作规程》等文件并进行考核。

（2）回顾当日 13:00 前 47 个样本(维修前)和 14:30 后 53 个样本(维修后)，其中 6 例与历史结果一致。其余均为首诊，其干化学结果均与尿沉渣或生化仪的结果相一致。该 100 例尿液分析结果与临床诊断相符合。第二天质控为在控状态。

（3）往后如有类似情况，按文件要求严格执行。

效果验证：

（1）核查培训相关资料，已完成培训和考核。

（2）核查回顾性分析资料，未对临床造成影响。

见证材料：尿液分析仪月质控图；科室内部培训 PPT、签到、考核记录；当前尿液标本追溯和分析报告；最近一次维修后验证记录示例。

（杨大干）

【案例 8】

事实陈述：临检组不能提供尿液有形成分分析的离心机(序列号×)400 g 离心力校准报告。

不符合依据：设备校准。与 CNAS - CL02 6.5.2 不符。

原因分析及影响范围：未按照《×设备校准程序》和 SOP 文件的要求，对尿液有形成分分析的离心机 400 g 离心力进行校准。岗位人员按照 400 g 离心力设置了转速和离心时间。尿液有形成分镜检结果与尿液有形分析仪检测结果进行复核,未对尿液有形成分镜检结果产生影响。查看组内其他离心机校准报告,均按照检测要求进行校准。

整改措施:

(1) 立即对序列号×离心机进行 400 g 离心力校准。

(2) 组织岗位人员学习《×设备校准程序》和 SOP 文件。

效果验证:

(1) 查阅序列号×的离心机的 400 g 离心力校准报告,校准报告符合条款的要求。

(2) 查询 SOP 文件人员培训,记录完整有效。

见证材料: 镜检结果与仪器结果比对记录;离心机的校准报告;培训 PPT、签到、考核记录。

(杨大干)

【案例 9】

事实陈述: 实验室不能提供×血细胞分析仪(序列号×)从×年×月×日至今(超过 6 个月)的校准报告。

不符合依据: 设备校准。与 CNAS－CL02 6.5.2 不符。

原因分析及影响范围: 实验室员工对质量管理体系意识不强,对 CNAS－CL02 6.5.2 理解不到位,执行不到位。仪器校准标签未更新,未能起到提醒作用。对仪器校准不够重视,未及时查看仪器上次校准时间。可能影响检测结果的准确性。

整改措施:

(1) 立即联系厂家对×血细胞分析仪(序列号×)进行校准。在设备上张贴校准标签注明下次校准日期。要求岗位人员关注仪器下次校准日期,提醒对仪器进行及时校准。

(2) 评估该仪器检测结果对临床的影响(临床调查)。核查其他仪器,如有类似情况一并整改。

(3) 组织员工进行校准相关知识的专题培训和考核。

效果验证:

(1) 核查校准报告及原始记录,校准结果真实有效。

(2) 查询该仪器检测结果有临床影响评估,未发现有不良事件。

(3) 查询人员培训资料,记录完整有效。

见证材料: 血常规仪器校准报告;仪器标签标识;血细胞分析仪未校准临床调查反馈;其他仪器校准核查记录;培训 PPT、签到、考核记录。

(杨大干)

【案例 10】

事实陈述: 未能提供血液分析仪溶血剂、染色液等新旧批号的性能验证记录。

不符合依据: 试剂和耗材—验收试验。与 CNAS－CL02 6.6.3 不符。

原因分析及影响范围:

(1) 因血液分析仪试剂种类繁多,实验场地拥挤,在实行未经检查区、不合格区与合格区三区管理时存在试剂混放和交叉,导致对部分试剂验收的执行不到位。

（2）血液分析仪是市场主流品牌，溶血剂、染色液等性能稳定，批间稳定性好，对检验结果的影响在可控范围内。

整改措施：

（1）实验区域按 5S 管理，规范实验室试剂管理。

（2）新旧批号更换时，采用 5 例不同浓度的标本进行新旧批号试剂的比对试验，偏差判定标准参照 WS/T 406 要求。

（3）组织员工重新培训和考核《试剂和耗材管理程序》，督查其他专业组有无存类似情况。

效果验证：

（1）现场查看，临检组已实行 5S 管理，血液分析仪溶血剂、染色液等新旧批号的验证记录完整，整改有效。

（2）已完成《试剂和耗材管理程序》文件培训学习并考核，培训签到表、培训照片、考核试卷等记录完整。

见证材料： 新旧批号验证记录表；培训学习照片、记录、PPT；实验室 5S 管理成果。

（杨大干）

【案例 11】

事实陈述： 现场查看实验室×年对供应商的评价记录，仅由相应专业的组长一人对供应商进行评价。

不符合依据： 评审和批准外部提供的产品和服务。与 CNAS-CL02 6.8.3 不符。

原因分析及影响范围： 对 CNAS-CL02 6.8.3 条款理解局限，误认为供应商评价是实验室内部的事情，试剂仪器分布在专业组，认为专业组对供应商的服务了解，由专业组长代表专业组组员，综合大家的意见，对供应商进行评价。可能影响供应商的服务能力持续改进，从而影响检验工作。

整改措施：

（1）重新组织学习 CNAS-CL02 6.8.3 条款。

（2）按文件修订流程，修订《外部服务管理程序》，规范供应商评价的流程、评价内容、参评人员等。

（3）组织科室人员、采购管理部门，共同完成×年度的供应商的评价。举一反三，对信息、物业等外部服务商也重新评价。

效果验证：

（1）核查培训资料，内容真实有效。查阅文件，已完成《外部服务管理程序》修订。

（2）查阅×年度的供应商的评价报告，内容符合要求。

见证材料： 培训学习照片、记录、PPT；外部服务管理程序 SOP；×年度供应商评价报告及原始记录。

（杨大干）

【案例 12】

事实陈述： 查看标本采集手册（文件编号×），未提供末梢血、中段尿的采集说明，未参照 WS/T 661—2020《静脉血液标本采集指南》的要求。

不符合依据： 采集活动的指导。与 CNAS-CL02 7.2.4.2 b)不符。

原因分析及影响范围：《标本采集手册》于×年建立，其间未做内容修订。中段尿采集说明由微生物组管理，没有单独设立门急诊患者中段尿采集说明，不能很好地指导门急诊患者采集中段尿。WS/T 661—2020《静脉血液标本采集指南》发布后，没有及时启动文件修改程序，出现信息滞后。医务人员在执行尿液检验时，会口头告之和教育患者如何留取标本，但未提供采集说明，可能会影响患者正确留取标本的质量。

整改措施：

（1）组织员工学习 WS/T 661—2020《静脉血液标本采集指南》、中段尿采集规范和末梢血采集流程。

（2）向儿科、门诊和急诊等发放末梢血、中段尿的采集说明，必要时进行现场培训。

（3）参照 WS/T 661—2020《静脉血液标本采集指南》，修改《标本采集手册》静脉血采集部分；参照说明书、专家共识、行业标准等增加末梢血和中段尿采集内容。

（4）与护理部协调，组织标本采集专项培训会。

（5）现场观察和评估护理单元末梢血和中段尿采集或留取实施情况。

效果验证：

（1）查阅到尿液标本采集示意图已张贴在门急诊及病房厕所。

（2）已完成《标本采集手册》修订、培训和考核，记录完整。抽考多名员工均已知晓。

见证材料：修改后《标本采集手册》SOP；标本采集专项培训课件、签到表和现场照片；现场观察和评估末梢血和中段尿采集或留取实施情况；尿液常规标本采集示意图，张贴现场照片；人员培训 PPT、签到、照片和考核记录。

（杨大干）

【案例 13】

事实陈述：现场检查门诊抽血，抗凝血混匀 2～3 次，颠倒混匀次数未达到产品说明书要求。

不符合依据：采集活动的指导。与 CNAS‑CL02‑A001 7.2.4.4 3)和 WS/T 661—2020《静脉血液标本采集指南》不符。

原因分析及影响范围：采血工作人员对《标本采集手册》、WS/T 661—2020《静脉血液标本采集指南》学习不到位，导致执行不到位，可能影响检验的质量控制，对结果造成影响。

整改措施：

（1）组织员工学习《标本采集手册》、WS/T 661—2020《静脉血液标本采集指南》并进行理论考核。

（2）对培训后员工进行采血技术现场考核。

（3）举一反三，核查其他采集过程是否规范和标准。

效果验证：

（1）核查培训 PPT、签到表、考试记录，真实有效。静脉采血技术现场考核采血人员均通过，达到预期效果。

（2）已完成静脉采血的全员培训及考核，并形成了有效的日常监督和考评体系。

见证材料：培训 PPT、照片、培训和考核记录；理论考核试卷和成绩；静脉采血技术考核评分标准；静脉采血培训考卷成绩汇总。

（杨大干）

【案例 14】

事实陈述: 抽查体检尿常规报告,标本号×,标本的采集时间和接收时间相同。

不符合依据: 采集活动的指导。与 CNAS – CL02 7.2.4.4 e)不符。

原因分析及影响范围: 体检尿液标本由患者自行留取,留取后放置于指定位置,其中体检中心未安排医护人员进行现场确认,待标本送达检验科后同时确认标本采集时间和接收时间。影响检验前的标本质量。

整改措施:

(1) 临床护理人员再次宣贯《临床服务手册》"病区标本的采集、核对和送检程序"。

(2) 临床各病区,由护理部统一调整体液标本存放指定位置,指定存放位置要求护士能对标本进行有效监管,同时配备电脑、扫码球等设备,及时记录采集时间。

(3) 体检的体液标本,安排医护人员负责对自行留取的尿液标本及时扫描试管条码,确认和记录采集时间。

效果验证:

(1) 已完成临床护理人员标本采集要求的宣贯。

(2) 现场核查,体检和患者均已落实计算机设备和岗位,可实时确认采集时间。

见证材料: 临床宣贯照片和记录;体检和各病区体液标本采集存放点照片;LIS 记录体液标本采集时间和采集人统计报告。

(杨大干)

【案例 15】

事实陈述: 抽查血常规医嘱号×,标本量不足,血小板结果 $66×10^9$/L,最终检验报告中未备注说明。

不符合依据: 样品接受特殊情况。与 CNAS – CL02 7.2.6.2 b)不符。

原因分析及影响范围:

(1) 该样本为肝恶性肿瘤术后介入后多发转移全身治疗后现行局部放疗患者,患者静脉状况极差,采血困难。工作人员血液分析仪采用开放模式检测,仪器未有结果异常报警,故发出报告,未评估结果是否因标本量不足受到影响,也未在检验报告中备注说明。

(2) 《血小板计数(仪器法)标准操作规程》在内的血细胞仪器法标准操作规程,明确自动模式要求血量不少于 1 mL,开放模式不少于 0.5 mL,但工作人员认识不深刻,执行不到位。对不合格标本标准与处理流程认识不深刻,执行不到位。血量较少的样本行让步检验时未规定备注说明的要求。

整改措施:

(1) 组织员工学习 CNAS – CL02 7.2.6.2 b)条款、《血小板计数(仪器法)标准操作规程》等文件。组织员工学习《不合格静脉血标本管理中国专家共识》,不合格标本标准与处理流程,拒收不合格样本,建议尽量重抽复查;需行让步检验时必须备注说明,告知临床。

(2) 该样本检测结果较为符合患者的疾病情况,报告发出后未收到医生的反馈,查阅近两年医院不良事件报告,未收到来自医生、患者相关投诉,故本不符合未见明显风险影响。

效果验证:

(1) 核查培训 PPT、签到表、考核记录,确认真实有效。

（2）抽查血量较少标本,如样本号×,因血量较少让步检验后已备注说明。

见证材料: 培训 PPT、签到表、培训现场照片、培训试卷、考核成绩;×月检验科不合格标本情况汇总;整改后标本量偏少标本让步检验报告示例(有备注);近两年医院不良事件报告。

(杨大干)

【案例 16】

事实陈述: 现场抽查尿液有形成分分析仪标准操作规程,分析范围(RBC1.0~4 000.0/μL;WBC 1.0~4 000.0/μL)与其性能验证报告的检测范围不一致。

不符合依据: 检验方法确认。与 CNAS-CL02 7.3.3 b)不符。

原因分析及影响范围: 员工对条款理解不足,参与性能验证时未及时发现问题。实验室未对性能验证内容进行核对。可能影响检测仪器的性能。

整改措施:

（1）组织员工进行培训和考核,要求全程参与性能验证过程,核对校准报告、性能验证报告、比对报告等要与 SOP 文件或原始数据保持一致。

（2）按文件管理流程要求,修订 SOP 中性能特征,与性能验证报告保持一致。

（3）核查实验室所有验证报告是否与分析范围相符,如有不符一并整改。

效果验证:

（1）已完成员工培训和考核,抽查员工已熟悉文件内容。

（2）已完成 SOP 性能特征的修改。

（3）经核查未发现其他问题。

见证材料: 修订后 SOP。员工培训签到、PPT 和考核等记录。

(杨大干)

【案例 17】

事实陈述: 抽查血常规报告单(编号×),血小板计数是 973×10^9/L,触发"PLT$<$60$\times$$10^9$/L 或 PLT$>600\times10^9$/L,需推片"的复检规则,但不能提供复检记录。

不符合依据: 检验方法确认。与 CNAS-CL02-A001 7.3.3 不符。

原因分析及影响范围: 操作人员使用全自动推片机手工模式后未及时切换至自动模式,导致触犯规则的样本未能自动推片。血小板是血常规中的重要指标,触发规则不复检可能造成误诊和漏诊的风险。

整改措施:

（1）在全自动推片机手工模式操作处醒目位置张贴推片模式切换提醒标志。

（2）对自动模式结果进行验证。

（3）员工重新学习血细胞分析仪复检规则和全自动推片机操作规范培训及考核。

（4）查阅最近两年医院不良事件报告,未见相关投诉,该不符合未显示明显风险。

效果验证:

（1）现场核查已在 LIS 中增加相应复检提示。

（2）查阅员工培训、考核记录,均已通过考核。

（3）查后续一个月血常规报告单均已按规则进行复检。

见证材料: 血常规标本图片集;在推片机手工模式操作处醒目位置张贴的模式切换提醒

标志;触发规则的标本进行自动推片验证;培训 PPT、培训及考核记录;血细胞分析仪复检规则和推片机操作考试卷及评分;LIS 上增加的复检提示截屏;近两年医院不良事件报告。

(杨大干)

【案例 18】

事实陈述:抽查检验报告单(编号×),单核细胞百分率是 63.2%,触发"当 MO%≥15%时,先进行全片浏览,如出现异常细胞应进行手工分类"的规定,但不能提供显微镜复检结果。

不符合依据:检验方法确认。与 CNAS-CL02-A001 7.3.3 不符。

原因分析及影响范围:对于临检组工作人员组内文件培训效果不佳,导致组内人员对本专业组的复查报告程序未充分理解并严格执行。误认为血液科患者有前一天的血常规检查五分类计数结果,即可不人工分类。可能影响检验结果的质量。

整改措施:

(1) 立即对该血涂片进行手工分类。

(2) 全组人员重新学习《临检室复查报告程序》和《正常和异常血细胞形态》并考核,要求考核成绩 90 分以上为合格。

(3) 统计最近 1 个月的复检执行情况。

效果验证:

(1) 已完成培训和考核,现场随机提问员工各类样本复检规则,回答无误。

(2) 核查近期复查记录,已按标准执行。

见证材料:血液复查记录;血常规检验报告单;会议、培训及签到表;临检组正常和异常细胞形态培训 PPT。

(杨大干)

【案例 19】

事实陈述:实验室未能提供血细胞分析时患者 WBC 计数结果<$1.0×10^9$/L 异常值时的复检程序。

不符合依据:检验方法确认。与 CNAS-CL02-A001 7.3.3 和 WS/T 805—2022《临床血液与体液检验基本技术标准》不符。

原因分析及影响范围:对 CNAS-CL02-A001 7.3.3 条款和 WS/T 805—2022《临床血液与体液检验基本技术标准》理解不到位,未按照《全国临床检验操作规程》建立及验证复检规则,未查阅到血细胞分析时患者 WBC 计数结果<$1.0×10^9$/L 异常值时的复检程序,在制定复检规则时考虑不够全面。WBC 计数结果<$1.0×10^9$/L 不进行复检,会存在一定程度的血液系统疾病漏诊的风险,会存在一定程度的白细胞计数结果与实际不相符的风险。

整改措施:

(1) 按文件修订流程,参照《全国临床检验操作规程》修改血液分析仪复检规则建立及验证操作规程。在复检标准中增加 WBC 计数结果<$1.0×10^9$/L 的复检标准。

(2) 对×至×月份 WBC 计数结果<$1.0×10^9$/L 的标本进行回顾,评价对临床诊疗的影响。共有 3 例 WBC 计数结果<$1.0×10^9$/L 患者的病例,其中 2 例已复查镜检,1 例因用药导致。

(3) 举一反三,检查体液分析的复检规则。组织员工学习修改的 SOP 文件。

效果验证：

（1）查阅文件已完成复检规则修订，后续的血常规原始数据 WBC 计数结果<1.0×10⁹/L 时，均已复查。

（2）查看体液的复检规则已按《全国临床检验操作规程》建立和执行。

（3）临检室工作人员已完成培训，抽查某员工问题回答正确。

见证材料： 文件更改申请表；复检规则建立及验证操作规程；临检室 WBC<1.0×10⁹/L 的标本回顾分析报告和风险评估报告；复检原始记录；员工培训 PPT、签到、照片和考核等记录。

（杨大干）

【案例 20】

事实陈述： 不能提供尿沉渣检测的显微镜复检程序和复检程序的验证记录。

不符合依据： 检验方法确认。与 CNAS-CL02-A001 7.3.3 不符。

原因分析及影响范围： 临检组未按照 WS/T 805—2022《临床血液与体液检验基本技术标准》要求制定全自动尿沉渣分析仪的显微镜复检程序，未对复检程序进行验证。查看最近 3 个月的室内质控结果，质控项目均在控，对临床标本的检测未造成影响。查看比对结果，结果均在可接受范围内，未对临床标本结果的正确性造成影响。查看日常维护保养记录完整，仪器运行正常。尿沉渣检测复检不规范，会影响尿沉渣检测结果的准确性。

整改措施：

（1）按文件管理流程，制定《尿沉渣复检标准操作程序》。

（2）新制定的尿沉渣复检规则进行验证，完善验证记录形成报告。

（3）进行培训学习和考核。

效果验证：

（1）查阅《尿沉渣复检标准操作程序》，已符合要求。

（2）查阅验证原始记录，真实有效，已完成验证报告。

（3）已完成相关的培训学习和考核，抽查员工知晓复检程序。

见证材料： 室内质控记录；院际比对记录；仪器维护保养记录；《尿沉渣复检标准操作程序》文件、尿沉渣复检验证记录和报告；培训 PPT、照片、培训和考核记录。

（杨大干）

【案例 21】

事实陈述： 现场抽查×年×月×日报告单，患者某某的血常规报告单，男性，18 月龄，病历号×，标本号×，血红蛋白参考区间设置 130～175 g/L。

不符合依据： 生物参考区间。与 CNAS-CL02 7.3.5 a）及 WS/T 779—2021《儿童血细胞分析参考区间》不符。

原因分析及影响范围： 实验室应根据服务人群同时考虑患者风险制定生物参考区间，员工意识不足未对儿童参考区间按性别、年龄（岁、月、天）细化设置。实验室未执行定期评审生物参考区间和临床决定值，导致卫生行业标准 WS/T 779—2021《儿童血细胞分析参考区间》在实验室未能执行。可能会影响患者的异常值判断和临床决策。

整改措施：

（1）按《生物参考区间评审程序》，完成儿童参考区间验证报告并保存原始记录。

（2）根据 WS/T 779—2021《儿童血细胞分析参考区间》，征求临床意见后，设定儿童血常规的参考区间。

（3）按文件管理流程，修改相关的 SOP 文件和 LIS 中的参考范围设置。

（4）举一反三，核查儿童生化项目是否存在类似情况，如有一并整改。

（5）组织员工进行参考区间的培训和考核。

效果验证：

（1）核查多份儿童血常规报告单，已更新参考区间。

（2）查阅《儿童参考区间验证报告》，已通过验证，原始记录完整。

（3）检查 SOP 的培训和考核情况，达到培训效果，记录完整。

见证材料：血常规检验报告单（不同年龄段）；参考区间评审报告、原始数据；参考区间临床沟通记录，更改通知；修订后 SOP；员工培训签到、照片、考核记录。

（杨大干）

【案例 22】

事实陈述：抽查病案号××，某某，年龄 5 岁，血常规报告中的白细胞计数及分类的参考区间未依据 WS/T 779—2021《儿童血细胞分析参考区间》。

不符合依据：生物参考区间。与 CNAS-CL02 7.3.5 a）及 WS/T 779《儿童血细胞分析参考区间》不符。

原因分析及影响范围：实验室规定参考区间时，宜依据相关卫生行业标准。未认真学习 WS/T 779—2021《儿童血细胞分析参考区间》对参考区间评估、验证和使用条件理解不充分。考虑婴幼儿阶段健康人群样本采集困难，不易开展参考区间的验证，暂未引用该文件的参考区间。可能会影响患者的异常值判断和临床决策。

整改措施：

（1）重新学习 WS/T 779—2021《儿童血细胞分析参考区间》，对分析过程的质量管理和目标应用人群进行评估，并筛选 6～13 岁健康儿童 20 名，进行该年龄段参考区间的验证。

（2）组织与临床儿科医生的沟通，征求临床医生对 WS/T 779—2021《儿童血细胞分析参考区间》的评审意见。

（3）根据 WS/T 779—2021《儿童血细胞分析参考区间》，修订《血常规分析作业指导书》及《临床检验服务手册》，在 LIS 修改参考区间。

（4）在医院内网发布服务协议更改通知。

效果验证：

（1）核查原始数据，儿童血细胞分析参考区间已完成验证。已完成临床沟通和院内网通知。

（2）已修订《血常规分析作业指导书》《临床检验服务手册》等 SOP 文件。

（3）已组织学习和考核，抽查员工知晓相关内容。

见证材料：儿童血细胞分析参考区间验证报告；检验科与儿科交流记录表；医院内网发布服务协议变更通知；不同年龄段儿童血常规报告单；血常规检验作业指导书生物参考区间；员工培训 PPT、照片、签到和考核等记录。

（杨大干）

【案例 23】

事实陈述： 现场抽查病案号×，某某，女性，61 岁，尿常规报告中的细菌参考区间是＜4 000.0/μL，且未区分设置男女参考区间。

不符合依据： 生物参考区间。与 CNAS‐CL02 7.3.5 a)不符。

原因分析及影响范围： 专业组未认真学习认可条款及科室程序文件，在尿液沉渣仪器更新为 UF‐5000 后未对尿液沉渣参考区间进行重新验证。可能会影响患者的异常值判断和临床决策。

整改措施：

(1) 学习引用权威文献中尿液沉渣参考区间。通过选取健康男女各 20 人的尿液样本进行尿沉渣检测，对该参考区间进行验证。

(2) 组织与临床医生进行评审沟通，征求临床医生对该参考区间的评审意见。

(3) 在 LIS 系统修改尿液沉渣参考区间，修订组内 SOP 文件《UF‐5000 全自动尿液有形成分分析仪作业指导书》。

(4) LIS 系统参考区间修改完成后在医院内网发布服务协议更改通知。

(5) 组织人员学习 CNAS‐CL02‐A001 5.5.2 条款，新修订的《UF‐5000 全自动尿液有形成分分析仪作业指导书》中有关参考区间的内容。

效果验证：

(1) 查阅相关资料，已完成尿液沉渣参考区间的验证和临床沟通。

(2) 现场抽查报告，已按男女分别设置不同的参考区间。

(3) 已完成培训和考核，抽查工号×和×两位员工都已知晓新的参考区间。

见证材料： 权威参考文献；尿沉渣参考区间验证报告；临床评审沟通与内网告知；考区间核查表；尿液有形成分分析仪作业指导书；员工培训签到、PPT 和考核等记录。

（杨大干）

【案例 24】

事实陈述： 现场核查《全自动血细胞分析仪 SOP(文件编号×)》未见末梢血放置时间及混匀次数的规定。

不符合依据： 检验程序文件化。与 CNAS‐CL02：2023 7.3.6 a)不符。

原因分析及影响范围： 确保实验室活动一致性和结果有效性，应对实验活动程序文件化。实验室员工对认可准则条款理解不透彻，学习不到位。员工对末梢血采集与处理程序没有及时参考厂商说明书和文献的要求修改及执行。员工操作规范，只是文件未修改，不影响检验结果。

整改措施：

(1) 按文件修改流程，参照厂商说明书和文献等资料，修改末梢血采集流程 SOP。

(2) 组织员工培训和考核末梢采血操作。

(3) 定期督查员工末梢采血操作，是否符合 SOP 要求。

效果验证：

(1) 已完成末梢血采集流程 SOP 修订。

(2) 已完成员工培训和考核，抽查员工已知晓末梢采血操作相关内容。

(3) 观察员工,已按 SOP 要求操作。

见证材料: 修订后 SOP;员工培训签到、PPT 和考核等记录;员工操作考核记录。

(杨大干)

【案例 25】

事实陈述: 现场抽查全自动血液细胞分析仪(序列号×),×年×月质控图,质控品批号×,血红蛋白(Hb)高值×月 10 日至×月 23 日质控数据连续在质控图中心线一侧,未进行趋势性分析。

不符合依据: 室内质量控制。与 CNAS-CL02 7.3.7.2 e)要求不符。

原因分析及影响范围: 实验室要求能记录检测到的趋势性变化,适时采用统计技术进行结果分析。科室文件对室内质控数据趋势性变化需分析未作规定。员工室内质控总结分析能力不足、培训不倒位。

整改措施:

(1) 按文件管理流程,修订室内质控 SOP,增加数据趋势性变化需分析等内容。

(2) 回顾 Hb 间质评数据,且结果可控。回顾 Hb 临床数据,无结果与临床不符现象。

(3) 近期 Hb 的室内质控数据进行重新小结和分析。查看其他项目的室内质控数据,未发现有趋势性变化。

(4) 组织员工进行室内质控专题培训和考核。

效果验证:

(1) 查阅文件已完成室内质控 SOP 修订,符合文件修订管理流程。

(2) 查看记录已完成 PT 结果和临床数据回顾,无不符合标本。

(3) 查看报告已完成 Hb 质控数据重新评估和小结。

(4) 已完成员工培训和考核,抽查员工已知晓 IQC 相关内容。

见证材料: 修订后室内质控 SOP;PT 和临床标本回顾记录;Hb 月度质控小结示例;员工培训签到、PPT 和考核等记录。

(杨大干)

【案例 26】

事实陈述: 抽查血常规质控批号×,×年×月×日血小板计数出现 1 个 3S 失控,未提供失控处理措施及记录。

不符合依据: 室内质量控制。与 CNAS-CL02 7.3.7.2 g)不符。

原因分析及影响范围: 血常规质控可能由于质控品已经反复使用多次,且未在规定时间内及时上机,在室温环境中放置时间过久,导致因质控品性能下降而出现偶然误差失控。该批次质控为新批号质控,失控当日情况为 PLT 中水平偏高 1 个 3S 失控,未及时处理,中水平累计 CV 为 2.79%,低于质量目标设定水平(8%),失控期间患者血常规样本的 PLT 结果中水平未见异常增高的情况,未收到先关投诉。

整改措施:

(1) 组织员工学习《室内质量控制作业指导书》相关内部,开展一次失控处理的培训及考核。

(2) 完成该次失控的处理措施和记录。排查科室所有项目室内质控情况,未发现其他不符合。

效果验证：

（1）查阅后续急诊化验室内质控情况，未发现失控未处理的情况。

（2）查阅培训资料、记录及考核情况，均已通过。

见证材料：培训 PPT 及业务学习、培训、会议记录；室内质控的试卷及评分；检验科血常规室内质控表；质控品年度用量预估表。

（杨大干）

【案例 27 】

事实陈述：现场抽查×血液分析仪，批号×的高值质控，当日上午 Hb 有 183 g/L 和 175 g/L 两次结果，但 LIS 只有 175 g/L 一次结果。

不符合依据：室内质量控制。与 CNAS - CL02 - A001 7.3.7.2 3)不符。

原因分析及影响范围：未严格按照《室内质控管理操作规程》中 4.6 条（每次实验的质控数据均要记录，如有失控现象应及时分析失控原因并采取措施，做好记录）规定执行，LIS 中存在失控的质控结果少收的情况，对少收的失控结果没有进行原因分析。失控后均有及时处理，查阅×血液分析仪（序列号×）近 3 个月的质控均在控，对临床标本的检测未造成影响。

整改措施：

（1）组织员工重新学习 CNAS - CL02 - A001 7.3.7.2 3)条款及《内部质量控制程序》《临检室室内质控管理操作规程》，并要求岗位人员遵照执行。

（2）质量监督员每月抽查仪器原始数据，检查其与 LIS 系统质控记录的一致性。科室其他部门质控数据按同样流程处理。

效果验证：

（1）查阅资料，已完成培训学习。

（2）抽查仪器×血液分析仪（序列号×）×月质控记录，仪器原始记录和 LIS 记录保持一致，失控后处理记录完整。

（3）抽查免疫室仪器×（序列号×）×月质控记录，符合要求。

见证材料：×月 Hb 质控图；培训 PPT、照片、考核记录；临检组抽查记录；免疫组抽查记录。

（杨大干）

【案例 28 】

事实陈述：现场抽查×年×月×日血细胞分析仪更换质控物，未提前进行质控物均值的确定。

不符合依据：室内质量控制。与 CNAS - CL02 - A001 7.3.7.2 1)及 WS/T 641 设定中心线（均值）要求不符。

原因分析及影响范围：依据《室内质量控制标准操作程序》规定，在新质控物正式使用前至少检测 3 天，至少计算 10 个质控结果的均值作为新批号质控品的初始均值。供应商未按原计划时间配送新批次质控物，影响科室提前累积均值。由于人员意识不足未贯彻执行到位。实验室未针对供货中断情况进行风险评估，没有制定可替代方案。

整改措施：

（1）对质控每月小结相关审核人员重新培训授权，进行全科人员培训和考核，严格执行质控标准操作程序的要求,提前完成初始均值的累积。

(2)同供应商协调质控品减少大库周转环节,缩短配送时间,以满足新质控物正式使用前五日到达实验室。核查供应商评估记录,对此类情况频发的厂家进行约谈甚至替代剔除。

(3)制定科室供货相关应急预案,减少相关风险。

效果验证:

(1)通过巡查和现场问答,员工均知晓更换新批次质控规范操作流程。抽查质控记录均按照文件要求进行室内质控数据累积。

(2)已针对供应商质控供货提出备货需求,签订备货协议书。

(3)全科已根据风险预案制定各组自制质控等替代方案。

见证材料:室内质控培训和考核记录;备货协议书;试剂与耗材相关应急预案。

(杨大干)

【案例 29】

事实陈述:实验室不能提供×年度的血细胞五分类能力验证/室间质评报告。

不符合依据:室间质量评价。与 CNAS－CL02 7.3.7.3 a)不符。

原因分析及影响范围:《室间质量控制方案》SOP 规定应参加国家卫生健康委员会临床检验中心室间质评。×年开始,国家卫生健康委员会临床检验中心和×市临床检验中心组织的相同质评项目,实验室只参加国家卫生健康委员会临床检验中心的室间质评。由于血细胞计数两个部门都有组织,实验室便申报了国家卫生健康委员会临床检验中心的血细胞计数,里面不包含白细胞五分类,由于申报时没有仔细核对项目,实验室误以为有白细胞五分类。

整改措施:

(1)选择同级别的某医院,立即执行院际比对计划,形成院际比对报告。评估对临床结果的影响。

(2)修订《室间质控方案》,对于国家卫生健康委员会临床检验中心没有而实验室又开展的项目,如果×市临床检验中心有该项目的室间质评活动,选择××市临床检验中心该项目的室间质评活动。

(3)×年已参加×市临床检验中心的白细胞五分类室间质评活动。每次申报室间质评或室内质控品时,组内要有 2 个人参与,一起仔细审核是否有漏报检验项目。

效果验证:

(1)查询资料,已完成白细胞分类院际比对报告,结果比对通过。已完成临床结果的影响评做报告,无明显影响。

(2)已申请参加×市临床检验中心的白细胞五分类室间质评活动。

见证材料:白细胞分类院际比对报告及原始记录;《室间质控方案》修改内容;×年参加×市临床检验中心第一次全血细胞计数及白细胞分类计数室间质评报告;血细胞五分类结果对临床影响调查报告;员工培训 PPT、照片、考核记录。

(杨大干)

【案例 30】

事实陈述:抽查某次室间质评,尿液沉渣形态 3 项不符合,未见纠正措施记录。

不符合依据:室间质量评价。CNAS－CL02 7.3.7.3 h)规定不符合。

原因分析及影响范围：室间质评不符合原因，主要是平时工作中未遇到此类较罕见细胞，业务水平存在局限性。无纠正措施原因，实验室人员对 CNAS - CL02 7.3.7.3 h) 要求理解不够深刻，执行不到位。尿沉渣室间质评常包括一些不常见的、不典型的细胞，但日常工作中，这类细胞极少遇到，对检验结果报告影响不大。

整改措施：

（1）制定培训计划，强化尿沉渣形态的培训和考核。

（2）根据回报结果，认真分析不符合项目，填写室间质评分析报告并培训员工。

效果验证：

（1）经核查已针对尿沉渣形态制定培训计划，已完成 3 个专题培训和考核，记录完整有效。

（2）已完成室间质评的不符合分析报告并作为材料培训员工。

见证材料：室间质评不符合和纠正措施记录；形态学培训计划；多次员工的培训 PPT、签到表和考核记录。

（杨大干）

【案例 31】

事实陈述：未能提供至少 5 份尿液样品进行形态学检验人员的结果比对考核记录。

不符合依据：检验结果的可比性。与 CNAS - CL02 - A001 7.3.7.4 2) 不符。

原因分析及影响范围：对 CNAS - CL02 - A001 7.3.7.4 2) 条款解读不够深入，《实验室内检验结果可比性管理程序》中未对形态学人员比对的方案、判断标准等做出具体的规定，临检组内也缺乏相应的形态学人员比对的管理 SOP，只进行了 6 个月 1 次的外周血和穿刺液的白细胞分类比对，未对形态学人员进行尿沉渣细胞计数的比对。尿常规镜检的工作人员均通过临检组各类能力测试，查阅近两年医院不良事件报告，未收到来自医生、患者对尿常规报告的投诉，故本不符合未见明显风险影响。

整改措施：

（1）按文件管理流程，修订《实验室内检验结果可比性管理程序》，增加手工项目人员比对内容。临检组修订《人员比对管理程序》，规定形态学人员比对的具体内容、方案、周期、样本类型及数量、结果判定标准。

（2）完成×位员工和×位值班人员的 5 份尿沉渣细胞计数比对和 15 份临床样本的白细胞分类比对。形成比对结果报告，应参加比对的人员共×人，比对通过的人数×人，无不合格者。

（3）组织员工重新学习 CNAS - CL02 - A001 7.3.7.4 2) 条款少和文件的更新内容。

效果验证：

（1）查阅培训记录，现场提问某员工手工项目人员比对要求，回答正确。提问某员工尿液人员比对方案和判断标准回答正确。

（2）查阅资料，已完成形态学人员尿沉渣细胞计数和外周血、脑脊液、胸腔积液、腹水白细胞分类比对，均通过比对。抽查某员工人员比对结果和汇总表，确认原始数据均符合。

见证材料：《人员比对管理程序》SOP；培训课件、培训和学习记录；部分形态学人员比对的结果和现场照片；人员比对结果报告；近两年医院不良事件报告。

（杨大干）

【案例 32】

　　事实陈述：抽查×年×月外周血细胞形态人员比对，5 份标本中未包括异常细胞，如幼稚细胞、反应性淋巴细胞等。

　　不符合依据：检验结果的可比性。与 CNAS－CL02－A001 7.3.7.4 1)不符。

　　原因分析及影响范围：对 CNAS－CL02－A001 7.3.7.4 1)条款理解不够深入，细胞形态学比对 SOP 有相关操作流程，比对要求有 3 份异常标本，但在比对组织和人员实施中对 SOP 规定的程序执行不规范。形态学人员比对难度不够，可能会使工作人员在形态方面的能力要求不足，工作中造成漏诊误诊的风险。

　　整改措施：

　　(1) 组织员工对 CNAS－CL02－A001 7.3.7.4 1)条款和相关 SOP 重新培训和学习。

　　(2) 重新进行人员进行细胞形态学比对、记录和结果分析，并形成比对结果报告。

　　(3) 为防止所选标本不符合要求，在新比对记录表中备注中写明要求："3 份异常和 2 份正常标本"。

　　(4) 查阅近 2 个月的血常规报告，异常结果均按规定分类报告，查近 2 年的不良事件未见相关投诉。

　　效果验证：

　　(1) 查阅记录，已对细胞形态学人员进行比对，并形成了有效的比对结果记录和报告。

　　(2) 已完成相关文件的培训和考核，抽查员工已知晓相关内容。

　　见证材料：培训 PPT、学习和培训记录；细胞形态学人员比对比对记录和报告；外周血细胞形态人员比对记录表；近 2 年医院不良事件报告。

(杨大干)

【案例 33】

　　事实陈述：抽查 20××年×月×日白细胞分类人员比对记录，未提供判断标准、标本符合率和比对分析报告。

　　不符合依据：检验结果的可比性。与 CNAS－CL02－A001 7.3.7.4 1)不符。

　　原因分析及影响范围：血液组×年已实施白细胞分类人员比对，原始数据记录于表格《白细胞分类人员比对原始记录表》，但未对比对结果进行判断和分析。缺乏人员比对结果的判断和分析，未能起到督促工作人员查找弱项加强学习提高能力的作用。核查科室专业组涉及仪器和人员比对的项目，未发现其他类似不符合情况。

　　整改措施：

　　(1) 根据《内部比对》SOP 相关评判标准对×年已实施的人员比对结果进行判断和分析，并填写《白细胞分类计数内部比对》表，对结果进行分析，并组内通报人员比对结果和注意事项。

　　(2) 将本次整改情况向全体科室员工宣贯。

　　效果验证：

　　(1) 查阅涉及同一检测系统不同检测模块的同一检验项目的内部比对记录，均记录完整符合要求。

　　(2) 查阅涉及人员比对的项目的相关记录，均记录完整、符合要求。

　　见证材料：修订前后白细胞分类人员比对原始记录表；×年第×次血液白细胞分类人员

比对汇报;业务学习、培训、会议记录表。

(杨大干)

【案例 34 】

事实陈述：未能提供尿液有形成分形态学检验人员结果一致性比对报告及原始记录。

不符合依据：检验结果可比性。与 CNAS-CL02-A001 7.3.7.4 不符。

原因分析及影响范围：《体液检验内部比对》文件没有对体液形态及计数人员进行比对的频率、方法、结果判定等进行规定。对认可准则、应用说明理解和执行不到位,导致文件评审、内部审核等均未发现该问题。从事尿液检验人员定期进行培训和考核,技术能力符合要求。不同人员间存在差异,未进行人员间的比对和评估,可能会影响尿液复检结果的质量。

整改措施：

（1）按文件管理流程,修订《体液检验内部比对》SOP,增加细胞形态及计数人员比对方案,组内人员进行培训和考核。

（2）制定实验室人员比对计划,按照比对方案进行人员比对,形成人员比对报告,保留原始记录。

（3）核查其他检验项目,如有类似情况同样整改。

效果验证：

（1）已经更新《体液检验内部比对》文件,已完成组内培训和考核,记录完整。

（2）核查尿液形态学检验人员一致性比对报告和原始记录,所有人员通过一致性比对,比对方案规范,原始记录保留完整。

（3）未发现其他检验项目存在类似情况。

见证材料：体液检验内部比对(保留修改痕迹);文件培训 PPT、签到表和考核结果;尿液形态学检验人员一致性比对报告,原始比对记录。

(杨大干)

【案例 35 】

事实陈述：血常规显微镜镜检与电脑报告分别位于两个不同的操作区域,实验室不能提供如何正确地将显微镜镜检结果转录电脑中的证据。

不符合依据：结果报告通用要求。与 CNAS-CL02 7.4.1.1 a)不符。

原因分析及影响范围：实验室未遵循每年需要进行信息准确性的验证的文件规定。员工执行不到位,未进行最终检验报告结果与原始输入数据的一致性验证,未进行不同系统间的数据一致性验证。可能会导致结果转录错误,从而影响检验结果。

整改措施：

（1）按文件管理流程,修订结果报告 SOP,增加结果转录要求：按手写显微镜镜检结果,手工输入到 LIS,并由另一位员工进行核对。

（2）核查 LIS 与电子病历、体检中心、客户端等接口的数据一致性,完成数据校验报告。

（3）组织员工培训相关条款要求并考核。

效果验证：

（1）已完成结果转录 SOP 修订。

(2) 已完成不同系统间数据一致性验证报告,正确无误。

(3) 已完成员工培训和考核,抽查员工已熟悉文件内容。

见证材料: 修订后 SOP;不同系统间数据一致性验证报告;员工培训签到、PPT 和考核等记录。

(杨大干)

【案例 36】

事实陈述: 抽查某血常规的血小板结果为 $5 \times 10^9/L$,符合危急值报告标准,实验室未按危急值报告流程报告临床。

不符合依据: 危急值报告。与 CNAS-CL02 7.4.1.3 a)不符。

原因分析及影响范围: 该患者有多次历史检查记录,既往已报告过血小板危急值,经过治疗后恢复正常。现在再次出现血小板减低触发危急值报告程序,但工作人员未引起足够重视,没有及时上报。科室对《危急值报告程序》的宣贯和督查不够,造成工作人员执行不到位。医院规定血液病患者同一项目检验结果连续出现危急值报警不作危急值处理。但该患者非危急值和危急值结果反复出现,说明病情变化,如未及时通报危急值结果可能会影响患者安全。

整改措施:

(1) 回顾了近 2 个月的血细胞分析结果,发现未上报的危急值与患者取得联系,了解就诊情况。这些患者都已经及时就诊,没有导致不良事件的发生。

(2) 再次培训和考核《危急值报告程序》,强调及时上报的重要性,要求全科严格执行危急值报告制度。

(3) 将危急值的通报率、及时率、记录完整率列为质量指标,每月监测并通报。

效果验证:

(1) 回顾并评估危急值结果的患者情况,无不良事件发生。

(2) 核查《危急值报告程序》的培训和考核情况,达到培训效果,记录完整。

(3) 核查危急值的质量指标报告,达到预期目标。

见证材料: 检验科与临床/患者沟通记录;危急值报告制度培训 PPT、签到表和考核记录;某月份危急值质量指标监测报告。

(杨大干)

【案例 37】

事实陈述: 现场抽查血常规检验报告(编号×),发现中性粒细胞百分数存在仪器和显微镜分类两个结果,未备注白细胞分类结果以显微镜分类为准。

不符合依据: 结果报告要求。与 CNAS-CL02-A001 7.4.1.6 1)d)不符。

原因分析及影响范围: 实验室对白细胞五分类检测,复检后的报告结果应以显微镜检查结果为准,理解和执行不到位,未能按条款规定执行。对临床医生和患者易造成误导,存在潜在风险。

整改措施:

(1) 按文件修改流程,对《检验报告审核管理 SOP》进行修订,将"血常规检验报告中,白细胞五分类显微镜复检后应在检验报告中注明以手工分类结果为准"明确写入条款中,以更有利于指导实际工作。

（2）组织员工进行相关条款和文件的培训及考核。要求所有人员严格按新修订《门诊检验组检验报告审核管理作业指导书》执行。

（3）核查报告和统计数据，分析整改落实情况。

效果验证：

（1）现场检查，查看修订后的文件，均有完整记录，符合要求。

（2）核查培训考核记录，真实有效。

（3）抽查近期有血涂片分类的血常规报告 5 份，均查见报告中已明确标注白细胞分类结果以显微镜分类为准。

见证材料：新修订《检验报告审核管理作业指导书》；培训考核记录表及培训现场照片；现场抽查近期血常规复检报告照片及整改前血常规报告照片。

（杨大干）

【案例 38 】

事实陈述：抽查标本号×，白细胞计数 $15.0 \times 10^9 / L$，血红蛋白 54 g/L，属危急值结果，但检验报告单没有警示性注释。

不符合依据：报告要求。与 CNAS - CL02 7.4.1.6 l)不符。

原因分析及影响范围：实验室对《结果报告程序》的报告单内容中"l) 危急值提示"要求理解不足，导致报告单上无危急值警示性注释。报告单中虽无警示性注释，但按《危急值报告程序》报告并记录，确保患者安全。

整改措施：

（1）向信息部门提交软件修改申请，要求有危急值结果的项目用"★"标识，并备注"有危急值结果，请立即就诊"。

（2）对危急值加警示性注释报告进行数据验证，保证 LIS 和电子病历、体检中心等系统间的展示结果的一致性。

（3）对《结果报告程序》进行培训并考核。

效果验证：

（1）已在报告单上增加危急值警示性注释。

（2）抽查检验科危急值报告与电子病历的一致性，抽查 5 份报告，全部添加警示性注释，与 LIS 系统一致。

（3）已进行《结果报告程序》再次的培训和考核，记录完整有效。

见证材料：软件需求申请单；软件功能验证记录，不同系统一致性验证报告；修改后危急值报告单示例；培训签到、照片及考核记录。

（杨大干）

【案例 39 】

事实陈述：抽查尿沉渣检验报告单（编号×），白细胞检验项目同时报告仪器法和显微镜镜检法 2 个结果，有研究参数结果报告。

不符合依据：报告内容通用要求。与 CNAS - CL02 - A001 7.4.1.6 2) b)不符。

原因分析及影响范围：实验室对 CNAS－CL02－A001 7.4.1.6 2）b）的内容理解不足，导致检验报告中形态项目含有仪器检查和显微镜复查的两个结果。实验室对检验报告中的报告参数和研究参数没有明确区分，可能会误导临床对结果的解读。

整改措施：

（1）组织员工学习 CNAS－CL02－A001 7.4.1.6 2）b）要求和《检验报告管理程序》，严格执行报告复查后的最终唯一结果。

（2）向信息中心提交软件需求及问题解决处理单，要求将尿沉渣检验报告中的研究参数用"×"标识，并备注："×标记项目为研究参数，仅供参考"。

（3）验证 LIS 与 HIS、自助服务终端三者对研究参数标识的一致性。

（4）按文件管理流程，修订尿液复检规则 SOP 中的报告方式。

效果验证：

（1）抽查修订后的尿沉渣检验报告单，研究参数项目已全部加"×"标记，LIS、HIS 和自助服务终端三方一致。

（2）已完成员工培训和考核，抽考多名员工已知晓报告要求。

见证材料：软件需求及问题处理单；数据一致性验证报告；培训记录签到、照片、考核记录；整改后报告单示例；尿液复检规则 SOP。

（杨大干）

【案例 40】

事实陈述：实验室未能提供体液类型的不合格样品的比率。

不符合依据：持续改进。与 CNAS－CL02 8.6.1 不符。

原因分析及影响范围：专业组只对血液类型的标本进行了不合格样本的统计及分析，并未统计及分析体液类型标本不合格样品的比率。对 CNAS－CL02 8.6.1 条款的理解还不够到位，疏忽了对体液标本的统计分析，可能影响检验的工作效率。

整改措施：

（1）组织员工学习体液标本不符合的分析和整改。

（2）制定体液标本质量指标监测计划表，定期对质量指标进行统计。若有超出指标目标值的项目需进行原因分析，提出改进措施，跟踪评价改进效果。

（3）与临床科室沟通时，通报不合格标本类型比率超标的科室，督促整改并持续监控。

效果验证：

（1）核查记录，已完成员工培训和考核。

（2）已制定质量监测程序并持续改进。

见证材料：培训 PPT、签到表、培训现场照片、培训和考核记录；体液标本质量监测计划表和质量监测结果；不合格标本分析统计报告；×年×季度沟通记录。

（杨大干）

三、申请 ISO 15189 认可相关问题解答

问：什么是实验室认可？

答：由第三方权威机构对实验室能力进行评价并予以正式承认的活动。实验室认可是一项国际制度安排和通行做法，在规范各国实验室质量管理工作，推动实验室能力建设，促进检验结果相互承认方面具有重要意义。

问：医学实验室认可的作用和意义？

答：医学实验室通过 CNAS 认可，证明其满足国际标准 ISO 15189 的要求，提高了检测结果的可信度，为检验结果互认提供了国际公认的评价依据。我国医学实验室认可制度积极为政府和社会提供技术支持服务，得到了国内卫生主管部门和行业的普遍认同，认可结果得到国家和越来越多地方卫生主管部门的采信。如 ISO 15189 医学实验室认可，作为国家检验医学中心、国家血液病区域医疗中心应当满足的基本条件之一。另外，政府通过认可这一平台，客观公正地实施对医疗卫生机构的监管职能，降低政府决策和管理的风险及成本在医院的等级评审工作中，很多地方卫生主管部门都采信认可的结果对医学实验室进行科学客观公正评价。

问：认可的特征？

答：权威性、独立性、公正性、技术性、规范性、统一性、国际性。

问：什么是监督评审？

答：监督评审的目的是为了证实获准认可实验室在认可有效期内持续符合认可要求，并保证在认可规则和认可准则或技术能力变化后，能够及时采取措施以符合变化的要求。获准认可实验室均须接受 CNAS 的监督评审。监督评审分为定期监督评审和不定期监督评审。定期监督评审采用现场评审的方式，不需要获准认可实验室提出申请，评审要求和现场评审程序与初次认可相同。

问：什么是复评审？

答：对于已获准认可的实验室，应每两年（每 24 个月）接受一次复评审，评审范围涉及认可要求的全部内容、已获认可的全部技术能力。复评审不需要获准认可实验室提出申请。

问：什么是扩大认可范围？

答：获准认可实验室在认可有效期内可以向 CNAS 秘书处提出扩大认可范围的申请。下列情形（但不限于）均属于扩大认可范围：① 增加检测/校准/鉴定方法、依据标准/规范、检测/鉴定对象/校准仪器、项目/参数。注意：增加等同采用的标准，按变更处理，不作为扩大认可范围；② 增加检测/校准/鉴定场所；③ 扩大检测/校准/鉴定的测量范围/量程；④ 取消限制范围。

问：实验室管理体系须有效运行多长时间才能提交认可申请？

答：建立了符合认可要求的管理体系，且正式、有效运行 6 个月以上，才能提交认可申请。

问：实验室满足申请认可条件后，需填写 CNAS - AL02《医学实验室质量和能力认可申请书》，包含哪些内容？

答：实验室在满足申请认可要求后，需填写 CNAS - AL02《医学实验室质量和能力认可申请书》及其附表附件，附表附件包括：① 附表 1 - 1：授权签字人一览表（中英文）；② 附表 1 - 2：授权签字人申请表；③ 附表 2：申请检验（检查）能力范围表（中英文）；④ 附表 3：医学实验室质量和能力认可自查表；⑤ 附表 4：能力验证计划/实验室间比对汇总表；⑥ 附表 5：实验室人员一览表；⑦ 附表 6：实验室开展检验（检查）项目清单；⑧ 附件 1：认可合同（一式二份）。

同时随申请书提交以下文件资料：① 法律地位证明：包括法人证书、执业许可证及执业范围复印件、与申请项目相关的资质证书等；② 管理体系文件；③ 概况图：实验室平面图、组织机构图；④ 检验服务文件、表单：全部检测设备清单；客户清单（适用于独立医学检验所）；受委托实验室及委托项目清单；检验（检查）申请单；检验（检查）报告；申请认可项目测量溯源一览表；⑤ 检测系统/方法：分析性能验证报告、非标方法确认报告；⑥ 评审报告及相应记录：内部审核报告、管理评审报告及相应记录；⑦ 评估报告：不确定度评估报告、风险评估报告；⑧ 其他资料。

以上材料准备完毕提交后，经过程序性审查、风险识别和初步文件审查后，如果受理要求满足即可受理；如果不能通过文件审查确定是否满足受理要求，则需要实验室继续改进。

问：评审中发现的不符合，完成纠正/纠正措施的期限？
答：纠正/纠正措施完成期限一般为 2 个月，对于严重不符合，应在 1 个月内完成。

问：医学实验室认可流程有几个阶段？
答：我国医学实验室认可过程概括为实验室申请、文件及现场评审及评定批准三个阶段。

问：CNAS 颁布的与医学实验室有关的认可规范文件包括哪些？
答：包括以下文件。

（1）通用认可规则：① CNAS - R01《认可标识和认可状态声明管理规则》；② CNAS - R02《公正性和保密规则》；③ CNAS - R03《申诉、投诉和争议处理规则》。

（2）专用认可规则：① CNAS - RL01《实验室认可规则》；② CNAS - RL02《能力验证规则》；③ CNAS - RL03《实验室与检验机构认可收费管理规则》。

（3）基本认可准则：CNAS - CL02：2023《医学实验室质量和能力认可准则》。

（4）专门要求：① CNAS - CL01 - G002：2021《测量结果的计量溯源性要求》；② CNAS - CL01 - G003：2021《测量不确定度的要求》。

（5）应用要求：CNAS - CL01 - A001：2023《医学实验室质量和能力认可准则的应用要求》。

（6）认可说明：CNAS - EL - 14：2023《医学实验室认可受理说明的要求》。

（7）认可指南：① CNAS - GL001《实验室认可指南》；② CNAS - GL008：2018《实验室认可评审不符合项分级指南》；③ CNAS - GL011：2018《实验室和检验机构内部审核指南》；④ CNAS - GL012：2018《实验室和检验机构管理评审指南》；⑤ CNAS - GL028《临床微生物检验程序验证指南》；⑥ CNAS - GL037《临床化学定量检验程序性能验证指南》；⑦ CNAS - GL038《免疫定性检验程序性能验证指南》；⑧ CNAS - GL039《分子诊断检验程序性能验证指南》；⑨ CNAS - GL047《医学实验室定量检验程序结果可比性验证指南》；⑩ CNAS - GL048《医学实验室组织病理学检查领域认可指南》；⑪ CNAS - GL049《医学实验室细胞病理学检查领域认可指南》；⑫ CNAS - GL050《医学实验室分子诊断领域认可指南》。

问：医学实验室申请的每个子领域(如临床血液学)应有几个专职检验/检查技术人员？

答：医学实验室申请的每个子领域(如临床血液学)应有 3 名以上专职检验/检查技术人员。

问：申请医学实验室认可的每个子领域(如临床血液学)应具有至少几名符合 CNAS 认可要求的授权签字人？

答：申请认可的每个子领域(如临床血液学)应具有至少 1 名符合 CNAS 认可要求的授权签字人，对于有执业资格要求的授权签字人，申请签字的领域应在其执业资格证书"执业类别"范围内，原则上年龄不大于 65 岁。

问：认可的授权签字人应具有专业技术职务任职资格？

答：认可的授权签字人应具有中级及以上专业技术职务任职资格。

问：血液和体液从事申请认可授权签字领域专业技术工作至少几年？

答：血液和体液从事申请认可授权签字领域专业技术工作至少 3 年。

问：CNAS 要求血液和体液领域授权签字人必须具备哪些资格条件？

答：① 有必要的专业知识和相应的工作经历，熟悉授权签字范围内有关检测/校准/鉴定标准、方法及程序，能对检测/校准/鉴定结果作出正确的评价，了解测量结果的不确定度，了解设备维护保养和校准的规定并掌握校准状态；② 熟悉认可规则和政策要求、认可条件，特别是获准认可实验室义务，以及带认可标识/联合标识检测/校准/鉴定报告或证书的使用规定；③ 在对检测/校准/鉴定结果的正确性负责的岗位上任职，并有相应的管理职权。

问：血液和体液领域对人员能力有哪些要求？

答：人员是实验室质量管理体系的重要组成部分，人员的资质和能力代表了实验室的整体水平。人员职能的能力包括教育、资格、培训、再培训、技术知识、技能和经验的要求。资质应反映适当的教育、培训、经历和所需技能证明，并且与所承担的工作相适应。血细胞形态学检查技术主管应有专业技术培训(包括进修学习、参加形态学检查培训班等)及考核记录(包括合格证、学分证及岗位培训证等)。颜色视觉辨色正常。能力评估方法可组合使用：① 直接观察活动；② 监控检验结果的记录和报告过程；③ 核查工作记录—评估解决问题的技能；④ 检验特定样品，例如先前已检验的样品、实验室间比对的物质或分割样品。

问：血液和体液领域对人员培训和能力评估有哪些要求？

答：实验室应制定针对不同职称、不同岗位的人员培训年度计划，维持人员培训实施记录，定期评估培训结果；实验室应制定员工能力评估的内容、方法、频次和评估标准。评估间隔不宜超过 1 年。从事形态学检查的新上岗员工，在最初 6 个月内应至少进行 2 次能力评估。当职责变更时，或离岗 6 个月以上再上岗时，或政策、程序、技术有变更时，应对员工进行再培训和再评估，合格后才可继续上岗，并记录。

问：血液和体液申请认可检验/检查的方法/标准对医学实验室仪器配置的要求是什么？

答：医学实验室仪器配置应满足申请认可检验/检查的方法/标准要求，同一检验/检查项目配置多套检测系统/设备且都为临床出具检验/检查报告时,所有系统/设备(包括快速检测)均应申请认可。如:实验室血细胞分析项目检测有多台仪器,均应申请认可。

问:血液和体液申请认可的检验/检查项目的具体要求是什么?

答:血液和体液申请认可的检验/检查项目应涵盖其常规开展的专业领域,具体要求如下:

(1)每年开展检验/检查项目的频次超过 50 次,可视为常规开展的领域。

(2)每年开展检验/检查项目的频次超过 100 次,宜申请认可。

这里的"频次"并不是每年开展检验的样本数量,而是开展该项检验的频率,例如实验室开展的某项目 3 日 1 次,那么 1 年 365 日,365/3≈121,即该实验室开展此项目的"频次"为 121 次。

问:血液分析仪校准有哪些要求?

答:血液分析仪的校准应符合 WS/T 347—2011《血细胞分析的校准指南》的要求,包括:① 应对每一台仪器进行校准;② 应制定校准程序,内容包括校准物的来源、名称,校准方法和步骤,校准周期等;③ 应对不同吸样模式(自动、手动和预稀释模式)进行校准或比对;④ 可使用制造商提供的配套校准物或校准实验室提供的定值新鲜血进行校准;⑤ 应至少 6 个月进行一次校准。

问:凝血分析仪校准有哪些要求?

答:凝血分析仪校准应按照制造商的使用说明制定校准 SOP 文件,校准应包括:仪器硬件的维护保养、孵育槽和试剂仓温度测试、光路系统校准、加样准确度与重复性以及校准验证(重复性和准确性验证)。须定标的检测项目:纤维蛋白原、D-二聚体、纤维蛋白降解产物、抗凝血酶等。

问:尿液有形成分分析离心机校准的要求?

答:应对 400 g 相对离心力校准,每 12 个月对离心机进行校准。

问:用于凝血项目检测的标本应如何进行处理?

答:标本有凝块、肉眼可见溶血、抗凝剂使用错误、采血量不够(与标示量相差>10%)时,应拒收标本。使用光学原理的检测仪器时,当标本有黄疸、脂血或影响光散射强度的干扰物质时,可能对检测结果产生影响,实验室应立即与临床联系,以进一步采取措施。

在分离血浆时,应使用水平式离心机。在室温、1 500 g 离心力、不少于 15 min 离心标本,以得到乏血小板血浆。应每 6 个月验证 1 次乏血小板血浆的血小板浓度,血小板浓度应<10×10^9/L。

问:凝血项目正常值定标曲线如何制作?

答:① 全自动血液凝固分析仪:按照仪器生产厂商的要求预先设定参考血浆的稀释比例并使用配套参考血浆制作定标曲线,参考血浆的稀释比例应至少包括 1/10、1/20、1/40 和 1/80 4 个水平;② 采用手工法或半自动血液凝固分析仪:根据不同比例稀释标本的 PT 或 APTT 检测结果与对应的稀释比例手工绘制定标曲线;定标曲线的线性回归方程的 r 值应在 0.998~1.000,斜率应在 0.9~1.1;③ 频率:对于采用手工法或半自动方法进行凝血因子活性检测时,每批次均需建立本次的定标曲线;全自动检测方法在试剂批号更换、仪器设备调整、室内质控失控等情况下需重新建立定标曲线。

问:凝血项目正常值定标曲线如何制作?

答：针对低值标本(凝血因子活性水平<5%)应建立低值定标曲线,定标血浆可按照 1/20、1/40、1/80……的比例进行稀释,其余要求同正常定标曲线的制备。

问：血细胞分析项目室内质控质控图均值和标准差如何确定法?

答：血细胞计数室内质控品是稳定性较短的质控物。实验室应在每天的不同时段至少检测 3 日,获得至少 10 次质控测定结果,剔除超过 3SD 的数据,计算出均值和标准差,作为暂定均值和标准差进行质控监测。1 个月结束后,将该月的在控结果与前 10 个或更多个质控数据汇集计算累积均值和标准差作为下一个月质控图的均值和标准差,并以此作为该批号质控物以后室内质控图的均值和标准差。确定的质控物均值宜在定值质控物的允许范围内。更换新批号质控物时质控图均值和标准差的确定:更换用新批号质控物时,应在"旧"批号质控物使用结束前,将新批号质控物与"旧"批号质控物同时进行测定,获取新批号质控物检测数据,计算出均值和标准差。

问：血液和体液项目参加能力验证的要求?

答：对于申请初次认可和扩大认可范围的实验室,基于可获得的能力验证活动开展频次,申请认可的血液和体液每个检验(检查)项目,从申请认可之日计算,前 1 年内应至少参加 1~2 次能力验证活动。

对于监督评审和复评审的实验室,基于可获得的能力验证活动开展频次,获准认可的每个检验(检查)项目在 1 个认可周期内应至少参加 1~2 次能力验证活动。

如可获得的能力验证活动开展频次≥2 次/年,获准认可的每个检验(检查)项目,每年应至少参加 2 次能力验证活动。

问：血液和体液项目无室间质量评价(EQA)计划时如何做室间比对?

答：实验室室间比对项目指 EQA 组织者尚未开展而实验室已经开展的项目。应依据《医疗机构临床检验项目目录(2013)》列出所有已开展的项目,标记出已参加 EQA 的项目,剩余未标记的项目即为无室间质评计划的项目。比对的实验室应选择区域内公认的质量有保证的权威实验室(已获认可的实验室、使用相同检测方法的实验室、使用配套系统的实验室)。实验室应优先选择临床意义重要且有比对条件的检验项目进行比对。通过比对判断检验结果的可接受性,并满足如下要求:① 规定比对实验室的选择原则;② 样品数量:至少 5 份,包括正常和异常水平;③ 频率:至少每年 2 次;④ 判定标准:应有≥80%的结果符合要求。

对于样品不可分割或特殊生物安全管理要求的检验项目,采用临床评估的方式判断检验结果的可接受性。

实验室制定相应的室间比对的 SOP 文件,对自行组织室间比对的检验项目,室间比对活动参加的频率、选择标本的数目,以及可接受的范围作规定并执行。

问：室间比对活动回报结果如何评价?

答：实验室收到室间比对活动回报结果后,应对结果进行审核。实验室应与检测人员对每一次室间比对活动结果得分情况进行分析。对失控项目,进行原因分析,采取适当措施,及时纠正。室间比对活动结果不满意,可能有以下几方面原因,但不限于:① 校准和系统维护导致的系统误差;② 检测系统存在系统偏倚;③ 检测人员的操作误差(包括但不限于计算错误、抄写错误、上报时单位误差或项目错误等);④ 检测试剂导致的误差(包括但不限于检测试剂机载时间长、试剂剩余量少、试剂不配套使用、试剂本身存在质量问题等);⑤ 室间比对样本处理不当,如冻干质控物的复溶、混合和储存不当;⑥ 室间比对样本本身存在质量问题;⑦ 偶然误差:可能因检测过程中气泡等原因导致,经重复检测后,结果满意。

问: 制定临床凝血项目检验结果自动审核规则可以参考哪些文件?

答: 依据 WS/T 616—2018《临床实验室定量检验结果的自动审核》,以及 CLSI AUTO-15《医学实验室各专业检验结果自动审核》,开展了凝血自动审核规则的设计、建立、实施及验证等工作。其中 CLSI AUTO-15,相较于原先 AUTO-10A 文件,从原本不分专业的指导原则,特别新增了针对不同专业所开展自动审核工作的指导意见,其中就包括了凝血在内的各个实验室检测项目。

问: 临床血液和体液检测系统性能验证的要求?

答: 根据厂家提供的性能指标,实验室通过客观证据(如线性、精密度、以测量不确定度表示的准确性、检出限、分析测量区间、正确度和生物参考区间等)证实厂商报告或说明书一致,结论为"验证通过";低值有诊断价值的检测项目,需做功能灵敏度验证实验;对于某些测试项目临床可报告范围很宽广,且较小的携带污染即可对检验结果产生较显著的影响,实验室需进行标本的携带污染实验。

举例如下:

检测系统	要 求	内 容
血细胞分析	遵循产品说明书;WS/T 406—2012《临床血液学检验常规项目分析质量要求》	本底计数、携带污染率、精密度、正确度、准确度、可报告范围、线性、不同模式比对、参考区间等
凝血初筛试验	遵循产品说明书;WS/T 406—2012《临床血液学检验常规项目分析质量要求》;参考 ICSH 的指南	
D-二聚体	试剂说明书:应有排除 VITE 的临界值、宜有阴性预测值和灵敏度;WS/T 477—2015《D-二聚体定量检测》	精密度、正确度、准确度、可报告范围、线性、参考区间等
凝血因子活性检测	遵循产品说明书;WS/T 220—2021《凝血因子活性检测技术标准》	
尿液干化学分析	遵循产品说明书	准确度、重复性、检出限、符合率(包括阴阳性符合率)等
尿液有形成分分析	遵循产品说明书	精密度、携带污染率、可报告范围、生物参考区间等

问: 如果血细胞分析仪从一个院区搬到另一个院区使用,是否需要做仪器的性能验证?

答: 实验室在移动设备后,应对设备检测系统进行性能验证,验证其符合规定的可接受标准。

问: 血液和体液设备档案应包含哪些记录?

答: 应保存影响实验室活动结果的每台设备的记录。内容包括:① 制造商和供应商的详细信息,以及唯一识别每台设备的足够信息,包括软件和硬件;② 接收、验收试验和投入使用的日期;③ 设备符合规定接受标准的证据;④ 当前放置地点;⑤ 接收时的状态(如新设备、旧设备或翻新设备);⑥ 制造商说明书;⑦ 预防性维护计划;⑧ 实验室或经批准的外部服务提供商进行的任何维护活动;⑨ 设备的损坏、故障、改动或修理;⑩ 设备性能记录,如校准和(或)验证证书或报告,包括日期、时间和结果;⑪ 设备状态,如准用或运行、停用、暂停使用、退役或报废。

问: 血液和体液项目参考区间验证的要求?

答: 见下表。

检验项目	参考区间来源	要　　求
血细胞分析	WS/T 405—2012《血细胞分析参考区间》、WS/T 779—2021《儿童血细胞分析参考区间》、《全国临床检验操作规程》(第4版)	20份健康人标本。定期评审
血栓与止凝血	试剂说明书、《全国临床检验操作规程》(第4版)	20份健康人标本。更换新批号试剂时,如试剂敏感度差异明显,应重新验证试剂参考区间;试剂敏感度接近时,使用5份健康人标本结果比对
尿液分析	试剂说明书、《全国临床检验操作规程》(第4版)	20份健康人标本

问: 实验室发现血液检测某项目参考区间不适用时,是否可以使用其他医院的生物参考区间作为本实验室的参考区间?

答: 通过生物参考区间的转移验证方法,可以其他实验室或诊断试验生产商建立或提供的参考区间转移本实验室。

生物参考区间的转移条件:① 分析系统应具有可比性:如果要将其他实验室的生物参考区间转移到本实验室或将本实验室内某一检测系统转移到另一新检测系统,使用的检测系统应相同或检测系统不同但具有可接受的可比性。可比性需按照CLSI EP9 - A3文件利用患者标本进行方法比对和偏倚评估。一般来说,检测系统具有类似的不精密度和已知的干扰,使用相同的标准品或校准品、报告单位相同、在不同的检测系统进行检验,若测定结果的绝对值具有可接受的可比性,那么参考区间可以转移给新的或更改组成后的检测系统。但是,这种可比性若不能用CLSI EP9 - A3文件得到验证,那么实验室必须进行新的参考值研究;② 检验服务对象的可比性:如果实验室使用的检测系统与其他实验室或诊断试剂生产商的检测系统相同或具有可接受的可比性,希望把他们已经建立的参考区间转移到实验室,这种情况就要看检验服务对象或人群的可比性。此外,参考值研究的分析前因素也必须可比,如参考个体的分析前准备、标本采集和处理程序等。

问: 血细胞分析仪内部比对的要求?

答: ① 遵循WS/T 406—2012《临床血液学检验常规项目分析质量要求》和WS/T 407—2012《医疗机构内定量检验结果的可比性验证指南》;② 白细胞分类计数的结果比对,每6个月进行至少一次结果比对,每次使用至少20份正常临床标本;③ 对于形态学检验人员的结果比对,每6个月进行至少一次的结果比对,每次使用至少20份正常和异常临床标本。

问: 尿液干化学分析仪内部比对的要求?

答：每 6 个月进行至少一次的结果比对，每轮次使用至少 20 份临床标本（含高、中、低浓度），比对方法参考 WS/T 229—2022《尿液物理学、化学及沉渣分析》。

问：尿液有形成分分析仪内部比对的要求？

答：每 6 个月进行至少一轮结果比对，每轮次使用至少 20 份临床标本（含红细胞、白细胞、上皮细胞和管型等有形成分的标本），比对方法参考 WS/T 229—2002《尿液物理学、化学及沉渣分析》。

问：临床血液和体液专业的体系文件包括哪些内容？

答：① 第一级文件：质量手册（可以不含）；② 第二级文件：程序文件；③ 第三极文件：作业指导书，包括检测操作规程（项目 SOP）、设备使用维护规程（设备 SOP）、管理制度（管理 SOP）、简易操作卡等；④ 第四级文件：表单格式，记录；⑤ 外部文件：与管理体系相关的国际、国家、行业标准；⑥ 客户或供应商提供的技术文件等。

问：怎么建立血细胞分析的复检程序？

答：血细胞分析复检的内容包括：应用血细胞分析对细胞数量的再测、应用显微镜对异常细胞的发现和确认，以及外观对大体标本的合格性判断。血细胞分析的显微镜复检是血细胞分析复检的一部分，包括血细胞分析显微镜复检标准的建立和验证。

实验室应制定血细胞分析的复检程序，复检的参数内容应涵盖仪器的所有参数及形态学特征。将不显示 WBC、RBC、Hb、PLT 检测数据，仪器不显示分类信息，白细胞异常散点图及未成熟粒细胞、异常淋巴细胞/原始淋巴细胞、原始细胞、有核红细胞、双峰红细胞、血小板凝集列入复检规则中，并结合实验室血细胞危急值来设定 WBC、RBC、Hb、PLT 复检标准。实验室应用软件有助于血细胞分析复检的有效实施。具体规则（但不限于）如下。

（1）对于初次出现以下情况中的一种应考虑检查标本情况，并复做标本。① WBC 计数：$\leqslant 2.5 \times 10^9$/L 或 $\geqslant 20 \times 10^9$/L；② RBC 计数：$\leqslant 2.5 \times 10^{12}$/L 或 $\geqslant 6.0 \times 10^{12}$/L；③ Hb$<70$ g/L 或大于相应年龄、性别参考范围上限 20 g/L 或动态变化$>30\%$；④ MCHC$\leqslant 300$，同时 MCV 正常或升高；或 MCHC$\geqslant 380$；⑤ HCT$\leqslant 15\%$或$\geqslant 65\%$或动态变化大于 30%。

（2）对于初次出现如下情况中的一种应考虑检查标本情况，并进行推片显微镜复检。① WBC 计数$\leqslant 1.5 \times 10^9$/L 或$\geqslant 30 \times 10^9$/L；② NE 绝对值$\leqslant 1.0 \times 10^9$/L 或$\geqslant 20 \times 10^9$/L；③ NE 比率$>95\%$；④ 淋巴细胞比率，成人$>60\%$，12 岁以下小孩$>70\%$；⑤ 单核细胞比率$>15\%$；⑥ 嗜酸性粒细胞比率$>10\%$；⑦ 嗜碱性粒细胞比率$>5\%$；⑧ PLT$\leqslant 50 \times 10^9$/L 或$\geqslant 600 \times 10^9$/L；⑨ RDW－CV$>22$；⑩ 仪器提示原始细胞；⑪ 仪器提示异形/异常淋巴细胞$\geqslant 5\%$且异形/异常淋巴细胞报警提示；⑫ 仪器提示未成熟粒细胞$\geqslant 5\%$、白细胞散点图异常；⑬ 仪器提示有核红细胞、RBC 碎片、难溶性 RBC、RBC 直方图异常；⑭ 仪器提示标本有 PLT 聚集、大 PLT、PLT 直方图异常；⑮ 任何时候无分类结果或分类结果不全。

建立血细胞复检规则标本数量一般不少于 1 000 份，这些标本从日常检测中随机抽取，其中包括：800 份首次检测标本，200 份再次检测标本，用于验证 Delta Check 规则。此外，要求标本中含有一定数量的幼稚细胞。Delta Check 规则指同一患者连续 2 次检测结果间的差异，用于判断因标本等错误引起结果的偶然误差。一般在仪器检测 WBC、PLT、Hb、MCV、MCH 时使用 Delta Check 规则。

复检的镜下检查：每份标本制备 2 张血涂片，由有血细胞形态学检验资质的检验人员（至少 2 人）按照标准操作程序进行镜检。依据 WS/T 246—2005《白细胞分类计数参考方法》进行白细胞分类计数；每人计数 200 个白细胞，共计 400 个；取值为人工分类值，并进行形态观察；白细胞和血小板数量评估;红细胞和血小板的大小、染色及形态;有无巨大血小板及血小板聚集;其他异常:有核红细胞、红细胞冷凝集及寄生虫。对比双盲法分别做仪器和人工检测两者的结果,也可应用血细胞分析仪的筛选软件,对触及复检规则的样本自动筛查、自动涂片,并得出复检百分率、假阴性率和假阳性率等。不同型号仪器建立的复检参数不同,同一型号仪器因实验室要求不同,标准也可不同,复检参数也不同。

建立血细胞分析显微镜复检规则,能够从大量的临床送检血常规标本中筛出异常,能通过镜检阅片确认血细胞分析仪检测标本异常的性质,既能充分发挥血细胞分析仪的自动化与智能化的作用,又能减少漏检误诊,保证检验结果的准确。

问:怎么建立尿液分析的复检程序?

答:建立尿液分析复检规则标本数量一般不少于 1 000 份,这些标本从日常检测中随机抽取。实验室可使用尿液干化学分析仪、尿液有形成分分析仪进行筛检,尿沉渣镜检作为其确认方法。当尿液干化学分析结果为"阳性",尿液有形成分结果为"阴性";或尿液有形成分结果为"阴性"报告不一致时,由有细胞形态学检验资质的检验人员(至少 2 人)按照标准操作程序对尿沉渣标本进行镜检。也可应用尿液有形成分分析仪的筛选软件,对触及复检规则的样本报警或提示异常,进行显微镜复检。统计仪器和人工检测两者的结果得出复检百分率、假阴性率和假阳性率等。不同型号仪器建立的复检参数不同,同一型号仪器因实验室要求不同,标准也可不同,复检参数也不同。更换检测系统后应对复检程序重新进行评估;每年评审复检规则至少 1 次。

具体规则(但不限于)如下表:

尿液有形成分结果	尿液干化学结果	复核方式
RBC 阴性	BLD(+ ～4 +)	镜检/干化学目测
RBC 阳性	BLD 阴性	镜检/干化学目测
WBC 阴性	LEU(+ ～3 +)	镜检/干化学目测
WBC 阳性	LEU 阴性	镜检/干化学目测
透明管型≥5/μL		镜检
病理性管型阳性		镜检
细菌计数 = 500/μL		镜检
结晶计数阳性		镜检
非鳞状上皮细胞≥5/μL		镜检
类酵母菌阳性		镜检
黏液丝阳性		镜检

问:怎么完成复检规则的验证?

答:血细胞分析显微镜复检规则验证是标准化流程的重要环节,是对复检规则预期指标和应用效果的评价。复检规则建立后,应对规则进行验证,判断复检规则的合理性和有效性:减低检测过程中的假阴性率($<5\%$),在保证筛选质量的基础上适当降低复检率。实验室可根据验证指标对复检规则进行有目的的调整和修改。

（1）验证的定量指标及公式

1）定量指标：复检率、假阳性率、假阴性率、真阳性率、真阴性率。进行血细胞复检规则的验证时，比较血涂片显微镜复检与血细胞分析仪检测结果，以镜检结果为金标准，镜检血涂片阳性为真阳性，镜检血涂片阴性为真阴性。

2）血细胞分析显微镜复检规则的验证公式见下表。

仪器检测	显微镜检查（金标准）	
	阳性（＋）	阴性（－）
阳性（＋）	a（真阳性）	b（假阳性）
阴性（－）	c（假阴性）	d（真阴性）

其中，标本总例数 $=a+b+c+d$；复检率 $=\dfrac{a+b}{a+b+c+d}\times100\%$；真阳性率 $=\dfrac{a}{b+c}\times100\%$；假阴性率 $=\dfrac{c}{a+c}\times100\%$；假阳性率 $=\dfrac{b}{b+d}\times100\%$；真阴性率 $=\dfrac{d}{b+d}\times100\%$；真阳性率＋假阴性率 $=1$；假阳性率＋真阴性率 $=1$。

（2）验证方法

1）将实验室建立的复检规则设置在血细胞分析仪的筛选软件中。

2）选取不低于 300 份的血常规标本，全部上机检测并推片染色。

3）仪器检测结果只要触及复检规则中的任何 1 条或同时触及多条的标本为仪器检测阳性。具有制片染色功能的血细胞分析仪或流水线会将阳性标本依据复检规则自动筛出、自动进行涂片染色后待镜检。手工方法时需收集仪器检测阳性的标本，进行手工涂片、瑞氏染色。每份标本涂片、染色 2 张，待显微镜镜检。

4）对仪器检测结果未触及复检规则中任何 1 条的为仪器检测阴性，收集全部仪器检测阴性标本，每份标本涂片、染色 2 张，待显微镜镜检。

5）进行显微镜血涂片镜检：首先，参考国际或国内显微镜检查血涂片阳性的判断标准，制定目测镜检结果正常与异常标准；其次，由有形态学经验的专业技术人员按照标准操作程序双盲法分别做仪器和人工镜检。镜检包括确认发现形态异常、评估细胞数量异常。对白细胞分类异常应重点镜检，对红细胞形态异常和血小板异常要镜下浏览，分别记录镜检结果。

6）比对仪器和人工镜检两者结果：以显微镜检查结果为"金标准"：若仪器检验时触及规则为阳性，血涂片镜检也阳性为真阳性，镜检未发现异常则仪器结果为假阳性；若仪器检验时没有触及规则为阴性，镜检也阴性为真阴性，镜检发现了异常则仪器结果为假阴性。

7）根据规则验证公式计算复检率、假阳性率、假阴性率、真阳性率、真阴性率。验证结果的假阴性率 $\leqslant5\%$。若验证发现规则存在不合理性，则调整规则，再次验证。更换检测系统后应对复检程序重新进行评估；每年评审复检规则至少 1 次。

问：临床血液和体液专业的计量学溯源要求？

答：实验室应建立和实施检验项目的量值溯源程序，使患者标本的测量结果能够通过一条具有规定不确定度的连续比较链，与测量基准联系起来，从而使测量结果的准确性得到技术保证。

量值溯源的方法选择：选择配套检测系统（完成一个检验项目所涉及的仪器、试剂、校准品、质控品、操作程序、质量控制程序、维护保养程序等组合），使用厂家生产的其定值具有溯源性的产品校准品进行检验项目的校准。无法使用配套校准品进行校准的项目，通过以下方法提供对结果的可信度：① 参加适当的实验室间比对计划；② 使用有证书说明其材料特性的适当参考物质；③ 使用已明确建立的、性能已确定的、被各方承认的协议标准或方法；④ 由供应商或制造商提供试剂、程序或检验系统溯源性的声明文件来说明检验项目的溯源性。

制定血液和体液专业量值溯源的计划，如检验项目配套校准品校准计划和检验项目结果可信度证明计划。① 血液专业可选择配套校准品，校准品一级参考测量程序和一级参考物质溯源至 SI 单位；或 SI 单位直接复制，并通过直接或间接与国家标准物质比对来保证；② 体液专业若无配套的校准品可参加适当的实验室间比对计划；执行实验室间比对的要求，确保检验项目比对结果合格。或使用有证书说明其材料特性的适当参考物质；使用正确度控制品进行正确度验证。

问：临床血液专业的危急值报告有什么特殊要求？

答：实验室应制定血液项目危急值项目列表、危急值范围和报告方式。实验室组织与医务科、临床科室代表进行危急值项目和判断标准的讨论，制定适宜临床各科室的个性化的危急值。如血细胞分析项目，血液病患者的检验结果与常规患者不同，制订的危急值范围也不同；产科患者：血红蛋白（Hb）≤40 g/L 或者 24 h 内动态变化≥30 g/L，提示患者可能有出血，如不及时治疗，可能会危急患者生命。实验室与临床部门危急值的讨论，以服务协议形式确定讨论结果。

血液分析项目危急值项目主要包括：红细胞计数（RBC）、白细胞计数（WBC）、血红蛋白（Hb）、血细胞比容（HCT）、血小板计数（PLT）、国际标准化比值（INR）、凝血酶原时间（PT）、活化部分凝血活酶时间（APTT）、纤维蛋白原（FIB）等。输血项目：血型定型困难、疑难配血、稀有血型、不规则抗体阳性及配血不相合等，可根据临床部门的需求纳入危急范围。

实验室所有员工应熟练掌握危急值的确定、报告流程、及时记录，当出现危急值时可通过电话、微信、短信、网络、移动平台等多种方式报告，危急值通报率和通报及时率均应达到 100%。对于门诊患者，若危急值发生在非正常上班时间段（即楼层护士站无值班人员时间段）时，打电话通知检验项目申请医生，若医生电话因故无法沟通时联系医院总值班。

危急值通常在患者首次就诊时使用（适用时）。

LIS 应有程序能在计算机发出报告前发现危急值结果并发出预警。应通过相关程序及时通知临床（如医师、护士工作站闪屏）并记录（包括患者相关信息，危急值的接收者、接收的日期和时间，以及实验室通知者、通知的日期和时间）。

（杨 冀）